健康体检主检医师
培训指导手册

（2020 年修订版）

北 京 健 康 管 理 协 会
北京医师协会健康管理专家委员会　**组织编写**

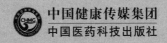

中国健康传媒集团
中国医药科技出版社

内容提要

  本书由北京健康管理协会与北京医师协会健康管理专家委员会共同组织编写，对 2012 年版的《健康体检主检医师培训指导手册》进行了系统的修订，充实并完善了相关知识和技术。全书共六篇三十一章，内容包括主检医师与健康体检报告、健康体检基本内容、健康体检质量与控制、健康管理相关内容、常见慢性病的健康管理、健康体检医疗风险与争议等，附录部分介绍了健康体检工作常用文件。全书内容丰富，实用性强。

  本书可供健康体检主检医师培训使用，还可作为主检医师开展日常工作的重要参考用书。

图书在版编目（CIP）数据

  健康体检主检医师培训指导手册：2020年修订版 / 北京健康管理协会，北京医师协会健康管理专家委员会组织编写. —北京：中国医药科技出版社，2020.7

  ISBN 978-7-5214-1917-7

  Ⅰ.①健… Ⅱ.①北… ②北… Ⅲ.①体格检查-职业培训-手册 Ⅳ.①R194.3-62

  中国版本图书馆CIP数据核字（2020）第122990号

美术编辑 陈君杞

版式设计 友全图文

出版 **中国健康传媒集团** | 中国医药科技出版社

地址 北京市海淀区文慧园北路甲 22 号

邮编 100082

电话 发行：010-62227427 邮购：010-62236938

网址 www.cmstp.com

规格 787×1092mm $^1/_{16}$

印张 27

字数 572 千字

版次 2020 年 7 月第 1 版

印次 2023 年 9 月第 3 次印刷

印刷 北京市密东印刷有限公司

经销 全国各地新华书店

书号 ISBN 978-7-5214-1917-7

定价 78.00 元

获取新书信息、投稿、为图书纠错，请扫码联系我们。

编 委 会

主　编　邱大龙

副主编　杜　兵　褚　熙

编　者　（以姓氏笔画为序）

于　康（中国医学科学院北京协和医院）

于　红（首都医科大学附属北京康复医院）

于丽萍（爱康国宾健康集团）

于咏梅（清华大学第一附属医院）

于炳新（首都医科大学宣武医院）

王　鹏（北京大学第三医院）

王　伟（北京健康管理协会）

王占山（北京远健健康管理有限公司）

王克英（北京市体检中心）

王秀会（北京大学第三医院）

王海燕（首都医科大学附属北京友谊医院）

牛永红（清华大学第一附属医院）

师　宁（国家电网公司北京电力医院）

任继平（首都医科大学附属北京同仁医院）

闫　焱（国家电网公司北京电力医院）

关　里（北京大学第三医院）

孙　颖（首都医科大学附属北京友谊医院）

孙立明（北京市第一中西医结合医院）

孙志颖（北京航天总医院）

杜　兵（北京健康管理协会）

李　婧（中国医学科学院北京协和医院）

李瑞杰（北京市第一中西医结合医院）

邱大龙（北京健康管理协会）

张　凯（中国医学科学院肿瘤医院）

张　晗（北京航天总医院）

张静波（北京市体检中心）

陈　狄（北京积水潭医院）

陈东宁（首都医科大学附属北京同仁医院）

范占明（爱康集团华北区影像中心）

林松柏（中国医学科学院北京协和医院）

郑华光（首都医科大学附属北京天坛医院）

赵　静（首都医科大学宣武医院）

胡　荣（首都医科大学附属北京安贞医院）

侯小兵（北京市第一中西医结合医院）

胜彦婷（首都医科大学附属北京天坛医院）

徐腾达（中国医学科学院北京协和医院）

郭　建（北京医院老年研究所）

崔　晶（首都医科大学附属北京同仁医院）

崔立刚（北京大学第三医院）

梁　英（北京小汤山医院）

葛　杰（北京大学第三医院）

温小恒（中国医学科学院北京协和医院）

窦紫岩（北京市体检中心）

褚　熙（首都医科大学宣武医院）

前言
QIAN YAN

伴随着经济社会的发展和人民生活水平的不断提高，人民群众对健康体检和健康管理的需求与日俱增。而健康体检的服务和质量的管理与人民群众的身体健康密切相关。

根据国家卫健委《健康体检管理暂行规定》和北京市卫健委《北京市健康体检管理办法》的相关规定，北京健康管理协会自2010年起负责本市健康体检主检医师的培训工作。为此，北京健康管理协会组织专家编纂了2012年版的《健康体检主检医师培训指导手册》。在规范健康体检行为，保障健康体检质量方面发挥了重要作用。

近年来，健康体检和健康管理的新理论、新知识和新技术不断涌现。为适应新形势的发展要求，更好地开展健康体检主检医师的培训工作，确保培训的质量和效果，北京健康管理协会与北京医师协会健康管理专家委员会通力合作，对2012年版的《健康体检主检医师培训指导手册》内容进行了系统的修订，充实并完善了相关的知识和技术。该书的出版，希望不仅成为健康体检主检医师培训工作的指导用书，还能成为主检医师开展工作的重要参考工具。

今年初，我国遭遇新冠疫情这一全球性公共卫生事件，引起了全社会对健康管理的空前关注。同时，也为健康管理的发展提供了重大机遇。健康体检的主检医师作为健康管理的中坚力量，更要加强学习，与时俱进，快速适应健康管理的新形势和新要求。

本书在编写期间，编者们边积极投身抗疫工作，边认真撰写相关章节，保证了本书的及时完稿。为此，特别感谢北京健康体检与健康管理行业的医学专家们的辛勤付出。

由于疫情影响，时间较紧。如有不妥之处，敬请指正。

编 者
2020年5月

目录

第一篇　主检医师与健康体检报告

第二篇　健康体检基本内容

第六篇　健康体检医疗风险与争议

主检医师与健康体检报告

健康体检是指通过医学手段和方法对受检者进行身体检查，了解受检者健康状况、早期发现疾病线索和健康隐患的诊疗行为。主检医师指具有副主任医师及以上专业技术职务任职资格，且经北京市卫生局指定机构培训并考核合格的内科或外科执业医师；其在健康体检活动中专职负责综合各体检科室结论，出具、审核并签署健康体检报告。健康体检报告是受检者经过健康体检后由医疗机构提供给受检者的医疗文书，包含医务人员对受检者进行身体检查时发现可能存在的疾病线索和健康隐患过程中形成的文字、符号、数值、图表、影像等资料的总和。

主检医师在各科室健康检查结果和建议的基础上，对受检者本次健康体检的全部检查结果进行全面分析，结合受检者的个人情况，提出具体的复查、就诊和健康指导。主检医师是健康体检报告的综合审核和签署者。

第一章　主检医师岗位说明及工作要求

第一节　主检医师的岗位职责

主检医师作为医疗机构健康体检专业人员队伍中的医疗技术骨干，应对健康体检质量的控制和持续改进起到管理、监督和改进的作用，并对以下工作承担主要责任。

协助制定健康体检质量管理和控制的相关规章制度。

协助制定并及时调整健康体检项目，并从医学专业角度对健康体检项目作出安全性、科学性、合理性和可行性分析。

监督和检查健康体检项目的完成情况，并对危急重症患者组织和实施抢救。

监督和检查健康体检项目信息和数据资料的准确性、完整性和及时性。

主检医师在各科室检查结果和建议的基础上，对受检者本次健康体检的全部检查结果进行全面分析后做出的综合性意见，形成主检结论。

负责审核签署个人健康体检报告和团体体检汇总分析报告，对健康体检报告的质量管理和控制负有主要责任。

监督健康体检报告各环节的流程进展，确保受检者在体检实施后按照约定时间内取得体检报告。

确定检后高危异常随访病例，负责组织实施、监督和指导登记随访工作并记录。

组织疑难病例讨论和会诊，参与重症患者转诊决策。

及时更新体检字典库内的主要阳性体征与异常结果的项目与范围、疾病相关的共识与指南要点及预防保健知识。

参与或指导包括健康咨询、健康科普讲座等多种形式的健康教育与健康管理工作。

组织或参加医护人员进行专业技术理论学习和定期岗位培训。

开展科研课题的立项、过程监督、论文撰写等工作。

第二节　主检医师的任职条件

一、任职资格

具有副主任医师及以上专业技术职务任职资格，且为内科或外科执业医师。

具有扎实的医学物理诊断学基础和丰富的临床经验。

熟练掌握健康体检中常见病、多发病、重大疾病的诊断及治疗指南。

经北京市卫生行政部门指定机构培训并考核合格，取得《北京市医疗机构健康体检主检医师培训考核证书》并每两年复训一次。

二、素质要求

1. 爱岗敬业、依法执业，责任心强，能够承担主检医师的岗位职责。

2. 专业综合能力强，善于分析，妥善处理，科学、慎重、准确地作出健康体检结论。

3. 具备与受检者和专科医生进行良好沟通和有效协调的能力。

4. 主动学习，更新知识，及时掌握相关医学新进展，不断提高专业素质水准。

第三节　主检医师的工作内容

主检医师的主要工作内容是负责体检报告中主检结论的书写、健康体检报告的审核、签署和解读，以及对健康体检报告质量进行管理。

一、主检结论的汇总、分析、审核、签署

主检医师首先要对各科室查体结果、检验项目和辅助检查结果等进行汇总分析，当存在的明显错误或发现有疑问的结果，应及时与相关科室沟通确认，必要时向体检机构负责人汇报。

主检医师的主要工作是负责对各项结果进行综合分析，结合受检者个人的具体情况和既往体检结果，提出个体化的复查、就诊建议和健康指导，书写主检结论。主检结论书写的原则和具体内容详见本篇第二章。

为保证健康体检报告的质量，应由经过培训并具有资质的主检医师对体检报告进行最终审核，确认无误后签名。

二、健康体检报告的解读

主检医师负责对体检报告进行解读，向受检者告知健康体检中异常结果的意义、具体复查、就诊的建议，同时对慢性病及相关危险因素进行解读和健康指导，充分体现健康体检的目的与价值所在。对于慢性病风险评估报告，应解读疾病风险，并进行以降低风险为目标的生活方式指导。具体解读的意义、原则和注意事项详见本篇第三章。

三、与体检质量管理有关的工作

除了完成体检报告的相关工作外，主检医师还应该在机构负责人指导下，协同各部门人员优化检前、检中和检后的相应环节，以确保和提高体检质量。如体检前开展健康问卷和个体化体检项目的选择、体检套餐的优化；体检过程中对突发事件进行抢救；体检后对重要异常结果的告知和追踪、疑难病例讨论和会诊、体检报告的质控管理、慢性病的健康管理、体检软件的优化等。

四、参与其他相关工作

主检医师可参与或指导健康咨询、健康讲座等多种形式的健康教育与健康促进工作；组织对机构内相关人员进行专业指导和培训；对医疗机构的健康体检数据进行分析，撰写论文、申请课题等。

第四节 主检医师的工作流程

一、检前环节

1.熟悉本机构或部门的环境布局、医疗设施、医护人员、体检项目、业务流程、信息化系统,并从专业角度提出持续改进意见。

2.协助制定符合本机构或部门具体情况、可实施的健康体检质量管理和控制的相关规章制度。

3.协助组织医护人员和相关工作人员进行岗位培训和考核。

4.对健康体检的服务与接待能力的匹配情况提出意见。

5.向受检者或体检单位推荐健康体检项目,在安全、科学、合理的基础上争取实现受检者健康投入效益最大化。

二、检中环节

1.适当参与健康体检专科检查和会诊工作。

2.及时有效地协助处理紧急医疗情况。

3.参与相关专业体检时,对检查过程中发现的高危情况,及时向受检者反馈并提出进一步检查和治疗意见。

4.对健康体检中各项检查应确保受检者的隐私得到有效保护。

三、检后环节

1.监督体检信息和数据准确、完整、及时地采集和反馈工作。

2.监督体检资料和数据信息的安全检查工作。

3.完成审核和签署个人健康体检报告。

4.确定高危异常随访病例,并监督追踪随访的实施。

5.参与或指导、监督、组织疑难病例讨论和会诊。

6.完成审核与签署单位的团检分析报告。

7.协助开展健康咨询、健康讲座等健康教育工作。

8.协助健康体检数据的统计、分析和上报工作。

9.监督传染病上报工作。

10.定期进行体检质量管理和控制评价。

第五节 主检医师的工作重点

一、健康体检报告的质量管理

健康体检报告是受检者完成健康体检后得到的最终结果,健康体检报告的完整、准确、有效和及时直接影响着受检者的受益和健康体检的质量。

（一）熟悉医疗设备和医务人员的专业基础和工作情况

健康体检的数据资料来自多专业学科的检查。医疗设备和专业人员的专业基础条件和工作状态会直接影响各专科医生的诊断准确性。主检医师应对各专业医务人员的专业水平、工作态度和诊断习惯做到心中有数，以提高综合判断水平。

（二）监督体检资料和数据的准确性

健康体检报告需要汇集大量数据、影像资料和专科医生意见，这些资料和数据的及时、准确、完整是高质量健康体检报告的基础保障。

（三）用一元化临床思路综合分析

主检医师的重要工作是在汇集各专科检查的资料和意见后，进行甄选、汇总、分析从而得出体检综合结论，这需要主检医师把受检者作为一个整体，从一元化的临床思路进行综合判断，避免各科检查结果的简单罗列、相互矛盾。

（四）充分发挥专科医生的医学水平和临床经验

对于疑难或复杂病例，应借助专科医生的临床经验，组织疑难病例讨论，充分沟通，从而得出准确的体检结果、诊断和建议。

（五）督促健康体检报告的完成进度

健康体检报告的及时出具不仅关系到健康体检机构的效率、诚信和管理水平，更对受检者健康问题的及时解决起到积极作用。

（六）监督体检资料的信息完整与信息安全

健康体检报告对受检者个人、受检者单位、体检机构都是非常重要的资料，应妥善管理，避免丢失、泄露和任意散布。

二、协助紧急情况的处理

健康体检中心作为医疗公共场所，人员密集度较高，除具有公共场所存在的安全隐患外，还会更多地发生与医疗工作相关的紧急情况。主检医师作为机构内具有高级技术职称的专业人员，在紧急情况的处理中应积极应对，遵照本单位应急管理方案认真落实，必要时发挥指导作用。

（一）常备不懈

应充分做好各种突发情况的应急预案的制订和培训演练工作，保证抢救设备和药品处于正常应用准备状态。

（二）排除隐患

提供醒目标识、辅助设施和协助人员，避免受检者跌倒和坠床等不良事件的发生。

（三）迅速反应、有效处置

在遇到受检者突发急危重症，如晕针、低血糖、严重心律失常、心绞痛、急性心梗等紧急情况，应迅速反应，紧急有效处置，提高抢救成功率，保障患者转运安全。

三、检后重要异常随访工作

健康体检仅是对受检者整体健康状况在某一时间截点、某一横断面的检查，而疾病的发生发展通常具有时间延续性、突发性，遇到不能立即进行良好判断的问题时，应该对受检者提出进一步诊疗建议，并及时进行随访。经过一段时间的密切观察和多角度的检查，可以大大提高体检结论的精准性。同时,更可以为受检者争取到最宝贵的确诊时间和早期治疗时机。

（一）疑诊恶性肿瘤

恶性肿瘤是健康体检中发现的最严重的疾病之一,对受检者的健康和生命的威胁极大,应争取早发现、早诊断、早治疗。如发现影像学占位、肿瘤标志物异常增高、细胞学检查异常、便潜血阳性及无明显原因贫血等高危情况,应列入重点随诊计划,督促进一步检查,争取早日确诊或排除。

（二）需临床治疗的疾病

如缺血性心脏病,极高危高血压,糖尿病（血糖控制不满意者）,慢性疾病出现并发症（如高血压患者出现肾功能损害、糖尿病患者出现眼底损害等）,急性感染性疾病等均应提醒受检者及时专科就诊治疗。

根据《中华人民共和国传染病防治法》的规定,如发现急性传染病,必须在第一时间内通知受检者本人,到专科医院进一步诊治,同时遵照传染病防治法要求做好传染病上报工作。

（三）随病情发展有可能需要治疗的情况

如肝囊肿、肾囊肿、肾结石等病症,虽属良性病变,但发展到一定程度时是需要临床治疗的,对处于这种临床阶段的受检者,应及时提醒,督促定期复查或专科进一步检查,以避免错过最佳治疗时机。

第六节　主检医师的继续教育与考核

为加强北京市健康体检行业医疗质量管理,鉴于主检医师在保证健康体检质量上的重要的、不可替代的作用,根据原卫生部《健康体检管理暂行规定》（卫医政发〔2009〕77号）、原北京市卫生局《北京市健康体检管理办法》（京卫医字〔2010〕12号）文件精神,原北京市卫生局于2010年5月12日发布了《关于北京市健康体检主检医师培训考核工作的通知》（京卫医字〔2010〕99号）,指定北京健康管理协会负责北京市医疗机构健康体检主检医师培训工作的组织实施和考核工作。对在各级各类开展健康体检业务的医疗机构中,符合主检医师条件并在主检医师岗位工作的医师进行培训。

培训的主要内容包括从业人员开展健康体检工作相关的法律法规、部门规章和规范性文件等有关内容,健康体检主检医师需要具备的综合技能以及体检项目与体检结论相关要求等。培训以本教材为基础,并加入常见慢性病的进展和指南更新等内容,提高主检医师的职业素养和工作能力。

主检医师培训班每年不定期举办,考核合格者发放《北京市医疗机构健康体检主检医师培训证书》。取得培训证书的主检医师仍需要每2年复训考核一次,有利于主检医师的职业素养和工作能力得到持续提升。

第七节　主检医师的初训与复训标准

一、主检医师初训标准

凡是准备开展健康体检工作的医疗机构和正在开展健康体检工作的医疗机构,医务人员符合主检医师的任职标准和条件，没有参加过培训的，均可参加主检医师专业培训。

北京健康管理协会负责组织实施北京市医疗机构健康体检主检医师培训。培训的主要内容包括从业人员开展健康体检工作相关的法律法规、部门规章和规范性文件等有关内容，健康体检主检医师需要具备的综合技能以及体检项目与体检结论相关要求等。培训以本教材为基础，并加入常见慢性病的进展和指南更新等内容。培训结束后进行考核，考核合格者发放《北京市医疗机构健康体检主检医师培训证书》。

二、主检医师复训标准

已经过初训并考核合格取得《北京市医疗机构健康体检主检医师培训证书》的主检医师，仍要每2年复训一次。培训内容在初训基础上略有调整，除了常见慢性病的最新进展和专业指南更新以外，着重强调提高体检质量和健康管理的相关内容，有利于主检医师的职业素养和工作能力得到持续提升。经考核合格后，在《北京市医疗机构健康体检主检医师培训证书》上加盖复训合格印章，并标注有效期限。

第二章　健康体检报告书写

第一节　健康体检报告书写原则及要求

一、健康体检报告的重要意义

（一）对受检者的意义

受检者到医疗机构寻求健康体检服务，是为了发现其自身存在的健康问题，并通过医疗机构的专业指导和必要的后续医疗服务，使自身的健康问题得到有效解决，健康状况得到不断改善。

健康体检报告是受检者在完成了一系列检查后得到的最终结果。医疗机构所出具的健康体检报告不仅要求各项记录规范，符合病历管理的相关规定，其结论应全面、完整、准确、科学，并要对受检者健康问题的解决和改进提出可行性建议意见，切实具有健康指导意义。

（二）对医疗机构的意义

通过对健康体检报告档案的建立和信息化管理，医疗机构掌握了大量数据资料。这些资料数据有助于对受检者健康问题的判断和健康趋势的分析，从而不断提高健康体检的医疗质量，为进一步开展健康管理做好准备。同时，健康体检报告的标准化是健康体检与临床医疗之间资源共享的重要基础。

（三）对政府和社会的意义

健康体检报告资料是开展大规模、多中心科研和流行病学调查最宝贵的基线数据。这些科研和流行病学调查的结论为政府管理部门更全面地掌握国民健康问题和健康动态，有针对性地制定相关卫生政策提供了最可靠的数据基础和科学依据。

二、健康体检报告的书写原则

（一）"一元化"原则

主检医师应运用其临床医学知识和经验将受检者当次体检过程中产生的各类数据和结果进行系统全面的分析和梳理，找出彼此之间的关联性，尽可能地按照《疾病和有关健康问题的国际统计分类》（ICD.10）的要求，给出"一元化"的诊断。当然，健康体检项目的设置具有一定的局限性，可能会出现阳性结果间有一定的联系，但不足以做出明确诊断的情况，这时，应以阳性结果表达更为稳妥。

（二）排序原则

主检报告应根据体检异常指标对生命、生活质量影响的轻重缓急，按照疾病诊断、阳性结果、风险因素的顺序对本次健康体检结论进行科学排序，以方便受检者更加直观地了解自身健康状况，具体如下。

1.重要异常结果　指在体检中发现的与重大疾病防治相关的、及时处置可明显提高诊疗效果甚至挽救受检者生命的异常结果。如各类临床危急值、显著异常的实验室检查、辅助检查提示高度可疑的恶性病变等。

2.已确诊的慢性疾病 如高血压、糖尿病等。

3.其他异常结果 如脂肪肝、退行性病变等良性病变、功能性检测、基因检测发现的各类潜在风险因素等。

除了按异常指标的危害程度排序外，在上述3个层级的相同层级内，建议按照内科（心血管、消化、呼吸、内分泌、血液、神经）、外科、妇科、五官科等专业科室顺序对体检结论进行排序。

（三）权威性原则

主检报告中的疾病诊断名称和阳性结果都应参照ICD.10规范书写，《中华健康管理学杂志》编委会和中华医学会健康管理学分会已组织编写《中华健康管理学名词》，目的是统一体检结论的科学准确表述，为今后我国健康大数据的采集、挖掘、统计、分析、共享奠定基础。

（四）时效性原则

现代医学发展日新月异，各种临床疾病的诊疗指南和专家共识不断更新迭代，这就要求健康体检相关软件系统的字典库和主检医师的专业知识储备必须紧跟指南和共识，及时更新，为书写科学、准确、专业的主检报告提供专业保障。

（五）有效性原则

鉴于健康体检的主要目的是发现健康和疾病的相关危险因素以及早期病变，因此，主检医师不应把重点放在疾病诊治上，同时，对于自身专业知识的有限性要有充分认识，对于自身知识面难以覆盖的部分专科疾病的诊断须持谨慎态度，应以客观、准确表述和相关专科转诊建议为主。

（六）动态化原则

单次的健康体检得到的结果仅仅片面地反映了受检者当次健康体检时的健康状况，不能反映其长期健康趋势，因此，对于在同一体检机构有2次及2次以上体检经历的受检者，主检医师应利用健康体检相关软件系统对其重要阳性指标进行比对分析和（或）绘制趋势图，为受检者提供更加直观的视觉效果和科学指导。

（七）个体化原则

体检结论、健康评估和健康建议不可过分依赖健康体检软件系统自动生成，而应结合受检者当次《健康体检自测问卷》和健康体检结果，进行个体化表述、诊断、评估和建议，防止千篇一律模式化。例如：高胆固醇血症的调脂建议应依据受检者的动脉粥样硬化性心血管疾病（ASCVD）的危险程度来决定是否启动药物调脂治疗，并依据其不同危险分层设定相应的调脂目标值。

在健康体检报告中要特别注意结合受检者年龄、生活习惯和健康状况，有针对性地进行指导和建议。例如：45岁的超重男性：建议低脂饮食，加强运动，减轻体重。75岁的超重男性：建议均衡饮食，适量运动，控制体重。

三、健康体检报告的书写要求

（一）用词要规范

健康体检报告应规范使用医学术语，表述准确，语句通顺；应使用规范的中文，无正式中文译名的症状、体征、疾病名称等可以使用外文。健康体检报告中的日期和时间一律使用阿拉伯数字，采用24小时制记录。

（二）避免自相矛盾

当某个疾病或阳性结果存在两种（或以上）检查结论不一致时，应优先选择金标准或更为客观、准确的结论进行描述，避免自相矛盾。例如：外科查体触及前列腺轻度增生，而超声探查未见异常，应选择超声检查的结论。

（三）科学性和通俗性兼顾

主检报告属于正规医疗文件，应严肃认真，科学严谨。除了疾病诊断、阳性结果、风险因素等应使用专业名词，健康评估和健康建议应使用通俗易懂的语言文字，尽量避免使用过于专业和晦涩的词语，同时也应避免使用过度口语化的文艺语言文字。

（四）主检结论及指导建议的书写要求

1.**筛选检查项目中的异常结果**　将所有检查项目结果进行浏览，将有临床意义的异常结果筛选出来。

2.**做出疾病的初步判断或疑诊诊断**　根据体检各项结果中符合疾病诊断的部分，结合个人病史等资料，综合做出规范的疾病初步判断或疑诊诊断，并尽可能对疾病的程度进行评价。疾病诊断的书写应参照ICD.10的基本原则。如：2型糖尿病。

3.**初步评价疾病治疗控制效果**　根据疾病诊断，结合目前的治疗，对疾病的治疗控制情况作出初步评价，并进一步提出调整治疗方案、专科就诊、专科复诊、专科随诊等意见。如：高血压3级：血压控制不理想，建议心内科就诊、调整治疗、监测血压。

4.**对疾病的检后管理提出建议和意见**　对于已明确诊断又不需要立即治疗的疾病，对其检后的复查、随诊提出建议意见。如：子宫肌瘤：建议半年复查盆腔超声，妇科随诊。

5.**对与疾病相关的生活方式问题提出建议意见**　对于生活方式对疾病诊断影响较大的疾病，需要对其生活方式进行指导。如：高尿酸血症：建议低嘌呤饮食（限制海鲜鱼虾类、动物内脏、肉汤、扁豆、菠菜、干豆类、啤酒），多饮水，可进食牛奶、鸡蛋，半年复查血尿酸，必要时内科就诊药物治疗。

6.**列出阳性体征、阳性检查结果及建议**　对于不能明确诊断、但体检指标异常的阳性结果，应在体检结论中体现，并对进一步的检查、复查提出建议。如：尿蛋白微量：建议复查尿常规，内科随诊。

7.**提出生活方式改进建议**　根据生活方式问卷，对生活方式中存在的健康危险因素进行有针对性的改进建议和指导。如：缺乏运动：建议逐步增加有氧运动，每周三次以上，每次30分钟，同时增加适量的肌肉力量和柔韧度锻炼。

健康体检报告发放前须由主检医师审核签名确认。

第二节　健康体检报告格式及主要内容

一、健康体检报告的分类和形式

（一）体检报告的分类

主要分为两类：个人健康体检报告和团体健康体检报告。

（二）体检报告的形式

1.手工书写式的健康体检报告 除了特定的表格式体检报告需要手工书写外，目前已很少采用手写式体检报告。

2.电子版式的健康体检报告 现在大多数健康体检中心已采用电子版的健康体检报告形式。该形式是在实现了体检流程的信息化、网络化管理的基础上完成的。从体检项目方案的制定，体检流程的实施，到体检结果的自动录入、体检数据的传输及汇总，生成健康体检初审报告，再经主检医师审核，最后打印签署。其优点在于简化流程，提高工作效率；减少人为差错，提高体检报告质量；便于统计，对比和信息共享。

二、个人健康体检报告的格式及主要内容

个人健康体检报告应至少包含健康体检报告首页、各科室（各项目）检查结果及建议、总检（或主检）结论三部分。更完善的报告还应该有健康风险评估、受检者历年的体检结果动态对比和相关的健康教育内容等。

1.健康体检报告首页应至少包括受检者在医疗机构体检的唯一标识编号、受检者基本信息（姓名、性别、出生日期、身份证件类别、身份证件号码、婚否、职业、民族、联系方式、工作单位或家庭住址等）、既往疾病史、家族史、传染病史、手术史、输血史、药物过敏史等。

2.各岗位医务人员应规范描述问诊、查体及其他辅助检查得到的各项结果，在健康体检报告中记录的内容应客观、真实、准确、及时、完整和规范。

3.内科、外科、眼科、耳鼻咽喉科、口腔科、妇科等科室应按照体格检查规范顺序逐项如实记录，防止漏记、错记；对阳性体征和有鉴别意义的阴性体征应重点记录，并形成初步的检查结果和建议，且有体检医师签名。

4.医学检验检查内容应至少包括受检者姓名、性别、年龄、唯一标识编号、样本种类（如血清、血浆、全血）、检验项目、检验结果和测量单位、参考区间及相关提示、样本采集的日期和时间、检验结果发布的日期和时间、操作者及审核者姓名，临床免疫检测项目应注明检测方法。

5.医学影像检查内容参照医学影像报告形式。包括超声、放射线、心电图检查等。书写和记录要求包含专业描述、诊断和建议、影像资料和医生签名。影像资料的保存和提供对医疗机构和受检者都十分重要，可根据情况向体检团体和个人提供电子或纸质资料。

6.其他检查项目（如四肢动脉硬化检测、骨密度检查等）的报告内容，应显示检测值、单位、正常值范围，并对异常结果进行标注，由相关专业医师或主检医师在健康体检报告中进行分析。

7.总检（或主检）结论是主检医师在各科室检查结果和建议的基础上，对受检者本次健康体检的全部检查结果进行全面分析后做出的综合性意见。在形成结论的过程中，主检医师应按照诊疗常规合并同一临床指向的阳性发现，删除重复内容，整合分析生成结论性意见，并提出相对明确的指导性建议。结论性意见应按照疾病或异常结果的急、重、缓、轻顺序排列，指导建议宜个体化，避免"模板化"处理。

8.健康风险评估、受检者历年的体检结果动态对比以及与受检者已患疾病或健康危险因

素相关的健康科普教育内容等，使得健康体检报告更加完善和专业。

9.健康体检报告发布前须由主检医师审核并签名确认。

三、团体健康汇总分析报告的格式及主要内容

团体健康汇总分析报告简称团检报告。健康体检机构对团检单位可以出具团检报告。团检报告中主要对团体单位参检人员的总体健康状况和主要健康问题进行分析，并提出改善建议。其格式及主要内容包括：

1.参检员工的自然情况：总体检人数、按年龄和性别分层情况和百分比。

2.员工总体健康状况分析：未检出异常结果的人数/百分比；常见异常结果的人数/百分比。

3.生活方式问题或健康危险因素流行情况。

4.多发疾病和异常结果统计分析：①总体前五位或前十位疾病统计分析（按年龄分层分析）；②男性及女性多发疾病和异常结果统计分析（按年龄分层分析）；③男性及女性专科疾病统计分析（按年龄分层分析）。

5.疑诊恶性疾病统计。

6.重点随访计划。

7.健康体检状况对比分析（与历年或与前次体检对比、多发疾病趋势分析）。

8.常见体检异常指标的临床意义。

9.针对该单位参检人员的健康情况提出改善指导建议。

10.今后体检项目的推荐和改进建议：针对此次体检结果、异常疾病分布的人群、年龄、工作性质等特点，对此次体检项目进行适当调整，有针对性地提出下一次体检方案。

11.为体检单位出具团体健康体检的综合性分析报告，必要时根据分析报告对体检单位进行健康讲座。

第三节　健康体检报告的管理

健康体检报告由受检者自行保管，受检者本人领取并签名。委托他人代领的，受托人应出具其有效身份证明、受检者有效身份证明和委托证明。团体体检可由单位体检负责人统一领取并签收。健康体检报告通过互联网或通过快递等形式发放，应提前征得受检者或体检团体同意。

医疗机构应做好受检者健康体检报告相关信息的隐私保护工作，健康体检报告应做到独立封装。包装封面应显示受检者在本机构体检的唯一标识编号、受检者基本信息（姓名、性别、体检日期）和医疗机构名称。

医疗机构应在健康体检信息系统中为各体检岗位人员提供专有的身份标识和识别手段，并设置相应权限。各岗位人员对本人身份标识的使用负责。有条件的医疗机构可以使用电子签名并进行身份认证。

医疗机构应在健康体检信息系统中为受检者电子版报告赋予唯一身份标识，以确保受检者基本信息及其检查记录的真实性、一致性、完整性。

健康体检信息系统应保存历次操作印痕，标记操作时间和操作人员信息，并保证历次操作印痕、标记操作时间和操作人员信息可查询、可追溯。

第四节 健康体检报告的质量控制

健康体检报告是健康管理（体检）机构给受检者出具的医学文书，内容上包含医务人员对受检者进行身体检查时发现可能存在的疾病线索和健康隐患过程中形成的文字、符号、数值、图表、影像等资料的总和。形式上包括健康体检报告首页、主检结论、体格检查记录、实验室和医学影像检查报告等。出具健康体检报告是依法执业的医疗行为，健康体检报告的内容、书写质量及审核都需依照规范实施。

健康体检报告是健康体检全过程的总结和展示，一份优秀的健康体检报告不仅形式上符合相关要求，做到不缺项、不漏项，各项目体检结果的描述符合行业标准，内容上也应该真实、可靠，有理有据，有较高的专业性。因此，高质量的健康体检报告应建立在规范的资源配置（场地设置、设备设施和人力资源）、有效的规章制度（质量控制的组织结构、管理制度、运行管理、知情同意制度、感染控制管理和安全管理等）和优良的服务质量（服务体系、隐私保护）等的基础上（详见第三篇），在健康体检过程中，各临床科室、实验室和辅助检查的规范操作，以及体检结果的汇总核对、整理归纳、综合分析，形成主检结论，更是在保证健康体检报告的质量中起重要作用。

主检医师岗位属于体检机构核心业务岗位之一，负责综合分析受检者各体检科室体检信息，书写主检结论，对健康体检报告负主要责任的医师。在健康体检报告的质量控制中有不可推卸的责任，起至关重要的作用。本节从主检医师的角度，重点关注与健康体检报告质量密切相关的过程质控和结果质控，从检前、检中和检后三个环节对健康体检报告进行质量控制。

一、检前质量控制

检前质量控制包括对受检者身份识别、健康问卷填写和体检项目的选择。

（一）受检者身份识别和基本信息

体检机构应有唯一的身份识别标识，个人基本信息内容应符合健康体检项目检查需求与健康体检报告与管理要求，应至少包括姓名、性别、出生日期、身份证件类别、身份证件号码、婚否、职业、民族、联系方式、工作单位或家庭住址等；填写无遗漏和错误。

（二）问卷

为了提高健康体检质量，实现后续的健康管理，受检者需完成健康体检问卷，采集健康相关信息。受检者健康相关信息应至少包括生活方式信息、既往疾病史、家族史、传染病史、手术史、输血史、药物过敏史、近年健康体检基本情况等。问卷填写时应避免遗漏和错误。

（三）体检项目

根据行业共识，个人体检项目的选择应符合1+X的模式，"1"指健康体检必选项目或基本项目；"X"指健康体检备选项目或选择项目。（详见第二篇第五章）

入职体检项目选择（如单位入职、公务员入职等）应遵守国家相关的法律、法规，不能违规检查，如：除特殊工种外，入职体检不能进行乙肝的检测。

二、检中质量控制

为保证体检结果真实可靠，应对体检过程中涉及的各临床科室、实验室检查、辅助检查的规范操作进行质量控制。受检者身份识别、人身安全和隐私保护也应贯穿于健康体检的全过程。

（一）临床科室

内科、外科、眼科、耳鼻咽喉科、口腔科、妇科等各临床科室的医师应按照健康体检规定的内容、顺序和要求逐项认真、全面地进行体检，并如实、准确、详细地做好记录，避免漏记、错记，对阳性体征和有鉴别意义的阴性体征应重点记录及给出合理建议。本科室体检项目全部完成后，应形成初步的检查结果和建议，且有检查医师签名。各科室医生应熟悉本科室体检重要异常结果的应急处理流程和预案，需要无菌操作时应严格执行。科室相关仪器设备齐全且处于备用状态。

1.一般检查和内科检查 一般检查包括身高、体重、血压、脉搏、腰围、臀围等，可单独进行或与内科查体一起检查。测量仪器和工具（如体重计、血压计、软尺等）是否符合标准，操作使用是否规范。

询问内科相关病史及自觉症状，体格检查内容包括对受检者全身状态概括性观察、胸部检查、心脏血管检查、腹部检查和神经系统检查等。体格检查顺序正确、物理检查手法和听诊器等使用规范，逐项如实记录阳性体征和有鉴别意义的阴性体征。

2.外科检查 询问外科相关病史及手术史，体格检查内容包括皮肤软组织、浅表淋巴结、头颈部、甲状腺、乳腺、脊柱及四肢、男性生殖器、肛门与直肠等。物理检查手法规范；侵入性操作（如肛门指诊）需向受检者说明并征得同意，如受检者拒检必须有其本人签字确认。

3.妇科检查 妇科检查室应体现人文关怀、私密性好。妇科检查做到"一人一垫巾"，严格执行无菌操作。妇科检查内容包括外阴检查、已婚者阴道、宫颈、内生殖器等检查。侵入性检查需征得受检者同意，拒检或特殊要求（如未婚者要求妇科检查）需有受检者本人签字。体检医师的手法和器械操作正确规范，阳性结果给予专业的指导建议。

4.眼科检查 检查室内应准备视力表、色觉检查图、手电筒、裂隙灯、检眼镜等设备。眼科体格检查内容包括视力、辨色力、内眼、外眼、眼底、眼压检查等。医师操作正确规范。

5.口腔科检查 检查室内具备口腔科检查台，常规检查器具应每人一套。口腔科体格检查内容包括口腔黏膜、牙齿、牙龈、舌及颌面部检查；操作正确规范。

6.耳鼻咽喉科检查 体格检查内容应包括外耳道、鼓膜、听力（粗测）、鼻腔、鼻窦、咽喉部检查。应准备额镜、前鼻镜、间接喉镜、照明灯、压舌板等器械，医师操作正确规范。

（二）实验室检查

标本采集过程、转运和检验应规范合格。

血、尿、便、细胞学等标本采集前需再次进行身份认证。尿、便标本的采集过程合理，标本合格，血液标本采集的种类（如血清、血浆、全血）正确，采集时间和操作者应有记录或可溯源。标本的转运时限和检验质控应符合相关制度要求。

（三）辅助检查

心电图、超声、X线等辅助检查应按各专业操作规程规范执行。

1.心电图　心电图机的重要参数应在正常范围，电极安放及描记过程操作规范。心电图的诊断术语规范，有检查时间和报告人签名。心电图医师应熟悉心电图危急值的内容及应急处理流程。

2.超声检查　按照体检项目要求进行超声检查，不漏检、不随意增加项目。对病变的部位、形态、大小、数目、回声特点、动态变化及毗邻关系等进行准确的客观描述。重要的阴性所见也应描述，供鉴别诊断参考。操作医师熟悉超声检查重要异常的应急处理流程；操作规范，报告单书写、签发及图像资料的记录与保存符合专业的指南要求。超声检查时应注意保护受检者的隐私。

3.X线　放射防护设施应符合要求，有电离辐射警告标志和受检者个人放射防护用品等。检查过程中操作规程，注意受检者的防护，有图像保存，操作和报告人可溯源。

4.其他　CT、MR等其他项目检查均应按照相关的技术规范进行操作。如开展外周动脉硬化检测、骨密度检查等项目，操作人员均应经系统培训并按照相关说明规范操作，并有操作者签名记录。

三、检后质量控制

受检者完成健康体检后，体检中心应及时收集、整理、核对各项检验、检查结果，保证体检资料的完整性。主检医师在各科室检查结果和建议的基础上，对受检者本次健康体检的全部检查结果进行全面分析后给出科学规范的主检结论，最终形成完整的健康体检报告。随后通知受检者及时领取健康体检报告，并协助解读体检报告，指出存在的健康问题及解决建议，对需要动态观察及复查的项目进行定期随访。在此过程中，需要重点对以下环节进行质量控制。

（一）及时收录、审核实验室检查和辅助检查结果，报告格式和内容符合相关要求

有专人负责实验室和辅助检查结果的接收和核对，尤其注意对无法在体检当日完成的化验和辅助检查的结果进行追踪归档。医学检验结果内容应至少包括受检者姓名、性别、年龄、唯一标识编号、样本种类（如血清、血浆、全血）、检验项目、检验结果和测量单位、参考区间及相关提示、样本采集的日期和时间、检验结果发布的日期和时间、操作者及审核者姓名，临床免疫检测项目应注明检测方法。医学影像检查内容参照医学影像报告形式，包括超声、放射线、心电图检查等。书写和记录要求包含专业描述、诊断和建议、影像资料和医生签名。影像资料的保存和提供也应该符合相关要求。

（二）重要异常结果管理

对健康体检中发现的与疾病相关的重要异常结果及时发现、规范处置，可达到早发现、早诊断、早治疗的目的，甚至可挽救受检者的生命。在体检过程中（检中）、体检结果回报时（检后）均可能发现重要异常，应充分重视，并及时通知受检者。

检中重要异常主要包括临床各科室物理检查、心电图、B超等辅助检查过程中发现的重要异常结果，检后重要异常主要为实验室检查的危急值、其他辅助检查发现的重大异常

及线索。体检机构应依据行业相关共识或标准（如中华医学会《健康体检重要异常结果管理专家共识》），制定并定期修正科室重要异常结果的定义及范围，建立重要异常结果报告、通知、随访制度和流程，明确各岗位报告人和管理员。对检中、检后发现的A类和B类重要异常结果应按照流程在规定时限内及时告知，给予相应处置并按规定详细记录，同时按规定时间进行追访。

重要异常结果及随访情况应规范登记、记录，记录内容应包括以下内容：日期、接收报告时间（具体到分）、受检者姓名、体检号、联系方式、重要异常结果、重要异常结果报告人姓名、重要异常结果管理员签名、随访结果等级、备注、通知时间、被通知人姓名、反馈结果等。

体检机构对质量控制相关工作应该定期检查，做好记录、总结和持续改进的具体措施。

（三）主检结论的质量控制

主检结论是健康体检报告的核心与灵魂，它是对当次及历次体检结果的梳理与归纳，是对受检者健康状况的整体评估，也是健康管理的重要依据，是健康管理（体检）机构医疗技术水平、服务能力和管理水平的综合体现。

主检结论的质量控制包括：①主检结论科学规范、重点突出，无漏项、错项；②结论和健康指导的内容和排序符合专家共识原则，包括权威性与规范性、结论排序、临床思维的"一元论"、时效性、动态化和个体化原则等；③主检结论的出具主体符合主检岗位的要求，有主检医师审核签名确认；④发现、完善体检结论字典库的不足，根据新的指南、共识给出修订建议；⑤定期召开由科室体检医师参加的质控会议，反馈体检报告中存在的问题，不断提高体检结论书写的质量，进一步提高体检报告的整体水平。

（四）健康体检报告的的各项内容、报告时限和领取符合相关要求

1. **健康体检报告首页**　应至少包括受检者在医疗机构体检的唯一标识编号、受检者基本信息（姓名、性别、出生日期、身份证件类别、身份证件号码、婚否、职业、民族、联系方式、工作单位或家庭住址等）、既往疾病史、家族史、传染病史、手术史、输血史、药物过敏史等。

2. **临床科室检查记录**　内科、外科、眼科、耳鼻咽喉科、口腔科、妇科等各岗位医师在健康体检报告中记录的内容应客观、真实、准确、及时、完整和规范，并形成初步的检查结果和建议，且有医师签名。

3. **实验室和辅助检查结果**　应再次确认体检报告中的实验室检查和辅助检查结果的形式和内容准确规范。

4. **报告时限**　健康体检报告是否按照体检机构公示的时间完成制作、审核和发放。

5. **报告领取**　健康体检报告应密封发放，封口处有显著标识"仅限受检者本人拆阅"。如有乙肝项目检测报告，应单独密封，不放在常规体检报告中。健康体检报告原则上由本人领取，并签名确认；特殊原因不能本人领取者，应提前告知代理人领取规定，可由代理人携带相关证明领取并签名确认。

（五）制定体检质量管理制度，健全体检质量控制体系

制度的建立是指导工作的保证。体检机构应制定并执行健康体检质量管理核心制度，定期对健康体检报告进行不低于3%体检报告量的抽查，完善抽查、讨论和整改记录及质控会议、业务培训等记录。其他如知情同意制度、应急预案制度、投诉制度、感染控制管理、安全管理制度等的落实均有助于健康体检质量的提高。

成立体检质量管理小组，由科主任、主检医师、相关专业临床医师共同参与，定期开展体检报告抽查、讨论及业务培训等工作。体检报告的质量应由专人负责。

综上所述，健康体检报告是健康体检全过程的总结和展示，其质量控制涉及检前、检中和检后各个环节，需要各岗位人员的配合。此外，为了充分体检健康体检的价值，改变"只检不管"或"重检查，轻管理"的现状，在行业内规范健康风险评估和分层管理，丰富健康体检报告的内容，将进一步提高健康体检报告质量，在健康管理中起到更加重要的作用。

第三章 健康体检主检报告解读

第一节 健康体检报告解读的意义与原则

主检报告解读是指健康管理医师面对面用通俗易懂的语言将主检报告内容给受检者进行讲解，对受检者的体检报告中的异常指标或其他有重要意义结果进行整体分析、解读，并给出恰当的医学指导，对需要进一步诊治的受检者给予相应就诊指导的服务。主检报告解读是体检中心为受检者提供健康管理服务的第一步，对于以后健康管理的工作开展至关重要。解读工作到位，能够让受检者认识到自己的身体状况，对于后期的配合会更到位，这样才能达到真正健康管理的目的，而不是流于形式。

主检报告解读应遵循以下原则。

一、确保解读的正确性

正确性是主检报告解读的基本要求，也是作为解读的医师首先要关注的问题。

（一）检查主检报告书写是否正确

主检报告是主检医师在各科室检查结果和建议的基础上，对受检者本次体检结果进行全面的分析后做出的综合性意见。负责解读的医师在解读前首先要对主检报告进行认真的检查，确认主检报告的书写是否规范正确，例如，主检报告如果列出阳性体征、阳性检查结果和建议，那么在形成结果的过程中，主检医师应按照诊疗常规合并统一临床指向的阳性发现，删除重复内容，整合分析生成结论性意见，并提出相对明确的指导性建议。主检报告的形成应遵循一元化、个性化、动态化和循证医学原则。检查主检报告时如果发现问题要及时与相关主检医师沟通，并及时纠正。

（二）解读医师对主检报告理解正确

负责解读的医师要对报告中所涉及的各项指标以及与之相关的参考值充分理解，对异常指标要准确判读，尤其是对新发现的重大疾病，要从病理、临床、诊断、健康管理、预后等方面，要提前做好功课。

随着医学技术的发展，不断有新的疾病被发现、新的检查方法被推出。例如，肺癌发病率的升高，肺癌筛查迫在眉睫，胸片已不能满足肺癌筛查的需要，低剂量肺部CT成为肺癌筛查的首要手段，随着这一检查手段的推广，就需要体检中心的主检医师和解读报告的咨询医师及时熟悉并掌握肺部结节的诊疗指南，了解肺内结节的类型和转归。

解读报告的咨询医师不仅要有丰富的临床医学功底，还需要与时俱进，不断学习掌握临床医学的进展，对报告中出现自己不熟悉医学知识，要及时向专科医师学习请教，确保解读前对报告内容已经掌握，如果自己一知半解、模棱两可，解读时也就不可能得到满意的效果，甚至会给受检者做出错误的解读，导致不良的后果。

（三）向受检者正确解读体检报告

在充分了解主检报告的前提下，就要向受检者准确的表达需要解读的内容，对所有检查项目，进行一个全面的介绍，对受检者看不懂的指标和术语，要为其进行正确地解释，同时还要做到口齿清楚，发音准确，防止词不达意、误传误导。

解读时，要做到通俗易懂，必要时配合图表，将书面语言和专业术语，通俗、形象、生动地讲述出来。比如，中国膳食指南中提到每人每天应该进食不少于二两（100g）的动物蛋白，100g是多少？用秤称吗？老百姓没有人会去做，很难！但是解读医师如果能用"每人进食自己拳头大小的一块肉"一类的通俗易懂的语言告诉受检者就简单多了。这就需要解读医师在平时学习理论中做个有心人，善于将枯燥的理论活学活用。

第二节　个人健康体检报告及团检报告解读

一、个人健康体检报告解读

（一）内容要有针对性

主检报告解读是一个医师与受检者一对一沟通的过程，沟通主要包括三部分：一是受检者常常关注的肿瘤情况；二是代谢指标的异常情况会对机体产生的影响，如超重、肥胖、高血脂、高尿酸等；三是生活方式如运动、营养情况等进行解读。但是要考虑解读对象的差异性，面对不同的受检者应加强解读的针对性。

1.对待新老受检者，解读的详略不同　体检的受检者中，有的是每年都来的老受检者，也有的是第一次体检的新受检者，在进行解读时，可以根据受检者的具体情况或详细或简略。比如：在向糖尿病老患者作体检报告解读时，考虑到患者对糖尿病的病理、指标已烂熟于心，在这方面的解读就可以一句带过，重在沟通近几次体检指标的变化情况，帮助患者对变化的趋势做一个分析，并据此给出科学的建议。而对新来的糖尿病患者，则要帮助受检者理解相关指标，对病理、成因和影响进行详细的讲解，帮助受检者提高对糖尿病的认知，明确糖尿病血糖控制不达标的危害，主要造成的心、脑、肾、眼睛等重要器官的损害，严重时可导致失明、肾功能衰竭等。叮嘱受检者除了注意定期监测血糖外，每年要检查是否有并发症发生，如眼底影像、尿微量白蛋白、颈动脉、下肢动脉、心脏等，必要时建议内分泌科就诊。

2.结合受检者的心理，解读的策略不同　主检报告解读，还要结合受检者的不同性格特点、年龄阅历、心理承受能力，分别采取不同的方式，这一点在向某些特殊患者解读时尤为重要。

例如，对于体检报告中确诊有肿瘤的，解读医师一定要谨慎对待，认真核查体检报告内容，对于新发肿瘤的部位、大小、良恶性，以及主检医师给出的建议，再结合受检者的文化程度、认知能力和既往史，委婉、谨慎、科学地传达给受检者，使受检者正确接受相关信息，避免告知不足或过度夸张，引起不必要的纠纷或造成不良后果。

解读时，还要注意观察患者的反应，对心理承受能力差的患者，在告知结论之前，可先做一些必要的铺垫，在告知结论后，需要做一些心理疏导；有些患者还有可能会对一些特殊的病情提出为其保密的要求，因此应注意保护受检者隐私。

负责主检报告解读工作的医师，除了需要具备一定的医学知识外，还需要尽可能地多了解掌握一些人文和社会科学知识、心理学知识和医患关系的沟通技巧。

　　3.区别不同结果，解读的深浅不同　　每个人的身体状况各不相同，体检出的结果也会千差万别，在主检报告解读时，医师可以区别不同结果，向受检者做或深或浅的解读。例如，有些健壮的年轻人，身体各项指标非常健康，对主检报告的内容没有什么疑问，解读时就可以简单快捷，以便节约时间处理复杂问题。但对于多年连续体检的受检者，虽然某些指标也在正常范围内，但其发展趋势有明显向坏的情况，例如血压、血脂、血糖和血尿酸以及动脉超声等方面的检查结果，如果趋势向坏，就要对其进行深入一点的解读。要结合代谢系统疾病形成的原因机理，向受检者讲清趋势向坏和形成疾病的危害，虽然早期没有症状，但在五年、十年或者更长的时间后可能出现的疾病，防止受检者麻痹大意，帮助其提高重视程度，从饮食、运动、作息等方面给出科学的建议，帮助其改善生活习惯，并提醒受检者需要按时定期的复查。

　　对于体检查出了严重疾病或者有疑难杂症的患者，解读时就要因人而异多做一些解释和沟通。例如：腹部超声提示肝内中低回声占位，解读时，就需要跟受检者沟通，了解既往体检结果是否有肝占位史，大小多少，若为新发，则需要结合受检者是否有乙肝、丙肝既往史以及AFP的水平，做出判断是否需要肝外科进一步就诊；如果既往有肝占位史，还需要询问大小为多少？有无短时间内增大的情况？

　　又比如，现在低剂量肺部CT已成为肺癌筛查的首选方法，有相当人数的肺部CT结果里都可见肺部小结节，解读医师在解读过程中，应再次审核肺部CT结果中的描述，根据肺部结节诊治指南的知识，结合肺部结节的描述、大小、部位、数目，综合判断后给出意见和建议。

（二）内容要有创新性

　　面对体检报告越来越详细，数据分析越来越精确，个人需求满足度越来越高的趋势，体检报告解读也需要一定的创新性。

　　1.注重从受检者需求的角度解读　　体检是一项服务性工作，大多数受检者来医院体检，都或多或少有自己关注的重点，有的人来体检就是要验证自己的感觉，平时觉得哪里不舒服要检查一下；有的人是担心某些指标有升高的风险；有的人会关注指标虽然没有超过正常范围，但是否已经处于最高限或最低限；还有的可能是心理因素导致过度紧张。医师在进行主检报告解读时，要通过与受检者沟通和互动，尽可能准确把握不同受检者的不同需求，通过专业性的服务，消除受检者的疑虑，努力做到让受检者满意，避免照本宣科、千篇一律。尤其是遇到有些疑难杂症时，医师就更需要保持高度的敏感性，虽然医师短时间内解决不了受检者的所有问题，但也要尽可能多地为受检者提供正确的有价值的建议。

　　目前肿瘤发病率攀升，大家谈"癌"色变，所以对于这类问题的解读要有技巧。受检者往往过度重视辅助检查对肿瘤的提示作用，医师这时候既要在战略上藐视，又要在战术上重视，切记避免漏诊，又不能给受检者心理增加负担，科学对待。例如，CT检查发现肺部有小结节者，受检者往往很紧张，因此，医师在解读时，应该跟受检者说明肺小结节的几种原因和结果，仅有极少数小结节会发展至肺癌，绝大部分是良性转归，并且告诉他（她）定期复查，一旦出现恶变的趋势，及时手术切除，这种情况即便是肺癌也会是早期，不会影响其生存时间，治愈率高，从而解除受检者的心理负担。另外，由于肿瘤不是一开始就能够被发现的，医师应该善于从体检的各项指标中发现蛛丝马迹，比如肿瘤标志物是首次升高还是明显升高或是动态持续升高。

2.注重从全身系统的角度解读　体检是按照不同的器官、不同的部位、不同的系统分别进行检查，而人体又是一个有机的整体，因此对于有些局部的检查结果，不能简单地从单一的现象轻易下结论，甚至不同的体检指标之间的关联性更是属于专业医疗知识，以偏概全或者解答不专业都会影响受检者对自己健康状况的评估。例如，对于有代谢综合征、脂肪肝的受检者，有肝功能异常的情况出现时，医师应与受检者进行沟通，确认其既往肝病史，如果排除了病毒性肝炎、药物、酒精、中毒以及其他因素导致的肝病后，应将脂肪肝与肝功能异常相关联，建议受检者改善生活方式后复查肝功能，而不能简单地将肝功能异常归因于消化科的常见原因。负责解读的医师需要从全身系统的角度，将各科的检查结果互为佐证、互为参考，做出科学的判断，切记不要主观主义，不要轻率下结论，造成漏诊、误诊或过度治疗，要为受检者提供高水平的解读。

3.注重从健康管理的角度解读　体检的目的是为了促进健康，提高生命质量，提早发现风险和隐患。目前，有一些医院已经将体检中心更名为健康管理中心，很多单位已经在大力开展健康管理方面的研究，医师在进行主检报告解读时，也要从健康管理的高度，让受检者得到增值服务。

例如，对待肿瘤问题，医师在进行体检报告解读时，就要结合肿瘤形成的机理，与受检者一起分析肿瘤发生的可能原因，从遗传因素、生活方式和生活环境等方面进行分析。对于有肿瘤家族史的受检者，体检报告解读医师有责任提醒并告知受检者，应定期进行肿瘤筛查，并且平日应该注意的饮食、运动、心理起居以及改良个体小环境。"癌症"这类疾病是可防可控的，不要过于紧张。如体检发现恶性肿瘤，医师要善意提醒受检者相信科学、正确对待疾病，让患者懂得良好的心态对健康及身体恢复的重要性。根据情况建议找相关的西医或中医就诊，从健康管理的角度为患者在锻炼、饮食、睡眠、环境等方面给出合理化的建议，为患者做一个详细的解读，帮助受检者正确对待疾病。

二、团检报告解读

团检报告解读意义重大，更加能够体现健康管理的价值。在解读前，解读医师应与单位领导充分沟通，了解该公司的工作性质、工作条件，以便了解工作对员工身体的影响。例如，金融系统的高管，工作压力大、经常熬夜、饮食不规律、应酬比较多，针对这一工作性质，所以这类团体中代谢综合征、三高的比例较高。所以在团体报告解读时，应突出重点强调工作减压、规律饮食、清淡为主。对于单位领导，更应向他们陈述代谢综合征的危害，提高重视程度，一起想办法从各方面关心员工的身体健康，比如，工会组织运动赛、增加工作期间的办公室操、管理食堂的饮食、控制油盐等措施。对于肿瘤发生率高的团体，应协助单位领导排查工作环境，有无有毒、有害物质对员工的影响。另外，解读时，应重视历年体检结果的动态观察变化情况。例如肿瘤、代谢综合征发生率的变化，若持续增高，提请管理者高度关注，加强监控管理的力度。

总之，主检报告解读是健康管理服务必不可少的一环，要求主检报告的解读医师具有丰富的知识面，不拘泥内外科的知识，平时注重知识的储备，积极参加相关的培训，全面提高适应岗位需求和发展需求的综合素质和能力，使受检者获得正确的防控知识，制定疾病的防治计划，达到防病治病的目的，提高生活质量、延长有效寿命。

第二篇

健康体检基本内容

第四章　健康信息采集

健康信息采集即寻找、发现健康危险因素的过程。信息采集的途径包括日常生活调查、健康体检和因病检查等方式。通过健康信息采集，全面收集个人健康状况信息，为被管理者建立健康档案，进行健康危险因素的分析和评价，及早发现健康危险因素，为制定健康促进计划提供基础资料。

第一节　检前健康问卷

检前健康问卷是开展健康体检基本项目服务的重要内容之一。问卷获取的健康信息及数据与医学检查设备获取的健康信息同等重要，是形成健康体检报告首页的重要内容，也是为开展检后健康评估与开展个性化健康管理服务提供基础信息。目前体检行业检前健康问卷应用尚不够普及，主要与受检者依从性、实际操作流程和时间限制有关，一是需加强宣传，使受检者了解检前自测问卷的重要性和意义，二是需借助电子问卷和信息技术改善问卷的采集方法，提高受检者填写问卷的依从性。

一、检前健康问卷的主要意义

（一）设计健康体检套餐

通过对受检者的基本信息采集和分析，综合其整体状况，可制定出科学合理，具有针对性的精准化健康体检套餐。

（二）评价受检者患病风险

在健康管理中，对受检者的风险评估尤为关键，包含生活方式评估、运动功能评估、疾病风险评估等。结合问卷信息和常规体检结果进行疾病风险评估，灵敏度和特异度都将极大提高。

（三）制定健康干预方案

在受检者准确、全面地进行问卷信息填写之后，健康管理机构借助必要的信息软件和工具，可以针对受检者健康状况出具更加个性化的健康干预方案，提高干预的效果。

（四）开展健康管理研究

经过科学严谨和周密设计的检前健康问卷，在受检者准确、规范填写之后，健康管理中心可以完成标准化数据和基线数据的采集，为后续开展高质量的健康管理研究打下基础。

二、检前健康问卷的采集方式

问卷形式大致分为两种：纸质问卷和电子问卷。纸质问卷的采集方式有自主填写、面对面问答。电子问卷的采集方式有现场录入、远程终端录入。

纸质问卷的主要不足是后期分析利用难度大，缺少层次感，未建立逻辑分析关系，不能根据受检者信息变化进行动态问询，致受检者填写问卷兴趣降低和对健康管理中心认同度降低。

问卷的移动智能电子化为近年来的趋势，基于互联网的检前健康自测问卷可以增加问卷填写的移动化和便利性，建立逻辑关系，方便受检者填写。

三、检前健康问卷的主要内容

问卷是进行信息采集的重要手段，根据问卷的应用目的和评估重点的不同，所需的信息和问卷的内容会有所差别。检前健康问卷包括以下主要内容。

1.健康史　包括既往史、家族史、过敏史、用药史、手术史、月经生育史等，尤其是与主要慢性病相关的健康史，如早发心血管病家族史（男性55岁，女性65岁）等。

2.躯体症状　了解全身的各个系统以及视听功能等症状。

3.生活方式和环境健康　包括饮食、运动、吸烟、饮酒、环境健康风险等。

4.心理健康与精神压力　包括情绪、压力、焦虑抑郁状态等。

5.睡眠健康　包括睡眠时间、睡眠质量、睡眠障碍及其影响因素等内容。睡眠障碍一方面影响人的健康状况和工作能力，另一方面也可引发多种身心疾病，与心血管系统、糖尿病等慢性非传染性疾病也密切相关。

6.健康素养　包括健康理念、健康意识、健康知识和健康技能等，健康素养不但反映了国民的健康基础水平，而且健康素养低可以增加慢性病发生率及疾病负担。

四、检前健康问卷填写的注意事项

1.问卷主要适用于18岁以上成人。

2.答题前受检者应先仔细阅读问卷引导语与答题要求及注意事项。

3.建议每个受检者必须完成健康问卷后方可获取健康评估及健康指导报告。

4.对检前健康问卷填写不合乎要求或存在漏填、错填、误填者要及时剔除，以免影响体检报告首页质量。

第二节　健康信息采集方法

通过信息采集获得的健康相关数据是健康风险评估、健康管理的基础。近年来随着信息技术的发展，健康体检数据采集的技术手段不断增多，广泛用于健康问卷、健康体检的过程中，也可实现与其他信息系统共享信息。

一、问卷信息采集方法

1.问卷信息采集手段　在问卷调查方面，可以采用填写录入、选择性录入、语音录入、扫描录入、默认录入等数据采集手段。

2.问卷信息填写方法　问卷信息可由个人自行填报或由医务人员帮助填写，不论通过何种途径取得数据，其准确性都是首先需要保证的，它直接关系着后续的健康风险度计算及其结果，故应分清和强调各方提供问卷数据的责任和义务。

3.问卷填写介绍　在问卷的表头应有说明性文字，说明采集信息的用途，还需向被采集者保证对个人资料保密，并对其表示感谢等。应对问卷的填写方法进行简要的介绍，如打勾、填字母、文字作答等，提醒受评估者务必完整准确地填写各项内容，除了允许跳过的项目及特殊注明的项目以外，不要出现空项。

4.问卷填写关键环节　取得受检者的理解、信任和合作，是保证问卷信息准确性和完整性的关键环节。

5.问卷采集注意事项　信息采集过程中，系统要有较强的逻辑纠错功能，实现简单、实用、详细等分层级的健康问卷，满足不同意愿的对象使用，并能导引用户逐步完成必要信息的采集。

二、健康体检过程中的信息采集

健康体检是获得身体客观健康信息的重要手段，可以从体格检查中的一般检查、物理检查（内科、外科、眼科、耳鼻喉科、口腔科、妇科等）项目中获取，也可以从医学检验、超声影像、放射影像、功能检查、基因检测等检查中获取。

三、从其他信息系统的信息采集

信息系统可以与其他信息系统做接口，实现全方位信息采集。可充分利用原有的数据资料，与其他信息系统通过信息共享，实现数据整合。

1.从其他信息系统获取个人信息数据，如人事管理系统、医疗保健信息系统等，具有获取电子健康档案系统、医院信息管理系统、社区医疗保健系统等信息的接口或数据导入功能。

2.获得和导入组织成员的健康体检信息，通过系统接口、文本文件或扫描识别导入。

3.与可穿戴设备了解，进行信息的识别与数据导入。

第五章　健康体检项目选择

2014年4月，中华医学会健康管理学分会发布《健康体检基本项目专家共识》，该共识指出健康体检基本项目设置应遵循科学性、适宜性及实用性的原则。健康体检项目设置建议采用"1+X"的模式，1为基本体检项目，包括检前健康问卷、体检报告首页、体格检查、实验室检查、辅助检查等5个部分。X为专项体检项目，包括主要慢性非传染性疾病风险筛查及健康体适能检查项目等。

为建立科学规范的健康体检服务标准体系，规范健康体检行为，北京健康管理协会和北京医学会健康管理分会经广泛征求北京市体检行业的意见后，组织相关专家对《北京健康体检项目专家共识（2014版）》进行了重新修订，于2017年12月6日新出台了《北京健康体检项目专家共识（2017版）》。该《共识》将健康体检项目分为健康体检基本项目和健康体检选择项目两部分。基本项目是为了解受检者的基本健康状况而设定，适用于大多数群体和个体的健康体检；选择项目是由专业医师根据受检者个人存在某些疾病风险或健康危险因素，有针对性地选择的检查项目。

基于以上共识和规范，本章将健康体检项目分为健康体检基本项目和健康体检选择项目两部分进行论述。

第一节　健康体检基本项目

健康体检基本项目是基础，是开展健康体检服务的基本检测项目，也是形成健康体检报告及个人健康管理档案的必须项目。基本项目主要内容包括检前健康问卷、体检报告首页、体格检查、实验室检查、辅助检查五个部分。

一、检前健康问卷

检前健康问卷内容包含以下六个方面：

1.健康史，包括家族史、现病史、过敏史、用药史、手术史、月经生育史。

2.躯体症状，主要为近三个月的身体健康状况。

3.生活习惯，包括饮食、吸烟、饮酒、运动锻炼。

4.精神压力。

5.睡眠健康。

6.健康素养问卷具体内容可参考中华预防医学会健康风险评估与控制专业委员会《健康风险评估调查问卷（简化版/标准版）》、中华医学会健康管理学分会2014年《健康体检基本项目专家共识》自测问卷（试行）。

二、体检报告首页

体检报告首页是根据国家卫生信息标准化要求，参照电子病历首页和居民健康档案首页的设置格式，依据现行健康体检基本项目目录和检前健康问卷的主要内容而形成的体检信息摘要，是未来将健康体检纳入国家健康信息统计的基本途径，通过规范体检报告首页和体检信息收集与统计标准，为开展检后管理和体检数据的挖掘利用提供基本依据。北京市卫生和计划生育委员会2015年12月17日发布的《北京市医疗机构健康体检质量管理与控制指标（2015版）》中对体检报告首页内容进行了规定。

三、体格检查

体格检查包括一般检查和物理检查两个部分。一般检查包括身高、体重、腰围、臀围、血压、脉搏；物理检查包括内科、外科、眼科检查、耳鼻咽喉科、口腔科、妇科等。

四、实验室检查

实验室检查包括常规检查、生化检查、细胞学检查三个部分。常规检查包括血常规、尿常规、粪便常规+潜血，其中血、尿、粪便常规检查是《诊断学（第八版）》规定的检查内容，粪便潜血试验是直、结肠癌早期风险筛查指南中推荐的筛查项目；生化检查包括肝功能、肾功能、血脂、血糖、尿酸，其中肝、肾功能是《诊断学（第八版）》规定的检查内容，血脂、血糖和尿酸等检查项目具有较高的循证医学证据并被国内外慢性病风险预防指南推荐；宫颈刮片细胞学检查是女性宫颈癌的早期初筛项目。

五、辅助检查

辅助检查包括心电图检查、X线检查、超声检查三个部分。常规心电图检查和腹部B超检查是《诊断学（第八版）》和《健康体检管理暂行规定》中要求设置的项目，X线检查项目的设置严格遵循了国家卫健委《关于规范健康体检应用放射检查技术的通知》要求，只设置了对成年人进行胸部X线正/侧位拍片检查，取消了胸部透视检查。

第二节　健康体检选择项目

健康体检选择项目是个体化深度检查项目，是在健康体检基本项目的基础上，由专业医师根据受检者个人存在某些疾病风险或自身存在某些健康危险因素，有针对性地选择个性化健康体检检查项目。

健康体检选择项目的开展，须在医疗机构诊疗执业许可范围之内，并由专业医师严格掌握健康体检检查项目的适应证和禁忌证。

一、健康体检选择项目的类别

目前健康体检选择项目主要包括慢性非传染性疾病风险筛查和其他项目两大类。

（一）慢性非传染性疾病风险筛查

慢性病早期风险筛查项目如动脉粥样硬化性疾病（高血压、冠心病、脑卒中、外周血管病）、糖尿病、慢性阻塞性肺疾病（COPD）、慢性肾脏疾病、常见恶性肿瘤（食道癌、胃癌、直结肠癌、肺癌、乳腺癌、宫颈癌、前列腺癌）等。

（二）其他项目

其他项目包含体适能检测、骨密度检测、心理测评、中医体质辨识、功能医学检测等。

二、健康体检选择项目的内容

（一）慢性非传染性疾病风险筛查

1.心脑血管疾病风险筛查

一级目录	二级目录	主要检查内容
心脑血管疾病风险筛查	高血压风险筛查（20岁以上）	早发高血压家族史、吸烟史、饮酒史、高盐饮食、长期精神紧张、头昏、头痛、眩晕等 诊室血压（连续3次）、动态血压监测、脉搏波传导速度（PWV）、踝臂指数（ABI）、心电图、血管超声、胸部X线照片、眼底血管照相 空腹血糖、血脂四项、同型半胱氨酸、超敏C反应蛋白、肾素等
	冠心病风险筛查（40岁以上）	冠心病病史及早发家族史、心前区疼痛、压迫感及胸部不适等 血压、PWV、ABI、血管内皮功能（FMD）检查、心脏彩色超声、颈动脉超声、动态心电图、心电图运动试验、（选做）螺旋CT断层扫描冠脉成像（CTA） 空腹血糖、血脂四项、载脂蛋白a、载脂蛋白b、脂蛋白（a）、血乳酸脱氢酶及其同工酶、血清肌酸激酶及同工酶、肌红蛋白、肌钙蛋白I、血肌酐、尿微量白蛋白、超敏C反应蛋白、白介素-6、肿瘤坏死因子、纤维蛋白原、同型半胱氨酸等
	脑卒中风险筛查（40岁以上）	高血压、慢性房颤、扩张性心肌病、风湿性心脏病史及早发家族史、头痛、头昏、眩晕及短暂性脑缺血发作（TIA）等 血压及动态血压检查、PWV、ABI、FMD、心脏彩色超声、24小时动态心电图、颈动脉超声、经颅多普勒（TCD）、眼底血管照相、头颅CT 空腹血糖、血脂（同冠心病）、血肌酐、尿微量白蛋白、血黏度监测、血小板聚集、超敏C反应蛋白、纤维蛋白原、同型半胱氨酸等
	外周血管病风险筛查（50岁以上）	高血压或脑卒中家族史，高血压、脑卒中、房颤、颈动脉狭窄、腹主动脉瘤等病史，头痛、头晕、乏力、下肢水肿及跛行等 血压及四肢血压测量、足背动脉触诊、颈部、腹部听诊（血管杂音）、血管超声、PWV、ABI、FMD 空腹血糖、血脂（同冠心病）、血肌酐、尿微量白蛋白、超敏C反应蛋白、纤维蛋白原、同型半胱氨酸等

2.2型糖尿病风险筛查

一级目录	二级目录	主要检查内容
2型糖尿病风险筛查（35岁以上）	空腹血糖受损（IFG）、糖耐量异常（IGT）、糖调节受损（IFG+IGT）	出生体重，糖尿病家族史、妊娠糖尿病、高血压、冠心病史、血糖及血脂异常史、饮食与运动情况、口渴、多饮、多尿、多食、体重下降、倦怠乏力等 体重指数、腰围与腰臀比、脂肪率、血压、PWV、ABI、FMD 空腹血糖、餐后2小时血糖、OGTT、糖化血红蛋白、糖化白蛋白、血脂（同冠心病）、尿糖、尿酮体、尿微量白蛋白、胰岛素、C-肽、超敏C反应蛋白、同型半胱氨酸

3.慢性阻塞性肺疾病（COPD）风险筛查

一级目录	主要检查内容
慢性阻塞性肺疾病（COPD）风险筛查（50岁以上，吸烟者40岁以上）	吸烟史、慢性支气管炎、哮喘病史、慢性咳嗽、咳痰、气短、喘息、胸闷等 肺功能检查、肺部X线检查、肺部CT检查 血沉、白细胞、红细胞、红细胞压积等

4.慢性肾病风险筛查

一级目录	主要检查内容
慢性肾病（CKD）风险筛查（40岁以上）	肾脏疾病家族史，慢性肾炎及蛋白尿、高血压、糖尿病史等，眼睑水肿、血尿、尿少、疲乏、厌食、恶心、呕吐等 血压、肾脏超声检查 血肌酐、尿微量白蛋白

5.常见恶性肿瘤风险筛查

一级目录	二级目录	主要检查内容
常见恶性肿瘤风险的筛查	肺癌（50岁以上）	肺癌家族史、吸烟史、咳嗽、胸痛、痰中带血、长期低热等 肺部低剂量CT，肿瘤标志物：NSE、CYFRA21-1、CEA、SCC
	乳腺癌（35岁以上女性）	乳腺癌家族史，乳腺疾病史、婚育史、月经史、乳房胀痛（与月经周期无关）、乳头异常分泌物等 乳腺超声检查、乳腺钼靶检查，肿瘤标志物：CA-153、CA-125、CEA
	宫颈癌（21岁以上女性）	宫颈癌家族史、月经史、生育史、不洁性生活史、白带异常、阴道出血等 宫颈超薄细胞学检查（TCT）、人乳头瘤病毒测试（HPV），肿瘤标志物：SCC、CEA
	直结肠癌（50岁以上）	直结肠癌家族史、慢性结肠炎及肠息肉病史、下腹痛、便血、黏液便、大便频次等 肛诊、大便潜血、结肠镜、气钡双重造影，肿瘤标志物：CEA、CA-199、CA-242
	胃癌（50岁以上）	胃癌家族史，胃溃疡、胃肠息肉病史等，腹痛、腹泻、消瘦、柏油便等 胃镜检查、气钡双重造影、幽门螺旋菌检查（HP）、胃蛋白酶元及胃泌素测定等，肿瘤标志物：CA72-4、CEA
	前列腺癌（45岁以上男性）	前列腺癌家族史、慢性炎症史，反复尿频、尿急及血尿等 前列腺触诊检查、前列腺超声检查，肿瘤标志物：PSA、FPSA

（二）其他项目

1.体适能检测

项目类别	项目
心肺耐力	台阶试验
肺活量	最大呼气量（ml）
肌肉力量与耐力	握力（kg）、俯卧撑（个）、仰卧起坐（次/分）×分
柔韧性	坐位体前屈（cm）
身体成分	体重指数、体成分
平衡性	闭眼单脚站立（s）
爆发力	纵跳（s）
反应时	选择反应时（s）

2.骨密度检测 适用于有骨质疏松危险因素者、有骨折史者。骨密度的测定方法有多种，有双能X线骨密度测量法（DXA）、超声波测定法等。其中X线骨密度测量法（DXA）是国际学术界公认的骨质疏松诊断的金标准。超声波测定法由于其操作简便、无辐射，在当前体检中应用较多。

3.心理测评 心理测评目前较常用的量表为症状自评量表（SCL-90）及焦虑自评量表

（SAS）、抑郁自评量表（SDS），针对体检的特殊性，心理测评系统研发单位也开发自定义量表，用较少的题目来测量较多的维度，常用维度包括心理健康维度，如焦虑指数、抑郁指数、强迫指数、躯体化症状，压力维度，如压力指数、压力应对方式，职业相关维度，如职业倦怠、拖延指数等。通常在进行测评时会根据企业要求选择相应的维度，但心理健康维度是必选的。

4.中医体质辨识 中医体质辨识采用王琦院士牵头的，依据中华中医药学会2009年颁布的《中医体质分类与判定标准》制定的标准化工具。

5.功能医学检测 功能医学检测主要收集粪便、尿液、唾液、血液、毛发等标本，运行物理学、化学和生物学等实验方法，评估人体代谢、内分泌系统、营养状况、环境毒素、免疫系统及胃肠道系统六大系统功能和疾病易感基因分析。

三、健康体检选择项目推荐的注意事项

1.健康体检选择项目的推荐应遵循循证医学和卫生经济学的原则。

2.健康体检选择项目是以健康体检基本项目为基础，避免项目的重复检查，如：血压、体重指数检查为基本项目，在冠心病、脑卒中风险筛查套餐中未再列入。

3.体检机构在设置健康体检选择项目时应结合健康体检机构自身设备、人员和技术条件，保证检查项目实施的安全性和规范性。

第六章 物理检查内容与知识要点

第一节 物理检查基本功

一、物理检查意义

物理检查是健康体检医师必须要掌握的基本技能。通过对受检者进行全面体格检查，医师能够针对其健康状况及慢病管理情况进行评估并提出个性化的指导建议。

体格检查是指医师运用自己的感官（望、触、叩、听、嗅等），以及借助于简便的检查工具（如体温表、血压计、听诊器、叩诊锤等），客观地了解和评估人体状况的一系列最基本的检查方法。全面、规范和正确的体格检查是物理检查的基础。

二、物理检查基本功

（一）视诊

1.定义 视诊是医师用眼睛观察受检者全身或局部表现的诊断方法。

2.方法

（1）全身视诊 可用于全身一般状态和许多体征的检查，如年龄、发育、营养、意识状态、面容、表情、体位、姿势、步态等。

（2）局部视诊 了解身体各部分的改变，如皮肤、黏膜、眼、耳、鼻、口、舌、头颈、胸廓、腹形、肌肉、骨骼、关节外形等。

（二）触诊

1.定义 触诊是医师通过手接触被检查部位时的感觉来进行判断的一种方法。它可以进一步检查视诊发现的异常征象，也可以明确视诊所不能明确的体征，如体温、湿度、震颤、波动、压痛、摩擦感以及包块的位置、大小、轮廓、表面性质、硬度、移动度等。

2.方法 触诊时，由于目的不同而施加的压力有轻有重，因而可分为浅部触诊法和深部触诊法。

（1）浅部触诊法 适用于体表浅在病变（关节、软组织、浅部动脉、静脉、神经、阴囊、精索等）的检查和评估。腹部浅部触诊可触及的深度约为1cm，可以检查腹部有无压痛、抵抗感、搏动、包块和某些肿大脏器等。

（2）深部触诊法 检查时可用单手或双手重叠由浅入深，逐渐加压以达到深部触诊的目的。包括深部滑行触诊法、双手触诊法、深压触诊法、冲击触诊法。

（三）叩诊

1.定义 叩诊是用手指叩击身体表面某一部位，使之震动而产生音响，根据震动和声响的特点来判断被检查部位的脏器状态有无异常的一种方法。

叩诊多用于确定肺尖宽度、肺下缘位置、胸膜病变、胸膜腔中液体多少或气体有无、肺部病变大小与性质、纵隔宽度、心界大小与形状、肝脾的边界、腹水有无与多少以及子宫、卵巢、膀胱有无胀大等情况。另外用手或叩诊锤直接叩击被检查部位，诊察反射情况和有无疼痛反应也属叩诊。

2.方法

（1）直接叩诊法　医师右手中间三手指并拢，用其掌面直接拍击被检查部位，借助于拍击的反响和指下的震动感来判断病变情况的方法。适用于胸部和腹部范围较广泛的病变，如胸膜粘连或增厚、大量胸水或腹水及气胸等。

（2）间接叩诊法　医师将左手中指第二指节紧贴于叩诊部位，其他手指稍微抬起，勿与体表接触；右手指自然弯曲，用中指指端叩击左手中指末端指关节处或第二节指骨的远端，叩击方向应与叩诊部位的体表垂直。

（3）肝区或肾区叩击痛　将左手手掌平置于被检查部位，右手握成拳状，并用其尺侧叩击左手手背，询问或观察受检者有无疼痛感。

3.叩诊音　叩诊时被叩击部位产生的反响称为叩诊音。临床上分为清音、浊音、鼓音、实音、过清音。

（四）听诊

1.定义　听诊是医师根据受检者身体各部分活动时发出的声音判断正常与否的一种诊断方法。

2.方法

（1）直接听诊　医师将耳直接贴附于被检查者的体壁上进行听诊，这种方法所能听到的体内声音很弱，目前基本用不到。

（2）间接听诊　这是用听诊器进行听诊的一种检查方法，听诊效果好。这种方法是许多疾病，尤其是心肺疾病诊断的重要手段。

（五）嗅诊

1.定义　嗅诊是通过嗅觉来判断发自受检者的异常气味与疾病之间关系的一种方法。

2.方法　来自受检者皮肤、黏膜、呼吸道、胃肠道、呕吐物、排泄物、脓液和血液等的气味，根据疾病的不同，其特点和性质也不一样。但要做出正确的诊断，必须要结合其他检查才可。

第二节　一般检查

一、血压

（一）测量方法

1.直接测量法　即将特制导管经皮穿刺周围动脉，送入主动脉，导管末端经换能器外接体外监护仪，实时显示人体血压值，此为有创操作，不适用于健康体检。

2.间接测量法　通常是袖带加压法，用血压计来测量，简便易行，血压计可以是汞柱式的，也可以是电子血压计，推荐使用经过验证的上臂式医用电子血压计，水银柱血压计将逐步被淘汰。

此方法易受诸多因素影响。因此，要求受试者安静休息至少5分钟后开始测量坐位上臂血压，上臂应置于心脏水平。使用标准规格的袖带（气囊长22~26cm、宽12cm），肥胖者或臂围大者（>32cm）应使用大规格气囊袖带。

首次测量时应测两上臂血压，以血压读数较高的一侧作为测量的上臂。测量血压时，应相隔1~2分钟重复测量，取2次读数的平均值记录。如果SBP或DBP的2次读数相差5mmHg以上，应再次测量，取3次读数的平均值记录。

（二）血压参考值及临床意义

临床上血压测量包括诊室血压测量和诊室外血压测量。诊室血压是我国目前诊断高血压、进行血压水平分级常用的方法；诊室外血压测量，包括动态血压监测和家庭血压监测，对了解血压昼夜节律，诊断白大衣高血压及隐蔽性高血压具有重要意义。体检血压测量属于诊室血压范畴。家庭血压测量仪推荐经过国际标准方案认证的上臂式家用自动电子血压计，不推荐腕式血压计。

目前我国成人（≥18岁）诊室血压参考值：正常血压（SBP<120mmHg和DBP<80mmHg）、正常高值［SBP120~139mmHg和（或）DBP80~89mmHg］和高血压［SBP≥140mmHg和（或）DBP≥90mmHg］。

高血压定义：在未使用降压药物的情况下，非同日3次测量诊室血压，收缩压（SBP）≥140mmHg和（或）舒张压（DBP）≥90mmHg。SBP≥140mmHg和DBP<90mmHg为单纯收缩期高血压。家庭测量血压的诊断标准为≥135/85mmHg，与诊室血压140/90mmHg相对应。

低血压定义：体循环动脉压力低于正常的状态，目前低血压的诊断尚无统一标准，一般认为成年人上肢动脉血压低于90/60mmHg即为低血压。根据病因可分为生理性低血压（受检者血压测量值已达到低血压标准，但无任何自觉症状，经长期随访，除血压偏低外，人体各系统器官无缺血和缺氧等表现）和病理性低血压（人体某一器官或系统的疾病所引起的血压降低），根据起病形式可分为急性低血压和慢性低血压。

（三）血压水平分类与分层

根据血压升高水平，将高血压分为1级、2级和3级。根据血压水平、心血管危险因素、靶器官损害、临床并发症和糖尿病进行心血管风险分层，分为低危、中危、高危和很高危4个层次（详见第五篇第十九章）（表1）。

表1　成人（≥18岁）血压水平分层

类别	收缩压（SBP，mmHg）	舒张压（DBP，mmHg）
低血压	<90 和（或）	<60
正常血压	<120 和	<80
血压高值	120~139 和（或）	80~89
高血压	≥140 和（或）	≥90
1级（轻度）	140~159 和（或）	90~99
2级（中度）	160~179 和（或）	100~109
3级（重度）	≥180 和（或）	≥110
单纯收缩期高血压	≥140 和	<90

（四）血压值变化临床意义

1.高血压　血压测量值受多种因素影响，因此，至少3次非同日（诊室）血压值达到或超过收缩压140mmHg和（或）舒张压90mmHg，即可认为有高血压。

2.低血压　血压低于90/60mmHg时称低血压。

低血压可在短期内迅速发生，如大出血、急性心肌梗死、严重创伤、感染、过敏等原因所致血压急剧降低，临床上患者常因脑、心、肾等重要脏器供血不足出现头晕、眼蒙、心悸、少尿、四肢湿冷等表现，需要紧急就诊。

低血压也可缓慢发生，逐渐加重，如继发于严重心血管疾病（心肌病、主动脉狭窄、二尖瓣狭窄等）、肺结核、恶性肿瘤、营养不良、恶病质等。慢性低血压者部分与体位、药物、体质等因素相关。

3.双侧上肢血压差别显著　正常双侧上肢血压可相差约5~10mmHg，若超过此范围则属异常。

4.上下肢血压差异常　正常下肢血压高于上肢血压达20~40mmHg。

5.脉压改变　脉压是指收缩压与舒张压之间的差值，正常值约为40mmHg，通常大于60mmHg，称为脉压增大，小于20mmHg称为脉压减小。

（1）脉压增大　可见于严重贫血、甲状腺功能亢进、主动脉瓣关闭不全和动脉硬化等。

（2）脉压减小　可见于主动脉瓣狭窄、缩窄性心包炎、心包积液及严重心力衰竭、肥胖患者。

二、身高、体重与体重指数

目前多数体检机构采用多功能全自动智能精密身高体重电子秤，应用超声探头测距（部分探头可实现温差补偿）测量身高，应用精密平衡横梁式压力传感器测量体重，并在此基础上自动计算体重指数（body mass index，BMI），BMI=体重（kg）/［身高（m）］^{2}。

机体的发育受种族遗传、内分泌、营养代谢、生活条件及体育锻炼等多种因素影响，正常人各年龄组的身高与体重之间存在一定的对应关系。目前国际上采用BMI作为判定肥胖与否的重要参考指标之一（表2），此法简便、实用，临床应用广泛。

表2　BMI参考标准

BMI 分类	WHO 标准	亚洲标准	中国参考标准	相关疾病发病的危险性
体重过低	BMI<18.5	BMI<18.5	BMI<18.5	低（但其他疾病危险性增加）
正常范围	18.5≤BMI<25	18.5≤BMI<23	18.5≤BMI<24	平均水平
超重	BMI≥25	BMI≥23	BMI≥24	增加
肥胖前期	25≤BMI<30	23≤BMI<25	24≤BMI<28	增加
I度肥胖	30≤BMI<35	25≤BMI<30	28≤BMI<30	中度增加
II度肥胖	35≤BMI<40	30≤BMI<40	30≤BMI<40	严重增加
III度肥胖	BMI≥40.0	BMI≥40.0	BMI≥40.0	非常严重增加

注：体重超重和肥胖相关疾病风险包括（但不限于）：①2型糖尿病，糖耐量异常；②脂质代谢异常；③高血压；④高尿酸血症，痛风；⑤冠状动脉疾病（心绞痛、心肌梗死）；⑥脑血管疾病（脑血栓、短暂性脑缺血发作）；⑦睡眠呼吸暂停综合征，Pickwick综合征；⑧脂肪肝；⑨矫形外科疾病（变形性关节炎、腰椎病）；⑩月经异常（多囊卵巢综合征）

当我们需要比较及分析一个人的体重对于不同高度的人所带来的健康影响时，BMI值是一个中立而相对可靠的指标。当BMI ≥ 25 kg/m² 时，建议进一步评估是否内脏脂肪型肥胖，测量腰围、臀围，有条件者可进一步查人体成分分析和腹部CT（脐水平段面像）评估内脏脂肪面积值。

三、腰围与腰臀围比

腹围是大体推定内脏脂肪量的简单的身体测量指标。由于体脂分布不一定均匀，研究通过腹部CT测量法发现腰围与内脏脂肪面积高度相关，提示腰围是反映内脏脂肪堆积的有效参考指标，简单实用。通用检查方法是经脐测量腰围，用软尺经肚脐水平位绕腰一周所测量的数值，以厘米为单位，该方法因参照物明显，在健康体检中可操作性较强，推荐使用。

我国腹型肥胖判断标准为：男性腰围>90cm，女性腰围>80cm。另外，腰臀围比（W/H）也可用于评估腹型肥胖。亚洲人比值相对要低些，男性W/H>0.95，女性W/H>0.85。

第三节　内科及神经科查体

本节主要讲解健康体检中内科及神经科查体基本要点。

一、既往病史和病史采集

（一）既往病史

包括既往的健康状况和过去曾经患过的疾病（包括各种传染病）、外伤手术、预防注射、输血、过敏等，特别是与目前所患疾病有密切关系的情况。

（二）家族史

包括询问双亲与兄弟、姐妹及子女的健康与疾病情况，特别应询问是否有与受检者同样的疾病，有无与遗传有关的疾病。

（三）个人生活史

包括社会经历、职业及工作条件、习惯与嗜好等。

（四）自觉症状

指受检者感受到的明显的症状，如头晕/头痛、胸闷/胸痛、低热乏力、咳嗽/咯痰、胃痛/反酸、大便形状及颜色异常、血尿、烦渴消瘦等症状及动态变化等。

以上内容也可以结合《检前健康问卷》进行更详细的询问和采集，问卷获取的健康信息及数据与医学检查设备获取的健康信息同等重要，是形成健康体检报告首页的重要内容和为开展检后健康评估与个性化健康管理服务提供基础信息。

二、对受检者全身状态概括性观察

其检查方法以视诊为主，有时配合触诊。观察的内容主要有：发育体型、营养状态、语调语态、面容表情、皮肤毛发等。在做内科一般检查时，应特别关注下列体征：

1.**过度消瘦**　注意肿瘤性疾病、结核性疾病、发育障碍等的鉴别。

2.**过度肥胖**　注意区别单纯性肥胖和内分泌系统疾病导致的肥胖。

3.**特殊面容**　注意某些特殊疾病如甲亢、肢端肥大症、满月脸、二尖瓣面容、黏液性水肿等导致的特殊面容。

4.皮肤　注意认真观察皮肤有无黄疸、蜘蛛痣、肝掌等，以及瘢痕性质和有无皮肤病。

三、胸肺部检查

检查胸肺部时受检者常取仰卧位，必要时配合坐位检查。健康体检检查胸肺部时重点需注意：①胸廓有无畸形、胸骨有无压痛、两侧呼吸动度是否一致；②听诊两侧呼吸音的强弱是否对称，有无异常呼吸音、啰音及胸膜摩擦音等。

（一）胸廓形态

正常胸廓的大小和外形个体间具有一些差异。一般两侧大致对称，呈椭圆形。成年人胸廓的前后径较左右径为短，两者的比例约为1∶1.5。

1.扁平胸　胸廓呈扁平状，前后径不及左右径的一半。见于瘦长体型者，亦可见于慢性消耗性疾病，如肺结核等。

2.桶状胸　胸廓前后径增加，与左右径相等甚或超过左右径，呈圆桶状。见于严重慢性阻塞性肺疾病患者，亦可见于老年或矮胖体型者。

3.胸廓一侧变形　胸廓一侧膨隆多见于大量胸腔积液、气胸或一侧严重代偿性肺气肿。胸廓一侧平坦或下陷常见于肺不张、肺纤维化、广泛性胸膜增厚和粘连等。

（二）肺部听诊

受检者取坐位或卧位，微张口，稍做深呼吸。一般由肺尖开始，自上而下分别听诊前胸部、侧胸部及背部，注意在上下、左右对称部位进行对比。

1.正常呼吸音　包括气管呼吸音、支气管呼吸音、支气管肺泡呼吸音及肺泡呼吸音。

2.异常呼吸音

（1）干啰音系由于气管、支气管或细支气管狭窄或不完全阻塞，气流吸入或呼出时发生湍流所产生的音响。

干啰音为一种持续时间较长带乐性的呼吸附加音，音调较高，吸气及呼气时均可听及，以呼气时为明显。

临床意义：双侧广泛性干啰音见于支气管哮喘、慢性支气管炎、心源性哮喘，花粉症、棉尘肺等；局限性干啰音见于支气管内膜结核、早期肺癌、支气管肺炎等。

（2）湿啰音系由于吸气时气体通过呼吸道内的分泌物如渗出液、痰液、血液、黏液和脓痰等，形成的水泡破裂所产生的声音。

湿啰音为呼吸音外的附加呼吸音，断续而短暂，一次常连续多个出现，于吸气时或吸气终末较为明显，有时也可出现于呼气早期，部位较恒定，性质不易变。

临床意义：双侧广泛性湿啰音见于急性肺水肿、慢性支气管炎等。肺部局限固定不变的湿啰音，提示局部有病灶，如肺部炎症、肺结核、肺梗死、支气管扩张症、肺脓肿、肺癌继发感染等。两侧肺底部湿啰音见于心功能不全导致肺淤血、支气管炎、支气管肺炎、特发性肺间质纤维化等。

（3）胸膜摩擦音　当胸膜面由于炎症而变得粗糙时，随着呼吸便可出现胸膜摩擦音。通常在呼吸两相均可听到，一般于吸气末或呼气初较为明显，屏气时即消失，深呼吸时则增强，最常听到的部位是前下侧胸壁，因该区域的呼吸动度最大。

临床意义：常见于纤维素性胸膜炎、肺栓塞、尿毒症、胸膜肿瘤、少量胸腔积液、严重脱水等疾病。

四、心脏、血管检查

（一）心尖视诊、触诊（心尖搏动）

受检者取卧位，检查者注意观察心前区有无隆起和异常搏动，然后用右手全掌置于其心前区，感觉心脏搏动的大体位置，然后逐渐缩小到用手掌尺侧（小鱼际）或示指、中指及环指指腹并拢同时触诊。

心尖区抬举性搏动见于左心室肥厚；胸骨左下缘收缩期抬举性搏动是右心室肥厚的可靠指征。

（二）心脏听诊

心脏听诊在心脏物理检查中极为重要。听诊时受检者取坐位或卧位，必要时可变换体位。

1.心脏瓣膜听诊区

（1）二尖瓣区位于心尖搏动最强点，又称心尖区。

（2）肺动脉瓣区位于胸骨左缘第二肋间。

（3）主动脉瓣区位于胸骨右缘第二肋间。

（4）主动脉瓣第二听诊区位于胸骨左缘第三肋间。

（5）三尖瓣区在胸骨下端左缘，即胸骨左缘第四、五肋间。

2.听诊顺序 通常的听诊顺序为二尖瓣区→肺动脉瓣区→主动脉瓣区→主动脉瓣第二听诊区→三尖瓣区。

3.听诊内容 包括心率、心律、心音、额外心音、杂音及心包摩擦音。

（1）心率 指每分钟心搏次数。正常成人安静、清醒的情况下心率为60~100次/分，心率超过100次/分称为心动过速；心率低于60次/分称为心动过缓。

（2）心律 指心脏跳动的节律。正常人心律基本规则，听诊所能发现的心律失常最常见的有期前收缩和心房颤动。①期前收缩（曾称早搏）：是在原来规则心律的基础上突然提前出现一次心脏搏动，继之有一较长的代偿间歇。按过早搏动的异位起搏点不同可分为房性、室性及房室交界性三种类型，以室性早搏最常见。②心房颤动：其听诊特点为心律绝对不齐；第一心音强弱不等；脉率低于心率。常见于二尖瓣狭窄、高血压病、冠心病和甲状腺功能亢进等。

（3）心音 分为第一心音、第二心音、第三心音和第四心音。通常情况下只能听到第一、第二心音。第三心音可在部分青少年中闻及，听到第四心音，多为病理性心音。

临床意义：心音强度的变化主要是心脏本身的疾病所致。当心肌有严重病变如心肌炎、心肌病及心肌梗死等，心音性质可发生改变。

（4）心脏杂音 指心音与额外心音外的异常声音，可与心音分开或相连接，也可完全遮盖心音。听诊时应注意杂音的部位、时相、性质、强度、传导方向以及杂音与体位和呼吸的关系，鉴别生理性杂音与病理性杂音。

（5）心包摩擦音 是一种音质粗糙、高调、搔抓样的声音，与心搏一致，通常在胸骨左缘第三、第四肋间易听到。

心包摩擦音常见于各种心包炎、急性心肌梗死、尿毒症和系统性红斑狼疮等。

（三）血管检查

1.脉搏 检查脉搏主要用触诊，检查时可选择桡动脉、肱动脉、股动脉、颈动脉及足背动脉等。检查时需两侧脉搏情况对比，正常人两侧脉搏差异很小，不易察觉。某些疾病时，两侧脉搏明显不同，如缩窄性大动脉炎或无脉症。在检查脉搏时应注意脉搏脉率、节律等。

2.血管杂音 分为静脉杂音和动脉杂音。静脉杂音多不明显，动脉杂音如甲状腺功能亢进症在甲状腺侧叶的连续性杂音；多发性大动脉炎的狭窄病变部位可听到收缩期杂音；肾动脉狭窄时，在上腹部或腰背部闻及收缩期杂音等。

五、腹部检查

为了避免触诊引起胃肠蠕动增加，使肠鸣音发生变化，腹部检查的顺序调整为视、听、触、叩，但记录时为了统一格式，仍按照视、触、叩、听的顺序。

（一）视诊

受检者取低枕仰卧位，两手自然置于身体两侧，充分暴露全腹，上自剑突，下至耻骨联合。

1.腹部外形 注意腹部外形是否对称，有无全腹或局部的膨隆或凹陷，有腹水或腹部肿块时，还应测量腹围的大小。

腹部膨隆分全腹膨隆和局部膨隆，前者见于肥胖、妊娠、腹水、腹内积气、巨大肿瘤等；后者见于脏器肿大、腹内肿瘤或炎性肿块、胃肠胀气以及腹壁上的肿物和疝等。

腹部凹陷分为全腹凹陷和局部凹陷，前者见于消瘦和脱水者，严重时称舟状腹，见于恶病质，如结核病、恶性肿瘤等慢性消耗性疾病；后者多见于手术后腹壁瘢痕收缩所致。

2.腹壁静脉 正常人腹壁皮下静脉一般不显露。腹壁静脉曲张常见于门静脉高压致循环障碍或上、下腔静脉回流受阻而有侧支循环形成时，发现腹壁静脉曲张后，应通过指压法鉴别血流方向，辨别腹壁静脉曲张的来源。

3.胃肠型和蠕动波 正常人一般看不到胃肠的轮廓及蠕动波形，胃肠道发生梗阻时，可显示各自的轮廓。

4.腹壁其他情况 还应观察有无皮疹，色素沉着、瘢痕、腹纹、腹部体毛分布、疝、脐和上腹部搏动等。

（二）触诊

触诊为腹部检查的主要方法，受检者取仰卧位，双手平放于躯干两侧，双下肢屈曲并稍分开，做腹式呼吸使腹肌放松。检查时一般从左下腹开始，按"S"形顺序，由浅入深，分别触诊腹部九个区，注意腹壁的紧张度，有无压痛、反跳痛以及包块等。

1.腹壁紧张度 正常人腹壁有一定的张力，但触之柔软，较易压陷，称腹壁柔软。

全腹壁紧张可见于腹腔内容物增加，如肠胀气或气腹，腹腔内大量腹水。

局部腹壁紧张常见于相应腹内脏器炎症波及腹膜而引起。

2.压痛及反跳痛 腹腔内的病变，如脏器的炎症、淤血、肿瘤、破裂、扭转均可引起压痛，压痛的部位常提示存在相关脏器的病变。当腹内脏器炎症累及壁层腹膜时可引起反跳痛。

3.肝脏触诊　可采用单手触诊法或双手触诊及钩指触诊法。受检者取腹部检查位，从髂前上棘连线水平、右腹直肌外侧开始，逐渐移至右季肋缘，或自脐水平逐渐移至剑突，并与受检者的呼吸运动密切配合。正常成人肝脏一般在肋缘触不到，但腹壁松弛的瘦长体型，于深吸气时可于肋弓下触及肝下缘，在1cm以内；在剑突下可触及肝下缘，多在3cm以内。

肝大分为弥漫性及局限性。弥漫性肝大见于病毒性肝炎、肝淤血、脂肪肝、早期肝硬化、布-加综合征、白血病、血吸虫病、华支睾吸虫病等。局限性肝大见于肝脓肿、肝肿瘤及肝囊肿（包括肝棘球蚴病）等。

肝脏缩小见于急性和亚急性肝坏死，门脉性肝硬化晚期，病情极为严重。

触及肝脏时应详细体会并描述下列内容：大小、质地、边缘和表面状态、压痛、搏动、肝区摩擦感等。

4.脾脏触诊　常用双手触诊法，左手掌置于受检者左腰部7~10肋处，试将脾脏从后向前托起，右手掌平放于腹部，与肋弓成垂直方向，随受检者的深呼吸，逐渐由下向上接近左肋弓触诊。在仰卧位不易触及时，可以让受检者采用右侧卧位，双下肢屈曲的体位，配合双手触诊法。

正常情况下脾脏不能触及，脾脏肿大分级：①轻度：脾缘不超过肋下2cm；②中度：脾缘超过肋下2cm，在脐水平线以上；③重度：脾缘超过脐水平线或前正中线。

脾脏肿大原因临床见于：急、慢性病毒性肝炎，肝硬化，伤寒，疟疾，血吸虫病，感染性心内膜炎，血液系统疾病（溶血、急淋、慢粒、淋巴瘤、骨髓纤维化）等。

5.胆囊触诊　可用单手滑行触诊法或钩指触诊法，正常成人不能触及。检查者将左手拇指指腹勾压于被检查者右肋下胆囊点处，其余四指平放于右胸壁，然后嘱受检查者缓慢深吸气。在吸气过程中，发炎的胆囊下移时碰到用力按压的拇指，即可引起疼痛，此为胆囊触痛征阳性，如因剧烈疼痛而致吸气中止，称Murphy征阳性。

6.腹部肿块　除脏器外，正常腹部还可触及腹直肌肌腹及腱划、腰椎椎体及骶骨岬、乙状结肠粪块、横结肠、盲肠等结构。触到除上述内容以外的肿块，应视为异常。临床常见的腹部包块按性质可分为：①实质脏器的病理性肿大：如各种原因所致的肝、脾、肾、胰及淋巴结肿大；②空腔脏器的扩大；③炎症性肿块；④肿瘤；⑤寄生虫。需要注意部位、大小、形态、质地、压痛、搏动及移动度等。

（三）叩诊

腹部叩诊的主要作用在于叩知某些脏器的大小和叩痛，腹腔内有无积气、积液和肿块等。一般采用间接叩诊法。

1.肝区叩击痛　以左手掌平放于受检者肝区，右手握拳用轻到中度的力量叩击左手背，出现疼痛称肝区叩击痛，见于肝脓肿、肝炎等。

2.肾区叩痛　受检者取坐位或侧卧位，用左手平放在肋脊角处（肾区），右手握拳由轻到中等的力量叩击左手。存在肾小球肾炎、肾盂肾炎、肾结石、肾结核及肾周围炎时，肾区有不同程度的叩击痛。

3.移动性浊音　主要用于检查有无腹水存在。当腹腔积液在1000ml以上时，移动性浊音呈阳性，但需要与肠梗阻肠管内大量液体潴留和巨大卵巢囊肿相鉴别。

（四）听诊

1.肠鸣音 通常以右下腹作为肠鸣音的听诊点，正常情况下，肠鸣音大约每分钟4~5次。

（1）肠鸣音活跃 见于急性胃肠炎、服泻药后或胃肠道大出血。

（2）肠鸣音亢进 见于机械性肠梗阻。

（3）肠鸣音减弱 见于老年性便秘、腹膜炎、电解质紊乱（低血钾）及胃肠动力低下等。肠鸣音消失，见于急性腹膜炎或麻痹性肠梗阻。

2.血管杂音 常常在腹中或腹部两侧，腹中部的收缩期血管杂音多提示腹主动脉瘤或腹主动脉狭窄，下腹两侧的血管杂音多考虑髂动脉狭窄。

六、神经系统检查

神经系统检查是全身体格检查中的一个重要组成部分。通过仔细检查，能有效获取疾病的定位与定性诊断信息。检查前首先要确定受检者对外界刺激的反应状态，即意识状态。正常人意识清晰，无嗜睡、昏睡及昏迷等情况。

（一）肌力

肌力是指肌肉运动时的最大收缩力。检查时令受检者做肢体伸屈动作，检查者从相反方向给予阻力，测试受检者对阻力的克服力量，并注意两侧比较。

肌力：采用0~5级的六级分级法。

0级 肌肉完全瘫痪，测不到肌肉收缩。

1级 仅测到肌肉收缩，但不能产生动作。

2级 肢体能在床上平行移动，但不能对抗自身重力，即不能抬离床面。

3级 肢体能抬离床面，但不能对抗阻力。

4级 能做对抗外界阻力的运动，但比正常者弱。

5级 正常肌力。

（二）肌张力

肌张力指静息状态下肌肉紧张度。通过触摸肌肉的硬度及伸屈肢体时感知的阻力做判断。

肌张力增高分为痉挛性及强直性，分别为锥体束及锥体外系损害所致。

肌张力降低表现为肌肉松软，伸屈其肢体时阻力低，关节运动范围扩大。

（三）腱反射

刺激骨膜、肌腱经深部感受器完成的反射称深反射，又称腱反射。腱反射包括肱二头肌反射、肱三头肌反射、桡骨膜反射、膝反射和踝反射等。对于无神经系统主诉的受检者，腱反射的健康体检应至少包括肱二头肌反射和膝反射。

检查时受检者要合作，肢体肌肉应放松。检查者扣击力量要均等，检查时应注意反射的改变程度和两侧是否对称，后者尤为重要。根据反射的改变可分为亢进、活跃（或增强）、正常、减弱和消失。

1.肱二头肌反射 受检者坐位或卧位，肘部屈曲成直角，检查者左拇指（坐位）或左中指（卧位）置于受检者肘部肱二头肌肌腱上，用右手持叩诊锤叩击左拇指或中指，反射为肱二头肌收缩，引起屈肘。反射中枢为颈髓5~6节。

2.**膝反射** 受检者取坐位时膝关节屈曲，小腿自然下垂与大腿成直角；仰卧位时检查者用左手从双膝后托起关节呈120°屈曲，右手用叩诊锤叩击髌骨下股四头肌肌腱，反射为小腿伸展。反射中枢为腰髓2~4节。

（四）病理反射

病理反射指锥体束病损时，大脑失去了对脑干和脊髓的抑制作用而出现的异常反应。

1.**Babinski征** 受检者仰卧，下肢伸直，检查者手持受检者踝部，用钝头竹签沿患者足底外侧缘，由后向前至小趾近跟部并转向内侧，阳性反应为拇趾背伸，其他四趾呈扇形展开。正常反应为足跖屈曲（即Babinski征阴性）。

2.**Oppenheim征** 检查者弯曲示指及中指，沿受检者胫骨前缘用力由上向下滑压。阳性表现同Babinski征。

3.**Gordon征** 以一定力量捏压腓肠肌部位。阳性表现同Babinski征。

（五）脑膜刺激征

脑膜刺激征是脑膜病变时脑膜受激惹的表现，见于脑膜炎、蛛网膜下腔出血和颅内压增加等病症。

1.**颈强直** 受检者仰卧，检查者以一手托扶其枕部，另一手置于胸前做屈颈动作，以测试颈肌抵抗力。如感觉颈部阻力增高，即为颈强直。在除外颈椎或颈部肌肉局部病变后，认为有脑膜刺激征。

2.**Kernig征** 受检者仰卧，一侧髋、膝关节屈成直角，检查者将其小腿抬高伸膝，正常人可将膝关节伸达135°以上，伸膝受限且伴疼痛与屈肌痉挛为阳性。

3.**Brudzinski征** 受检者仰卧，下肢自然伸直，检查者一手托其枕部，一手置于胸前，当头部前屈时，双髋与膝关节同时屈曲为阳性。

（六）其他

如果受检者有神经系统疾病的病史和临床症状，则应该由专业的神经科医师进行脑神经、运动功能、感觉功能、反射、脑膜刺激征、自主神经功能、精神状态和高级皮层功能等更加全面的神经系统检查。

第四节 外科查体

一、一般情况

1.**性别** 根据外观、男女的第二性征。

2.**发育** 综合年龄、智力和体格成长状态（包括身高、体重及第二性征）。

3.**体型** 身体各部发育的外观表现，包括骨骼、肌肉的成长与脂肪分布的状态，成年人可以分为无力型、正力型、超力型。

4.**姿态** 指举止的状态，健康成人应该躯干端正，肢体活动灵活适度。

5.**步态** 指走动时所表现的姿态，可以受年龄和某些疾病的影响。

一般情况体征的规范描述：发育正常，正（无、超）力体型，营养良好（中等、不良），意识清晰，语调语态正常，表情自然，自动体位，姿态与步态正常。

二、既往病史和病史采集

（一）既往病史

1.既往的外科手术史　肺部、肝胆、消化系统、泌尿系统、甲状腺、乳腺等。既往明确诊断过的外科的相关疾病。

2.既往疾病　既往发生过的运动系统的损伤和相关疾病。

3.与外科疾病有关的恶性肿瘤家族史　肺癌、结肠癌、直肠癌、肝癌、肾癌、乳腺癌、甲状腺癌等。

（二）主要自觉症状

1.与消化道有关的症状　腹部隐痛，腹胀，反酸，烧心，便血，排便习惯改变，大便形状改变，体重下降等。

2.与排尿有关的症状　尿频、尿急、尿不尽、尿等待、尿线细、尿无力、尿滴沥、排尿困难等。

三、皮肤软组织检查

（一）颜色

全身皮肤的颜色、湿度、弹性是否正常，有无苍白、发红、皮下出血、脱屑等异常改变。如仅见肢端苍白，可能与血管性疾病有关。

（二）皮疹

出现斑疹、丘疹、疱疹等建议皮肤科就诊。

（三）瘢痕

多见于手术、外伤或病变愈合后，如有局部瘙痒红肿，建议皮肤科就诊。

（四）皮下结节及肿块

1.血管瘤　局部轻微隆起，呈红色或青紫色，压之可稍褪色，肿块质地软，可有触痛。大多需手术治疗。

2.粉瘤　局部隆起，顶部看尖呈黑色。多为疖肿形成，有反复感染的病例可手术切除。

3.疖肿　发生在皮肤，是单个毛囊及周围组织的急性化脓性感染，表现为红、肿、痛，直径小于2cm，化脓后中心呈白色，有波动感。应及时治疗，防止加重。

4.脂肪瘤　好发于躯干和四肢，质软可有假囊性感，无痛，体积可巨大。极少有恶变。如无症状可不处理。

5.纤维瘤　位于皮肤及皮下的纤维组织肿瘤，瘤体不大，质硬，生长缓慢。自感或压迫有痛感。直径一般在1cm以内，增大或有症状者应切除。

（五）规范描述建议

1.皮肤的正常体征描述　颜色与湿度正常，弹性好，无皮疹、脱屑、皮下出血，无水肿、肝掌、蜘蛛痣、皮下结节、瘢痕，毛发分布正常。

2.皮肤阳性体征描述　苍白，发绀，黄染，色素沉着，色素脱失（白癜风、白斑、白化症），荨麻疹，脱屑，皮下出血，蜘蛛痣，肝掌，水肿，皮下结节，瘢痕，毛发稀疏，毛发脱落，体毛增多等。对应可能出现的疾病，给出恰当的建议。

四、淋巴结检查

人体淋巴结分为深部和浅表两大部分，由于深部淋巴结不能触及，故临床主要检查浅表淋巴结，这些淋巴结平时很小，直径多在0.2~0.5cm之间，质地柔软，表面平滑，与毗邻组织无粘连，亦无压痛，不易触及。

（一）全身浅表淋巴结呈组群分布

1. 耳后、乳突区淋巴结收集头皮范围内的淋巴液。
2. 颈深部淋巴结上群（胸锁乳突肌上部）收集鼻咽部淋巴液。
3. 颈深部淋巴结下群（胸锁乳突肌下部）收集咽喉、气管、甲状腺等处的淋巴液。
4. 锁骨上淋巴结群左侧收集食管、胃等处的淋巴液。
5. 锁骨上淋巴结群右侧收集气管、胸膜、肺等处的淋巴液。
6. 颌下淋巴结群收集口底、颊黏膜、齿龈等处的淋巴液。
7. 颏下淋巴结群收集颏下三角区内组织、唇和舌部的淋巴液。
8. 腋窝淋巴结群收集躯干上部、乳腺、胸壁等处的淋巴液。
9. 腹股沟淋巴结群收集下肢及会阴部等处的淋巴液。

（二）检查方法

1. 检查顺序 按耳前、耳后、枕部、颌下、颏下、颈前、颈后、锁骨上、腋窝、滑车上、腹股沟、腘窝的顺序检查。检查时受检者局部肌肉放松，使表面皮肤松弛，由浅入深地进行触诊。

2. 触诊 注意淋巴结的大小、数目、硬度、压痛、活动度、波动以及与皮肤和毗邻组织有无粘连，局部皮肤有无红肿、瘢痕、瘘管等，同时询问可能相关的疾病情况并检查可能引起局部淋巴结肿大的原发部位。检查时检查者面对受检者，检查方法如下：

（1）耳前、耳后、枕部淋巴结群 受检者略抬头或偏向检查侧，使肌肉松弛，检查者手贴检查部位，按顺序由浅入深滑动触摸。

（2）颌下、颏下、颈部淋巴结群 受检者头向前微低，检查者站在被检查者背后，手指紧贴检查部位，由浅及深在颌下、颏下及颈部进行滑动触诊。

（3）锁骨上淋巴结 受检者取坐位或卧位，头部稍向前屈，检查者面向被检查者，用双手进行触诊，右手触受检者左侧，左手触受检者右侧，由浅入深触摸至锁骨后深部。

（4）腋窝部淋巴结群 面对受检者，检查者手扶被检测者，使其前臂稍外展，以右手检查受检者左侧，左手检查受检者右侧，触摸腋窝四周及顶部（顺序：尖群、中央群、胸肌群、肩胛下群、外侧群）。

（5）滑车上淋巴结群 检查者以左手托扶被检查者左前臂，以右手在肱二头肌肌腱内侧肱骨上髁2~3cm处触摸（对侧同）。

（6）腹股沟淋巴结群 受检者平卧，双下肢微曲并放松，检查者在其双侧腹股沟处触诊。

（三）异常体征临床意义

1. 局部淋巴结肿大 多见于炎症或恶性肿瘤转移。
2. 全身淋巴结肿大 见于血液系统疾病、传染性单核细胞增多症、变态反应性疾病等。

（四）规范描述建议

1.全身浅表淋巴结正常体征描述 全身浅表淋巴结不大。

2.全身浅表淋巴结阳性体征描述 发现淋巴结肿大，应描述其部位、大小、数目、硬度、压痛、活动度、有无粘连、局部皮肤有无红肿、瘢痕、瘘管等，同时注意寻找引起淋巴结肿大的原发病灶。

五、头颈部检查

（一）外形

应在平静、自然的状态下进行，受检者取舒适端坐位，暴露颈部和肩部，观察受检者头颅大小、外形有无异常，头颈部是否对称。

常见异常及意义：

方颅前额左右突出，头顶呈方形，见于小儿佝偻病。

巨颅颅内压增高所致，可伴有双目下视，巩膜外露的落日现象，见于脑积水。

先天性肌性斜颈指因胸锁乳突肌挛缩所造成的斜颈，检查可发现患侧胸锁乳突肌挛缩，长期可导致面部发育的不对称、颈椎发育不对称。瘢痕挛缩、肌肉萎缩等亦可造成斜颈。

（二）运动

观察头部是否有异常运动，检查颈部屈伸、侧弯及旋转活动是否受限。

头部运动异常如头部不随意运动，见于帕金森病，与颈动脉搏动一致的点头运动称Musset征，见于严重主动脉瓣关闭不全。

颈部运动受限伴有疼痛可见于软组织炎症，颈椎结核或肿瘤等。

颈部强直是脑膜受刺激的特征，见于脑膜炎、蛛网膜下隙出血等。

（三）肿块

受检者头向后仰，观察颈部有无包块，如有，注意检查其部位、大小、质地、活动度，与邻近器官的关系和有无压痛。

常见颈部包块：

①颈部淋巴结炎性肿大：一般质软，活动度好，可伴有轻度压痛；恶性肿瘤淋巴结转移一般质硬，活动度差，可多个淋巴结融合。

②甲状腺肿大及甲状腺结节：吞咽时可随吞咽动作上下移动，以此与其他包块鉴别。

（四）颈部血管

受检者安静状态下暴露颈部，观察有无明显的血管充盈及搏动。正常人立位或坐位时颈外静脉不显露。在坐位或半坐位时，颈静脉如明显充盈提示颈静脉压升高，见于右心衰竭、上腔静脉阻塞综合征。平卧时若看不到颈静脉充盈提示低血容量状态。安静状态下如颈动脉搏动明显多见于主动脉瓣关闭不全、甲亢、严重贫血。

颈部血管听诊：患者坐位，钟形听诊器听诊有无杂音，明显杂音应考虑颈动脉或椎动脉狭窄可能。颈动脉狭窄杂音为收缩期吹风样杂音，见于颈动脉粥样硬化狭窄。锁骨下动脉狭窄的杂音可出现于锁骨上窝处。

（五）气管

患者取舒适坐位或仰卧位，将示指与无名指分别置于两侧胸锁关节上，然后将中指置于气管之上，观察中指是否在示指与无名指的中间位置，检查气管有无偏移。甲状腺肿大可将气管向健侧推移。肺不张、胸膜粘连可将气管拉向患侧。

（六）甲状腺检查

1.甲状腺位置　甲状软骨下方和两侧，中间有峡部。正常状态表面光滑，柔软不易触及。

2.检查方法

（1）视诊　受检者端坐位，解开领口衣扣，暴露颈前部，正视前方。嘱受检者做吞咽动作，观察大小和对称性，颈前有无隆起包块。正常外观不突出，做吞咽动作时可随吞咽动作上下移动。

（2）触诊　更能明确其轮廓及病变的性质，推荐双手触诊法。有站立在受检者前面或后面两种方法。①站在受检者前面时：用拇指从胸骨切迹向上触摸气管前软组织，一手拇指施压于一侧甲状软骨，将气管推向对侧，另一手示指、中指在对侧胸锁乳突肌后缘向前推挤甲状腺侧叶，拇指在胸锁乳突肌前缘触诊。同样方法检查另一侧。②站立在受检者后面时：用示指从胸骨切迹向上触摸，检查甲状腺峡部，用类似前面的触诊方法，检查甲状腺侧叶。两种方法均嘱受检者做吞咽动作，感觉、判断随吞咽上下活动的甲状腺有无肿大和包块，注意其大小、质地、边界、触痛、结节及震颤。正常腺体不能触及。

（3）听诊　触到甲状腺肿大时，应同时听血管杂音，这对诊断甲状腺功能亢进有意义。

2.常见阳性体征与临床意义

（1）甲状腺肿大

甲状腺肿大分度：

Ⅰ度：不能看出肿大但能触及。

Ⅱ度：能看到肿大又能触及，但在胸锁乳突肌以内。

Ⅲ度：超过胸锁乳突肌外缘。

甲状腺肿大分型：

A.弥漫型：甲状腺呈均匀性肿大，摸不到结节。

B.结节型：在甲状腺上摸到一个或数个结节。

C.混合型：在弥漫肿大的甲状腺上，摸到一个或数个结节。

体检中发现甲状腺肿大应描述肿大程度，表面是否光滑，硬度如何，与周围组织是否粘连，有无搏动，有无血管杂音。还需要进行临床意义判断后给出合理建议：①新发现的应视情况建议进一步检查或行超声检查印证等；②有相关病史，如甲亢等，应建议继续治疗原发病。

（2）甲状腺结节　甲状腺结节是指各种原因导致甲状腺内出现一个或多个组织结构异常的团块。外科触诊发现的甲状腺结节为甲状腺区域内扪及的肿块。甲状腺结节十分常见。触诊发现一般人群甲状腺结节的阳性率为3%～7%；而高清晰超声检查发现甲状腺结节的阳性率达20%～70%。甲状腺结节诊治的关键是鉴别良、恶性。

外科触诊应关注以下内容：①结节的位置：如位于甲状腺的左叶、右叶、峡部；②数目：单发还是多发；③大小、质地：硬、软、质韧等；④活动度：好或者差、与周围组织的界限是否清楚、是否光滑；有无压痛、局部淋巴结肿大等。

分类及病因：①增生性结节性甲状腺肿：碘摄入量过高或过低、食用致甲状腺肿的物质、服用致甲状腺肿药物或甲状腺激素合成酶缺陷等；②肿瘤性结节：甲状腺良性腺瘤、甲状腺乳头状癌、滤泡细胞癌、甲状腺髓样癌、未分化癌、淋巴瘤等甲状腺滤泡细胞和非滤泡细胞恶性肿瘤；③囊肿：结节性甲状腺肿、腺瘤退行性变和陈旧性出血伴囊性变、甲状腺癌囊性变、先天的甲状舌骨囊肿和第四鳃裂残余导致的囊肿；④炎症性结节：急性化脓性甲状腺炎、亚急性甲状腺炎、慢性淋巴细胞性甲状腺炎均可以结节形式出现。极少数情况下甲状腺结节为结核或梅毒所致。

进行临床意义判断后给出合理建议：①新发现的应视情况建议进一步检查或行超声检查印证等；②有相关病史，如甲状腺腺瘤、结节性甲状腺肿、甲状腺癌等，应建议门诊就诊。

（七）规范描述建议

1.颈部和甲状腺正常体征描述 颈部对称，无强直，皮肤无包块，无颈静脉怒张及颈动脉异常搏动，甲状腺不大，无结节肿块及震颤，气管居中。

2.甲状腺的阳性体征描述 Ⅰ度、Ⅱ度、Ⅲ度肿大，弥漫性肿大，结节性肿大，质地柔软，质地坚硬，甲状腺震颤，甲状腺包块（大小、数目、硬度、压痛、活动度、有无粘连等），血管杂音。如有甲状腺肿大伴震颤应做甲状腺功能检查。如发现甲状腺结节，建议甲状腺超声、同位素扫描等影像学检查。

六、乳腺检查

受检者衣服应解开脱下以充分暴露胸部，并有良好的照明。触诊时，受检者采取坐位，先两臂下垂再双手叉腰。检查者的手指和手掌应平置在乳房上，用指腹轻施压力，以旋转或来回滑动进行触诊。顺时针方向检查左侧乳房、逆时针方向检查右侧乳房，均从外上象限开始。注意硬度和弹性、压痛、包块等。

（一）外形

1.对称性 单侧乳房明显增大见于先天畸形、囊肿形成、炎症、肿瘤等。

2.表面情况 乳房皮肤及浅表血管、毛囊及毛囊孔。乳房皮肤发红提示局部炎症或乳腺癌累及浅表淋巴管。炎症常伴局部肿热痛，癌性局部皮肤呈深红色，不伴疼痛，发展快。

3.乳房水肿 见于乳腺癌和炎症。癌性水肿为癌细胞阻塞淋巴管所致，表现为橘皮征。炎性水肿为毛细血管通透性增加所致，常伴皮肤发红。

4.乳房皮肤回缩 可由外伤或炎症后局部悬韧带短缩导致。局部无外伤史者，近期出现皮肤回缩常提示乳腺癌，甚至可能是早期乳腺癌的征象。

（二）包块

乳房孤立结节或腺体不对称性增厚需加以鉴别。其中质地较硬、表面不规则、边界不清、活动度差者需警惕恶性可能。少数情况下，炎性病变也可有此表现。

（三）溢液

乳头溢液提示乳腺导管病变。单侧乳房单孔血性溢液最常见于导管内乳头状瘤，亦见于乳腺癌和乳管炎。乳腺增生多为双侧多孔黄色、透明或浆液性，少数有棕色溢液。非哺乳期乳汁样溢液首先考虑药物或激素水平等原因。

（四）压痛

乳房局部压痛伴红肿热时，首先考虑炎症。乳腺增生可表现为弥漫性压痛伴乳房内散在结节感。

（五）乳头异常

近期出现乳头内陷可能为乳腺癌或炎性病变。当单侧乳头瘙痒、变红、粗糙、局部有结痂、渗出时，无论是否伴有乳腺肿块和乳头溢液都应想到Paget病的可能。

（六）乳晕异常

肾上腺皮质功能减退时，乳晕区可出现明显色素沉着。当发现乳头乳晕区瘙痒、疼痛时也应想到Paget病的可能。

（七）乳腺检查注意事项

1.乳腺检查应包括整个乳房和区域淋巴结 注意乳房上界至第二肋，内侧至胸骨缘、外侧至腋中线。需关注容易漏诊的乳房边缘、乳房下方、乳晕区、乳头深部及腋窝。无论乳腺是否异常，均应触诊腋窝。当乳腺丰满或受检者主诉与触诊不符时需采用平卧或健侧卧位检查。

2.不遗漏早期病例 很多乳腺癌早期仅表现为一些局部的特殊体征，如乳腺局部皮肤下陷、周边及乳头乳晕区的小结节、乳头溢液及乳头皮肤改变，充分认识和重视这些体征才能不遗漏早期病例。

（八）规范描述建议

1.乳腺正常体征描述 双侧乳房基本对称，乳房皮肤正常，乳头无回缩，无溢液，乳房触诊无红肿，无压痛，无包块，硬度弹性正常。

2.乳腺阳性体征描述 双侧不对称，皮肤发红，皮肤溃疡，皮肤瘢痕，乳房水肿（皮肤呈"橘皮"样改变），皮肤回缩，乳头内翻，乳头回缩，乳头分泌物（浆液性、紫色、黄色、绿色、血性），乳晕色素沉着（肾上腺皮质功能减退），触诊硬度增加，触诊弹性消失，压痛，包块（描述部位、大小、外形、有无粘连及压痛、硬度、活动度、周围淋巴结有无肿大），建议乳腺外科就诊。

七、脊柱和四肢关节检查

（一）外形

受检者站立位，从侧面及背面观察脊柱形状。成人脊柱存在颈曲、胸曲、腰曲和骶曲使脊柱形成"S"形，称生理性弯曲。观察生理弯曲是否存在，脊柱有无前突或后突畸形。嘱受检者弓背弯腰，检查者用示指、中指置于脊柱棘突两侧，自上而下以适当压力划压，沿棘突皮肤可出现一条轻度充血线，观察此线是否正直，以判断有无脊柱侧弯。观察受检者肢体左右两侧形态是否对称，有无成角、短缩或旋转畸形，肢体是否处于功能位或手的休息位。逐一检查各关节有无红肿、畸形，关节附近肌肉有无萎缩等。

常见异常及临床意义：

1.脊柱生理弯曲改变 曲度变小或消失多见于颈椎、胸椎的退行性疾病或术后改变。可根据是否存在神经压迫症状和体征决定进一步检查，如X线检查、核磁检查等。成角畸形可见于脊柱结核、脊柱肿瘤等。

2.脊柱侧弯 分为先天性、特发性和继发性。先天性脊柱侧弯多较严重，常合并脊柱和肋骨的其他畸形。特发性脊柱侧弯常见于青春期体型瘦高的女性，发病原因不清。外伤或病理性的椎体骨折亦可继发脊柱侧弯，比较多见于老年人。根据脊柱侧弯的原因、严重程度、进展情况以及是否存在神经压迫，决定是否需进一步的诊疗。

3.指关节畸形 如梭形关节，见于类风湿关节炎、骨关节病；爪形手，见于尺神经损伤、进行性肌萎缩、脊髓空洞症及麻风。

4.膝关节畸形 膝内翻（O型腿）、膝外翻（X型腿）为常见的膝关节畸形，可见于小儿佝偻病。成人多见于老年性骨关节病后期导致明显的内翻屈曲畸形。

（二）脊柱压痛与放射痛

压痛检查方法：检查者以右手拇指自上而下逐个按压脊椎棘突及椎旁肌肉，压痛同时伴有下肢疼，称为放射痛。正常无压痛及放射痛。如果出现腰部压痛和放射痛，则提示有腰椎间盘突出症，建议进一步检查CT和核磁共振。

（三）活动度

正常脊柱有一定活动度，包括前屈、后伸、侧弯和旋转四种。颈椎段和腰椎段活动范围大，胸椎段活动范围小，骶椎几乎无活动性。活动检查颈段脊柱时应固定被检查者双肩，检查腰段脊柱须用双手固定被检查者骨盆，然后做脊柱旋转活动。在检查时应询问被检查者有无活动疼痛。正常人四肢左右对称，形态正常，无肿胀及压痛，活动不受限，各关节保持其特有的形态及一定范围的运动功能。根据部位和功能不同各关节分别有屈伸、外展内收、旋转等运动功能，检查时不仅要检查是否具备上述功能，还要检查运动范围是否正常。

常见异常及临床意义：

1.脊柱活动受限 外伤、肿瘤、椎间盘突出等导致的疼痛可以使脊柱活动受限。强直性脊柱炎可导致严重的脊柱畸形及活动受限，并可累及骶髂关节等其他部位。

2.肩关节活动受限 肩关节周围炎时，关节各方向的活动均受限，称冻结肩。

3.浮髌试验 被检查者平卧位，下肢伸直，肌肉放松，检查者一手向远端按压髌上囊部，将可能存在的积液挤向髌骨下方，另一手示指轻压髌骨，髌骨有被积液浮起感觉称为浮髌试验阳性。

（四）水肿

水肿分为全身性水肿和局部性水肿。局限性水肿是指水肿局限于身体某一部位。全身各部分（主要是皮下组织）组织间隙均有液体潴留时称为全身性水肿。如水肿部位在用手指按压时出现凹陷，则称为可凹性水肿。

1.常见的全身性水肿病因及临床表现

（1）心源性水肿是右心功能不全的主要表现。其特点是最先出现于人体的下垂部位，水肿重者甚至出现胸水、腹水。

（2）肾源性水肿是肾脏疾病的重要表现。早期仅出现于早晨起床时在眼睑及面部出现，后出现全身性水肿，其分布与体位关系不大。

（3）黏液性水肿常在面部及下肢出现，以面部水肿明显，其特点为指压水肿部位皮肤时无明显的凹陷，为非可凹性水肿。因甲状腺机能减退引起。

2.局限性水肿病因及临床表现

（1）静脉回流受阻 上腔静脉受压迫，可出现头颈部、两上肢及上胸部水肿，伴有颈静脉怒张，胸壁浅静脉曲张，有时有纵隔刺激症状，称为上腔静脉综合征，最常见于肺癌患者。下腔静脉受腹腔内肿块压迫或血栓阻塞，可出现下肢与阴囊水肿，亦可有肝脾肿大，称为下腔静脉综合征。

（2）淋巴回流受阻　疾病或手术损伤淋巴系统引起，多发生于肢体，患部皮肤粗糙、增厚，并起皱褶，皮下组织也增厚称为象皮肿。

（3）神经血管性水肿多见于面、舌、唇等处，变态反应疾病。其特点是突然发生的、无痛的、硬而有弹性的局部水肿，变化较快，如累及声门则可导致窒息。

（五）规范描述建议

1.脊柱与四肢正常体征描述　脊柱生理弯曲存在，无侧弯，无病理性变形，无压痛与叩击痛，活动度正常。四肢发育正常，无运动功能障碍，关节形态及活动正常。

2.脊柱阳性体征描述　生理弯曲消失，脊柱侧凸（姿势性、器质性），脊柱后凸（佝偻病、强直性脊柱炎、脊柱外伤后等），脊柱活动受限，脊柱压痛（描述部位），脊柱叩击痛，追问病史，结合体检所见综合分析。

3.四肢与关节阳性体征描述　匙状指，杵状指，肢端肥大症，膝内翻，膝外翻，足内翻，足外翻，下肢静脉曲张，水肿，运动功能障碍，关节红肿，关节形态异常，关节活动受限，追问病史，结合体检所见综合分析。

八、肛门直肠检查

直肠全长约12~15cm，下连肛管。肛管下端在体表的开口为肛门。位于会阴中心体与尾骨尖之间。

（一）检查方法

常用检查体位有：膝胸位、左侧卧位或截石位、蹲位。检查结果及病变部位应按"体位+时钟方向"记录。检查方法以视诊、触诊为主，可用内镜辅助检查。

1.视诊　检查者用手分开受检者臀部，观察肛门及其周围皮肤颜色及皱褶，正常颜色较深，皱褶自肛门向外周呈放射状。并应观察肛门周围有无脓血、黏液、肛裂、外痔、瘘管口、溃疡或脓肿等。

2.触诊　肛门和直肠触诊通常称为肛诊或直肠指诊。检查时受检者取站立弯腰位，膝胸卧位或左侧卧位。检查者右手戴手套或示指带指套，涂以润滑剂，将示指置于肛门外口轻轻按摩，待受检者肛门括约肌适当放松后，再徐徐插入肛门进入直肠内。先检查肛门括约肌的紧张度，再查肛管及直肠的内壁。

（二）异常体征及其临床意义

1.肛口剧烈触痛常见于肛裂及急性感染者。

2.触痛并伴有波动感见于肛门、直肠周围脓肿。

3.直肠内触及柔软光滑而有弹性的包块考虑直肠息肉可能。

4.触及坚硬、凹凸不平的包块应考虑直肠癌可能。

5.指诊后指套表面带有黏液、脓液或血液应进一步做内镜检查。

（三）规范描述建议

1.肛门直肠正常体征描述　无肛裂、外痔、肛瘘等。肛门指诊无触痛、无包块、无黏液、脓血。

2.肛门直肠阳性体征描述 ①视诊：肛门狭窄，手术瘢痕收缩，肛周脓肿，肛裂，内痔，外痔，混合痔，肛门直肠瘘，直肠脱垂；②肛门直肠触诊：指诊触痛，触及柔软、光滑有弹性包块（多为息肉），触及坚硬包块（恶性肿瘤可能性大），指诊后指套表面带有黏液或脓血，应结合血肿瘤标记物综合分析，建议到普外科进一步检查治疗。

九、外科查体典型案例分析

乳腺肿物描述：乳房双侧不对称，左乳房外上象限局部皮肤呈"橘皮"样改变，左乳房大约2点位置，可触到一个1.2cm×1.5cm×0.7cm肿物，质硬，表面欠光滑，活动度差，压痛不明显，乳头回缩不明显，未见分泌物，左锁骨上及左腋下淋巴结未触及肿大。

建议：乳腺外科门诊进一步检查，如双乳房B超检查等。

十、男性生殖器检查

男性生殖器包括：阴茎、阴囊（包括其内容物）、前列腺和精囊腺。

男性生殖器检查时应充分暴露下身，先检查外生殖器（阴茎和阴囊），后检查内生殖器（前列腺和精囊）。

（一）阴茎

正常成年人阴茎在非勃起状态，长度为7~10cm，其检查顺序如下：

1.包皮 检查有无包皮过长、包茎、包皮粘连和包皮嵌顿。

异常体征及其临床意义：翻起包皮后应露出龟头，如不能露出尿道外口或龟头，常见于包茎、炎症或外伤后粘连。

2.龟头与阴茎干 显露龟头和阴茎干部，观察其表面的色泽、有无充血、水肿、溃疡和分泌物，触诊有无硬结、包块。观察阴茎大小与形态。

异常体征及其临床意义：①如有硬结、暗红色溃疡、易出血或融合成菜花状，应考虑阴茎癌可能；②如发现单个椭圆形质硬溃疡，应考虑为下疳，愈合后留有痕迹，考虑为梅毒；③如发现有淡红色小丘疹融合成蕈样，应考虑为尖锐湿疣。成人阴茎过小见于发育不良，提示垂体或肾上腺功能不全；④儿童期阴茎过大呈成人型多见于性早熟，如促性腺激素过早分泌，假性性早熟见于睾丸间质细胞瘤。

3.尿道口 将拇指、示指置于龟头上下或两侧，轻轻挤压龟头使尿道口张开，观察有无红肿、分泌物和溃疡，有无狭窄、尿道下裂、尿道口开口异位。

异常体征及其临床意义：①如发现尿道口有红肿、分泌物和溃疡，应考虑淋球菌感染或其他病原菌感染；②尿道口狭窄，常见于炎症、创伤后；③尿道口异位，常见于尿道下裂等先天性畸形。

（二）阴囊

1.检查方法 检查时受检者站立或仰卧位，两腿稍分开。先观察阴囊皮肤和外形，触诊时医生先将双手拇指置于受检者阴囊前面，其余四指放在阴囊后面，双手同时触摸，也可单手触诊。

2.异常体征及其临床意义 ①阴囊皮肤增厚呈苔藓样并有小片鳞屑；或皮肤呈暗红色、糜烂，伴有大量渗出，有时形成软痂，伴有顽固性奇痒，可考虑为阴囊湿疹；经久不愈的湿疹，应除外阴囊湿疹样癌；②阴囊水肿可为全身水肿的一部分，如肾病综合征；也可为局部因素导致，如局部炎症或过敏反应、静脉或淋巴回流受阻等；阴囊象皮肿（阴囊橡皮病），多为血丝虫病引起；③阴囊一侧或双侧肿大，触之有囊性感，有时平卧后可还纳或用手可推回腹腔，但受检者如用力咳嗽等增高腹压时可再降入阴囊，应考虑腹股沟斜疝；④阴囊一侧或两侧增大，无水肿，触之囊样感，不能还纳，应考虑鞘膜积液，注意与睾丸肿瘤、附睾囊肿、腹股沟斜疝等鉴别。

（三）精索

1.检查方法　用拇指和示指触摸精索，从附睾到腹股沟外环口。

2.异常体征及其临床意义　①如精索呈串珠样结节，见于输精管结核；②如精索有压痛并局部皮肤红肿，多为精索急性炎症；③如靠近附睾的精索触及硬结，见于丝虫病、精索结核等；④如精索有蚯蚓团样感，多为精索静脉曲张所致。

（四）睾丸

1.检查方法　用拇指和示指、中指触摸睾丸，动作要轻柔。注意其大小、形态、硬度，有无触痛、包块等，并做两侧对比。

2.异常体征及其临床意义　①睾丸急性肿痛，触痛明显，可见于急性睾丸炎、睾丸蒂扭转、急性附睾炎等；②睾丸萎缩常见于流行性腮腺炎、外伤后等；③双侧睾丸过小，常见于先天性内分泌异常；④如触诊阴囊内未及睾丸，应触摸腹股沟管、阴茎根部处，考虑隐睾、先天性睾丸缺如、睾丸切除术后等；⑤如触及睾丸硬结，触痛不明显，有沉甸感，应考虑睾丸肿瘤。

（五）附睾

1.检查方法　用拇指和示指、中指触摸睾丸后外侧，注意其大小、有无压痛和结节等。

2.异常体征及其临床意义　①附睾急性炎症：可扪及肿块，触痛明显，有时会伴有发热；②附睾出现慢性炎症时，可表现为附睾肿大伴有轻度压痛；③附睾质硬结节无压痛，可伴有输精管增粗且呈串珠状，应考虑为附睾结核。

（六）前列腺

1.检查方法　应在膀胱排空后进行直肠指诊检查。受检者跪卧于检查台上，取胸膝卧位，或采用右侧卧位，也可采取受检者站立弯腰体位进行检查。首先检查者戴好手套，再涂以适量润滑剂后，用示指缓缓插入肛门，向腹侧触摸，了解前列腺大小、质地、表面是否光滑、有无结节、压痛以及与直肠是否粘连等。

2.异常体征及其临床意义　①良性前列腺肥大时，中央沟变浅或消失，表面光滑，边缘清楚，质地为中等硬度且有弹性，无压痛；②前列腺肿大且伴有明显压痛，多见于急性前列腺炎，但急性前列腺炎时，直肠指诊检查为禁忌；③前列腺质硬、无压痛，表面有硬结节或于直肠有粘连者，应除外前列腺癌。

（七）精囊腺

精囊腺位于前列腺后外上方。正常人不能触及，如能触及则提示为病理状态。

精囊腺病变及其临床意义：①精囊腺病变常继发于前列腺病变；②索条状肿胀、触痛，多见于炎症；③表面呈结节状，多见于结核；④质硬的肿大，应除外精囊腺癌，但很罕见。

（八）规范描述建议

1.生殖器正常体征描述　外生殖器发育正常，无包茎或包皮过长，无充血、水肿、分泌物及结节等；前列腺大小形态正常，无压痛。

2.生殖器阳性体征描述　包皮过长，包茎，尿道口红肿，尿道口分泌物，尿道口狭窄，尿道口下裂，精索静脉曲张，隐睾，阴囊水肿，腹股沟斜疝，鞘膜积液，阴囊湿疹，前列腺肥大，前列腺质硬结节，前列腺压痛，建议到泌尿外科继续诊治。

第五节　眼科查体

一、眼科检查主要内容

1.外眼眼睑，泪器，结膜，眼球位置，眼压检查。

2.眼前节角膜，前房，虹膜，瞳孔，晶状体。

3.内眼玻璃体，眼底。

4.视功能的检查：视力，视野，色觉，立体视。

二、眼科体检流程

1.标准视力表检查视力。

2.询问眼病及相关病史。

3.眼前节检查（必要时检查眼位）。

4.眼底检查。

5.签署体检导引单并录入检查结果。

三、既往病史和病史采集

受检者进入诊室后首先询问病史，包括：有无眼病病史；有无眼科手术史；有无高血压，糖尿病病史；如果受检者视力较差，还要询问有无屈光不正，以及眼镜度数，有无角膜接触镜佩戴史。

受检者常见的自觉症状主要包括：视力下降、视物变形、视物疲劳、眼干、复视（单眼/双眼），眼前黑影飘动、眼痒、眼异物感、眼胀、眼痛、眼球转动痛等，根据受检者的主诉应有针对性地进行重点部位检查。

四、视力检查

（一）视力检查

1.检查方法　用通用国际标准视力表进行检查。

（1）远距离视力表在距离视力表 5m 处，能看清"1.0"（五分视力表5.0）行视标者为正常视力。

（2）近距离视力表在距视力表 33cm 处，能看清"1.0"行视标者为正常视力。近视力检查能了解眼的调节能力，再与远视力检查配合则可初步诊断是否有屈光不正（包括散光、近视、远视）和老视或器质性病变。

2.视力检查注意事项

（1）检查视力时，必须遮盖未检查眼。若不能在1m处看见视力表上最大一行视标，则可检查受检者能否数手指，或判断手动。如上述都不行，直接用电筒光照射眼球，问受检者有无光感。数指、手动、光感均应标记距离，如FC/1ft、HM/1ft、LP/1m等。

（2）戴近视镜或远视镜者一般保留眼镜查视力；戴老视镜者一般取下眼镜查远视。戴框架眼镜及角膜接触镜（隐形眼镜）者记录为矫正视力，否则记录为裸眼。

（3）如视力低于1.0，则需注意询问受检者是否存在屈光不正，是否完全矫正，近期视力是否下降，是否有眼病病史。如体查未见明显异常，则嘱受检者进行验光检查，如验光视力不能矫正至正常，需到眼科门诊行进一步检查。

3.规范描述建议

（1）正常体征描述　标准对数视力表，能看到1.0以上为双裸眼视力正常。

（2）阳性体征描述　（左、右、双）屈光不正、弱视、无光感等。

（二）视野检查

采用对比检查法可粗略地测定视野。

1.检查方法　受检者与检查者相对而坐，距离约1m，两眼分开检查。如检查右眼，则嘱受检者用手遮住左眼，右眼注视检查者的左眼，此时，检查者亦应将自己的右眼遮盖，然后，检查者将其手指置于自己与受检者中间等距离处，分别自上、下、左、右等不同的方位从外周逐渐向眼的中央部移动，嘱受检者在发现手指时立即示意。

2.规范描述建议

（1）正常体征描述　"对比检查法"双侧视野正常。

（2）阳性体征描述　视野缺损、颞侧偏盲、象限偏盲等。

五、辨色力检查

（一）检查内容和临床意义

色弱是对某种颜色的识别能力减低，色盲是对某种颜色的识别能力丧失。采用色盲本检查。检查在自然光线下进行，取0.5m距离，受检者在5秒内认出者为正常，时间延长者则可按色盲表的说明判断为某种色盲或色弱。

色觉异常包括先天性和后天性。先天性色觉异常与遗传有关，以红绿色盲最常见，男性发病率高。后天性色觉异常与某些眼病、颅脑病变、全身疾病及中毒有关。如受检者有色觉异常，应建议到门诊就诊。

（二）规范描述建议

1.正常体征描述　色觉检查正常。

2.阳性体征描述　色弱、色盲；如为后天性需治疗原发病。

六、外眼检查

（一）眼睑

1.检查内容　观察双眼裂大小；是否对称；有无眼睑缺损、内眦赘皮、眼睑内/外翻以及闭合不全。观察睑缘是否光滑、充血、肥厚、附着鳞屑；睫毛是否缺损、其位置与排列方向是否正常，有无睫毛乱生或倒睫。

2.规范描述建议

（1）正常体征描述 双眼睑无内翻、外翻、下垂、闭合障碍，睑裂开大是否对称，水肿，无包块、压痛、倒睫等。

（2）阳性体征描述 眼睑内翻或眼睑外翻（可由眼睑皮肤松弛、痉挛或瘢痕引起，亦可见于沙眼，建议到眼科进一步治疗）；上睑下垂（双侧下垂常见于先天性上睑下垂或重症肌无力，单侧下垂多见于脑内或神经系统疾病，建议到专科进一步明确诊断）；闭合障碍（双侧可见于"甲亢"，单侧可见于面神经麻痹，建议到内科或神经内科治疗原发病）；眼睑水肿（常见原因为肾炎、慢性肝病、营养不良、血管神经性水肿等）。

（二）泪囊

1.检查内容 询问检查者是否有溢泪主诉。观察泪腺、泪道部位有无异常变化，局部有无肿物，泪点是否正位和是否开放、泪囊区皮肤有无红肿。如泪腺区肿胀，眼睑成"S"形，需考虑泪腺炎可能。请被检查者向外上看，检查者用一手拇指轻压病人眼内眦下方，即骨性眶缘下内侧靠近鼻根部，挤压泪囊，同时观察有无分泌物或泪液自上、下泪点溢出。有急性炎症时此检查避免做，临床表现为泪囊区皮肤红肿痛甚至皮肤破溃溢脓。

2.规范描述建议 正常体征描述：双侧泪点位置正常，无黏液脓性分泌物。

（三）结膜

1.检查内容 分为睑结膜、穹隆部结膜和球结膜三部分。检查上睑结膜时需翻转眼睑。翻转要领：用示指和拇指捏住上睑中部的边缘，嘱被检查者向下看，此时轻轻向前下方牵拉，然后示指向下压迫睑板上缘，并与拇指配合将睑缘向上捻转即可将眼睑翻开。翻眼睑时动作要轻巧、柔和，以免引起被检查者的痛苦和流泪。检查后，轻轻向前下方牵拉上睑，同时嘱受检者往上看，即可使眼睑恢复正常位置。

检查时注意泪河高度，记录为（-，+，++），结膜组织结构是否清楚、颜色、透明度，有无干燥、睑裂斑增生、充血、结石、松弛、肥厚、水肿、淋巴滤泡、血管迂曲扩张、出血、微血管瘤、结节、滤泡、乳头、色素沉着、肿块、瘢痕以及肉芽组织增生，结膜囊的深浅，有无睑球粘连、异物等。

如果诊断慢性结膜炎和沙眼，活动期炎症或症状明显可建议受检者门诊就诊，否则可以观察随诊。沙眼的诊断要慎重，以下体征中至少有两项才可以诊断：上睑结膜明显的滤泡、乳头，并且重于下睑；上睑瘢痕；角膜上缘血管翳；角膜缘滤泡或瘢痕。

2.规范描述建议

（1）正常体征描述 双侧无充血、分泌物、睑裂斑增生、松弛、出血、苍白、黄染、水肿、结石、滤泡、瘢痕、色素增生等。

（2）阳性体征描述 充血、睑裂斑增生、胬肉增生、结石、苍白、发黄、结膜下出血等。

（四）角膜

1.检查内容 表面有丰富的感觉神经末梢，感觉十分灵敏。检查时用斜照光更易观察其透明度，应注意有无云翳、斑翳、白斑（一般为炎症或外伤后形成的瘢痕）、有无新生血管和瘢痕，胬肉增生、边缘溃疡，占位、变性和营养不良，以及角膜上皮病变等。活动性色素膜炎患者可于角膜后见到沉着物，呈色素性、尘状、羊脂状，记录为 KP（-，+，++，

+++，++++），如为尘状或羊脂状KP，需立即于眼科就诊。干眼症明显的受检者常见到角膜上皮点状脱落、丝状分泌物增生，此时应建议受检者就诊。如受检者同时合并口干、皮肤干燥等，则需建议受检者风湿免疫科就诊排除干燥综合征。老年人及血脂偏高的人群可见角膜缘浅基质环形黄白色混浊。肝豆状核变性患者可于角膜缘部后弹力层见到铜质沉积，称K-F环阳性，需于神经科就诊。

2.规范描述建议

（1）正常体征描述　双侧清亮，无胬肉增生、云翳、斑翳、白斑、角膜后沉着物（KP）、软化、溃疡、新生血管、占位等。

（2）阳性体征描述　角膜上皮脱落、云翳、斑翳、白斑、变性、软化、溃疡、新生血管、胬肉增生、K-F环、老年环、营养不良、圆锥样膨出等。

（五）巩膜

1.检查内容　巩膜正常应为瓷白色。重点观察巩膜有无黄染、色素性病变、巩膜表面血管有无充血扩张、是否有压痛、巩膜葡萄肿等。

2.规范描述建议

（1）正常体征描述　无充血、黄染、无葡萄肿等。

（2）阳性体征描述　充血、球壁压痛阳性、黄染、巩膜葡萄肿等。

（六）前房

重点观察前房深度、房闪、积血和浮游体。周边前房深度小于等于1/2角膜厚度受检者，需要及时就诊，排除是否存在闭角型青光眼的可能。如前房房闪和浮游体阳性，考虑葡萄膜炎可能，建议受检者进一步检查。眼球外伤如钝挫伤后容易出现前房积血，需减少活动并立即眼科就诊。

（七）虹膜

1.检查内容　虹膜是眼球葡萄膜的最前部分，中央有圆形小孔即瞳孔，虹膜内有瞳孔括约肌与扩大肌，能调节瞳孔的大小。正常虹膜纹理清晰，近瞳孔部分呈放射状排列，周边呈环形排列。观察虹膜颜色、纹理，有无色素脱失，有无萎缩，有无前后粘连，有无新生血管、血管扩张，有无肿物。青光眼患者已行虹膜根切或周切术者需要观察周切口是否通畅。

2.规范描述建议

（1）正常体征描述　纹理清晰，形态正常。

（2）阳性体征描述　纹理模糊、纹理消失、新生血管、色素脱失、蚕蚀样萎缩、节段样萎缩、形态异常（缺损、残膜、囊肿、色素痣）、虹膜周切术后改变等。

（八）瞳孔

1.检查内容　瞳孔是虹膜中央的小孔，正常直径为2~4mm。瞳孔缩小（瞳孔括约肌收缩），是由动眼神经的副交感神经支配；瞳孔扩大（瞳孔开大肌收缩），是由交感神经支配。检查瞳孔应注意大小、形状、位置，双侧是否等圆、等大，对光反射及集合反射等。

正常为圆形，双侧应等大。生理情况下，婴幼儿和老年人瞳孔较小、在光亮处瞳孔较小，青少年瞳孔较大，精神兴奋或在暗处瞳孔扩大。对光反射检查分为直接对光反射和间接对光反射。直接对光反射通常用手电筒直接照射瞳孔并观察动态反应。正常人当眼受到光线刺激后瞳孔立即缩小，移开光源后瞳孔迅速复原。间接对光反射是指光线照射一眼时，另一眼瞳孔立即缩小，移开光线，瞳孔扩大。检查间接对光反射时，应以一手于鼻根部竖掌挡住光线以免对检查眼有照射而形成直接对光反射。集合反射是嘱受检者注视1m以外的目标（通常是检查者的示指尖），然后将目标逐渐移近眼球（距眼球约10cm），正常人此时可见双眼内聚，瞳孔缩小。如有异常，需要考虑是否存在葡萄膜炎、视神经疾病、外伤史、手术史等，建议受检者就诊行进一步检查。动眼神经损伤、眼外伤、颅脑病变患者可见到一侧瞳孔散大，直、间接光反射消失，强光持续照射30秒可出现瞳孔缓慢缩小，称为"Adie's瞳孔"，需进一步眼科及神经科专科就诊。

2.规范描述建议

（1）正常体征描述 双侧瞳孔等大等圆，直接对光反射及间接对光反射正常，集合反射正常。

（2）阳性体征描述 大小不等、形状不规则（移位、前/后粘连）、对光反射迟钝、对光反射消失、集合反射消失、Adie's瞳孔等。

（九）眼球外形与运动

1.检查内容 检查有无眼球突出（单侧或双侧）、下陷、眼位、眼球运动（检查六条外眼肌的运动功能。眼位检查可采用角膜映光法粗略测量，检查者手持手电筒，于被检者正前方33cm嘱注视之，如角膜映光点位于双眼瞳孔正中央则为正位眼，如果角膜映光点出现于一眼瞳孔正中央，而另眼在瞳孔缘，则偏斜约10°~15°，在角膜缘上，则偏斜约45°，在角膜中心与角膜缘之间的中点处，则斜视度约为25°。眼球运动检查：检查者手拿一个目标物在受检者眼前30~40cm处，受检者头部应固定不动，眼球随目标物的方向移动，一般按照受检者左→左上→左下，右→右上→右下 6个方向的顺序进行，有无眼球震颤、眼内压减低（指压法张力减弱）、眼内压增高（指压法张力增强）等。

2.规范描述建议

（1）正常体征描述 双眼球无突出、下陷、震颤、萎缩等，运动无受限，指压法无张力减弱或增强（记录为Tn）。

（2）阳性体征描述 （双、右、左）侧眼球突出），（双、右、左）侧眼球下陷、萎缩，眼球运动障碍、斜视、眼球震颤、眼内压减低（记录为T-1）、眼内压增高（记录为T+1，T+2）等，建议使用眼压计精确检查。

七、内眼检查

（一）晶状体

1.检查内容 观察晶状体有无混浊、位置异常及是否缺失或人工晶体眼。

晶状体为一个双凸面透明组织，被悬韧带固定悬挂在虹膜之后玻璃体之前，呈双凸透镜状。晶状体是眼球屈光系统的重要组成部分，其调节能力随着年龄的增长而逐渐降低。

晶状体出现混浊即可诊断白内障，根据晶状体混浊程度建议受检者随诊、验光、就诊或手术治疗。但是如果受检者视力良好，仅晶状体密度偏高勿诊断，以免加重受检者精神负担。

2.规范描述建议

（1）正常体征描述 晶状体透明、位置正常。

（2）阳性体征描述　①晶状体混浊：混浊的部位：囊膜、皮质还是在核内；混浊的色泽：乳白色、棕黄色或棕黑色；混浊的形态：点状、片状、花瓣状、锅巴状、放射状还是绕核形等。②晶状体位置正常、半脱位、脱位、缺失。③人工晶状体植入：位置及后囊是否混浊。④炎性机化膜。

（二）玻璃体

注意有无玻璃体混浊、后脱离、积血、增殖。如中老年人或近视眼受检者出现轻度玻璃体混浊、玻璃体后脱离无其他并发症，可建议受检者随诊。但如果玻璃体后脱离合并玻璃体积血、黄斑前膜、黄斑裂孔或孔源性视网膜脱离时，则建议受检者及时就诊。

（三）视网膜、视盘、黄斑

1.检查内容　注意视盘颜色、形状，视杯大小，盘沿的形状，有无出血。体检中常看到受检者杯盘比大于0.3，要根据受检者家族史，盘沿的形状，有无切迹，有无视盘出血等情况决定让受检者就诊还是观察。如受检者视盘边界模糊、隆起，视盘周围有出血、渗出物，视盘色淡，则需考虑到各种视神经病变可能。

注意视网膜血管，动静脉比例，动脉硬化程度，有无出血、渗出、色素沉着、视网膜萎缩等病变。高度近视、糖尿病、高血压、肾病及长期服用免疫抑制剂患者注意详细检查眼底，如果有病变，要提示受检者就诊，即使眼底正常也要提醒患者定期门诊散瞳检查眼底。

注意黄斑区有无玻璃膜疣，有无色素紊乱，有无黄斑前膜、黄斑裂孔、黄斑萎缩、脉络膜新生血管等，注意中心反光是否清晰。结合受检者视力及黄斑病变情况，给予受检者恰当的建议。

2.规范描述建议

（1）正常体征描述　视网膜动静脉正常，无视乳头水肿，无黄斑变性等。

（2）阳性体征描述　高度近视豹纹状眼底，视神经乳头水肿、视盘大凹陷、视网膜出血、渗出、动脉或静脉闭塞、静脉迂曲扩张、黄斑变性、黄斑裂孔、糖尿病性视网膜病变、高血压性视网膜病变等。

八、眼压测定

采用非接触眼压计测量，正常人眼压值为10~21mmHg，两眼压差<4~5mmHg。如果受检者眼压>21mmHg，或双眼差>5mmHg，则需考虑是否存在青光眼可能，结合受检者的眼部体查，建议其眼科门诊进一步检查。

九、眼科体检必备仪器和设备

（一）视力表

国际标准视力表，LogMAR视力表或ETDRS视力表。

（二）色盲表假同色图

在同一色彩图中既有相同亮度、不同颜色的斑点组成的图，也有颜色相同、不同亮度的斑点组成的图。检查在自然白色光线下进行，取0.5m距离，在5秒内辨认正确者为正常。

（三）检眼镜

直接检眼镜检查，先用侧照法观察眼的屈光介质有无混浊。观察清楚视盘后再沿血管方向依次检查各象限眼底。可嘱受检者向上、下、内、外方向转动眼球，以检查周边部位眼底，嘱患者注视检眼镜灯光有利于窥见黄斑中心凹。

（四）裂隙灯

将光线投射在眼部，仔细观察。将裂隙光线投射到透明的角膜或晶状体，形成光学切面，观察这些屈光介质的曲度、厚度、透明度及有无异物、浑浊、沉着物、浸润、溃疡以及前1/3玻璃体的状态。将光线调成细小裂隙射入前房，检查有无前房炎症。

（五）非接触式眼压计

让受检者头部置于头架上，调整眼压计对准角膜中央，利用一种可控的空气脉冲，将角膜中央部恒定面积（$3.6mm^2$）压平，借助微电脑感受角膜表面反射的光线和压平此面积所需要的时间读出眼压计数。

（六）眼底照相

建议采用标准9象限眼底照相。

第六节　耳鼻喉科查体

一、耳鼻喉科检查主要内容

（一）耳部检查

1.外耳　重点检查有无耳前瘘管、耳廓畸形、外耳道炎、外耳道湿疹、耵聍栓塞、外耳道胆脂瘤、外耳道新生物。

2.中耳　重点检查有无鼓膜内陷、鼓膜穿孔、中耳乳突炎、耳鸣、听力下降、中耳新生物。

（二）鼻部检查

1.外鼻及鼻前庭　重点检查有无外鼻畸形、外鼻鼻前庭新生物、鼻前庭炎。

2.鼻腔　重点检查有无鼻炎、鼻窦炎、鼻衄、鼻中隔偏曲、鼻腔鼻咽部是否存在新生物。

（三）咽喉部检查

1.口咽　重点检查有无咽炎、扁桃体炎、咽部扁桃体新生物、是否存在口咽部鼻咽部的狭窄、通气障碍。

2.喉咽及喉　重点检查有无舌根及会厌、梨状窝、喉咽新生物、声带小结、声带息肉等声带新生物、声带麻痹。

二、耳鼻喉科体检流程

1.询问耳鼻喉科疾病及相关病史。

2.耳部检查（必要时电耳镜检查）。

3.鼻部检查（必要时行间接鼻咽镜检查）。

4.喉部检查（必要时行间接喉镜检查）。

5.签署体检导引单并录入体检结果。

三、既往病史和病史采集

（一）手术史

常见扁桃体切除术、鼻中隔矫正术、鼻息肉切除术、鼻窦开放术、腭咽成形术、鼓室成型术、鼓膜修补术、鼻部整型术等。

（二）既往病史

慢性鼻炎、咽炎、喉炎（声音嘶哑）、中耳炎、变应性鼻炎、听力障碍、耳鸣等。

（三）外伤史

鼻外伤、耳外伤、颈部外伤等。

四、耳部检查

听觉和平衡器官，分外耳、中耳、内耳三个部分。

（一）听力

体检中最常应用的是语音检查法，表试验法。

1.检查内容　①听力减退：常见于老年性感音神经性耳聋、先天性耳聋、外耳道闭锁、外耳道耵聍、异物、听神经损害、局部或全身血管硬化、中耳炎；②耳鸣：多为受检者主动诉述，一般鼓膜无明显异常。

2.规范描述建议

（1）正常体征描述　粗略检测法1m处可闻机械表声（或可闻捻指声），双耳听力正常；音叉检测：双侧（或一侧）听力正常。

（2）阳性体征描述　（双）侧听力减退。

（二）外耳

1.耳廓

（1）检查内容　观察耳廓形状，大小，位置和对称性。有无畸形、局限性隆起、增厚及皮肤红肿。此外注意耳周有无红肿、瘘口、瘢痕、赘生物及皮肤损害。观察是否有结节（痛风患者可在耳廓上触及痛性小结，为尿酸钠沉着的结果）；有无牵拉痛和触痛等。

（2）规范描述建议　①正常体征描述：双耳廓发育正常，无瘘口、低垂耳、外伤疤痕、红肿等；无痛风结节；局部无红肿热痛，无牵拉痛和触痛等；②阳性体征描述：一侧（双侧）耳廓发育异常；左（右）侧耳廓可见耳前瘘管、低垂耳、外伤疤痕、红肿等；左（右）侧耳廓上可触及痛性小结，建议除外痛风；左（右）侧耳廓有牵拉痛（触痛）等。

2.外耳道

（1）检查内容　双侧外耳道道壁皮肤是否正常，有无缺损，有无疖肿、毛囊炎、耵聍栓塞、胆脂瘤，有无溢液、局部红肿疼痛、外耳道疤痕狭窄及异物；观察耳廓及外耳道是否有新生物，注意新生物存在的部位、表面色泽，是否光滑，质地、活动度如何、有无触痛出血。

①外耳道炎：弥漫性皮肤增厚并伴少量分泌物。

②外耳道湿疹：皮肤红肿、皮肤糜烂有黄色结痂为急性湿疹；皮肤增厚、皮屑、皲裂、结痂为慢性湿疹。

③外耳道耵聍栓塞：外耳道棕黑色团块，触之很硬，与外耳道无间隙。如伴听力障碍，

建议门诊取出。

（2）规范描述建议 ①正常体征描述：皮肤正常、无溢液、无局部红肿疼痛、无外耳道疤痕狭窄、耵聍、异物；②阳性体征描述：局部皮肤可见红肿，触之有疼痛伴耳廓牵拉痛（多为疖肿）；可见脓性分泌物（应考虑急性中耳炎）；外耳道可见疤痕狭窄、耵聍、异物等。

（三）中耳

1.检查内容 观察鼓膜的色泽、活动度，有无穿孔、溢脓及恶臭。常见问题有：①鼓室积液：鼓膜呈黄、琥珀、灰蓝色，透过鼓膜可见液平或气泡，建议就诊；②慢性中耳炎：如有穿孔，注意穿孔的位置、大小，鼓室黏膜有无充血水肿，鼓室内有无肉芽、息肉或胆脂瘤。如流脓、听力障碍者建议就诊。

2.规范描述建议

（1）正常体征描述 ①中耳：鼓膜无穿孔、无溢脓及恶臭；②乳突：局部皮肤无红肿、乳突无压痛、未见瘢痕或瘘管等。

（2）阳性体征描述 ①中耳：左（右）侧鼓膜可见穿孔，或可见溢脓、近距离检查可闻及恶臭（可能为胆脂瘤）；②乳突：局部皮肤可见红肿、乳突部位有压痛（瘢痕、瘘管）等。

五、鼻部检查

（一）外鼻

1.检查内容 视诊鼻部皮肤颜色和鼻外形的改变，有无畸形、缺损、肿胀或异常隆起。

2.规范描述建议

（1）正常体征描述 鼻部皮肤颜色正常，鼻外形正常，无蛙状鼻、鞍鼻等；无鼻翼扇动。

（2）阳性体征描述 鼻梁部皮肤可见红色斑块，病损处高起皮面并向两侧面颊部扩展（见于系统性红斑狼疮）、蛙状鼻（见于鼻息肉）、鞍鼻（见于先天性梅毒和麻风病）。可见鼻翼扇动（见于伴有呼吸困难的高热性疾病、哮喘发作时）。

（二）鼻腔

1.检查内容 鼻前庭皮肤有无红肿、糜烂、皲裂、结痂以及鼻毛脱落。鼻腔观察鼻中隔是否居中，有无偏曲、穿孔等。鼻黏膜颜色，有无充血、肿胀、萎缩、分泌物增多或减少、干燥，有无出血、结痂，各鼻道有无分泌物积聚，鼻甲是否肿大、缩小、鼻腔宽大、嗅觉减退或丧失等。判断鼻甲大小时结合检查者的症状（如是否通气），鼻腔内有无新生物（不用器械只能视诊鼻前庭、鼻底和部分鼻下甲；使用鼻镜则可检查中鼻甲、中鼻道、嗅裂和鼻中隔）。

2.常见问题

（1）慢性鼻炎 鼻黏膜慢性充血，双下鼻甲肥大，可呈桑葚状，鼻道可有黏涕。如伴通气障碍，建议就诊。

（2）变应性鼻炎 鼻黏膜苍白、水肿，鼻腔有水样分泌物，鼻甲肿大。若发作期应就诊。

（3）萎缩性鼻炎　鼻黏膜干燥，黄绿色结痂，可有恶臭，鼻腔宽大，鼻甲萎缩变小。一般建议就诊。

（4）慢性鼻窦炎　黏膜充血、肿胀或肥厚，中甲肥大，鼻道内常有分泌物积聚，急性鼻窦炎可有局部压痛或叩痛。如有鼻塞、涕倒流、头痛者就诊。

鼻窦：共四对，皆有窦口与鼻腔相通。

①上颌窦：医师面对受检者，双手固定于受检者的两侧耳后，将拇指分别置于左右颧部向后按压，询问有无压痛，比较两侧压痛有无区别。也可用右手中指指腹扣击颧部，并询问有无扣击痛。

②额窦：一手扶持受检者枕部，用另一拇指或示指置于眼眶上缘内侧用力向后向上按压。或以两手固定头部，双手拇指置于眼眶上缘内侧向后、向上按压，询问有无压痛，两侧有无差异。也可用中指扣击该处，询问有无扣击痛。

③筛窦：医师面对受检者，双手固定受检者两侧耳后，双侧拇指分别置于鼻根部与眼内眦之间向后方按压，询问有无压痛。

④蝶窦：因解剖位置较深，不能在体表进行检查。

（5）鼻息肉　外观灰白色略透明，表面光滑，质软，触之不痛，不易出血，活动度好。建议就诊。

（6）鼻腔肿物　鼻腔新生物，色红、广基，易出血，常为血管瘤或乳突状瘤，如呈菜花样伴有溃疡多为恶性肿瘤，如有肿物应立即就诊。

（7）鼻中隔偏曲、穿孔　鼻中隔"C""S"偏曲、骨刺、骨嵴，凸侧可有黏膜糜烂，对侧下鼻甲可代偿性肥大。如有持续性鼻塞、头痛者建议手术矫正。

3.规范描述建议

（1）正常体征描述　无鼻出血；鼻腔黏膜无充血、肿胀、萎缩、分泌物增多或减少，无鼻甲缩小、鼻腔宽大等，嗅觉正常；鼻窦（双上颌窦区无压痛、无扣击痛；双侧额窦区无压痛，无扣击痛；两侧筛窦无压痛）；鼻中隔无偏曲、未见鼻中隔穿孔等。

（2）阳性体征描述　单侧或双侧鼻出血；鼻腔黏膜可见充血、肿胀、萎缩、分泌物增多或减少、双侧（单侧）下（中）鼻甲缩小、鼻腔宽大等、嗅觉减退、嗅觉丧失；鼻腔分泌物过多，清稀无色（卡他性炎症）可见粘稠分泌物、见黄绿色脓性分泌物（多为化脓性炎症所至）；鼻窦［（双（一）侧上颌窦区压痛、扣击痛阳性；双（一）侧额窦区压痛、扣击痛阳性；两（一）侧筛窦有压痛］；鼻中隔（轻度、中度、重度）偏曲、可见鼻中隔穿孔（描述位置）等。

六、咽部检查

（一）咽部及扁桃体

1.鼻咽位于软腭水平之上、鼻腔的后方，在儿童时期这个部位淋巴组织丰富，称为腺状体或增殖体，青春期前后逐渐萎缩。

（1）正常体征描述　通畅，无腺状体（增殖体）肥大，或腺状体（增殖体）已萎缩。

（2）阳性体征描述　腺状体（增殖体）肥大。

2.口咽位于软腭以下、会厌上缘平面以上，前方直对口腔，软腭向下延续形成前后两层黏膜皱襞，前称舌腭弓，后称咽腭弓。扁桃体位于舌腭弓和咽腭弓之间的扁桃体窝中。

（1）检查内容 咽腭弓的后方称咽后壁，一般咽部检查即指这个范围。咽部的检查方法：被检查者坐于椅上，头略后仰，口张大并发"啊"音，此时医师用压舌板在舌的前 2/3 与后 1/3 交界处迅速下压，此时软腭上台，在照明的配合下即可见软腭、腭垂、软腭弓、扁桃体、咽后壁等。扁桃体增大一般分为Ⅲ度：不超过咽腭弓者为Ⅰ度；超过咽腭弓者Ⅱ度，达到或超过咽后壁中线者为Ⅲ度。一般检查未见扁桃体增大时可用压舌板刺激咽部，引起恶心反射使之暴露。

（2）规范描述建议 ①正常体征描述：外观正常，双侧扁桃体不大，无咽后壁淋巴滤泡增生等；②阳性体征描述：咽部黏膜充血、红肿，黏膜分泌物增多，多见于急性咽炎；咽部黏膜充血、表面粗糙，可见淋巴滤泡增生，多见于慢性咽炎；一（双）侧扁桃体Ⅰ（Ⅱ、Ⅲ）度大，扁桃体隐窝内可见黄白色分泌物包埋式扁桃体，隐窝内可见脓栓（常构成反复发热的隐性病灶），建议对症治疗。

七、喉部检查

喉位于喉咽之下，喉下连接气管。喉为软骨、肌肉韧带、纤维组织及黏膜所组成的一个管腔结构，是发音的主要器官。但声音的协调和语言的构成还需肺、气管、咽部、口腔、鼻腔、鼻窦等多方面的配合才能完成。以上任何部分发生病损时都会使声音变异。

（一）检查要点

进行喉部检查之前了解有无声嘶、呼吸困难、喉痛等症状，观察有无三凹征，注意有无喘鸣。

体检喉部检查法包括喉的外部检查、间接喉镜检查。

1.喉的外部检查 主要是视诊和触诊。先观察甲状软骨是否在颈正中，两侧是否对称。之后进行触诊，触诊甲状软骨、环状软骨、环甲间隙，注意有无肿大的淋巴结。

2.间接喉镜检查 将间接喉镜置入口咽部，镜面朝前下方，将悬雍垂及软腭推向后上方，进行检查。先检查舌根、会厌谷、会厌舌面、喉咽后壁及侧壁，嘱检查者发"衣"声，使会厌抬起暴露声门，检查会厌喉面、杓区、杓间区、杓会厌皱襞、室带、声带。发声时两侧声带内收，吸气时外展。正常情况下，喉咽及喉部的结构两侧对称，梨状窝黏膜为淡粉红色，表面光滑，无积液。双侧声带为白色，声带运动两侧对称。杓区黏膜无水肿。少数患者咽反射敏感，不能顺利完成间接喉镜检查，由于体检条件有限，建议门诊进一步检查。

（二）常见问题

1.会厌囊肿 会厌舌面见一个或多个圆形隆起，表面光滑，微黄或淡红色，常有自觉异物感，也可无症状。囊肿较小可随诊，较大需手术切除。

2.声带麻痹 一侧或双侧声带麻痹，声带闭合不全。常见于喉返神经麻痹、喉上神经麻痹，混合型喉麻痹。单侧声带麻痹常有声嘶，双侧声带麻痹除有声嘶还伴有不同程度的呼吸困难，常有喘鸣。建议受检者门诊随诊、治疗。

3.慢性喉炎 双声带慢性充血、肥厚或萎缩，偶有闭合不全。常有声嘶、讲话时费力，喉部不适、干燥感。建议声带休息、临床治疗。

4.声带小结 双侧声带前、中1/3交界处对称性隆起。常有持续性声嘶。声带休息、门诊物理治疗、药物治疗，无效者手术治疗。

5.声带息肉 声带边缘带蒂也可广基、表面光滑息肉样组织，多为单侧，常有持续性声嘶。一般手术治疗。

6.声带乳头状瘤 一侧声带或室带处可见白色乳头状肿物。病程缓慢，声嘶进行性加重，肿瘤大者可伴呼吸困难。通常建议手术治疗。

7.喉癌 会厌喉面、声带、前联合、喉室及声门下方肿物（菜花型、溃疡型、结节型及包块型），偶有声带活动受限、固定。常有声嘶进行性加重、咳嗽、咯血、肿物增大可引起呼吸困难。建议受检者电子喉镜下活检，病理检查及手术治疗。

由于耳鼻喉科急性炎症多伴有全身不适，故受检者一般是在全身情况相对稳定的情况下体检，检中极少有急性炎症，一旦体检中发现急性炎症时应嘱检查者立刻就诊。

（三）规范描述建议

1.正常体征描述 发音正常。

2.阳性体征描述 声音嘶哑，失音等。

八、耳鼻咽喉科体检必备仪器和设备

1.压舌板 摆正受检者头位，检查者用压舌板轻压受检者舌前2/3，使舌背低下。

2.前鼻镜（鼻镜） 检查者左手执大小适合的前鼻镜，右手扶持受检者的额部调节受检者的头位，镜唇前端勿超过鼻内孔以防损伤鼻黏膜，张开鼻镜镜唇观察鼻前庭和鼻腔。

3.间接喉镜 受检者正坐，上身稍前倾。头稍后仰，张口、将舌伸出。检查者调整额镜对光，使焦点光线照射到悬雍垂，用纱布包裹舌前1/3，以左手拇指和中指捏住舌前部，把舌拉向前下方，示指推开上唇抵住上列牙齿以求固定。将加温不烫的间接喉镜置于口咽部，镜面朝下，镜背紧贴悬雍垂，将软腭推向上方，检查者可根据需要略转动调整镜面的角度和位置，以求对喉部、喉咽做完整检查。

4.间接鼻咽镜 受检者正位，头微前倾，用鼻轻轻呼吸。检查者左手持压舌板，压舌前2/3，右手持加温而不烫的间接鼻咽镜，镜面向上，置于软腭及咽喉壁之间。检查时转动镜面，按顺序观察后鼻孔和鼻咽部结构。

5.电耳镜 自带光源和放大镜的窥耳器，借此可仔细地观察鼓膜，发现肉眼不能察觉的细微的病变。

6.音叉 检查者手持叉柄，将叉臂向另一手的第一掌骨外缘轻轻敲击，使其振动，然后将振动的叉臂置于距受试耳外耳道口1cm处，将叉臂末端与外耳道口在一平面，检查气导听力。将叉柄末端的底部压置于颌面中线上或鼓窦区检查骨导。音叉可以初步鉴别耳聋为传导性或感音神经性。

7.电测听（纯音听力测试法） 在隔音室内进行的纯音听阈测试，是测试受试耳对一定范围内不同频率纯音的听阈，听阈提高是听力下降的同义词。包括气导听阈及骨导听阈测试两种。通过测试可以了解有无听力障碍，听力障碍的性质（传导性耳聋或感音神经性耳聋），听力障碍的程度。由于纯音测听对环境要求较高，测试时间较长，不适于大规模的检查，对有条件的体检中心，对一些有特殊需求的受检者可以进行该项检查。

第七节 口腔科查体

一、口腔科体检流程

1. 询问口腔疾病及相关病史。

2. 口腔颌面部软组织检查。

3. 牙列及牙体状况检查。

4. 牙周状况检查，口腔黏膜状况检查。

5. 签署体检导引单并录入体检结果。

二、既往病史和病史采集

详细询问病史，了解受检者有无具有口腔表征或并发症的系统性疾病，如血液系统疾病、心脑血管疾病、代谢性疾病等，并对需要接受口腔疾病治疗的此类受检者进行相关风险评估。

三、牙体检查

（一）龋病

在以细菌为主的多种因素的作用下，牙体硬组织发生的色（白垩色、黄褐色、黑褐色等）、形（缺损成洞）、质（疏松软化）改变的慢性进行性破坏性疾病。

1. 检查方法 使用专用的口腔检查器械（如口镜、探针），仔细检查受检者全口牙的𬌗面、轴面、邻面、颈部等各个部位，是否发生了色、形、质的变化，做出龋病的诊断与鉴别诊断。

2. 医学指导

（1）建议及时于口腔科就诊，对龋损进行充填治疗。

（2）正确使用牙刷、牙膏、牙线、牙间清洁器等保健用品，保持口腔卫生，预防龋病的发生。

（二）楔状缺损

牙体唇、颊侧颈部组织发生的因缓慢消耗所致的、形态成楔状的实质性缺损。可能的致病因素为：牙颈部的组织结构薄弱、不良的刷牙方式、龈沟液内的酸性环境、咬合应力集中等。

1. 检查方法 使用专用的口腔检查器械（如口镜、探针），仔细检查受检者口内牙齿的颈部是否存在由两个光滑斜面构成的牙体组织缺损，及牙本质敏感的现象，做出楔状缺损的诊断与鉴别诊断。

2. 医学指导

（1）建议使用具有脱敏作用的牙膏，缓解浅楔状缺损的敏感症状。

（2）建议口腔科就诊，充填修复较深的楔状缺损。

（3）改变不正确的刷牙方式，选用软毛牙刷和细磨料牙膏，预防楔状缺损的发生。

四、牙周检查

（一）慢性牙龈炎

在软垢、牙石、食物嵌塞、不良修复体等刺激因素的促进下，口腔细菌及其毒性产物所致的牙龈组织的慢性炎症，表现为牙龈红肿、出血、龈缘变厚、龈乳头肥大、龈沟溢脓等。

1.检查方法 使用口镜及钝头牙周探针，对受检者口腔卫生状况及牙龈组织的颜色、形状和龈沟出血情况进行探查。检查的部位应包括全口牙或指示牙位的近中唇（颊）乳头、正中唇（颊）缘、远中唇（颊）乳头和舌侧龈缘，通过评分对牙龈炎活动状况进行相应的诊断。

2.医学指导

（1）建议进行牙周洁治，清除牙石、控制菌斑。

（2）掌握正确的刷牙方法和牙线使用方法，定期进行复查和维护。

（二）慢性牙周炎

由菌斑微生物引起的牙周支持组织的感染性疾病，导致了牙周袋形成和牙槽骨吸收，表现为牙齿松动、移位、牙周溢脓等。

1.检查方法 使用口镜及钝头牙周探针，以探诊为主，检查受检者全口牙或指示牙位的牙周袋深度、袋内牙石、牙龈情况，并使用镊子检查牙齿的松动程度。还需结合 X 线牙片了解牙槽骨吸收程度，进一步诊断。

2.医学指导

（1）建议进行系统的牙周治疗。

（2）建议拔除无保留价值的，预后极差的患牙。

（3）掌握正确的刷牙方法，戒烟，控制糖尿病，定期复查复治。

五、牙列检查

（一）牙列缺损与牙列缺失

因龋病、外伤、牙周病、发育障碍等导致的牙列中的部分牙缺失，或上、下颌牙齿全部缺失。

1.检查方法 使用口腔科专用检查器械（如口镜、镊子），检查口腔内牙列缺损、牙列缺失以及现有义齿的修复状况，评估口内余留牙的健康状况、牙槽嵴吸收程度。

2.医学指导

（1）建议及时修复缺失牙，减轻余留牙的咀嚼力负担，恢复口腔的基本功能。

（2）注意保护好义齿，餐后洗刷干净，睡前摘下，浸泡于清水中。定期检查，及时修改调整。

（3）掌握正确的刷牙方法，去除不良习惯，保护好基牙。

（二）牙颌异常

在生长发育过程中，由不良习惯、疾病、发育异常、遗传等因素所导致的牙列不齐、牙合关系紊乱，如：牙列拥挤、反𬌗、开𬌗等。

1.检查方法 使用口腔科专用检查器械，通过对牙、颌、𬌗、面的检查，对错颌畸形做出初步诊断。

2.医学指导

（1）建议矫治错殆畸形。

（2）去除不良习惯，进行咀嚼肌功能锻炼。

六、口腔黏膜检查

（一）慢性唇炎

发生于唇红部的以干燥脱屑、渗出结痂为特征的慢性非特异性炎症。

1.检查方法　观察受检者唇红黏膜有无脱屑、渗出、结痂、斑纹等表征。

2.医学指导

（1）建议门诊就诊进行药物治疗。

（2）建议避免温度、化学、机械刺激。去除舔唇、咬唇的不良习惯。

（二）口腔扁平苔藓

发生于皮肤和黏膜上的伴有慢性炎症的角化性病变，口腔的主要表现为黏膜上的白色线状、网状或环状条纹。

1.检查方法　注意检查颊、附着龈、舌背等口腔扁平苔藓的好发部位，与其他口腔黏膜斑纹类疾病鉴别。

2.医学指导

（1）建议进行药物治疗。

（2）建议戒烟酒，少食烫、辣食物。定期复查。

（三）口腔白斑

发生在口腔黏膜上的白色病损，在临床上和组织学上不能诊断为其他疾病。

1.检查方法　注意检查颊、唇、舌、腭、口底等白斑的好发部位，并对病变进行触诊，评估表面的粗糙程度及质地。

2.医学指导

（1）建议于口腔科就诊，去除残冠、残根、不良修复体等局部刺激因素。

（2）必要时手术治疗。

（3）建议戒烟酒，少食烫、辣食物。定期复查。

七、颞颌关节检查

（一）颞颌关节紊乱病

以颞颌关节区疼痛、异常关节音、下颌运动功能障碍为特征的一类疾病。

1.检查方法　检查受检者的张口度、张口型、各咀嚼肌附着区有无压痛、双侧颞颌关节区有无弹响或杂音。

2.医学指导

（1）建议口腔科就诊，去除咬合错乱因素，进行药物或关节腔冲洗等治疗。

（2）建议避免用力张口、纠正不良咀嚼习惯、不良姿势、冬季注意面部保暖。

（二）颞颌关节强直

因颞颌关节内、外的器质性病变所导致的长期张口困难或不能张口。

1.**检查方法**　检查受检者的张口度、双侧髁状突的运动情况、面中下部的发育状况，以及咬合关系有无错乱。

2.**医学指导**　建议关节强直的患者进行手术治疗。

八、涎腺检查

1.**检查方法**　通过视诊、扪诊以及口内、口外双合诊对受检者的双侧腮腺、颌下腺、舌下腺进行检查，明确腺体有无压痛、肿大以及肿物等阳性体征。

2.**医学指导**　建议有阳性体征的受检者进行 B 超、CT 等影像学检查，进一步诊治。

九、口腔科查体必备仪器和设备

（一）口腔检查器械盒

1.**口镜**　牵拉，反射光线到检查区域。

2.**探针**　5#尖探针，探查龋病病损。

3.**镊子**　牙齿松动度检查，取用棉卷或棉球。

（二）钝头牙周探针

检查牙周状况。

第八节　妇科查体

本节主要讲解妇科的基本检查项目、检查方法及基本诊断，通过本节的学习，要求学员掌握健康体检中妇科诊断的基本知识。

一、妇科检查主要内容

（一）全身检查

除常规体检检查项目如脉搏、呼吸、血压等外，还要注意受检者的精神状态、面容、体态、发育情况等。

（二）腹部检查

腹部形状有无隆起或呈蛙状腹、有无腹壁瘢痕及静脉曲张等。

（三）盆腔检查

包括外阴、阴道、宫颈、宫体及双附件。

（四）分泌物检查

清洁度、霉菌、滴虫、淋球菌、支原体、衣原体等。

（五）宫颈脱落细胞学检查

常用检查方法有传统巴氏涂片、宫颈液基细胞学检查（TCT）、CCT等。

二、妇科体检流程

1.询问妇科疾病及相关病史。

2.外阴检查。

3.窥器打开阴道后，阴道状况检查。

4.宫颈检查，取分泌物涂片检查，先TCT取样，再HPV取样。

5.内诊检查，必要时，征得受检者同意，做三合诊检查。

6.显微镜下判断分泌物清洁度及有无滴虫及霉菌感染。

7.签署体检导引单并录入体检结果。

三、妇科体检前注意事项

1.基本要求：妇科体检医师要态度和蔼、动作轻柔、操作规范。

2.体检表、检验单、载玻片或细胞保存液瓶、编号、条形码要准确一致。

3.接受妇科检查者，48小时前禁止性生活，避免阴道冲洗及上药。

4.月经期不宜做阴道检查。

5.无性生活史者不做阴道内诊检查，有必要需行盆腔检查时，可进行肛诊。

6.近期曾做过宫颈涂片检查，除非临床需要，应最少间隔3个月再行检查。

7.阴道不规则流血者，在妇科检查前，需消毒外阴，使用无菌手套及器械进行检查，以防感染；原则上暂缓做宫颈涂片检查。

8.老年妇女宜采用小号窥器。

四、检查前准备

（一）设备

妇科检查床，冷光源，显微镜及载玻片，10%KOH溶液，0.9%生理盐水，一次性纸垫，手套，无菌棉签。

（二）信息采集

既往妇科病史、月经史、婚育史，是否带宫内节育器，有无性生活后出血，已停经者是否有绝经后出血。信息要准确，符合逻辑。

五、妇科检查

（一）体位

受检者排空膀胱后，垫一次性纸垫，平躺，取膀胱截石位。

（二）外阴检查

1.检查方法　观察外阴发育、阴毛分布、有无畸形，外生殖器的颜色，表面有无包块、肿胀、溃疡、皮疹、水泡、撕裂、瘢痕、异常赘生物及异常分泌物附着。同时观察是否有阴道壁的膨出及子宫脱垂，如怀疑有阴道壁膨出或子宫脱垂，应要求受检者用力向下屏气，判断膨出或脱垂的程度。然后触诊外阴有无肿胀及包块，有无压痛。腹股沟淋巴结有无肿胀、包块或压痛等。

2.常见外阴异常

（1）外阴炎　外阴可见局部充血，肿胀，皮肤增厚，粗糙，有小溃疡或湿疹样改变。

（2）外阴硬化性苔藓（外阴白色病变）　外阴皮肤颜色变白，皱缩，弹性差，常伴有皲裂；阴蒂萎缩，小阴唇变小甚至消失。

（3）前庭大腺囊肿　常于大阴唇下方触及囊肿，多为单侧，一般表面无红肿，无触痛。

（三）阴道检查

1.检查方法　窥器打开阴道，注意动作轻柔，充分暴露子宫颈。观察阴道壁黏膜有无充血、出血点、红肿、溃疡、异常赘生物、阴道壁是否有粘连，如做过子宫全切手术，则要注意阴道残端愈合情况，有无异常赘生物，阴道内分泌物的量，颜色，有无异常气味。取少量阴道分泌物在载玻片上分别与0.9%生理盐水及10%KOH溶液混合成悬液，在显微镜下检查。

2.常见阴道异常

（1）滴虫性阴道炎　表现为阴道黏膜充血，分泌物增多，呈灰黄色或黄绿色脓性泡沫状分泌物。镜检可见白细胞及呈波状运动的滴虫。

（2）念珠菌性阴道炎　阴道黏膜充血，分泌物白色稠厚呈凝乳或豆腐渣样。10% KOH玻片上镜下找到芽孢和假菌丝，即可做出诊断。

（3）细菌性阴道病　阴道分泌物增多，灰白色，稀薄，有鱼腥臭味。镜检白细胞增多。

（4）萎缩性阴道炎　常见于绝经后及卵巢去势后妇女，表现为阴道黏膜充血，分泌物见大量基底层细胞及白细胞。

（5）阴道前壁膨出　检查可见阴道前壁球状膨出，阴道口松弛，该处阴道皱襞消失。
以受检者向下屏气膨出最大程度判定。

Ⅰ度：阴道前壁形成球状物向下突出，达处女膜缘，仍在阴道内；

Ⅱ度：阴道壁展平或消失，部分阴道前壁突出于阴道口外；

Ⅲ度：阴道前壁全部突出于阴道口外。

（6）阴道后壁膨出　检查可见阴道后壁球状膨出，阴道松弛，多伴陈旧性会阴裂伤。
以受检者向下屏气膨出最大程度判定。

Ⅰ度：阴道后壁形成球状物向下突出，达处女膜缘，但仍在阴道内；

Ⅱ度：阴道后壁脱出于阴道口；

Ⅲ度：阴道后壁全部脱出阴道口外。

（四）宫颈检查

1.检查方法　观察宫颈大小、颜色，外观有无裂伤、息肉、腺体囊肿、有无异常增生物或溃疡存在；宫颈柱状上皮异位（既往称"糜烂"）及触血，宫颈管外口有无脓性分泌物排出。同时于宫颈外口和宫颈管内刷取脱落细胞，送宫颈细胞学检查。

2.常见宫颈异常

（1）宫颈炎症　妇检见宫颈充血、水肿，有黏液脓性分泌物附着或自宫颈管内流出，宫颈管黏膜质脆，检查时容易诱发出血；镜检分泌物白细胞增多。

（2）宫颈糜烂样改变　既往称之为"宫颈糜烂"，表现为宫颈外口处的宫颈阴道部外观呈细颗粒状的红色区。

其他还有宫颈息肉，宫颈腺囊肿，宫颈肥大等。

（五）内生殖器检查

1.检查方法　主要采用双合诊检查。

2.检查顺序　按顺序分别触及和感知以下部位。

（1）阴道壁的软硬度、是否光滑，有无不平、结节及肿物、有无纵隔、横隔等发育异常。

（2）宫颈的软硬度，有无触痛及举痛。

（3）子宫位置，大小，形状，软硬度及活动度，有无结节、压痛及触痛。

（4）双侧附件区有无增厚，压痛及包块。

当盆腔检查怀疑肿物触诊不清或疑有宫颈癌宫旁浸润时，可在征得受检者同意后行三合诊检查。

3.常见异常情况

（1）子宫肌瘤　子宫肌瘤体征与肌瘤大小，位置，数目及有无变性相关。妇检子宫增大，表面可有不规则突起。有时宫颈口处可见脱出的黏膜下肌瘤。

（2）子宫脱垂　检查时怀疑子宫脱垂可嘱受检者用力向下屏气，根据子宫下降的程度，将子宫脱垂分度：

Ⅰ度 轻型：宫颈外口距处女膜缘<4cm，未达处女膜缘；

Ⅰ度 重型：宫颈已达处女膜缘，阴道口可见子宫颈。

Ⅱ度 轻型：宫颈脱出阴道口，宫体仍在阴道内；

Ⅱ度 重型：部分宫体脱出阴道口。

Ⅲ度：宫颈、宫体全部脱出阴道口。

（3）子宫肌腺病　询问既往史时常诉有痛经及月经量增多，妇科检查可发现子宫呈均匀性增大或有局限性结节隆起，质硬而有压痛，子宫活动性有时较差。

（4）卵巢肿物　妇科检查时于子宫一侧或双侧触及囊性或实性包块，也可结合盆腔超声检查做出初步诊断。

（5）盆腔炎　检查可有宫颈举痛或子宫压痛或附件区压痛，一侧或双侧附件区触及增厚。多数伴有宫颈脓性分泌物或阴道分泌物镜检白细胞增多。

六、宫颈液基细胞学检查及人乳头瘤病毒检查

宫颈细胞学检查是针对子宫颈的一项筛查试验。宫颈细胞学筛查工作的开展有效地降低了宫颈癌的死亡率，任何其他检查都不能在筛查早期癌方面获得如此成功。宫颈细胞学筛查结果与受检者、临床医生、细胞学工作者密切相关，任何环节出现问题都会导致筛查失败。准确的取材部位是实验室检测的关键，由于检验的项目和目的不同，取材的部位也不一样。目前宫颈癌的常用筛查方法有多种：如传统的巴氏涂片法（普通涂片）、CCT检查（计算机辅助细胞检测）、TCT检查（液基薄层细胞学技术）、人乳头瘤病毒（HPV）基因高危型检测、阴道镜检查等。在普查中一般多使用普通涂片、CCT、TCT检查方法。

（一）宫颈液基细胞学检查规范取样方法

取材必须在直接观察下进行，充分暴露宫颈，取材器对宫颈必须有一定压力，不能擦洗、清洁宫颈，窥器除生理盐水外不能用其他润滑剂。取材器的形状和质地影响取材效果。取样共有以下3个步骤。

1.采集　将宫颈刷中央突出部分的刷毛插入子宫颈管，周围两侧的刷毛覆盖宫颈外口处，按顺时针方向转动宫颈刷5周，切忌来回转动。

2.保存　将可拆卸的宫颈刷头部全部放入样本保存瓶中，确保100%的细胞收集。在小

瓶的标签上写上姓名、年龄，核对无误后送检。

3.运送 将样本保存瓶盖子拧紧，送至实验室检测。

（二）HPV DNA检测规范取样方法

1.采集 将取样刷插入子宫颈口1~1.5cm，直到刷子最外圈接触到外子宫颈，转动3周，请勿将整个刷子插入子宫颈，取出刷子，避免刷子接触到试管外缘或其他任何物品。

2.保存 将刷子底部放到转移管中，在画线处折断杆子，将整个刷子留在转移管中。

3.运送 扣上试管盖子，送至实验室检测。

七、常见异常与健康建议

（一）生殖道感染性疾病

发现患有生殖道感染性疾病的妇女，如外阴阴道炎、生殖器湿疣、宫颈炎、盆腔炎等，一经诊断，应立即到专科进行相应治疗。对于筛查时不能确诊的生殖道感染，应转诊进一步确诊。

（二）盆腔包块（卵巢肿瘤）

首先根据病史、年龄、妇科检查初步确诊是否为卵巢肿瘤，超声检查对于诊断和鉴别诊断有很大帮助。为进一步诊断清楚，可借助于一些辅助检查，如细胞学检查、卵巢相关激素检查、影像学检查（CT、MR等）、血的肿瘤标志物（CA125、CEA等）。一般来说，盆腔包块>5cm，需做妇科超声检查，并进一步专科就诊；绝经后可及卵巢者，应严密追踪，并视具体情况，选择肿瘤标志物、盆腔MR、CT等检查，进一步明确诊断。考虑卵巢生理性囊肿可能性大时，可于下次月经后复查B超。凡可疑生殖器恶性肿瘤，无确诊条件的体检机构应建议转医院专科门诊就诊。

（三）子宫肌瘤

子宫肌瘤是妇科最常见的良性肿瘤。要根据患者年龄、临床症状、肌瘤大小、部位、生长速度、是否保留生育功能以及有无并发症等经全面分析、综合判断后给予相应的医学指导。

1.随访观察 若查出的肌瘤不足妊娠10周大小，没有引发症状而且月经量不多，尤其是近绝经期的患者，因绝经后雌激素水平低落，肌瘤可自然萎缩或消失，可不予治疗，每3~6个月随访一次，观察肌瘤变化情况。对于肌瘤小，瘤体生长慢的年轻患者也可定期随访观察。

2.专科手术治疗 若受检者子宫≥妊娠子宫10周；或子宫虽小于10孕周，但生长较快，或症状明显以至继发贫血，常需手术治疗。对肌瘤生长迅速者，还要除外恶变可能。以上情况应尽快转至妇科就诊。

（四）子宫内膜癌

如果被怀疑患有子宫内膜癌，可给予细胞学检查、妇科超声检查、盆腔MR、血清肿瘤标志物等初步筛查后，建议尽快妇科专科就诊。

（五）子宫脱垂

Ⅰ度子宫脱垂、阴道前后壁脱垂的受检者，无需特殊治疗，注意休息，避免重体力劳动，保持大便通畅，加强盆底肌肉以及其他支持组织的功能训练（如提肛肌训练）等，以阻止或减缓病情进展。Ⅱ~Ⅲ度子宫脱垂、阴道前后壁膨出的受检者，建议妇科专科就诊。

八、妇科体检必备仪器和设备

（一）妇科检查床

最好配备能升降妇科检查床；如检查床不能升降，还应配脚凳，方便受检者上下。

（二）冷光灯

检查时照明用。

（三）显微镜

用于检查阴道分泌物清洁度及初步判定有无滴虫或霉菌感染。同时需要配备：载玻片、带滴管的0.9%生理盐水瓶、带滴管的10% KOH溶液等。

（四）妇科检查用品

1.一次性纸垫　供受检者检查使用。

2.一次性阴道窥器应备有普通和小号两种，用于不同年龄段及特殊情况的受检者。

3.一次性手套。

4.生理盐水（配盐水罐），甘油冻或凡士林，用于检查中润滑。

5.消毒长棉签，无菌大棉球，长止血钳，如检查中有出血情况时，压迫止血。阴道分泌物较多时，在取宫颈细胞前，局部清洁。

第七章 健康体检检验项目与临床意义

第一节 待检样本采集要求

健康体检常用的实验室检测样本是血液和尿液，样本质量是保证检验结果真实反映受检者生理、病理状况的基础，只有样本质量得到保证，实验结果才能真实有效。保证样本质量的关键环节包括患者准备，样本采集、处理、储存、运送和接收等过程，需要临床医生、护士、受检者共同配合。

一、受检者身份识别信息

体检导引单须填写清楚受检者ID、姓名、性别、年龄或其他有效识别身份的编号；采集前再次确认受检者身份与导引单一致。

二、检验项目和样本标识

样本采集前一定要核对以下几项内容：①检验项目名称；②样本种类；③样本采集量；④抗凝要求（如采用真空采血管，需注明抗凝剂类型）；⑤样本采集管颜色（表1）。

样本容器标签上需清楚标识与申请单一致的受检者ID、姓名、检验项目名称等内容，推荐在样本容器标签上采用双标识（如增加条形码标识）。

三、最佳采样时间和患者准备

原则上患者应在静息、空腹状态下采集血样。患者激动时或运动后，可使HGB、WBC、ALT、AST、LDH、CK、钾、钠等诸多项指标结果发生变化。进食后一定时间内可使血液中许多化学成分发生变化，如进食高脂肪食物，可引起TG增高，而餐后血清呈乳糜状，也影响许多检验结果；进食高蛋白食物，可使血中尿素及尿酸水平升高。控制这一因素的最主要方法是早晨空腹采血，当然也不宜空腹过久，否则血糖浓度会下降，酮体、游离脂肪酸会显著增加，空腹时间以8~12小时为宜。本章中实验项目的参考区间都是以空腹血液测定值为基础的。

四、样本采集、送检和储存

制定规范的采血管理流程、尿便标本收集管理流程。根据常规体检检验项目内容，准备好相应的试管、器材；样本采集完毕后应再次核对体检导引单信息，受检者身份和容器标识三者是否一致。

原则上样本采集后要尽快送检，特殊项目如同型半胱氨酸（HCY）应在30分钟内送检，以减少对检验结果准确性的影响。各机构临床实验室应明确不同检验项目采样至送检最长间隔时间，样本存储和运送要求、检后保存时限等。

临床实验室还应制定标本接收流程，做好送检标本的验收工作，如标本不符合接收标准应及时将样本退回。特殊情况下退回如有困难，应在检验报告单上注明样本不符合状态，如溶血、乳糜血、送检时间过长、标本量不足等，便于解释结果时参考。

五、其他注意事项

特殊检验检查项目，如乙肝、丙肝、梅毒、HIV 等相关检验项目，须经受检者同意，并签署知情同意书。应注意与受检者沟通协调，以消除恐惧心理。如遇到晕针、晕血应立即停止采血，让受检者平躺休息，严重者请体检医师到床旁做临床评估和处理（表3）。

表3 采血管颜色与真空采血管应用

采血管颜色	添加剂	适用检验项目	备注
红色	促凝剂	生化项目	标本采集后需将采血管反复颠倒摇匀，便于添加剂与血液混匀 多管采血顺序：先抽普通管（血清管），再抽促凝管，最后抽抗凝管
白色	促凝剂	免疫项目	
紫色	EDTA 抗凝剂	血常规	
		同型半胱氨酸、叶酸、维生素 B_{12}	
黑色	枸橼酸钠抗凝剂（1:4）	血沉	
蓝色	枸橼酸钠抗凝剂（1:9）	凝血象	
灰色	抗凝剂/氟化钠	血糖、乳糖	
绿色	肝素抗凝剂	糖化血红蛋白A1c	

第二节 临床血液、体液和排泄物检验

检验项目建议引用卫生行业标准WS/T或《全国临床检验操作规程》推荐的参考区间。各机构间所用的仪器设备以及检测的方法可能存在差异，检验值参考区间可能会有变动，且检验值参考区间受性别、年龄段等诸多因素影响。

一、血常规

【项目名称：全血细胞计数】

1.**英文或缩写** complete blood count，CBC.

2.**受检者准备** 无须特殊准备。

3.**样本要求** EDTA-K3抗凝静脉血2ml；室温保存8小时以内测定。

4.**临床意义**

（1）白细胞计数（WBC） 白细胞病理性增高可见于化脓性细菌感染、尿毒症、严重烧伤、传染性单核细胞增多症、传染性单核细胞增多症、急性出血、组织损伤、手术创伤后、白血病等；生理性增高可见于新生儿，妊娠中、晚期，分娩期，月经期，剧烈运动，极度紧张与疼痛等。

白细胞减低病毒感染、伤寒、副伤寒、黑热病、疟疾、再生障碍性贫血、极度严重感染、放射线照射、化疗及非白血性白血病。

（2）红细胞计数（RBC） 机体发生出血，血液生成障碍，红细胞破坏严重或红细胞异常增生等问题时红细胞数量都可发生变化。

红细胞计数减少见于各种贫血、白血病、手术后、大量失血、妊娠中晚期，急慢性失血及老年人。红细胞计数增多见于真性红细胞增多症、严重的心肺疾病、血管畸形、脱水、高原生活者、新生儿等。

（3）血红蛋白（HGB） 血红蛋白变化一般与红细胞一致。

（4）血小板计数（PLT） 血小板计数增多见于：①原发性血小板增多：常见于骨髓增生性疾病，如慢性粒细胞白血病，真性红细胞增多症，原发性血小板增多症等；②反应性血小板增多：常见于急慢性炎症，缺铁性贫血及癌症患者，此类增多一般不超过 $500 \times 10^9/L$，经治疗后情况改善，血小板数目会很快下降至正常水平，如脾切除术后血小板会有明显升高，常高于 $600 \times 10^9/L$。

血小板计数减少见于：①血小板生成障碍：如再生障碍性贫血、急性白血病、急性放射病等；②血小板破坏增多：如原发性血小板减少性紫癜、脾功能亢进、消耗过度如弥漫性血管内凝血、家族性血小板减少（如巨大血小板综合征）等。

（5）红细胞比积（HCT） HCT增高见于真性红细胞增多症、大面积烧伤、高原生活者、脱水（如连续多次呕吐、腹泻、多汗、多尿）等。

HCT减低见于各种贫血，白血病等。

（6）平均红细胞体积（MCV）、平均红细胞血红蛋白量（MCH）、平均红细胞血红蛋白浓度（MCHC） 除血红蛋白判断贫血外，还要参考红细胞数量，如两者比例失调，需进一步参考平均红细胞体积、平均红细胞血红蛋白量、平均红细胞血红蛋白浓度及红细胞分布宽度，因不同病因引起的贫血，可使红细胞产生形态的变化，根据上述指数的变化，可将贫血分为大细胞性贫血，正常细胞性贫血，单纯细胞性贫血，小细胞低色素性贫血。

（7）红细胞体积分布宽度（RDW） 反映周围血红细胞体积异质性的参数，是反映红细胞大小不等的客观指标。一般通过RDW和MCV这两个参数进行贫血的形态学分类。

（8）平均血小板体积（MPV） 用于判断出血倾向及骨髓造血功能变化，以及某些疾病的诊断治疗。

二、血型相关检测

【项目名称：ABO血型】

1.受检者准备　无特殊要求。

2.样本要求　末梢血制成5%~15%盐水溶液，立即送检。

3.临床意义　ABO血型鉴定。

【项目名称：Rh因子】

1.方法学　凝集反应。

2.受检者准备　空腹，急诊除外。

3.样本要求　末梢血制成5%~15%盐水溶液，立即送检。

4.临床意义　Rh血型鉴定。

三、血沉

【项目名称：红细胞沉降率】

1.英文或缩写　ESR，简称"血沉"。

2.受检者准备　无须特殊准备。

3.样本要求　枸橼酸钠抗凝静脉血。

4.临床意义

（1）生理性增高　年幼小儿，经期，妊娠3个月至产后1个月。

（2）病理性增高　常见于急性炎症、结缔组织病、活动性结核、风湿热活动期、组织损伤、恶性肿瘤、贫血、高球蛋白血症、重金属中毒等。

三、凝血功能相关检测：

【项目名称：凝血酶原时间及活动度】

1.英文或缩写　凝血酶原时间 –PT；凝血酶原活动度 –PT%。

2.受检者准备　除特殊要求外（因疾病治疗需要服用抗凝剂），停用各种影响凝血功能药物。

3.样本要求　枸橼酸钠抗凝静脉血，避免溶血，乳糜血。

4.临床意义

（1）延长　见于严重肝病、维生素K不足、DIC、先天性凝血酶原或纤维蛋白原缺乏及华法林等药物治疗。

（2）缩短　见于血栓性疾病、口服避孕药等。

【项目名称：活化部分凝血活酶时间】

1.英文或缩写　APTT。

2.受检者准备　除特殊要求（如治疗需要）外，停用各种影响凝血功能药物。

3.样本要求　枸橼酸钠抗凝静脉血，避免溶血，乳糜血。

4.临床意义　APTT延长见于凝血因子缺乏（因子Ⅶ、Ⅷ、Ⅸ、Ⅺ），如血友病、肝脏疾病、DIC；血液中有抗凝物质存在，如狼疮抗凝物、华法林或肝素等。

APTT缩短见于高凝状态、血栓栓塞性疾病等。

四、尿液检测

【项目名称：尿干化学分析】

1.英文或缩写　urine routine test，简称"尿常规"。

2.受检者准备　无特殊要求。

3.样本要求

（1）应留取新鲜尿，以清晨第一次尿为宜，较浓缩，条件恒定，便于对比。特殊情况可随时留取。

（2）使用一次性容器。

（3）尿标本应避免经血，白带，精液，粪便等混入；此外，还应注意避免烟灰等异物混入。

（4）标本留取后，应及时送检，以免细菌繁殖，细胞溶解等。

（5）建议女性患者不分年龄均须冲洗外阴后留中段尿。

（6）尿标本采集后建议于30~60分钟内完成检验。

4.临床意义

（1）尿比重　反映肾小管浓缩及稀释功能。

尿比重固定于 1.010±0.003 称为等渗尿，见于慢性肾炎后期。急性少尿（<400ml/d）尿比重固定在 1.010 左右，提示急性肾功能衰竭。

全日各段尿比重差距<0.008，均表示肾浓缩功能不全。

尿比重低 1.001~1.005，伴多饮、多尿（尿量常大于 4000ml/d），提示尿崩症。

当脱水或血容量不足时尿液浓缩，尿比重增加。

尿中含有蛋白质、糖可使尿比重增加，如急性肾炎和糖尿病时比重常 >1.020。

（2）pH　肉食者多为酸性尿；食用蔬菜、水果可致碱性尿；久置腐败尿或泌尿道感染、脓血尿均可呈碱性；磷酸盐、碳酸盐结石见于碱性尿；尿酸盐、草酸盐、胱氨酸结石见于酸性尿。

强酸性尿：见于代谢性酸中毒、糖尿病酮症酸中毒、尿路结核、白血病、痛风等病症。

碱性尿：见于代谢性碱中毒、服用碱性药物、变形杆菌尿路感染及肾小管性酸中毒等。

（3）尿葡萄糖　尿糖阳性见于糖尿病、肾性糖尿病、甲状腺功能亢进、肾上腺皮质功能亢进症、胰腺炎、胰腺癌、长期糖皮质激素治疗后。内服或注射大量葡萄糖、精神激动、进含糖饮食过多、哺乳期及妊娠后期也可出现尿糖阳性；当尿液内存在其他还原物质如半乳糖、乳糖、果糖和戊糖可致阳性反应。

（4）酮体　严重未治疗的糖尿病酮症酸中毒患者酮体可呈强阳性反应。

妊娠剧吐、长期饥饿、营养不良、剧烈运动后可呈尿酮体阳性反应。

（5）尿胆红素　临床上常用于黄疸类型鉴别诊断。在肝实质性及阻塞性黄疸时，尿中均可出现胆红素。通常在溶血性黄疸患者的尿中，一般不见胆红素。

（6）尿胆原　尿胆原增加常见于溶血性疾患及肝实质性病变、充血性心力衰竭等。

完全阻塞性黄疸时尿胆原通常呈阴性。

（7）尿蛋白　①肾小球性蛋白尿：见于各种肾小球疾患、糖尿病性肾病变、肾淀粉样变、肾动脉硬化及心力衰竭等。②功能性蛋白尿：见于剧烈运动、发热、寒冷、精神过度紧张时，在休息或刺激消失后即可恢复正常。③体位性蛋白尿：系直立时前凸的脊柱压迫左肾静脉，使肾静脉压力增高，多见于儿童。④摄入性蛋白尿：因摄入大量蛋白质，可出现轻度的暂时性蛋白尿。

（8）红细胞　尿中红细胞增多常见于：①肾小球疾患，如急性肾小球肾炎、慢性肾炎、急进性肾炎、遗传性肾炎和紫癜性肾炎等，一般伴有水肿、高血压；②尿路感染，可引起肉眼血尿；③尿路结石，可引起发作性血尿或持续性血尿，常伴有肾绞痛；④肾、输尿管、膀胱及前列腺的肿瘤或邻近器官的癌肿浸润，可出现无痛血尿；⑤先天性病变，见于多囊肾、髓质海绵肾、微血管瘤等；⑥假性血尿。

（9）白细胞　尿中白细胞增多常见于：泌尿系或其邻近器官感染性病变，如急性或慢性肾盂肾炎、膀胱炎、尿道炎、肾多发性脓肿、肾积脓（并发于结石或积水）、霉菌及寄生虫感染、肾结石。

急性肾小球肾炎也可出现短期的白细胞尿。

（10）亚硝酸盐　阳性结果常见于：由大肠杆菌（大肠埃希菌）引起的肾盂肾炎，其阳性率占到总数的 2/3 以上；由大肠埃希菌等肠杆菌科引起的有症状或无症状的尿路感染、膀胱炎、菌尿症等。

尿亚硝酸盐实验阴性时并不能除外泌尿道细菌感染，某些不具备还原硝酸盐能力的细菌引起的泌尿系感染时，尿液亚硝酸盐反应显示为阴性，如不动杆菌等非发酵菌感染时。

【项目名称：尿沉渣镜检】

1.英文或缩写　urine sediment。

2.受检者准备　无特殊要求。

3.样本要求

（1）应留取新鲜尿，以清晨第一次尿为宜，较浓缩，条件恒定，便于对比。特殊患者可随时留取。

（2）使用一次性容器。

（3）尿标本应避免经血、白带、精液、粪便等混入。

（4）标本留取后，应及时送检，以免细菌繁殖，细胞溶解等。

（5）女性受检者不论年龄大小均须冲洗外阴后留中段尿。

（6）尿标本采集后应于30~60分钟内完成检验。

4.临床意义

（1）上皮细胞　①肾上皮细胞：见于急性肾小球肾炎、急性肾小管坏死、肾移植术后或移植后排异反应；②表层鳞状上皮细胞：女性尿中可见3~5个/HP；男性尿中较少见。无重要意义；③移行上皮细胞：肾盂肾炎和膀胱炎时，尿中可出现各种大小不等的移行上皮细胞。

（2）吞噬细胞　在泌尿道炎症时出现，如急性肾盂肾炎、膀胱炎、尿道炎症，并伴有白细胞。其出现的多少，决定炎症的程度。

（3）白细胞　见于泌尿道的各种炎症；肾移植术后和淋巴细胞白血病的患者尿中可见大量淋巴细胞。

（4）红细胞　急性泌尿系感染或泌尿系结石可见新鲜完好的红细胞；肾小球肾炎红细胞多为异形红细胞（超过80%应考虑为肾小球肾炎）；出血性疾病；肾移植术后，尿中常见较多的红细胞。

（5）管型　①透明管型：正常人的清晨浓缩尿中偶见，激烈运动后、高热、全身麻醉等情况下可一过性出现。肾实质病变时，如肾小球肾炎，可明显增多；②颗粒管型：细颗粒管型大量出现见于慢性肾炎和肾病；粗颗粒管型见于慢性肾炎或某些原因引起的肾小管损伤；③脂肪管型见于慢性肾炎肾病型及类脂性肾病；④肾衰竭管型：急性肾衰多尿早期，可大量出现；慢性肾衰时出现，提示预后不良；输血后溶血导致急性肾衰时，可出现血红蛋白管型；大面积烧伤导致急性肾功能不全时，可出现肌红蛋白管型；⑤蜡样管型：见于慢性肾炎的晚期和肾淀粉样变，它的出现表示肾脏有长期而严重的病变；⑥红细胞管型：见于急性肾小球肾炎、慢性肾小球肾炎的发作期、急性肾小管坏死、肾出血、肾移植术后急性排异反应时；某些病有肾损害时，或是某些肾病的唯一表现，如系统性红斑狼疮和其他胶原性疾病（结缔组织病）、肾静脉血栓形成等；⑦白细胞管型：多见于肾盂肾炎或急性肾炎，提示肾有炎性变化；⑧上皮细胞管型：见于肾病综合征、重金属中毒、肾淀粉样变、子痫、肾移植术后的排异反应等，提示有肾小管的退化性病变；⑨混合细胞管型：管型内同时含有一定数量的白细胞、红细胞、上皮细胞和颗粒，见于肾炎反复发作，肾充血、坏死，肾病综合征时。

（6）黏液丝　女性泌尿道受刺激时增多，可见于肾盂肾炎、膀胱炎和尿道炎等的恢复期。

（7）结晶　①胆固醇结晶：常见于乳糜尿、脓尿、肾炎患者的尿中；②亮氨酸和酪氨酸结晶：体内组织破坏非常迅速时，常同时出现。可见于某些肝病，如肝硬化、急性肝坏死等。偶见于白血病、糖尿病性昏迷、伤寒等；③胱氨酸结晶：在先天性氨基酸代谢异常（胱氨酸病）时，可大量出现，形成胱氨酸尿。由于长期含量过多可形成肾或膀胱结石。

【项目名称：尿微量白蛋白肌酐比值】

1.**英文或缩写**　ACR。

2.**受检者准备**　留取第一次晨尿。

3.**样本要求**　尿标本要求晨尿，干净塑料管收集；标本采集2小时之内送检。

4.**临床意义**　高血压、糖尿病等疾病早期肾功能损伤重要参考指标。

五、大便检测

【项目名称：便常规检查】

1.**英文或缩写**　stool routine。

2.**受检者准备**　无特殊要求。

3.**样本要求**

（1）留取标本及时送检。

（2）成形便标本留取如蚕豆大小一块，如有病变部位或可疑部分应尽量采集送检；稀水便或脓血便应留取不少于2~3ml送检。

（3）标本容器应使用洁净、干燥的，标本内不要夹杂手纸等物品，不可混有尿液，以免影响检查结果。

4.**临床意义**　便常规对肠道感染性疾病诊断非常重要。

（1）外观　①稀水样肠炎、痢疾或寄生虫（如结肠小袋纤毛虫、蓝氏贾第鞭毛虫和隐孢子虫）感染时，粪便外观多为稀便，镜检可见白细胞或（和）红细胞和相应的寄生虫；②稀糊状慢性腹泻、寄生虫感染、脂肪泻等；③黏液状急性肠道刺激引起的，肠道分泌物增多，镜检看不到细胞；④脓血样细菌性痢疾，溃疡性结肠炎等；⑤米泔水样霍乱、副霍乱；⑥果酱样阿米巴痢疾；⑦鲜血便：痔疮受检者便外常有少量鲜血；⑧奶瓣样见于婴儿消化不良；⑨绿色：食用大量含叶绿素多的蔬菜、婴儿受凉或由于细菌发酵引起颜色变绿；红色：大量进食西瓜、西红柿、辣椒等果蔬或服用某些药物食用大量咖啡、巧克力等；黑色：服用铁剂或铋剂、碳粉、上消化道出血时粪便外观呈黑色柏油样；白陶土样：梗阻性黄疸、胆道梗阻、胆汁分泌少、胰腺炎以及钡餐后。

（2）镜检　①红细胞当肠炎或痢疾时，显微镜下可见少量红细胞；阿米巴痢疾和结肠炎时镜检可见大量红细胞，痔疮出血时，镜下可见大量新鲜红细胞；②白细胞细菌性痢疾时镜下可见大量白细胞，见于肠道炎症；③食物残渣和淀粉颗粒消化不良时可见；④夏科–雷登结晶在上消化道出血和阿米巴痢疾时可见，常见于肠道溃疡；⑤大量脂肪滴脂肪泻或使用开塞露后，胆道阻塞和胰腺病变；⑥寄生虫或虫卵、原虫肠道内有相应的寄生虫感染；

⑦吞噬细胞常见于急性细菌性痢疾便中，与白细胞同时存在；⑧上皮细胞正常少见，在溃疡性结肠炎时多见；⑨人体酵母菌在腹泻受检者大便中常见；⑩阿米巴及阿米巴包囊见于阿米巴痢疾。

【项目名称：便潜血检查】

1.**英文或缩写**　OB。

2.**受检者准备**　无特殊要求。

3.**样本要求**

（1）免疫法查粪便潜血的标本无特殊要求，并不要求标本留取时间。

（2）化学法粪便潜血，应于前三日禁食肉类及含动物血食物并禁服用铁剂及维生素C。

4.**临床意义**　健康体检时便潜血检查主要用于消化道肿瘤筛查。

（1）由于免疫单克隆法是特异性反应，所以只要大于其反应灵敏度的消化道出血，就能出现阳性反应，但是当上消化道大量出血，粪便为柏油样便时，由于血红蛋白已经经过酸化和消化酶的作用，或反应物中抗原–抗体比例悬殊，不能和试剂中的抗体发生特异性反应出现假阴性。

（2）氧化还原法是非特异反应，当食物中含有大量还原物质，可以出现假阴性；食物中含有动物血红蛋白、肌红蛋白等，可以出现假阳性反应。

（3）阳性结果的原因较多，如消化道溃疡性出血，肝脏疾病或肝外血管阻塞所致门静脉破裂后会引起出血，某些可以导致胃/十二指肠黏膜下出血的药物（如阿司匹林），肠道寄生虫引起的出血，消化道肿瘤，急、慢性肠道炎症等都可能引起便潜血阳性结果。

（4）当粪便中肉眼可见鲜血或显微镜下可见红细胞，可以不必进行潜血试验，而直接报告结果。

第三节　临床生物化学检验

【项目名称：丙氨酸氨基转移酶】

1.**英文或缩写**　ALT

2.**受检者准备**　空腹

3.**样本要求**　血清，避免溶血，尽快送检。

4.**临床意义**　增高见于急慢性肝炎，药物性肝损伤，脂肪肝，肝硬化，心肌梗死，胆道疾病等。

【项目名称：天门冬氨酸氨基转移酶】

1.**英文或缩写**　AST

2.**受检者准备**　空腹

3.**样本要求**　血清，避免溶血，尽快送检。

4.**临床意义**　增高见于心梗，急慢性肝炎，中毒性肝炎，心功能不全，皮肌炎等。

【项目名称：γ–谷氨酰基转移酶】

1.**英文或缩写**　GGT

2.**受检者准备**　空腹

3.**样本要求**　血清，及时送检。

4.**临床意义**　增高见于肝癌，酒精性肝病，脂肪肝，急慢性黄疸型肝炎，阻塞性黄疸，胆石症，急性胰腺炎等。

【**项目名称：总胆红素**】

1.**英文或缩写**　TBIL

2.**受检者准备**　空腹

3.**样本要求**　血清，避免溶血，尽快送检。

4.**临床意义**　增高见于原发胆汁性肝硬化，急性黄疸型肝炎，慢性活动期肝炎，病毒性肝炎，肝硬化，溶血性黄疸，新生儿黄疸，胆石症，妊娠，口服避孕药等。

【**项目名称：直接胆红素**】

1.**英文或缩写**　DBIL

2.**受检者准备**　空腹

3.**样本要求**　血清，避免溶血，尽快送检

4.**临床意义**　增高见于梗阻性黄疸，黄疸肝炎，肝癌，胰头癌，胆石症。

【**项目名称：总蛋白**】

1.**英文或缩写**　total protein，TP

2.**受检者准备**　空腹

3.**样本要求**　血清，及时送检。

4.**临床意义**　增高见于重度脱水，多发性骨髓瘤等。降低见于恶性肿瘤，重症结核，营养及吸收障碍，肝硬化，肾病综合征，烧伤，失血等。

【**项目名称：白蛋白**】

1.**英文或缩写**　albumin，ALB

2.**受检者准备**　空腹

3.**样本要求**　血清，及时送检

4.**临床意义**　增高见于严重失水而导致血浆浓缩，使白蛋白浓度上升。TP降低临床意义与总蛋白相同，特别是肝脏、肾脏疾病更为明显。

【**项目名称：前白蛋白**】

1.**英文或缩写**　PA

2.**受检者准备**　空腹

3.**样本要求**　血清，及时送检。

4.**临床意义**　急性炎症、恶性肿瘤、肝硬化、蛋白营养不良时其血中水平下降。

【**项目名称：碱性磷酸酶**】

1.**英文或缩写**　ALP

2.**受检者准备**　空腹

3.**样本要求**　血清，避免溶血，及时送检。

4.**临床意义**　主要用于骨骼、肝胆系统疾病的诊断和鉴别诊断。增高见于肝外胆道梗阻，原发性或转移性肝癌，急性肝炎，慢性肝炎活动期，肝硬化，骨骼疾病（佝偻病、软骨病、骨恶性肿瘤、恶性肿瘤骨转移），甲状旁腺机能亢进等。

【项目名称：**总胆汁酸**】

1.英文或缩写　total bile acid，TBA

2.受检者准备　空腹

3.样本要求　血清避免溶血，及时送检。

4.临床意义　增高见于急慢性肝炎，肝硬化，肝癌，阻塞性黄疸及药物引起肝损伤。

【项目名称：**尿素**】

1.英文或缩写　Urea，或BUN

2.受检者准备　空腹

3.样本要求　血清及时送检。

4.临床意义　尿素氮是人体蛋白质代谢的主要终末产物，易受饮食的影响。增高见于肾前性少尿，肾功能不全，蛋白质分解或摄入过多（高蛋白饮食，高热，消化道出血，严重创伤、烧伤等）。

【项目名称：**肌酐**】

1.英文或缩写　CREA

2.受检者准备　空腹

3.样本要求　血清，避免重度溶血。

4.临床意义　肾功能评估主要方法之一。血肌酐值高于参考值多提示肾脏功能受损，血肌酐能较准确的反映肾实质受损的情况，但并非敏感指标。因为肾小球滤过率下降到正常人1/3时，血肌酐才明显上升。另外，部分长期进行力量训练的受检者，肌肉体积大，血清肌酐值可能会偏高。血肌酐降低见于营养不良，多尿者。

【项目名称：**尿酸**】

1.英文或缩写　UA

2.受检者准备　空腹

3.样本要求　血清，避免溶血，及时送检。

4.临床意义　增高见于高尿酸血症、痛风，子痫，白血病，红细胞增多症，多发性骨髓瘤，慢性肾小球肾炎，妊娠反应及铅中毒等。降低见于恶性贫血及肾上腺皮质激素等药物治疗后。

【项目名称：**葡萄糖**】

1.英文或缩写　GLU，或FBG

2.受检者准备　空腹

3.样本要求　血清，2小时内送检

4.临床意义　增高见于血糖调节功能受损，糖尿病，慢性胰腺炎，心肌梗死，甲状腺功能亢进，颅内出血，颅外伤。降低见于胰岛 β 细胞增生或肿瘤，垂体前叶功能减退，甲状腺灰质功能减退，严重肝病患者。

【项目名称：**糖化血红蛋白A1c**】

1.英文或缩写　HbA1c

2.受检者准备　无特殊要求。

3.样本要求　肝素抗凝全血，避免溶血。

4.临床意义　用于糖尿病筛查和监测血糖控制情况，反映测定前2~3个月血糖平均水平。

【项目名称：总胆固醇】

1.英文或缩写　TC

2.受检者准备　空腹

3.样本要求　血清，及时送检

4.临床意义　脂肪肝，高脂蛋白血症与异常脂蛋白血症的诊断及分类；心、脑血管病危险因素的判断。增高可见于：动脉粥样硬化、糖尿病、甲状腺功能低下、阻塞性黄疸及肾病综合征等。降低见于甲状腺功能亢进、严重贫血、急性感染及消耗性疾病。

【项目名称：甘油三酯】

1.英文或缩写　TG

2.受检者准备　采血前2~3天尽可能少食含脂质的食物，空腹12小时抽血

3.样本要求　血清，及时送检

4.临床意义　心血管疾病的危险因素。血清甘油三酯水平受年龄、性别和饮食的影响。增高可见于家族性高甘油三酯血症、摄入过多能量、继发于某些疾病如糖尿病、甲状腺功能减退、肾病综合征和胰腺炎、动脉粥样硬化、糖原贮积病等。降低见于甲亢、肾上腺皮质功能低下、肝实质性病变等。

【项目名称：高密度脂蛋白–胆固醇】

1.英文或缩写　HDL–C

2.受检者准备　空腹

3.样本要求　血清，及时送检。

4.临床意义　降低见于心脑血管疾病，血脂代谢异常或手术后，吸烟、缺少运动等。

【项目名称：低密度脂蛋白–胆固醇】

1.英文或缩写　LDL–C

2.受检者准备　禁食至少12小时（可少量饮水），72小时不饮酒。

3.样本要求　血清，及时送检。

4.临床意义　同血清总胆固醇测定。

【项目名称：载脂蛋白B】

1.英文或缩写　ApoB

2.受检者准备　空腹

3.样本要求　血清，及时送检。

4.临床意义　增高：高脂血症，冠心病，银屑病。降低：肝实质性病变。

【项目名称：同型半胱氨酸】

1.英文或缩写　HCY

2.受检者准备　空腹

3.样本要求　血浆，立即送检。

4.临床意义　心脑血管病独立危险因素。

【项目名称：肌酸激酶】

1.英文或缩写　CK

2.受检者准备　空腹

3.样本要求　血清，避免中重度溶血，及时送检。

4.临床意义　增高见于急性冠脉综合征，病毒性心肌炎，皮肌炎，肌肉损伤，横纹肌溶解，肌营养不良，心包炎，脑血管意外，他汀类药物引起等。

【项目名称：乳酸脱氢酶】

1.英文或缩写　LDH

2.受检者准备　空腹

3.样本要求　血清，避免溶血，及时送检。

4.临床意义　增高见于急性心肌梗死，肝脏疾病，恶性肿瘤等。

【项目名称：α羟丁酸脱氢酶】

1.英文或缩写　HBDH

2.受检者准备　空腹

3.样本要求　血清，避免溶血，及时送检。

4.临床意义　增高见于心肌损伤，如急性冠脉综合征。

【项目名称：钾】

1.英文或缩写　K

2.受检者准备　空腹

3.样本要求　血清，避免溶血，2小时内送检。

4.临床意义　增高见于严重溶血，感染烧伤；心功能不全，呼吸障碍，休克；肾功能衰竭；洋地黄素大量服用。降低见于碱中毒及使用胰岛素后，肾上腺皮质功能亢进，消化道失钾，呕吐及腹泻，肾小管型酸中毒，周期性麻痹，偷服减肥药等。

【项目名称：钠】

1.英文或缩写　Na

2.受检者准备　空腹

3.样本要求　血清，避免溶血，2小时内送检。

4.临床意义　增高见于严重脱水，大量出汗，高热，烧伤，糖尿病性多尿，肾上腺皮质功能亢进，原发及继发性醛固酮增多症等。降低见于肾上腺皮质功能不全，肾小管-间质疾病，血糖、血酮明显升高时，呕吐及腹泻，使用利尿剂或脱水药等。

【项目名称：氯】

1.英文或缩写　Cl

2.受检者准备　空腹

3.样本要求　血清，避免溶血，2小时内送检。

4.临床意义　增高见于高钠血症，呼吸性碱中毒，高渗性脱水，肾炎少尿及尿道梗死。降低：低钠血症，严重呕吐，腹泻，胃液胰液胆汁大量丢失，肾功能减退及艾迪生病。

【项目名称：钙】

1.英文或缩写　Ca

2.受检者准备　空腹

3.样本要求　血清，及时送检。

4.临床意义　增高见于骨肿瘤，甲状旁腺功能亢进，急性骨萎缩，肾上腺皮质功能减退等。降低见于维生素D缺乏，佝偻病，软骨病，小儿抽搐症，老年骨质疏松，慢性肾炎，尿毒症，低钙饮食及吸收不良等。

【项目名称：无机磷】

1.英文或缩写　P

2.受检者准备　空腹

3.样本要求　血清，避免溶血，及时送检。

4.临床意义　增高见于甲状旁腺功能减退，急慢性肾功能不全，尿毒症，骨髓瘤等。降低见于甲亢，代谢性酸中毒，佝偻病，软骨病，肾功能衰竭，长期腹泻及吸收不良。

【项目名称：铁】

1.英文或缩写　Fe

2.受检者准备　空腹

3.样本要求　血清，避免溶血及时送检。

4.临床意义　增高见于再生障碍性贫血，溶血性贫血，巨幼细胞性贫血，急性肝炎，维生素B_6缺乏症。降低见于缺铁性贫血，肝硬化，长期失血，铁吸收障碍。

第四节　临床免疫学检验

一、传染病相关检测

【项目名称：乙型肝炎病毒表面抗原】

1.英文或缩写　HBsAg

2.受检者准备　无特殊要求

3.样本要求　血清，避免溶血、乳糜血；标本采集2小时之内送检。

4.参考区间　<0.05mIU/ml 或阴性（-）

5.临床意义　HBsAg检测通常用于辅助诊断乙型肝炎病毒（HBV）的感染，在急性或慢性乙肝诊断时，应当将HBsAg阳性与患者病史和存在的其他乙肝血清学标志物结果结合进行诊断。

【项目名称：乙型肝炎病毒表面抗体】

1.英文或缩写　HBsAb

2.受检者准备　无特殊要求

3.样本要求　血清，避免溶血、乳糜血；标本采集2小时之内送检。

4.参考区间　<10 IU/ml 或阴性（-）

5.临床意义　抗-HBs常用于监测乙肝疫苗接种是否成功。抗-HBs的存在对防止乙肝病毒（HBV）感染很重要。抗-HBs检验也用于监控乙肝感染个体的血清转换和康复情况。急性HBV感染后出现抗-HBs和乙肝表面抗原（HBsAg）减少可用于指示病情的减退。在无症状个体中检测到抗-HBs可能指示曾经HBV感染过。

【项目名称：乙型肝炎病毒e抗原】

1.英文或缩写　HBeAg

2.**受检者准备** 无特殊要求

3.**样本要求** 血清，避免溶血、乳糜血；标本采集2小时之内送检。

4.**参考区间** 阴性（－）

5.**临床意义** 用于监测HBV感染的进展状况。HBeAg在HBV感染的早期阶段，即出现乙型肝炎表面抗原（HBsAg）首先被检测到。在急性感染的病毒复制周期，这两种抗原的滴度急速上升。HBeAg的出现与血清中感染病毒（Dane颗粒）数量的增加、肝细胞核中核心颗粒和HBV特殊DNA及DNA聚合酶的出现有关。HBeAg可能与HBsAg一起持续存在慢性HBV感染中。部分慢性乙肝患者HBeAg没有检测到，而抗-HBe呈阳性，这时乙肝病毒DNA检测非常重要。

【**项目名称：乙型肝炎病毒e抗体**】

1.**英文或缩写** HBeAb

2.**受检者准备** 无特殊要求

3.**样本要求** 血清，避免溶血、乳糜血；标本采集2小时之内送检。

4.**参考区间** 阴性（－）

5.**临床意义** 乙型肝炎e抗原（HBeAg）及其抗体（抗-HBe）的发现与乙型肝炎病毒（HBV）感染有关。急性乙肝感染期间HBeAg与抗-HBe的血清转换通常是指示HBV感染减轻和感染水平下降。HBeAg阴性结果可能表示：①病毒复制高峰期或前期的早期急性感染；②如果HBeAg已降低到可检测水平以下，则为早期康复。抗-HBe的存在可用于对这两个阶段的鉴别。此外，在治疗慢性乙肝患者时，HBeAg/抗-HBe的血清转换可作为病毒学应答的一个指标。

【**项目名称：乙型肝炎病毒核心抗体**】

1.**英文或缩写** HBcAb

2.**受检者准备** 无特殊要求

3.**样本要求** 血清，避免溶血、乳糜血；标本采集2小时之内送检。

4.**参考区间** 阴性

5.**临床意义** 检测抗-HBc可用于监测HBV感染的进程。在急性乙肝感染时，出现乙肝表面抗原（HBsAg）后很快便可在血清中发现抗-HBc。抗-HBc会持续到HBsAg消失后和可检测到的HBsAg抗体（抗-HBs）出现之前。在任何其他HBV标志物缺乏的情况下，对抗-HBC阳性的个体应视为HBV感染，或HBV感染已减轻。抗-HBc可能是HBV感染和血液潜在感染唯一的血清学标志物。

【**项目名称：丙肝抗体**】

1.**英文或缩写** HCV-Ab

2.**受检者准备** 无特殊要求

3.**样本要求** 血清，避免溶血、乳糜血；标本采集2小时之内送检。

4.**参考区间** 阴性

5.**临床意义** 阳性结果提示丙肝病毒感染。

【**项目名称：梅毒螺旋体抗体**】

1.**英文或缩写** TP-Ab

2.**样本要求** 血清，避免溶血、乳糜血；标本采集2小时之内送检。

3.**参考区间** 阴性

4.**临床意义** 阳性结果提示梅毒螺旋体感染可能，需要进一步做确诊试验。

【项目名称：艾滋病病毒抗体及抗原初筛】

1.**英文或缩写** HIV Ag/Ab

2.**受检者准备** 空腹，急诊除外

3.**样本要求** 血清，避免溶血、乳糜血；标本采集2小时之内送检。

4.**参考区间** 阴性

5.**临床意义** 初筛试验结果"阳性"或"反应性"，需要将样本送至确认实验室进行确认试验。

二、肿瘤筛查相关检测

【项目名称：癌胚抗原】

1.**英文或缩写** CEA

2.**受检者准备** 空腹

3.**样本要求** 血清，避免溶血、乳糜血；标本采集2小时之内送检。

4.**临床意义** 血清CEA水平在一些恶性肿瘤患者中升高，包括胃肠道、乳腺、肺、肝脏、前列腺、胰腺及卵巢等。胃肠道炎症/溃疡、胆管炎时也可见CEA增高；吸烟人群的CEA水平略高于健康人。动态观察CEA浓度变化对肿瘤诊断和监测具有重要意义。

【项目名称：甲胎蛋白】

1.**英文或缩写** AFP

2.**受检者准备** 空腹

3.**样本要求** 血清，避免溶血、乳糜血；标本采集2小时之内送检。

4.**临床意义** 60%~70%原发性肝癌患者血清AFP水平升高，有时睾丸癌、卵巢肿瘤、恶性畸胎瘤等患者AFP也会增高。急慢性病毒性肝炎及肝硬化患者也发现有血清AFP的升高。生理情况下，孕妇AFP可升高。

【项目名称：糖类抗原125】

1.**英文或缩写** CA125

2.**受检者准备** 空腹

3.**样本要求** 血清，避免溶血、乳糜血；标本采集2小时之内送检。

4.**临床意义** 卵巢癌患者血清CA125明显升高，其他非卵巢恶性肿瘤也有一定的阳性率，如乳腺癌、胰腺癌、胃癌、肺癌、结肠直肠等。非恶性肿瘤，如子宫内膜异位症、盆腔炎、卵巢囊肿、胰腺炎、肝炎、肝硬化等也有不同程度升高，但阳性率较低。

【项目名称：糖抗原19-9】

1.**英文或缩写** CA19-9

2.**受检者准备** 空腹

3.**样本要求** 血清，避免溶血、乳糜血；标本采集2小时之内送检。

4.临床意义　CA19-9水平升高见于多种消化系恶性肿瘤（如胰腺癌、结直肠癌、胃癌以及肝癌）患者，尤其是晚期胰腺癌患者。病毒性肝炎、肝硬化、胰腺炎以及非恶性胃肠疾病患者中CA19-9也可能升高。

【项目名称：糖抗原15-3】

1.英文或缩写　CA15-3

2.受检者准备　空腹

3.样本要求　血清，避免溶血、乳糜血；标本采集2小时之内送检。

4.临床意义　乳腺癌辅助诊断指标，30%~50%乳腺癌患者CA15-3可明显升高，也可用于乳腺癌术后随访、肿瘤复发、转移监测。肺癌、结肠癌、胰腺癌、卵巢癌、子宫颈癌、原发性肝癌患者中也有一定的阳性率。

【项目名称：前列腺特异性抗原（总）】

1.英文或缩写　PSA

2.受检者准备　空腹

3.样本要求　血清，避免溶血、乳糜血；标本采集2小时之内送检。

4.临床意义　早期前列腺癌患者总PSA轻度增高，晚期明显增高，前列腺切除术后明显下降。前列腺炎时可轻度增高。

【项目名称：前列腺特异性抗原（游离）】

1.英文或缩写　FPSA

2.受检者准备　空腹

3.样本要求　血清，避免溶血、乳糜血；标本采集2小时之内送检。

4.临床意义　前列腺癌辅助诊断指标。文献报道当PSA-T升高时，如FPSA/PSA <15%，提示前列腺癌变的可能性较大；FPSA/PSA 比值>25%时，提示前列腺增生的可能性较大。

【项目名称：铁蛋白】

1.英文或缩写　Fer

2.受检者准备　空腹

3.样本要求　血清，避免溶血、乳糜血；标本采集2小时之内送检。

4.临床意义　血清铁蛋白是判断体内铁贮储量的重要指标，在诊断缺铁性贫血、铁负荷过度、营养状况调查等方面具有重要意义。临床上铁蛋白也可作为一种肿瘤标志物，有一定的参考价值。升高见于恶性肿瘤（如白血病、肺癌、胰腺癌、乳腺癌、卵巢癌、大肠癌等）、急性肝炎、急性感染、慢性肾病、血色素沉着症、戈谢病、慢性炎症性疾病等。降低见于缺铁性贫血、失血等。

【项目名称：神经特异性烯醇化酶】

1.英文或缩写　NSE

2.受检者准备　空腹

3.样本要求　血清，抽血后2小时送检。

4.临床意义　升高常见于神经母细胞瘤，阳性率约为96%~100%，当血清NSE>100μg/L时，提示预后差；另外小细胞肺癌、甲状腺髓样癌、嗜铬细胞瘤、转移性精原细胞瘤、黑色素瘤、胰内分泌瘤等也可见升高。

【项目名称：胃蛋白酶原 I / Ⅱ】

1.英文或缩写　PG I / Ⅱ

2.受检者准备　空腹

3.样本要求　血清

4.临床意义　可用于胃部疾病辅助诊断，如萎缩性胃炎，对早期胃癌筛查有重要参考价值。

三、其他

【项目名称：C-反应蛋白】

1.英文或缩写　CRP

2.受检者准备　空腹

3.样本要求　血清，避免溶血、乳糜血；标本采集2小时之内送检。

4.临床意义　CRP增高常见于一些感染性疾病、菌血症、恶性肿瘤、活动性结核、急性风湿、类风湿性疾病、系统性红斑狼疮等。

【项目名称：超敏C反应蛋白】

1.英文或缩写　hsCRP

2.受检者准备　无特殊要求。

3.样本要求　血清，全血血浆。

4.临床意义　hsCRP是临床实验室采用了超敏感检测技术，能准确的检测低浓度C反应蛋白，提高了试验的灵敏度和准确度，是区分低水平炎症状态的灵敏指标，是全身性炎症反应急性期的非特异性标志物，也是心脑血管事件风险评估重要指标之一。

【项目名称：免疫球蛋白G】

1.英文或缩写　IgG

2.受检者准备　空腹

3.样本要求　血清，避免溶血、乳糜血；标本采集2小时之内送检。

4.临床意义　IgG增高可见于IgG型多发性骨髓瘤、类风湿关节炎、系统性红斑狼疮、黑热病、慢性肝炎活动期及某些感染性疾病。lgG减低见于肾病综合征、自身免疫病、原发性无丙种球蛋白血症、继发性免疫缺陷。

【项目名称：免疫球蛋白A】

1.英文或缩写　IgA

2.受检者准备　空腹

3.样本要求　血清，避免溶血、乳糜血；标本采集2小时之内送检。

4.临床意义　lgA增高可见于lgA型多发性骨髓瘤、类风湿关节炎、系统性红斑狼疮、肝硬化、湿疹、血小板减少及某些感染性疾病。lgA减低见于自身免疫病、输血反应、原发性无丙种球蛋白血症、继发性免疫缺陷及吸收不良综合征。

【项目名称：免疫球蛋白M】

1.英文或缩写　IgM

2.受检者准备　空腹

3.样本要求　血清，避免溶血、乳糜血；标本采集2小时之内送检。

4.临床意义　IgM增高多见于风湿性关节炎、巨球蛋白血症、系统性红斑狼疮、黑热病、肝病及某些感染性疾病。lgM减低见于原发性无丙种球蛋白血症、继发性免疫缺陷。

【项目名称：免疫球蛋白E】

1.英文或缩写　IgE

2.受检者准备　空腹

3.样本要求　血清，避免溶血、乳糜血；标本采集2小时之内送检。

4.临床意义　lgE增高相关的常见疾病有：过敏性哮喘、季节性过敏性鼻炎、特应性皮炎、药物性间质性肺炎、支气管肺曲菌病、类天疱疮及某些寄生虫感染等。IgE减低见于原发性无丙种球蛋白血症、继发性免疫缺陷。

【项目名称：类风湿因子】

1.英文或缩写　RF

2.受检者准备　空腹

3.样本要求　血清，避免溶血、乳糜血；标本采集2小时之内送检。

4.临床意义　类风湿关节炎筛查指标，有条件机构可联合抗环瓜氨酸肽抗体（CCP）检测提高类风湿关节炎诊断的特异度和准确度。

第八章 医学辅助检查

第一节 超声体检项目及要点

超声检查因为操作方便、无创、性价比高、可重复性好等优势，广泛应用于健康体检中，是不可或缺的检查项目之一。目前较为常见的超声检查项目包括腹部超声（肝、胆、胰、脾、肾）、盆腔超声（女性包括子宫和双侧附件，男性则为前列腺）、甲状腺超声、颈动脉超声、乳腺超声等。超声检查方法包括经体表超声和经腔内超声（经阴道妇科超声检查）。

健康体检中，规范、高质量的超声检查不但是体检核心目的的体现，也是提升受检者的信任感和复检率的重要因素之一。体检超声医师能够准确发现病变确保不漏诊，比之给出精确超声诊断更有意义。因此体检超声相关质量控制显得尤为重要，其中针对超声体检从业人员的质量控制是重中之重。确保质量的基本要求是超声体检人员掌握扎实的理论知识、实施规范的操作手法和采用规范化的超声术语描述。

一、超声基本概念、体检观察要点及留图规范

（一）超声检查回声强度分级

超声诊断是利用界面回声和背向散射回声的信息成像。声像图中人体组织和体液回声强度大致可以分为：高回声（hyperechoic）、等回声（isoechoic）、低回声（hypoechoic）和无回声（anechoic）（图1）。有学者主张将极高水平的界面回声反射和极低水平的散射回声分别称之为强回声和极低回声。在超声报告中应该使用以上六个回声类别去描述病变，而避免使用类似"液性暗区"等的不规范术语（图1）。

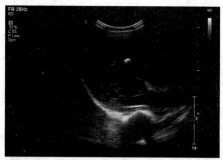

图1 所示为肝右叶声像图，肝实质回声为等回声，其内钙化灶的回声为强回声，

门静脉及下腔静脉内为无回声

（二）体检超声检查及留图要点

超声检查过程中应使用规范化扫查断面，尽量做到不漏诊，发现病变，需多角度多切面扫查，详细评估病变的声像图特征。

规范化留图是质量控制的重要环节。留图要求存储所有阳性及重要阴性图片，注意选择正确的探头及仪器预设条件，尽量避免噪声和人为调节出现的伪像。

1.正常图像留存，每个部位的超声检查结果如果是阴性，需留取每个脏器的重要阴性切面，并注意标注正确的体表标示。

（1）腹部体检超声留图应常规包括　肝脏右肋缘下斜切、胆囊长轴切面、胆总管（CBD）长轴切面、胆总管处显示门脉彩色多普勒血流图像、胰腺横切面、双肾纵切面、脾脏左侧肋间斜切、脾门处脾静脉+胰尾彩色图像（图2）。

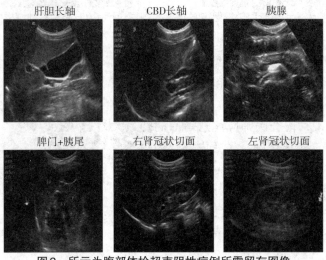

图2　所示为腹部体检超声阴性病例所需留存图像

（2）男性盆腔超声留图应包括前列腺最大横切面和正中矢状切面（图3）；女性盆腔留图应包括子宫长轴切面图像（含宫体、宫颈、内膜）、子宫宫体部横切面以及双侧卵巢的最大切面图像（图4）。

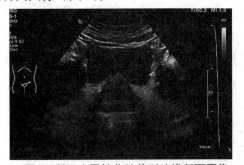

图3　所示为男性盆腔前列腺横断面图像

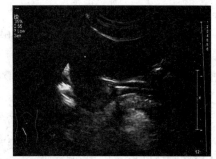

图4　所示为女性盆腔子宫正中矢状断面图像，显示宫体、宫颈和内膜

（3）甲状腺超声检查留图需留甲状腺最大横切面，显示峡部，并保持气管位于图像正中，同时需分别留取甲状腺双侧叶的最大长轴切面及其彩色血流图像（图5）。

（4）颈动脉超声检查需要留取双侧颈动脉分叉处短轴切面及长轴切面声像图，要求清晰显示动脉内膜光滑度和内中膜厚度；同时留取颈动脉分叉处以及远端能同时显示颈内动脉和颈外动脉血流的彩色多普勒声像图（图6）。

图5　所示为甲状腺最大横断面二维图像

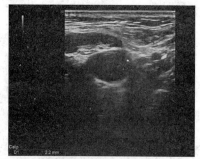

图6　所示为右侧颈总动脉横断面图像，内中膜增厚时选择最厚处横断面测量

（5）乳腺超声检查需要分别留取双侧乳腺图像，能够体现正常腺体结构，并留取相应彩色血流图像（图7）。

2.对于阳性发现，检查医师应注意留取病变最大切面及其垂直切面二维声像图，病变内部及周边彩色血流图像，能够显示病变与周围脏器关系的声像图以及具有诊断及鉴别诊断意义的病变内部细节声像图。

3.超声体检过程中注意详细询问患者病史，有条件的需要参考往年超声体检结果，有助于提高检查质量，避免漏诊。

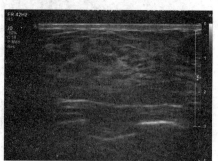

图7　所示为一侧乳腺二维图像，显示腺体各层结构

二、超声体检在不同脏器中的应用

（一）肝脏体检超声检查

1.检查目的　评估肝脏体积及形态、边缘及包膜情况、实质回声变化及均匀程度，内部管道结构是否清晰，有无占位性病变，必要时加用彩色多普勒判断血流情况。

2.肝脏超声扫查方法　标准切面检查方法分为剑突下横断扫查、剑突下纵断及斜断扫查、右肋弓下斜断扫查、右肋间斜断扫查、右季肋部肋弓下扫查，必要时需加扫左肋弓下和左肋间斜断扫查。扫查过程中需要患者配合变换体位和呼吸运动。

3.体检常见疾病诊断与鉴别诊断

（1）肝脏发育异常　肝脏发育异常包括发育不全、位置异常、肝脏附裂以及血管异常等，在超声检查过程中如果发现肝脏位置、形态、大小以及内部结构出现异常情况时，超声体检医师应能够正确识别和判断，给出客观正确的超声诊断结论。

（2）肝实质弥漫性病变的声像图表现及诊断思路　正常肝脏回声较肾皮质稍强而低于胰腺回声。在肝脏弥漫性病变时，这种相互关系将发生变化。

肝实质弥漫性病变可以表现为肝实质弥漫性回声增强——"明亮肝"，也可以是弥漫性回声减低而门静脉管壁回声相对明显增强呈现"满天星"。同时，还应注意回声是否均匀、有无增粗。回声增强后方有无衰减，程度如何。肝内血管系统及胆道系统有无改变。

1）脂肪肝：是体检过程中常见的病变，分为弥漫型和局限型。声像图表现为：

①肝脏体积增大，形态饱满，包膜光滑，轮廓模糊。

②回声：肝脏回声增强，弥漫型脂肪肝表现为"明亮肝"，可存留部分正常肝组织，表现为不规则形或圆形的低回声区（图8）。

③局限型分为三个类型：叶段型、团块型、小叶间型。

④正常管道结构的改变：肝内管道显示不清，血管管径变细，管壁回声模糊或消失，没有血管移位或受压中断（图9）。

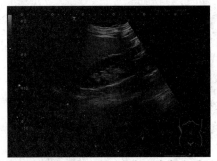 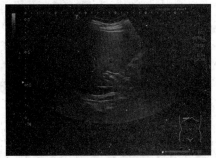

图8 所示肝实质回声增强，与邻近右肾实质回声相比对比明显增强　　图9 所示肝右叶声像图，肝实质回声增强，肝内管道显示不清，管壁回声模糊

⑤鉴别诊断：局灶性脂肪肝需要与肝内占位性病变如肝癌和肝脏血管瘤相鉴别。

2）肝硬化：可以分为门脉性肝硬化、坏死后性肝硬化、胆汁性肝硬化。声像图表现为：

①肝脏形态和体积：肝右叶萎缩，左叶轻度萎缩或肿大；表面不光滑，呈锯齿状或结节状；肝脏边缘变钝。

②回声：肝实质回声增强、增粗，肝内可见多发再生结节（直径0.3~1.5cm），呈"鹅卵石样"声像图（图10）。

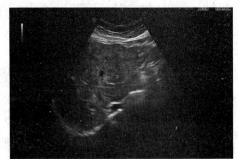

图10 所示为肝右叶声像图，肝实质回声增粗，表面不光滑，肝实质内可见多发再生结节样改变

③肝内管道结构变化：后期出现肝静脉变细甚至闭塞，管腔粗细不一；门静脉扩张，走行扭曲和走向失常，移位，呈"海绵样变"；肝动脉代偿性扩张和增生。

④门脉高压征象：脾大，侧枝循环扩张、迂曲及重新开放，门脉血流速度减低、波动减弱或消失，腹水。

⑤其他：胆囊肿大，胆囊壁水肿增厚；肝尾叶肥大，静脉韧带肥厚。

⑥超声体检医师要能够识别肝实质的回声变化，能够准确给出肝实质弥漫性病变或是肝硬化的诊断。

（3）肝实质局灶性病变的声像图表现及诊断思路　超声检查对发现肝实质局灶性病变十分敏感。但是，多种因素可干扰肝脏局灶性病变的检出，例如：患者体型是否合并肝实质弥漫性改变，局灶病变的大小、位置及回声类型等。等回声病变多靠其挤压周围肝实质产生的占位效应来发现。接近膈顶部的病变也容易漏诊。

1）肝囊肿：肝囊肿表现为肝内缓慢生长的良性囊性病变。

典型声像图表现：肝内单发或多发的圆形或类圆形无回声区，囊壁菲薄，边缘光滑整齐，与周围组织境界分明（图11）。部分囊内可见纤细强回声分隔，合并出血或感染时内部可出现絮点状中强回声沉积。后方回声增强，侧方可见侧边声影。CDFI：囊内无彩色血流信号显示。

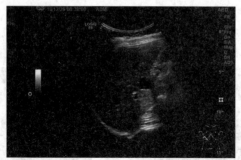

图11　所示为肝右叶内囊性无回声，边缘光滑整齐，后方回声增强

肝单发囊肿需要与其他囊性病变鉴别，如肝内血管囊性扩张、肝包虫性囊肿、肝血肿或肝脓肿；肝内多发囊肿需要与多囊肝鉴别。

2）肝血管瘤：肝血管瘤是肝内最常见的良性肿瘤。声像图表现为：

①高回声型：圆形或椭圆形的高回声病变，其内可见细小的筛网状低－无回声，边界清晰、锐利，呈"浮雕样"。部分后方可以出现回声增强（图12）。

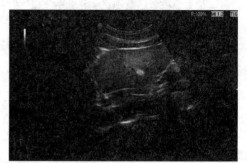

图12　所示为肝左叶内高回声血管瘤，边界清楚锐利，呈"浮雕样"

②低回声型：圆形或椭圆形的均匀低回声，边界清晰、规则，内部可见不规则"小等号"状血管断面图像。外周常常可见血管壁样高回声环绕。瘤体后方回声可有增强。

③混合回声型：多见于体积较大的血管瘤，直径超过4~5cm。表现为肝内圆形或不规则形混合回声团，边界较清，部分内部可见强回声钙化伴后方声影。

④彩色多普勒超声检查难以检测到血流信号。

⑤血管瘤需要与肝内其他实性占位性病变鉴别，如肝内局灶性结节性增生、肝细胞癌、肝内转移癌等。

3）原发性肝癌：原发性肝癌90%为肝细胞癌，少见类型有胆管细胞癌和混合细胞癌。声像图表现为：

①巨块型：>5cm，混合回声型多见，其次为高回声，极少表现为低回声，中心可有坏死液化，边界清晰，形态不规则，易并发破裂出血（图13）。

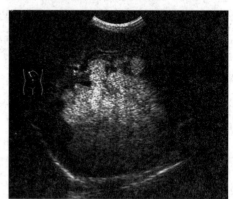

图13　所示肝右叶巨大团块状不均匀高回声，边界不清，形态不规则，具有明显占位效应

②结节型：结节直径在2~5cm之间，多数为多发，表现为结节状不均匀高回声型或不均匀低回声型，边界欠清，外周可以出现不典型声晕或较薄的不完整高回声带包绕。常常伴有明显的肝硬化声像图表现。

③弥漫型：肝脏体积增大，形态失常，表面凹凸不平，似肝硬化表现，内部弥漫分布大小不等的低回声结节。门静脉内可见瘤栓。

④小肝癌型：结节直径<3cm，单发，多为低回声，边界清晰，有声晕。部分可见侧边声影。多伴有肝硬化。

⑤继发征象：巨块型肝癌周围肝组织内可见卫星结节，表现为圆形或椭圆形、边界清楚的低回声病变，周边有声晕，直径多在2cm左右，数目不定；门静脉癌栓主要表现为门静脉主干或其分支内低回声填充，低回声内可见血流信号。癌栓广泛形成可致门静脉周围出现"海绵样"变。

⑥CDFI：癌灶内或边缘可见血流信号，可探及动脉频谱，周围血管受压移位。

（二）胆道系统超声检查

1.检查目的　胆道系统包括胆囊和胆管，超声体检需要评估胆囊形态、大小，胆管有无扩张，排除结石及占位性病变。

2.适应证　胆道系统先天性变异、炎症、结石、胆囊息肉样病变及胆道系统占位性病变。

3.胆道系统测量方法和相关正常值。

①胆囊长径：正常胆囊长径不超过9cm。

②胆囊横径：为胆囊体的最宽径。正常不超过3.5cm。

③胆囊壁厚：不超过0.3cm。

④正常胆总管内径随年龄增加，老年人可达10mm，甚至12mm。

4.胆道系统超声检查前准备　检查前8小时禁食，空腹检查。必要时，可在空腹检查后饮水300~500ml再进行检查。

5.胆道系统超声扫查方法　应沿胆囊长轴及短轴连续动态扫查，完整全面的观察胆囊大小、形态和腔内情况。寻找胆囊过程中应注意询问患者有无胆囊切除病史，对于胆囊切除术后的患者，需对胆总管进行细致扫查。

6.体检常见疾病诊断与鉴别诊断

（1）胆囊先天性异常的诊断要点　无合并的先天性胆囊异常通常不产生临床症状，多数在体检时偶然发现。常见的发育异常包括：先天性胆囊发育不全、双胆囊、异位胆囊、胆囊折叠、胆囊憩室等。

（2）胆囊体积增大的诊断与鉴别诊断要点

1）病因：胆囊体积增大可以是胆道系统原因，而对于健康体检人员，无症状的胆囊体积增大可能更为多见，例如先天性变异、长时间禁食、药物影响等。扫查过程中应注意询问病史和临床表现。

2）胆囊增大的声像图特征：胆囊的大小的个体差异很大。长径大于9.0cm，横径大于4.0cm即可诊断胆囊增大。但是，胆囊肿大的程度与有无梗阻和梗阻的程度、时间，胆囊壁是否有纤维化等因素有关，判定胆囊是否增大时，应结合病史、胆囊形态综合考虑。尤其要注意胆囊的张力，如横断面呈圆形，加压扫查不易变形等。超声测量横径增大比长径增大更重要。

（3）胆囊体积减小

1）病因：胆囊疾病包括慢性胆囊炎、胆囊颈管梗阻等，往往伴有相关的病史和临床表现。

2）胆囊缩小的声像图特征：空腹胆囊长径小于2.5cm，即诊断为胆囊缩小。

3）胆囊缩小的鉴别诊断需要超声体检医师结合胆囊超声表现，例如胆囊壁和胆囊腔内情况，以及患者临床表现综合判断。

（4）胆囊壁增厚

1）胆囊壁增厚可以是胆道系统疾病和非胆道系统疾病的原因，也可以是正常排空的胆囊。

2）胆囊壁增厚的声像图特征：空腹胆囊壁厚>3mm，即可诊断为胆囊壁增厚。表现为局限性增厚和弥漫性增厚。

3）引起胆囊壁增厚疾病的超声诊断。

①急性胆囊炎：声像图显示胆囊增大，外形饱满，张力增高、壁轻度增厚，黏膜粗糙；胆汁透声差。胆囊探头触痛，即超声"墨菲征"阳性。

②慢性胆囊炎：80%以上慢性胆囊炎与胆囊结石并存。慢性炎症致囊壁增厚，脂餐后收缩差或是不收缩。晚期病例胆囊萎缩变形，残腔小，腔内回声取决于内容物的性质。囊壁回声显著增厚，与肝脏分界不清，或出现"WES"征（图14）。亦可出现胆囊显著增大，无收缩功能。慢性胆囊炎的病理过程不同，声像图差异较大。

③胆囊癌（carcinoma of gallbladder）：厚壁型胆囊癌表现为胆囊壁局限性或弥漫性增厚，前者往往以颈部、体部增厚更多见；囊壁正常结构破坏，回声不均匀；增厚区回声多数减低；黏膜和浆膜表面多不规则，连续性中断；增厚区内多有血流信号。

④胆囊腺肌增生症：根据增生部位和范围，分为局限型、弥漫型和节段型三种类型。声像图表现为胆囊壁局限性或弥漫性增厚，局限型者好发于胆囊底部，与胆囊壁无分界，基底较宽。典型特征是增厚的囊壁内可见小囊状无回声区。小囊内常可见小粒状强回声点，伴"彗星尾"征。胆囊浆膜层和黏膜层连续完好（图15）。

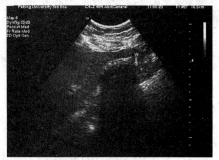
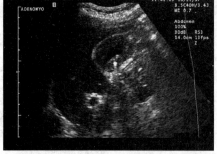

图14　所示为胆囊充满型结石，胆囊腔内充满强回声，后伴宽大声影，呈"WES"征　　图15　所示为胆囊声像图，胆囊壁弥漫性增厚，壁内可见小囊状无回声及多发点状强回声伴"彗星尾"征

⑤非胆囊原因引起的胆囊增厚多数有明确的相关临床病史，尽管其声像图相似，但依据病史不难确定原因。

（5）胆囊内异常回声

1）病因复杂，可由胆囊的原因所致，也可因非胆囊原因引起，最多见的是结石和息肉样病变。

2）胆囊结石

①典型胆囊结石声像图表现为胆囊内强回声团，后方伴有声影，随体位改变可移动

（图16）。

②不典型胆结石：胆囊充满型结石表现为胆囊床显示边界清晰的弧形强回声带，后方有声影。胆囊壁增厚时，强回声带包绕一层弱回声带，即"WES征"（图2-5-14）。胆囊泥沙样结石或碎小结石，胆囊后壁呈粗糙的沙粒样强回声带，伴有宽大的声影，随体位改变向重力方向移动。

3）胆囊息肉样病变：包括胆固醇息肉、炎性息肉、肿瘤样息肉和腺瘤。胆囊息肉样病变声像图表现为附着于或来源于胆囊壁的息肉样异常回声，无声影，不随体位改变移动。

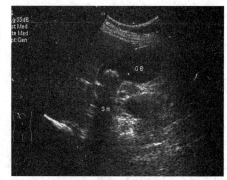

图16 所示为胆囊长轴声像图，腔内可见团块状强回声伴声影

①胆固醇息肉样沉积：固定于胆囊壁的粟粒状或桑椹状结节，多数直径<0.5cm，一般不超过1cm；多发，少数为单发；表面不光滑；回声较高；内部无血流信号（图17）。

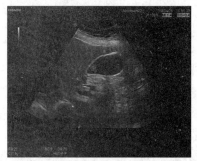
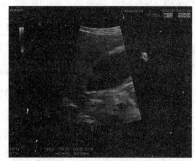

图17 左图所示为胆囊壁实性结节附着，基底窄；右图所示为结节内未见明显血流信号

②腺瘤：多数直径>0.5cm，单发，有蒂或基底较宽，内部回声较低，表面平滑，内部有血流信号。

③胆囊息肉样病变的大小对判别良恶性有重要参考价值，同时需要结合患者以往超声检查结果或者询问病史综合评估。如可疑恶性改变，需嘱患者进一步门诊复查。

4）胆囊癌：胆囊癌几乎都伴有慢性胆囊炎，多数有胆结石。根据胆囊癌的生长浸润方式及其声像图特征，分为下述类型：

①小结节型和蕈块型：多数（80%）发生于颈部，且大于10mm；基底较宽，与胆囊壁分界欠清楚，表面不光滑，多有胆泥沉积形成的点状高回声，内部呈低回声或稍高回声；胆囊壁连续性中断；CDFI可能显示结节内部有血流信号（图18）。

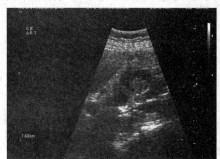
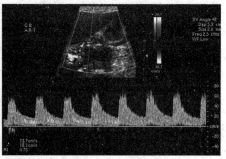

图18 左图所示胆囊轮廓不清，壁上可见团块状高回声，局部胆囊壁显示不清；右图所示为结节内动脉血流信号

②厚壁型：胆囊壁局限性或弥漫性增厚，前者往往以颈部、体部增厚更多见；囊壁正常结构破坏，回声不均匀；增厚区回声多数减低；黏膜和浆膜表面多不规则，连续中断。增厚区内多有血流信号。

③混合型：胆囊壁增厚伴有乳头状或菌伞状肿块突入胆囊腔，即同时有结节型和厚壁型的表现。

④实块型：胆囊肿大，形态不规则，胆囊腔大部或全部消失，呈现为一个低回声或回声粗乱而不均的实性肿块；胆囊残腔内充满不均质的斑点状回声，其内有时可见结石强回声团伴有声影，胆囊与肝脏分界模糊，有时酷似肝脏内肿瘤；CDFI显示肿块内丰富的血流信号。

⑤胆囊癌的声像图间接征象：肝门部胆管阻塞，肝内胆管扩张；肝实质受侵犯和肝内转移灶；肝门部淋巴结肿大。

⑥胆囊癌的鉴别诊断：实块型胆囊癌需要与肝癌及胆囊腔内胆泥相鉴别。

（三）胰腺超声检查

1.检查目的　评估胰腺体积、形态、内部回声，判断有无胰腺实质弥漫性病变和局灶性占位性病变。

2.适应证　胰腺先天性变异、胰腺炎、囊性及实性占位性病变。

3.胰腺检查前准备　一般在禁食后进行检查，此时胃肠道内气体较少，利于观察胰腺。必要时，可嘱患者适量饮水充盈胃腔后，提供胰腺检查声窗。一般饮水后，由于混有吞咽时的气泡，胃腔内液体可呈强回声，但嘱患者适当改变体位后多很快消失。

4.超声扫查方法　仰卧位是胰腺检查最常用和首选的体位。在上腹部脐上约5cm处（相当于第1~2腰椎）做横断面扫查，观察胰腺的长轴切面。患者深吸气，通过下移的肝左叶作声窗检查胰腺。位于胰腺后方与胰腺伴行的无回声脾静脉结构是确认胰腺的重要解剖学标志。通过左侧脾区冠状断面扫查可以显示胰尾。

除胰腺长轴切面外，胰腺短轴切面（探头于腹部矢状断面扫查）是观察胰腺及胰腺病变与周围组织关系的重要补充断面。

5.正常胰腺大小及声像图特点

胰腺实质呈均匀一致的强回声，略高于肝脏回声，回声强度随年龄增加有所增加，并可呈不均匀分布。正常主胰管内径2~3mm，其内径随年龄增加而有所增加。

正常胰腺各部位前后径测量参考值如下：胰头约2.5~3.5cm；胰体约1.75~2.5cm；胰尾约1.5~3.5cm。胰腺的体积受多种因素影响，并且随年增加出现萎缩。因此其体积测量径线仅作为参考。

6.体检常见疾病诊断与鉴别诊断

（1）胰腺先天性发育异常　包括环状胰腺、胰管分裂、异位胰腺等，超声体检过程中发现胰腺形态、位置和内部结构异常时，应注意识别相关的解剖变异。

（2）胰腺弥漫性病变　胰腺弥漫性病变最常见的原因是胰腺炎，其中急性胰腺炎是临床常见的急腹症之一，在常规超声体检中很少遇到。超声检查结合相关的临床表现和实验室检查结果，超声可以给出相应诊断。声像图表现为：胰腺体积增大，回声多减低，回声不均匀。病情加重时，胰腺回声增强，回声明显不均匀，腺体边界不清晰（图19）。

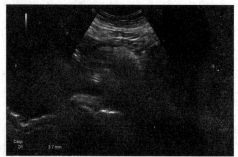

图19 所示为胰腺长轴切面，胰腺形态饱满，体积增大，轮廓不清晰，
胰腺实质回声不均匀，胰周可见少量渗出

慢性胰腺炎时腺体萎缩，回声不均匀，胰管可呈串珠样扩张伴多段局部狭窄，有时可见结石强回声。

（3）胰腺囊性限局性病变 胰腺局限性囊性病变包括假性囊肿和囊性肿瘤性病变。假性囊肿可位于胰腺表面，腺体内或整个小网膜囊，而胰腺囊性肿瘤性病变多位于胰腺实质内，发病率低，多为浆液性囊腺瘤（微囊腺瘤）以及黏液性囊腺瘤（大囊腺瘤）。

1）胰腺假性囊肿的超声表现为胰周或胰腺内的无回声区，内部含有坏死组织或凝血块时表现为有回声结构。小的囊肿通常短期内自行吸收，囊肿直径小于5cm的可保守治疗。

2）胰腺囊性肿瘤超声表现为边界相对清晰的囊性肿物，声像图特点取决于瘤体内囊肿大小及囊内成分，肿瘤周边及内部囊间分隔上有时可探及血流信号，大多数胰腺囊性肿瘤需要通过MRI相关检查确诊。

（4）胰腺实性限局性病变

胰腺癌：约2/3的胰腺癌发生在60岁以上患者。约70%的胰腺癌发生在胰头。临床表现取决于病变发生部位，胰头部肿瘤由于容易引起胆道梗阻而早期出现临床症状，约25%的患者出现无痛性胆囊肿大合并黄疸。

超声表现：胰腺内局限或弥漫性肿物，肿物直径多大于2cm，边界清晰。胰头肿物多引起胰头弥漫性肿大，而体尾部肿瘤可引起胰腺外形不规则（图20）。

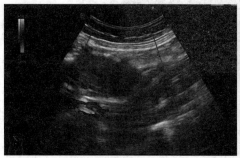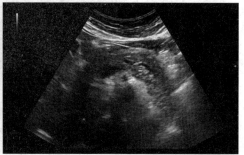

图20 左图所示为胰头区短轴切面，局部可见实性低回声肿物，边界不清，形态不规则，
内部可见少许血流信号；右图所示为胰腺长轴切面，可见胰体尾部胰管轻度扩张

80%~90%的胰头癌合并胆总管扩张，胰管扩张的发生率约占97%。

大多数胰腺癌为低回声肿物，当伴发胰腺炎时，回声多不均匀。

75%的患者出现肝转移。胰腺癌的淋巴侵犯，可表现为胰周血管旁组织增厚及淋巴结肿大。

胰腺癌需要与慢性胰腺炎及胰周病变鉴别，后者包括腹膜后肿物、淋巴瘤、肾肿瘤、动脉瘤。

（四）脾脏超声检查

1.检查目的　评估脾脏位置、形态、大小，判断有无脾脏实质弥漫性病变和局灶性占位性病变。

2.适应证　脾大、外伤、脾实质弥漫性病变和脾内局灶性占位性病变。

3.正常脾脏大小及声像图特点　正常脾脏长轴断面呈半月形。膈面弧形光滑，整齐。脏面略凹陷。脾脏实质回声均匀，与肝脏大致相当或略强，而明显强于肾脏。

脾脏的大小可通过脾脏长轴测量头尾间距（脾长径）进行评估，一般成人脾脏长径不超过12cm。测量脾脏厚度时，自脾门向膈面最凸处测量取值，一般成人脾脏厚径男性小于4cm，女性小于3.5cm。

4.超声扫查方法　脾脏超声检查一般无需特殊准备。脾脏扫查一般将探头置于腋中线与腋后线之间，沿肋间隙对脾脏长轴进行系列纵断扫查。选择脾脏最长径和脾门血管进入处测量脾脏厚度。

5.脾脏体检常见疾病诊断与鉴别诊断

（1）先天性发育异常包括副脾、游走脾、无脾或多脾综合征，其中副脾是常见的先天性变异，通常位于脏面脾门附近。

超声表现为脾门附近边界清晰、圆形或卵圆形的等回声结节，内部回声均匀一致，通常有纤细包膜。如果发现脾脏血管分支进入副脾，则可确诊（图21）。

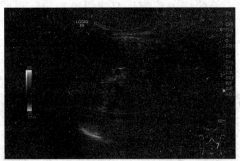

图21　所示为脾门区类圆形实性小结节，彩色多普勒检查未见明显血流信号

（2）脾脏弥漫性病变

1）脾肿大：超声检查通常能够在临床发现前明确脾脏是否肿大，但是无法明确病因。脾脏轻度肿大的标准为：成年男女脾脏厚径分别超过4cm和3.8cm，同时吸气后脾脏下缘超过肋缘线；或者脾脏最大长径超过11cm。超声体检过程中发现脾脏轻度肿大，应结合临床，或者建议受检者前往门诊复查以判断有无病理意义。部分健康青少年体检发现脾脏轻度肿大而健

康状况良好。中度脾脏肿大表现为脾脏体积增大，向下超过肋缘3cm，但未达脐水平，对周围脏器亦无压迫表现。重度脾脏肿大时，脾脏压迫推挤邻近器官，下缘可抵达左髂窝（图22）。

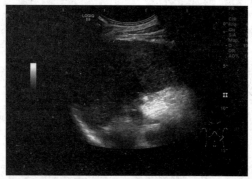

图22　所示为脾脏长轴切面，脾脏明显肿大，脾实质回声不均匀，内部可见弥漫分布低回声小结节，为淋巴瘤浸润脾脏表现

2）脾萎缩：超声测量脾脏厚度小于2cm或长径小于5cm可以诊断。多见于正常老年人，长期营养不良、慢性消耗性疾病等，放射治疗后也可引起脾脏萎缩。

（3）脾脏限局性疾病

1）脾脏囊性限局性疾病：常见的囊性病变包括脾脏囊肿、表皮样囊肿和淋巴管瘤。

脾脏真性囊肿超声表现为边界清晰的无回声区，后方回声增强。合并出血或感染时，囊腔内出现有回声结构。

表皮样囊肿属脾脏先天性疾病。通常单发，囊肿体积较大，内部可充满低水平回声，也可有分隔。

脾脏淋巴管瘤多表现为脾内的多房性囊性结构。

2）脾脏实性限局性病变

①病因：脾脏内实性限局性病变并不少见，但是其病种繁多。

②超声表现：脾脏淋巴瘤表现为脾内低回声结节，结节回声及形态类似脾梗死，脾脓肿或脾囊肿。

脾脏血管瘤的发生率可高达14%，超声表现多样，典型者可表现为边界清晰的高回声或低回声结节，类似肝脏血管瘤（图23）。也可为脾内混合回声结节，结节内出现大小不一的无回声区。此种超声表现与淋巴管瘤不易鉴别。

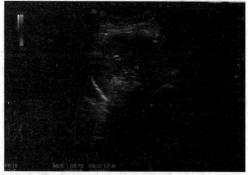

图23　所示为脾脏长轴图像，脾上极实质内可见低回声结节，内部回声呈筛网状，未见明显血流信号

脾内钙化灶较常见，特别是在老年患者中，多由陈旧性肉芽肿或感染所致。典型超声表现为脾内局灶性强回声，呈点状或等号样，后方可伴声影。

（五）肾脏超声检查

1.检查目的　评估肾脏形态、大小、实质回声、内部结构，判断有无实质弥漫性病变或局灶性占位性病变。

2.适应证　肾脏先天性变异、肾萎缩、肾脏肿大、肾脏弥漫性病变、肾脏局灶性占位性病变、肾结石、肾积水、感染性疾病。

3.超声检查体位和扫查方法

（1）患者取仰卧位，必要时采用左、右侧卧位，部分患者需要用到俯卧位。

（2）扫查方法

1）肾脏超声检查过程中，受检者常规取仰卧位或侧卧位，分别以肝脏和脾脏作为声窗显示右肾和左肾。连续动态扫查，显示肾脏冠状断面、纵断面、横断面及斜断面系列图像，确保全面细致的扫查。由于肋骨遮挡，需要患者配合深呼吸运动。必要时可以采取俯卧位，自背部探查肾脏。

（3）肾脏超声测量正常值（参考《实用腹部超声诊断学》）

男性：肾脏长径平均为10.7 ± 1.16cm，宽径平均为5.5 ± 0.94cm，厚径平均为4.4 ± 0.89cm。

女性：肾脏长径平均为10.3 ± 1.25cm，宽径平均为5.3 ± 1.02cm，厚径平均为4.1 ± 0.78cm。

4.体检常见疾病诊断与鉴别诊断

（1）肾脏先天性变异　肾脏先天性变异常常合并生殖系统畸形。肾脏常见的先天变异包括异位肾、马蹄肾、肾缺如、重复肾等。超声检查过程中发现肾脏位置、形态和结构异常时应注意识别是否为先天发育异常。

重复肾是泌尿系统最常见的先天性异常，分为完全重复和部分重复两种类型。超声检查显示肾脏体积增大，内部可见两组集合系统，表现为中央两个完全独立的肾窦高回声，由于发育不完善，上部肾窦常常合并积水（图24）。

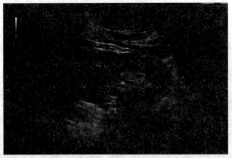

图24　所示为左肾长轴声像图，内部可见两组集合系统，上组集合系统扩张积水

（2）肾脏体积增大

1）病因：单侧多见于对侧肾异常导致的代偿性增大，亦可见于炎症性病变，肾积水，弥漫性肿瘤浸润；双侧增大可见于正常身材高大的人，糖尿病患者、多囊肾、双侧肾积水、肾实质弥漫性病变（急性肾小管坏死、肿瘤浸润）。

2）超声表现

①肾脏增大：径线测值增大，参见前文。

②内部结构：由于对侧肾脏异常产生的代偿性体积增大者，肾内结构清晰。双侧肾脏实质弥漫性病变者，内部结构可不清晰，如急性肾小管坏死，淋巴瘤浸润等。肾积水所致的肾脏体积增大，可以显示肾盂肾盏扩张，肾实质可有受压改变。局灶性病变导致单侧肾脏增大者可以探及正常肾脏结构。

③实质回声：根据导致肾脏体积增大的原因，肾实质回声可以增高或者减低。如淋巴瘤浸润时实质回声可以减低。

④多囊肾引起的肾脏体积增大可以表现为双侧肾内弥漫分布大小不等的无回声。

（3）肾脏体积减小

1）病因：单侧肾脏体积小可见于先天性发育不良或肾动脉狭窄。双侧多见于慢性肾功能不全。

2）超声表现

①可以发现肾脏体积减小的原因，比如先天性发育不良或者肾动脉狭窄。

②慢性肾功能不全者实质回声增强，内部结构不清晰，可以合并多发囊肿。

（4）肾脏局灶性病变

1）病因：囊肿，动脉瘤，结石，错构瘤，恶性肿瘤等。

2）肾囊肿：为肾内含液性病变，老年人多见，可单发或多发，表现为单侧肾脏或双侧肾脏内圆形或类圆形无回声，边界清楚，壁薄，后方回声增强，内部未见血流信号（图25）。囊肿合并出血或感染时，内部回声增多，称为复杂囊肿。对于复杂囊肿，超声体检医师应该高度关注囊内复杂成分的评估，必要时应建议患者进一步门诊复查以排除恶性病变。

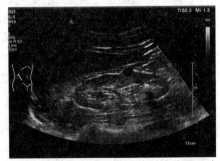

图25　所示为右肾实质内囊肿声像图，病变向肾外突出，边界清楚，壁光滑，菲薄

3）肾脏血管平滑肌脂肪瘤：是肾脏最常见的良性肿瘤。声像图多表现为高回声结节，边界清晰，内部常常探测不到血流信号（图26）。瘤体较大时可以合并出血，回声不均匀。

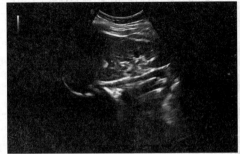 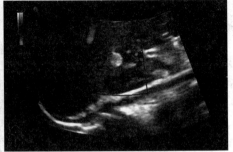

图26　左图所示为右肾长轴切面声像图，上部实质内可见高回声结节，边界清楚；右图所示病灶内未见血流信号

4）肾细胞癌：成年人肾脏实质恶性肿瘤最常见的为肾细胞癌。多见于40岁以上的中老年人，侵及肾静脉时，可以在血管内形成癌栓。也可以浸润肾盂肾盏或穿破肾包膜累及肾周组织，多经血行转移至肺和骨骼。

声像图表现为肾实质内异常回声肿物，呈圆形或椭圆形，边界较清楚，有球体感，内部回声多变，中等大的结节多呈低回声，少数呈强弱不等的混合回声或等回声，内部合并出血坏死时可见不规则无回声区，小肾癌常为高回声（图27）。瘤体较大时可有占位效应。彩色多普勒检查可以检测到瘤体内血流信号。超声发现可疑恶性结节时需注意探查肾静脉及邻近下腔静脉以评估有无瘤栓形成。

肾癌需要与肥大肾柱、肾复杂囊肿、肾脓肿以及邻近肝脏肿瘤相鉴别。

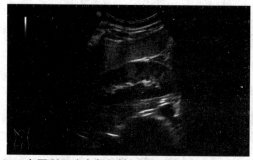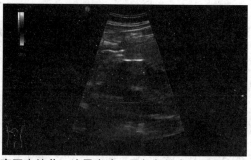

图27　左图所示为右肾长轴切面，中部实质内可见稍高回声结节，边界尚清，局部肾轮廓稍向外隆起；右图所示为瘤体内可见血流信号

（5）肾积水　肾积水表现为集合系统扩张，如果合并输尿管积水，则需尽可能追踪到膀胱。

各种引起尿路梗阻的原因都可以导致肾积水，例如：结石、血凝块、外源性压迫、输尿管狭窄以及过度充盈的膀胱等。对于过度充盈膀胱者，需要患者排尿后复查。

超声检查可以评估肾脏积水的程度和原因。声像图表现为肾盂不同程度的扩张，严重者可以合并肾盏扩张，重度积水者可以导致肾实质受压变薄，而实质厚度在一定程度上可以反映肾功能的可恢复程度。

（六）前列腺超声检查

1.检查目的　体检超声针对前列腺检查采用经腹壁扫查途径，由于前列腺位置较深，探头分辨率不足以显示前列腺内部细节信息，更多的是侧重于前列腺体积的测量和判断有无前列腺增生。

2.适应证　经腹壁前列腺扫查适用于测量前列腺体积、判断有无良性前列腺增生、评估有无明显的占位性病变。

3.前列腺检查前准备　患者取仰卧位，暴露下腹部至耻骨联合上方，患者需适量充盈膀胱，评估以利于显示后方的前列腺。

4.前列腺测量方法

（1）上下斜径（长径）　经腹壁扫查获取前列腺正中矢状断面图像，测量其上下最大径。

（2）横径（宽径）　与矢状扫查平面垂直，更接近前列腺斜冠状断面，而非横断面。

（3）前后径（厚径）　在正中矢状断面测量。

（4）体积估测　1/2（长 × 宽 × 厚）。

（5）正常前列腺的超声测值受到检查途径、超声仪器、检查位置和探查角度的影响，为了便于记忆和应用，通常把前列腺前后径、上下斜径和横径简略为2cm、3cm、4cm。

5.前列腺超声扫查方法　探头置于耻骨联合上缘中线处，探头指向后下方，适当加压扫查，向左右侧滑动扫查，可以获得前列腺系列矢状断面声像图；旋转探头90°，与矢状断面垂直，所获取的前列腺图像介于横断面与斜冠状断面之间。

6.体检常见前列腺声像图表现的诊断与鉴别诊断

（1）前列腺增大

1）病因：最常见的是良性前列腺增生，部分前列腺癌、前列腺炎也可以表现为前列腺增大。

2）良性前列腺增生的声像图表现

①前列腺外形光整，轮廓清晰，前列腺各个径线测值增大，以前后径增大为著。

②前列腺增生多以内腺增大为主，内腺呈圆形或近圆形，外腺受压变薄，内外线分界清晰。增大的内腺可以突入膀胱腔内。双侧内腺增大不对称时，尿道可以受压移位。

③内部回声：外腺回声较内腺为低，相对比较均匀。可以看到内外腺之间的斑片状钙化灶。

④增生的前列腺突入膀胱，需要与膀胱肿瘤相鉴别，经腹壁正中矢状断扫查可以有助于鉴别。

（2）前列腺局灶性病变

1）病因：前列腺增生结节、钙化灶、前列腺囊肿、前列腺癌、射精管区囊肿等。

2）经腹壁扫查可以显示体积较大的局灶性病变，有时难以区别囊实性，可以根据病变的位置推测可能的诊断，应该建议患者做经直肠超声或MRI进一步明确诊断。

（七）子宫及双附件超声检查

1.检查目的　体检超声需评估子宫及双附件区有无占位性病变。

2.适应证　先天性变异；子宫局灶性占位性病变，例如子宫肌瘤、腺肌症等；卵巢肿瘤、卵巢囊肿、子宫内膜异位等；输卵管病变；盆腔内病变。

3.超声扫查技巧　妇科体检超声检查分为经腹壁超声和经阴道超声两个检查途径，前者适用于未婚女性，需要适量充盈膀胱，已婚女性最好选用后者，可以更为清晰地显示盆腔内结构，无需特殊准备。

（1）经腹壁扫查

1）适用于未婚女性、月经期和老年女性阴道明显萎缩者，检查前需充盈膀胱，患者取平卧位，暴露下腹部至耻骨联合上缘。观察病变内回声变化或移动性时需要患者变换体位。

2）探头置于下腹部，进行纵向、横向、斜向及多角度扫查。显示子宫的纵断面和横断面。测量时需显示子宫最大纵断面，横断面测量需取子宫体部最宽处，与纵径垂直。卵巢的最长断面测量纵径，旋转探头90°测量卵巢最宽处的横径。

（2）经阴道扫查

1）检查前嘱患者排尿，脱右侧裤腿后取膀胱截石位检查，检查前腔内探头需配置隔离套。

2）检查过程中随时调整探头的位置和方向，全面的扫查子宫和双侧附件区。子宫及卵巢标准断面要求同经腹壁扫查。

（3）超声测量方法及观察内容

1）子宫正常测量值（参考《现代超声诊断学》）：子宫大小取决于年龄和激素水平。成年未育妇女子宫长径7~8cm（包括宫颈），横径4~5cm，前后径2~3cm。已生育妇女的子宫稍大，长径增加约1cm，多产妇增加约2cm，且正常变异较大。产后子宫均匀增大，以后逐渐趋于恢复，绝经后子宫萎缩。

宫颈与宫体之间在声像图上缺乏截然的区别，只能估算宫体与宫颈大致比例。成年妇女宫颈长2~3cm，子宫体底部与宫颈长径之比大致为2：1。绝经后宫体逐渐萎缩，大约1：1（子宫长3.5~6.5cm，前后径1.5~1.8cm）。

子宫内膜厚度：随月经周期的不同阶段而不等，晚期分泌期前后壁内膜总厚度不超过12mm。

2）卵巢的测量：须测量纵径、横径和前后径三条径线。成年妇女卵巢径线约为3cm×2cm×2cm，绝经后卵巢体积略小。

3）超声评估内容

①位置：正常情况下，子宫可以前位、中位或后位，亦可稍向左或向右倾斜。卵巢位于子宫两侧，可偏于子宫前方、后方或上方。超声检查需首先评估子宫及双侧卵巢位置及其关系，然后才能发现和识别异常结构，并评估异常结构与子宫和卵巢的关系，有助于诊断病变。

②大小和形态：应常规测量子宫、双侧卵巢及肿物的大小，并描述其形态，以便于超声随访或观察。

③内部回声：评估子宫、双侧卵巢的回声变化，发现肿物时，应给与相应的声像图描述。

④子宫周围组织情况：注意观察子宫、卵巢周围有无异常回声，直肠子宫陷凹及双髂窝有无积液等。

4.体检常见疾病诊断与鉴别诊断

（1）子宫肌瘤　通常为低回声，可能伴有后方声影；如果肌瘤发生变性和液化则呈无回声且后方回声增强；脂肪变性或钙化时则呈强回声。浆膜下肌瘤时可以导致子宫边缘呈分叶状。黏膜下肌瘤可引起宫腔回声变形。

（2）先天性畸形　例如双角子宫，横切子宫时宫底呈双叶形。

（3）宫腔内回声异常　内膜回声正常情况下表现为子宫中心的低回声，周边有线样强回声围绕，随月经周期可有相应变化。

超声发现内膜回声异常增厚或增强时可以进一步评估原因，例如炎性改变、腺瘤样增生或息肉，子宫内膜异位、子宫内膜癌或转移性卵巢癌、异位妊娠的蜕膜反应、宫内早孕等。

（4）宫内节育器　超声可以评估节育器的位置和形状。

（5）宫颈肥大　宫颈肥大可由局部肿物所致，例如平滑肌瘤、宫颈癌、子宫颈腺囊肿等，超声可以显示肿物囊实性，判别肿物性质。

（6）卵巢增大　双侧性增大多见于多囊性改变以及卵巢过度刺激综合征，单侧性增大多见于卵巢肿物。

①多囊卵巢：双侧受累。囊的直径小于10mm，且随经期大小无明显变化，囊一般不突出于卵巢被膜。

②卵巢非赘生性囊肿：卵泡囊肿、黄体囊肿、黄素囊肿、子宫内膜异位等，结合受检者的月经周期及临床病史超声可以给出诊断和鉴别诊断。

③卵巢肿瘤：是妇科常见的肿瘤，可发生于任何年龄，可以分为良性和恶性，其中恶性肿瘤又可以分为原发性和继发性。

囊性卵巢肿瘤绝大部分为良性，如浆液性囊腺瘤和黏液性囊腺瘤，表现为一侧或双侧卵巢圆形或椭圆形的无回声区，形态规则，边界清晰，后方回声增强，多房性者内部可见纤细强回声分隔。

囊性肿物表面或内壁出现乳头状高回声时，乳头越多越大，分支越多，恶性可能越大。

卵巢实性肿物可以为低回声、等回声或高回声，瘤体内成分多样可以致回声不均匀，如果肿块生长迅速，与周围组织分界不清，应考虑恶性肿瘤的诊断。

④体检超声可以评估卵巢肿物大小，判断囊实性，但是进一步诊断尚需慎重。需仔细观察肿瘤边界、内部回声、对侧卵巢及子宫情况，有无腹水。除少数卵巢肿瘤有特殊声像图表现外，绝大部分仍需结合临床综合考虑，检查结束应嘱受检者门诊就诊及进一步检查以明确诊断。

（八）甲状腺超声检查

1.检查目的　评估甲状腺位置、形态、大小、内部回声及血流情况，判断有无甲状腺实质弥漫性病变或局灶性病变。

2.适应证　甲状腺先天性变异、甲状腺实质弥漫性病变、甲状腺局灶性占位性病变。

3.甲状腺超声检查规范

（1）患者取仰卧位，充分暴露颈前区，头部后仰，必要时颈后放置垫枕。

（2）扫查方法

①横断面扫查：探头置于颈前正中自上而下扫查，扫查范围要涵盖甲状腺上下缘。需要强调的是左右侧叶需要分别进行横断面扫查。

②纵切面扫查：探头自甲状腺外缘向内纵切面扫查。

③正常甲状腺实质回声均匀，回声接近正常颌下腺实质的回声强度，高于颈前肌群回声水平。正常甲状腺内可见少许散在血流信号，妊娠期血流可有增多。

④甲状腺最大横切面时测量甲状左、右侧叶和峡部的前后径。目前国内关于甲状腺正常值尚无统一标准，参考值范围为：长径4~5.5cm，左右径为2~2.5cm，前后径为1.0~1.8cm。

⑤病变位置表浅时可以放置导声垫。

4.体检常见甲状腺声像图表现的诊断与鉴别诊断

（1）甲状腺实质弥漫性病变

1）桥本氏甲状腺炎：又称慢性淋巴细胞性甲状腺炎，是一种慢性自身免疫性疾病。声像图表现为：①甲状腺双侧叶弥漫性、对称性增大，峡部增厚明显。②腺体内可见多发散在或弥漫分布低回声区，其间高回声纤维化可以使腺体回声呈网格样。③CDFI：早期血流正常，或略有增加，病情进展，可见血流丰富，也可呈"火海样"改变，病情进展至后期，血流减少。

桥本氏甲状腺炎有时合并淋巴瘤或甲状腺癌，需要超声医师仔细甄别（图28）。

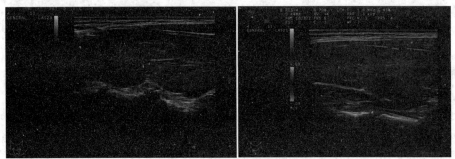

图28　左图所示为甲状腺左叶的长轴图像，实质回声明显不均匀，内部可见散在多发小片状低回声；右图所示实质内血流信号增多

（2）甲状腺结节性病变

1）病因：结节性甲状腺肿、滤泡性肿瘤、甲状腺癌、局灶性甲状腺炎等。

2）超声评估：甲状腺结节性病变可以参照ACR发布的TIRADS超声报告词典，超声体检医生应根据超声所见给出客观性描述，并结合临床和病史声像图表现给出结节的倾向性诊断。

3）结节性甲状腺肿：女性多发，30~50岁多见，有4%~7%恶性变可能。声像图表现为：

①结节数目多或体积大时，甲状腺双侧叶可呈现不对称性增大。

②以多发和双侧性多见，以大小不等和多样化为特征。

③实性结节以等回声多见，边界较清。

④囊实性结节表现为混合回声，典型者内部结构呈疏松的"海绵样"或"蜂窝样"（图29）。

⑤囊性结节多为低–无回声结节，边界清。

⑥结节合并出血时常常伴有疼痛，结节体积突然增大，囊性成分明显增多。

⑦CDFI表现：多数结节内可见少量血流信号，部分内部可见较丰富血流信号。

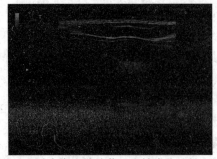

图29　所示为甲状腺左叶内囊实性结节，实性成分疏松，结节边缘光滑清晰

4）甲状腺腺瘤

①分为常见的良性滤泡性腺瘤和少见的乳头状囊腺瘤两种。滤泡性腺瘤有恶变倾向。

部分伴有囊性变和出血坏死。

②声像图表现：甲状腺内单发结节，圆形或椭圆形，边界清楚，有包膜，周围常有完整的低回声晕。结节内部回声均匀，呈细密点状，可有囊性变，表现为不规则无回声区。结节周围可见环绕血流，结节内血流较丰富（图30）。

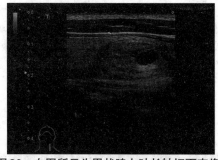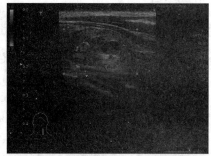

图30　左图所示为甲状腺左叶长轴切面声像图，内部可见等回声结节，边缘有低回声晕，结节内可见囊性变；右图所示为结节内部较丰富血流信号

5）甲状腺癌：女性多见，任何年龄均可发病，以乳头状癌最多见，早期诊断和治疗10年存活率可高达80%~90%。声像图表现为：

①多表现为甲状腺内单发结节，亦可见双侧或多中心性发病。

②结节轮廓不清晰，形态不规则，边缘可呈锯齿样改变，部分表现为直立生长（图31）。

③内部不规则低回声为特征性表现。

④以微小点状钙化或斑点状钙化为特征。

⑤CDFI内部可见丰富动脉血流信号，常为高阻性。

⑥超声检查发现可疑恶性结节需仔细扫查甲状腺引流区域有无淋巴结转移征象，表现为淋巴结内部结构不清晰，可见微小钙化灶。

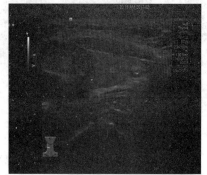

图31　所示为甲状腺右叶上极实性低回声结节，形态不规则，直立生长

（九）颈动脉超声检查

1.检查目的　评估动脉内膜光滑度、内中膜厚度、有无斑块及斑块稳定性，判断有无管腔狭窄。

2.颈动脉超声检查方法

（1）采用二维灰阶超声纵断面及横断面扫查颈动脉短轴切面，从颈根部开始扫查，依次观察颈总动脉、颈总动脉分叉处、颈内动脉、颈外动脉主干。

（2）在短轴切面采用彩色多普勒血流现象观察上述动脉的血流充盈情况，尤其是颈总动脉分叉处及其以远段。

（3）长轴切面采用彩色多普勒超声测量颈内动脉频谱，如果存在动脉管腔狭窄，则需测量狭窄处动脉最大峰值流速。

（4）扫查过程中注意仪器调节，包括聚焦、灰阶及彩色多普勒增益、脉冲重复频率、滤波等。多普勒检查血流时注意声束与血流之间的角度≤60°。

3.颈动脉斑块诊断标准

（1）颈动脉内中膜（IMT）厚度及斑块的界定　IMT ≥ 1.0mm 为增厚，局限性 IMT 增厚 ≥ 1.5mm 定义为斑块。

（2）斑块的评价　根据斑块声像图特征分为：①均质回声斑块：分为低回声、等回声及强回声斑块；②不均质回声斑块：斑块内部包含强、中、低回声。

根据斑块形态学特征分为：①规则型：如扁平斑块，基底较宽，表面纤维帽光滑，形态规则；②不规则型：如溃疡斑块，表面不光滑，局部组织缺损，形成"火山口"样缺损。

4.颈内动脉狭窄诊断标准

（1）正常或<50%，收缩期峰值流速<125cm/s。

（2）50%~69%，收缩期峰值流速>125cm/s，<230cm/s。

（3）70%~99%，收缩期峰值流速≥230cm/s（图32）。

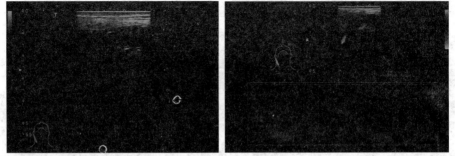

图32　左图所示为颈内动脉长轴切面声像图，管腔结构不清晰，附壁可见多发不均质回声斑块；

右图显示管腔血流填充不佳，可探及高速血流，流速达4m/s

（4）闭塞，无血流信号。

5.颈动脉体检报告书写规范　超声描述应包括 IMT 或斑块的厚度（横切面测量），有无狭窄及狭窄程度的描述。

（十）乳腺超声检查

对于小于30岁的哺乳期和孕期妇女，乳腺超声检查已经成为可触及乳腺肿块的首选影像学方法。然而，乳腺超声检查却不能作为微小钙化的筛选手段。

1.检查目的　评估双侧乳腺有无占位性病变，发现病变时应进行 BI-RADS 分类，同时评估乳腺引流区域淋巴结情况。

2.适应证　乳腺超声检查通常可以确定局灶性病变（可触及或不可触及）的位置和特征，并且可以进一步评价钼靶和临床所见，是目前国内乳腺体检筛查首选项目。

3.乳腺超声扫查方法

（1）患者体位及检查前准备　常规体位包括仰卧位，双侧手臂上举，自然置于头部上方。必要时可以让患者取坐位，保持上身直立。扫查病变时，患者应采取适当体位以尽量满足受检部位乳腺组织厚度最薄以便于进行超声检查。检查前一般无需特殊准备，检查时充分暴露乳腺和腋窝。

（2）乳腺超声检查扫查方法　乳腺位置表浅，扫查时避免过度加压，以影响病变内血流的显示。常规扫查方法包括纵向扫查法、横向扫查法、放射状扫查法、旋转扫查法等，体检超声检查每侧乳腺时建议至少采用两种以上的扫查方法以免漏诊。发现病变时针对病变或者感兴趣区必须采取两个以上扫查切面。对于位置表浅的病变有时需要使用导声垫。

4.乳腺肿物的测量方法和病变定位

（1）测量应包括肿块的最长径，与之垂直断面的短径和前后径三个径线，测量导管宽度应取导管长轴切面测量。

（2）病变定位 目前常用的是时钟表盘式定位，参照时钟表盘，注明病变位于哪侧乳腺，几点钟位，距离乳头距离。

5.乳腺报告书写 应参照ACR2013版BI-RADS评价术语进行病变描述，最后给出病变的BI-RADS分类。

6.乳腺超声BI-RADS分类标准

（1）评价不完全 0类，需进行其他影像学进一步检查。

（2）评价完全（最终分级）

BI-RADS 1类：阴性，超声检查未发现肿物、组织结构扭曲、皮肤增厚或钙化等异常表现。

BI-RADS 2类：良性病变，包括单纯性囊肿、乳腺内淋巴结、乳腺置入物、乳腺术后的稳定性改变和连续超声检查未发现改变的纤维腺瘤等。

BI-RADS 3类：可能良性病变，恶性概率<2%，建议短期随访。常见的病变是纤维腺瘤（图33）。

BI-RADS 4类：可疑恶性病变，恶性概率3%~94%，应考虑活检。4类进一步细分为4a、4b及4c三亚类，恶性程度分界点为10%、50%，均建议进行活检确诊。

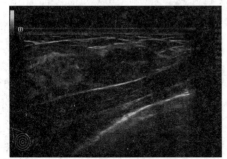 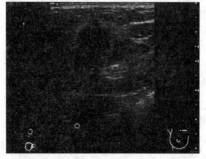

图33 所示为乳腺内低回声结节，边缘光整清晰，呈分叶状，后方回声有增强，考虑BI-RADS 3类病变

图34 所示为右乳内上象限实性低回声结节，边缘可见成角及毛刺，并有高回声晕围绕，纵横比大于1，归为BI-RADS 5类

BI-RADS 5类：高度提示恶性病变，恶性度>95%，建议活检（图34）。

BI-RADS 6类：活检证实的恶性病变。

在庞大的体检数量前提下，超声医师既要有条不紊的完成检查工作量，又要保证检查质量，尽量避免漏诊。对于体检超声医师来说，发现病变远比诊断病变更有价值。规范化的扫查手段和扎实的临床知识是有效完成体检工作的前提。有条理和完整全面的扫查可以有助于发现病变，减少漏诊。发现异常时需要结合所掌握的知识进行必要的诊断和鉴别诊断，给出客观合理的超声诊断结论和建议，既不能草率诊断贻误患者病情，也要避免过度诊断引起患者焦虑情绪。系统规范的质量控制和适量的体检工作量是圆满完成超声体检工作的有效助力。

第二节　X线检查

一、X线成像基本原理

当X线穿过人体不同密度和不同厚度的组织时，会发生被这些组织不同程度吸收的现象，从而使得达到荧屏、胶片或特殊接收装置的X线量出现差异，因此形成不同黑白对比的X线影像。物质的密度越高对X线吸收越多。当组织结构发生病理改变时，其固有密度和厚度也随之改变，达到一定程度即可使X线影像上的黑白灰度对比发生变化，这就是应用X线检查进行疾病诊断的基本原理。

传统X线设备是以胶片作为载体，对透过人体的X线信息进行采集、显示和存储。数字化X线设备根据技术原理不同，分为计算机X线成像（CR）和数字X线成像（DR）设备。应用CR或DR设备进行摄片时，均需将透过人体的X线信息进行像素化和数字化，再经计算机系统进行各种处理，最后转换为模拟X线图像。

二、健康体检常用X线摄影检查

（一）胸部X线摄影检查

胸部X线摄影是胸部疾病最常用的检查方法，也是胸部健康体检经常采用的方法。常用的摄影体位为后前位和侧位。正常胸部X线影像是胸腔内、外各种组织、器官包括胸壁软组织、骨骼、心脏大血管、肺、胸膜和膈肌等相互重叠的综合投影。

1.肺部常见病变X线表现

（1）结节与肿块　肺部病灶以结节或肿块为基本病理形态，其中直径≤3cm者称为结节，而>3cm者称为肿块。单发者常见于肺癌、结核球及炎性假瘤等；多发者最常见于肺转移瘤，还可见于坏死性肉芽肿、多发性含液肺囊肿等。结节与肿块除了其大小不同外，其他表现大致相似。

X线表现：①肺良性肿瘤：多有包膜，呈边缘光滑锐利的球形结节或肿块；错构瘤内可有"爆玉米花"样的钙化；②肺恶性肿瘤：多呈浸润性生长，边缘不锐利，常有细短毛刺向周围伸出，靠近胸膜时可形成胸膜凹陷征。结节或肿块的性质各异，其表现也不同，例如：结核球常为圆形，其内可有点状钙化，周围常有"卫星灶"；炎性假瘤，多为直径5cm以下类圆形肿块影，其上方或侧方常有尖角状突起，病变近叶间胸膜或外围时可见邻近胸膜的粘连、增厚；转移瘤，常呈多发、大小不一，以中下肺野较多，密度均匀或不均，边缘多清晰。

（2）渗出与实变渗出　是指肺泡内的空气被病理性液体或细胞取代。肺实变指终末细支气管以远的含气腔隙内的空气被病理性液体、细胞或组织所替代。肺实变常见于大叶性肺炎、支气管肺炎及其他各种肺炎；也见于肺泡性肺水肿、肺挫伤、肺出血、肺梗死、肺结核、肺泡癌及真菌病等。X线胸片上如多处连续的肺泡发生实变，则形成单一的片状致密影；而多处不连续的实变，隔以含气的肺组织，则形成多灶性致密影。

（3）空洞与空腔 空洞为肺内病变组织发生坏死后，经引流支气管排出而形成，如肺脓肿，肺结核。厚壁空洞壁厚常≥3mm，多在5mm以上；空洞周围有高密度实变区，内壁光滑或凹凸不平；多见于肺结核及周围型肺癌。薄壁空洞壁厚小于3mm，多见于肺结核，有时肺转移瘤也可呈现薄壁空洞影。空腔是肺内生理腔隙的病理性扩大，如肺大疱、含气肺囊肿及肺气囊等。空腔的壁菲薄而均匀，厚度多在1mm以下，周围无实变，腔内无液体；合并感染时腔内可见气-液面，空腔周围可有实变影。

（4）钙化 钙化多见于肺或淋巴结干酪性结核病灶的愈合阶段；某些肺内肿瘤或囊肿壁也可发生钙化。在胸部X线平片上，钙化表现为密度很高、边缘清楚锐利、大小形状不同的病灶，可为斑点状、块状及球形，呈局限或弥散分布。肺结核或淋巴结结核钙化呈单发或多发斑点状。

2.胸膜常见病变X线表现

（1）胸腔积液 根据胸腔积液量、体位和是否包裹或粘连，X线表现可分为游离性胸腔积液和局限性胸腔积液，常见病因包括感染、肿瘤、损伤、自身免疫性疾病、心力衰竭、低蛋白血症及放射治疗等。少量游离性胸腔积液时后前位胸片可见外侧肋膈角变钝、变浅。随着积液量增加，外侧肋膈角消失，积液掩盖膈顶，呈外高内低的弧形致密影，其上缘随积液量增加上移，大量积液时可见患侧肋间隙增宽，横膈下降，纵隔向健侧移位。局限性胸腔积液包括包裹性积液、叶间积液和肺底积液。

（2）气胸与液气胸 空气进入胸膜腔内为气胸，当液体与气体同时存在于胸膜腔内为液气胸。X线上气胸区表现为气体密度，无肺纹理。大量气胸时，气胸区可占据肺野的中外带，内带为压缩的肺，呈密度均匀软组织影；同侧肋间隙增宽，横膈下降，纵隔和心脏向健侧移位。液气胸时，立位片可见气-液平面。

（3）胸膜肥厚、粘连及钙化 胸膜肥厚与粘连常同时存在，局限胸膜肥厚、粘连，X线胸片常表现为肋膈角变浅、变平；广泛胸膜肥厚、粘连时，可见患侧胸廓塌陷，肋间隙变窄，肺野密度增高，肋膈角近似直角或封闭，横膈升高且顶部变平，纵隔和心脏可向患侧移位。胸膜钙化多见于结核性胸膜炎、出血机化和尘肺。胸膜钙化时，在肺野边缘呈片状、不规则点状或条状高密度影；包裹性胸膜炎时，胸膜钙化可呈弧线形或不规则形。

（4）胸膜肿块 胸膜肿块主要见于胸膜原发或转移性肿瘤。原发者多为胸膜间皮瘤，少数为来自结缔组织的纤维瘤、平滑肌瘤、神经纤维瘤等。胸膜肿瘤可为局限性或弥漫性，弥漫性肿块均为恶性。胸膜肿块合并胸腔积液时多为恶性。在X线胸片上，胸膜肿块表现为半球形、凸镜状或不规则形致密影，密度多均匀，边缘清楚，与胸壁呈钝角相交。弥漫性间皮瘤可伴胸腔积液，转移瘤可伴有肋骨破坏。

3.纵隔改变X线表现 X线胸片上，常见的纵隔改变有纵隔增宽，引起纵隔增宽的病变可为肿瘤性、炎症性、出血性、淋巴性、脂肪性和血管性，以纵隔肿瘤最为常见。此外，可见纵隔移位，胸腔、肺内及纵隔病变均可使纵隔移位，肺不张及广泛胸膜肥厚可牵拉纵隔向患侧移位，而大量胸腔积液、肺内巨大肿瘤及偏侧生长的纵隔肿瘤可推压纵隔向健侧移位。

（二）乳腺X线摄影检查

乳腺X线摄影操作简单，价格相对便宜，诊断比较准确，是检测乳腺疾病的重要影像检查技术。在病情允许的情况下，乳腺X线检查尽量避开经期前，最佳检查时间是月经后7~10天，绝经期妇女检查时间不做特殊要求。常规投照体位包括头尾位和内外斜位。

1.乳腺X线常见征象

（1）肿块　乳腺肿块指在2个不同投照位置均可见的占位性病变，可见于良性及恶性病变。对肿块的描述通常包括：①形态：包括圆形、卵圆形、分叶形和不规则形。②边缘：肿块边缘清晰、锐利、光滑者多属良性病变；而轻微分叶、边缘模糊及毛刺多为恶性征象。③密度：肿块与周围的乳腺实质相比，分为高密度、等密度、低密度或含脂肪密度等。一般良性病变呈等密度或低密度；而恶性病变密度多较高，但极少数乳腺癌也可呈等或低密度；含脂肪密度肿块仅见于良性变化，如错构瘤、脂肪瘤和脂性囊肿等。

（2）钙化　乳腺良、恶性病变均可出现钙化。钙化表现为高密度影，钙化的大小、形态和分布是鉴别乳腺良、恶性病变的重要依据。

（3）结构扭曲　是指乳腺实质与脂肪间界面发生扭曲、变形、紊乱，但无明显肿块。

（4）局限性不对称致密　两侧乳腺对比，有不对称局限性致密区，或与以前X线片比较发现一新出现的局限性致密区，特别是当致密区呈进行性密度增高或扩大时，应考虑浸润性癌的可能，需行活检。

（5）导管征　表现为乳头下一支或数支乳导管增粗、密度增高、边缘粗糙。可见于乳腺恶性病变，但非特异性，也可发生在部分良性病变中。

（6）晕圈征　表现为肿块周围一圈薄的透亮带，有时仅显示一部分，为肿块推压周围脂肪组织所形成。常见于良性病变，如囊性病变或纤维腺瘤，但有时也可见于恶性肿瘤。

（7）皮肤增厚、凹陷　多见于恶性肿瘤，当肿瘤经浅筋膜浅层及皮下脂肪层直接侵犯皮肤，多表现为局限性皮肤增厚；由于血供增加、静脉淤血及淋巴回流障碍等原因所致时多表现为广泛性皮肤增厚。增厚的皮肤可向肿瘤方向回缩，形成酒窝征。

（8）乳头回缩　乳头后方的癌灶与乳头间有浸润时，可导致乳头回缩、内陷，称为漏斗征，但也可见于先天性乳头发育不良。

（9）血供增多　表现为在乳腺内出现增多、增粗、迂曲的异常血管影，多见于恶性肿瘤。

（10）腋下淋巴结增大　病理性增大淋巴结一般呈圆形或不规则形，外形膨隆，边界模糊或毛刺，密度增高，淋巴结门的低密度脂肪结构影消失。淋巴结增大可为乳腺癌转移所致，也可为炎性反应。

2.乳腺X线摄影报告分类及解读　2013年，美国放射学院制定发布了乳腺影像报告和数据系统（breast imaging reporting and data system，BI-RADS）第5版，我国《乳腺X线摄影检查及诊断共识》推荐如下。诊断结果分成未定类别0类和最终类别1~6类。

（1）0类　为未定类，需和既往图像对比或进一步行影像检查评价。包括代表正常变异的局灶性非对称性改变或边缘清楚的肿块。0类的良、恶性可能性属于未定。

（2）1类　乳腺结构清楚而无病变显示。

（3）2类　肯定的乳腺良性钙化和肯定的良性肿块，无恶性的X线征象。

（4）3类　几乎为肯定良性，恶性可能性≤2%。均是基于既往图像资料对照，或进行了其他影像检查评估之后，仍考虑良性可能性大则定为3类。定为3类的患者建议在6个月后采用单侧乳腺摄影短期随访。

（5）4类　可疑恶性，需要进行组织学诊断。此类病变无特征性的乳腺癌形态学改变，但有恶性的可能性，恶性可能性>2%且<95%。4类再细分为3个亚类,4A类：低度拟似恶性，恶性可能性>2%且≤10%。4B类：中度拟似恶性，恶性可能性>10%且≤50%。4C类：高度拟似恶性，尚不具备5类的典型恶性特点，恶性可能性>50%且<95%。

（6）5类　几乎肯定是乳腺癌的病变，即高度提示恶性，恶性可能性≥95%。

（7）6类　对已被穿刺活检或局限切除活检病理证实为乳腺癌，但还未进行手术切除的影像评价。与4类、5类不同的是，6类不需要介入处理判断病变是否为恶性。

（三）颈椎、腰椎X线摄影检查

颈椎及腰椎X线检查在健康体检中应用广泛，本部分主要介绍颈椎及腰椎常见X线征象及常见疾病X线表现。

颈椎X线采用正侧位及双斜位，颈椎双斜位能够显示椎间孔的大小、形态以及上下关节的增生，对颈椎病的检查有重要意义。腰椎常采用正侧位。

1.颈椎、腰椎X线检查基本病变

（1）骨质疏松　骨质疏松在X线片上主要表现为骨密度减低，脊椎椎体内结构呈纵行条纹，周围骨皮质变薄，严重时，椎体内结构消失，椎体变扁，其上下缘内凹，而椎间隙增宽，呈梭形，致椎体呈鱼脊椎状；疏松的骨骼易发生骨折，椎体可压缩呈楔状。

（2）骨质破坏　骨质破坏是指局部骨质消失而形成骨缺损,并被病理组织填充。骨质破坏在X线影像表现为骨质局限性密度减低，骨小梁稀疏消失，正常骨结构消失。骨质破坏见于炎症、肉芽肿及肿瘤。

（3）骨质增生硬化　骨质增生硬化是指一定单位体积内骨量的增多。X线影像上表现为骨质密度增高，伴有或不伴有骨骼的增大；骨小梁增粗、增多、密集；骨皮质增厚、致密；增生明显者则难于分清骨皮质与骨松质。骨质增生硬化是成骨增多或（和）破骨减少所致。

2.常见疾病X线表现

（1）脊柱骨折　①单纯压缩骨折：X线上表现为椎体压缩呈楔形，前缘变短,无骨折线,呈横行不规则带状致密带。②爆裂骨折：为脊椎垂直方向上受压后的粉碎骨折，椎体和附件的骨折片向左、右、前、后各个方向移位，椎体压缩变扁。③骨折并脱位：为骨折伴有椎体脱位、关节突绞锁。

（2）脊椎退行性骨关节病　脊椎退行性骨关节病包括脊椎小关节和椎间盘的退行性变，X线平片检查可见脊椎小关节的上下关节突变尖、关节面骨质硬化和关节间隙变窄，在颈椎还可累及钩椎关节；椎间盘退行性变表现为椎体边缘出现骨赘，相对的骨赘可连成骨桥；髓核退行性变则出现椎间隙变窄，椎体上下骨缘硬化；由于退行性变，上下椎体可相对移位，导致退变性滑脱。X线平片不能直接显示椎间盘结构，因此椎间盘突出主要依据CT和MRI表现。

（3）强直性脊柱炎　强直性脊柱炎是一种病因不明的慢性非特异性、以主要侵犯中轴关节及进行性脊柱强直为主的炎性疾病，为血清阴性脊椎关节病中最常见的一种。本病多发生于青年男性，有明显家族发病倾向。

X线平片主要表现：①骶髂关节：是最先发病的部位，可一侧先出现,亦可双侧同时发

病；病变最先开始于骶髂关节下 1/3 有滑膜的部位；初期边缘模糊，继而出现软骨下虫噬样破坏；中期关节软骨和软骨下骨质破坏后，出现关节间隙假性增宽；后期破坏区边缘出现骨质增生硬化，最后形成骨性强直；②脊柱：初期病变上行累及脊柱；表现为弥漫性骨质疏松，椎体前缘凹面变直致椎体呈方形（方椎）；晚期椎间盘及椎旁韧带骨化，出现平行于脊柱的韧带性骨赘，形成"竹节椎"，致脊柱变直或呈驼背畸形；③四肢关节：以髋关节受累多见,多为双侧发病，表现为髋关节间隙变窄，关节面侵蚀，关节外缘骨赘形成；晚期可形成骨性强直；肩关节受累仅次于关节,膝关节、手足小关节也可受累。

第三节　CT 检查

一、基本原理

CT（Computed Tomography）是用 X 线束从多个方向对人体检查部位一定厚度的层面进行扫描，由探测器接收透过该层面的 X 线，转变为可见光后，经光电转换器转变为电信号，再经模拟/数字转换器转为数字，输入计算机处理。CT 图像是由一定数目像素组成的灰阶图像，是重建的断层图像。

CT 图像的密度分辨力较常规 X 线高，相当于常规 X 线图像的 10~20 倍。其还可以量化评估密度高低的程度,用 CT 值表示。CT 图像是横轴位断层图像，克服了普通 X 线检查各组织结构影像重叠的缺点，明显提高了病灶的检出率。

二、CT 检查方法

（一）CT 平扫检查

平扫检查是指不用对比剂增强或造影的扫描，扫描方位多采用横断层面。

（二）CT 增强扫描

增强检查是经静脉注入水溶性有机碘对比剂后再进行扫描的方法。增强检查时，正常组织结构及病变内可因有对比剂而密度增高，称为强化。通过病变有无强化、强化的程度和方式等，有助于病变显示和鉴别诊断。根据注射对比剂后扫描方法不同，可分为常规增强扫描、动态增强扫描、延迟增强扫描、双期或多期增强扫描等。

（三）CT 血管成像

CT 血管成像（CT angiography，CTA）是采用静脉团注的方式注入含碘对比剂 60~80ml,当对比剂流经靶区血管时,利用多层螺旋 CT 进行快速连续扫描，再行多平面及三维 CT 重组获得血管成像的一种方法，其最大优势是快速、无创，可多平面、多方位、多角度显示动脉、静脉系统，观察血管管腔、管壁及病变与血管的关系。

三、健康体检常用 CT 检查

（一）胸部 CT 检查

胸部 CT 检查已成为呼吸系统疾病的主要检查方法，多层螺旋 CT（MSCT）的低辐射剂量扫描则可用于肺癌的筛查,效果明显优于 X 线胸片；动态增强扫描还可了解病变的强化方式和血供情况，提高了鉴别病变良恶性的准确率。

1.大叶性肺炎 大叶性肺炎常为肺炎链球菌感染，炎症常累及一个或多个完整肺叶，也可仅累及肺段，青壮年常见。病理上分为四期：充血期、红色肝变期、灰色肝变期及消散期，病理的动态变化决定了各期影像学表现的不同。

充血期CT表现为病变区弥漫分布的条纹状及斑片状渗出改变，可为磨玻璃样病灶，密度不均。红色肝变期，灰色肝变期表现为按段或叶分布的均匀实变，内见充气的支气管影是本病的一个特征，常可合并同侧少量胸腔积液。消散期原先的实变区范围缩小，密度变浅淡、不均，呈斑片状，病变区恢复充气，最后实变区消失。CT上阴影的消散往往晚于临床症状的改善。

2.肺结核 肺结核是由结核分枝杆菌引起的肺部感染性疾病，目前结核病分为以下五类：原发性肺结核、血行播散型肺结核、继发性肺结核、结核性胸膜炎及肺外结核。①原发型肺结核：包括原发综合征和胸内淋巴结结核，多见于儿童和青少年，少数可为成年人。原发综合征包括原发浸润灶、淋巴管炎及肺门、纵隔淋巴结增大。活动性的淋巴结结核病变中央部可有干酪样坏死，增强CT时，中心不强化、周边强化，呈环状强化表现。②血行播散型肺结核：急性血行播散型肺结核表现为两肺弥漫分布的粟粒性病灶，粟粒大小为1~3mm，边缘较清晰，早期表现为"三均匀"特点，即分布均匀、大小均匀和密度均匀。亚急性、慢性血行播散型肺结核表现为双肺上、中野粟粒状或较粟粒更大的小结节影，其大小不一、密度不等、分布不均，即"三不均匀"。病变好转，病灶可吸收、发生硬结或钙化；病灶进展时可形成空洞，发展为纤维空洞型肺结核。③继发型肺结核：为成年人肺结核中最常见的类型，包括浸润性肺结核、结核球、干酪性肺炎和纤维空洞性肺结核等。浸润性肺结核CT表现多种多样，可以一种征象为主或多种征象混合并存。结核球，周围常见散在的纤维增殖性病灶，称"卫星灶"，增强CT上结核球常不强化或环状强化；结核性空洞，空洞壁薄，壁内、外缘较光滑，周围可有不同性质的"卫星灶"。纤维空洞性肺结核CT常显示为纤维空洞，以上中肺野常见，壁厚，内壁光整；空洞周围可见大片渗出和干酪样病变，亦可见不同程度的钙化或大量纤维化病灶。④结核性胸膜炎：CT为不同程度的胸腔积液表现；慢性者可见胸膜广泛或局限性增厚，有时伴胸膜钙化。

3.特发性肺间质纤维化 本病临床上起病隐匿，主要表现为逐渐加重的干咳和进行性呼吸困难。胸部CT早期可见磨玻璃样密度影，常位于两下肺后部。进展期，两肺出现弥漫网状或网状并小结节影，常见纤维组织牵拉性小支气管扩张。晚期，双肺弥漫分布直径3~15mm大小的多发性囊状透光影，呈"蜂窝肺"表现。

4.原发性支气管肺癌 根据肺癌发生部位可分为三型：①中央型：肿瘤发生在肺段和肺段以上较大的支气管，以鳞癌多见。②周围型：肿瘤发生于肺段以下支气管，可见于各种组织学类型，以腺癌为主。③弥漫型：肿瘤发生在细支气管或肺泡壁，呈弥漫性生长。

（1）中央型肺癌 早期可见支气管壁不规则增厚、管腔狭窄或腔内结节等。中晚期可见支气管腔内或壁内外肿块、管壁不规则、管腔呈"鼠尾状"狭窄或"锥形""杯口状"截断；继发阻塞性肺炎、肺不张时可有相应表现。增强CT可清楚显示肿瘤是否侵犯纵隔结构，是否伴有肺门、纵隔淋巴结转移，是否有血管受侵。

（2）周围型肺癌 周围型肺腺癌较小时CT可表现为磨玻璃结节或实性结节。

（3）弥漫型肺癌 表现为两肺弥漫分布的结节影，可伴有肺门、纵隔淋巴结增大；病变融合成大片肺炎实变影，其内可见"空气支气管征"，增强扫描时，实变区密度较低，有时其中可见高密度血管影，称之为"CT血管造影征"，为诊断的重要特征之一。

（二）腹部CT检查

腹部CT检查已成为消化系统疾病的主要影像检查技术之一。目的是为了了解腹腔脏器是否有感染性疾病，例如炎症、结核、脓肿；是否有占位，如良、恶性肿瘤等；是否有畸形、结石、梗阻、穿孔、积液等。

1.脂肪肝　CT和超声均可作为首选的影像检查方法。①弥漫性脂肪肝：平扫可见全肝密度普遍性减低，比脾密度低，肝密度的减低使原本为低密度的肝内血管不再显示，出现所谓的"血管湮没征"，更严重者，可出现"血管反转征"，即肝血管密度相对高于肝密度，但血管分布、走向和管径均正常；CT增强扫描，肝实质的强化程度减低，但强化的肝内血管显示更为清晰。②局灶性脂肪肝：表现为一个或数个肝叶或肝段密度降低，但增强检查显示其内血管分布正常。

2.肝囊肿　健康体检中超声是肝囊肿的首选检查方法，通常可明确诊断，有困难者，可行CT或MRI检查。腹部CT平扫，显示为肝实质内单发或多发类圆形、境界清楚锐利、密度均匀的水样低密度灶。增强扫描时低密度灶无强化，境界更加清楚；囊壁菲薄，也无强化，一般不容易显示。

3.肝海绵状血管瘤　肝海绵状血管瘤为肝脏常见的良性肿瘤，占肝良性肿瘤的80%左右。CT平扫并多期增强扫描是确诊肝海绵状血管瘤的主要手段。CT平扫可见肝内境界清楚的低密度肿块，多期增强扫描典型表现为动脉期肿瘤从周边开始强化；门静脉期，强化向肿瘤中心扩展；平衡期和延迟期，肿瘤强化仍持续向中心扩展且强化程度减低，最终达到全部肿瘤均一强化；整个过程呈"早出晚归"强化表现。

4.肝细胞癌　肝癌好发于30~60岁，男性多见。病理上肝细胞癌分三型：①巨块型：肿块直径≥5cm；②结节型：每个癌结节直径<5cm；③弥漫型：癌结节<1cm且数目众多，弥漫分布全肝。此外，直径不超过3cm的单发结节，或2个结节直径之和不超过3cm的结节，称为小肝癌。

巨块及结节型肝细胞癌CT平扫多表现为肝实质内低密度肿块，合并坏死、出血时可有相应表现。弥漫型肝细胞癌表现全肝或局部增大，肝实质内见境界不清多发低密度小结节。多期增强扫描，巨块型或结节型肝细胞癌肿瘤整体强化过程呈"快进快出"表现。中央坏死液化区不强化。肿瘤假包膜一般在门静脉期或平衡期出现强化。弥漫型肝细胞癌多数血供不丰富，强化表现不明显，但也可呈"快进快出"表现。此外，静脉内瘤栓、淋巴结转移、胆管受侵犯、其他器官转移为帮助诊断的间接征象。

5.胆囊癌　胆囊癌是胆系最常见的恶性肿瘤。在CT上表现三种类型：①肿块型：胆囊腔大部或完全消失，被实性软组织肿块代替，邻近肝实质密度减低且与之分界不清；②厚壁型：胆囊壁局限性或弥漫性不规则增厚；③结节型：表现为自胆囊壁向腔内突出的单发或多发乳头状或菜花状肿块。增强扫描时三种类型的肿瘤均表现较明显强化。

6.胰腺癌　胰腺癌通常指胰腺导管癌，约占全部胰腺原发恶性肿瘤的90%。60%~70%肿瘤发生在胰头，余见于体、尾部，也可累及胰腺大部甚至全胰。胰腺癌预后极差，5年生存率不足5%。

平扫CT检查肿块密度常与邻近胰腺组织相似，较小者不易发现，较大者则表现为胰腺局部增大，少数肿块内有坏死性低密度灶；增强检查时由于胰腺癌为乏血供肿瘤，强化不明显，呈相对低密度，可有一定程度延迟强化。CT间接征象包括肿块上游胰管扩张；胰头癌多同时有胰管和胆总管扩张，形成"双管征"，可有胰腺体、尾部萎缩及潴留性囊肿，还可并有急性胰腺炎表现；肿瘤向胰外侵犯，可致胰周低密度脂肪层消失；胰周血管受累，增强扫描示血管被包绕、狭窄甚至中断；胰周、肝门和腹膜后淋巴结转移时，相应部位可见多发软组织密度结节，还可检出低密度的肝转移灶。

（三）颅脑CT

颅脑CT是颅内各种疾病的首选和主要影像检查技术，能够发现大多数疾病，包括先天性脑发育异常、脑出血、脑缺血、脑梗死、脑肿瘤、脑血管瘤、颅脑外伤、颅内感染及部分脑变性疾病和脱髓鞘疾病。

1.脑膜瘤 脑膜瘤占原发性颅内肿瘤的15%~20%，多见于中年女性。CT平扫显示肿块呈等或略高密度，类圆形，边界清楚，其内常见斑点状钙化；多以广基底与硬脑膜相连；瘤周水肿轻或无，静脉或静脉窦受压时可出现中或重度水肿；颅板受累引起局部骨质增生或破坏；增强检查时病变大多呈均匀性显著强化。

2.脑转移瘤 脑转移瘤较常见，占脑肿瘤的20%左右。多发生于中老年人，男性稍多于女性。CT平扫可见脑内多发或单发结节，常位于皮髓质交界区，呈等或低密度灶，中心多有坏死、囊变，出血时密度增高；瘤周水肿较重，有"小病灶、大水肿"的特征。增强检查病变呈结节状或环形强化，多发者可呈不同形式强化。

3.脑梗死 脑梗死是缺血性脑血管疾病，其发病率在脑血管疾病中居首位。在发病24小时内CT平扫常难以显示病灶；24小时后表现为低密度灶，部位和范围与闭塞血管供血区一致，皮髓质同时受累，多呈扇形；可有占位效应，但相对较轻。增强扫描，发病当天灌注成像即可发现异常，表现病变区脑血流量明显减低；其后普通增强可见脑回状强化。1~2个月后形成边界清楚的低密度囊腔，且不再发生强化。

4.脑出血 脑出血属于出血性脑血管疾病，多发于中老年高血压和动脉硬化患者。CT平扫：①急性期（出血12小时~2天）：血肿呈边界清楚的肾形、类圆形或不规则形均匀高密度影；周围水肿带宽窄不一，局部脑室受压移位；破入脑室可见脑室内高密度积血；②亚急性期（出血后2~7天）：可见血肿缩小并密度减低，血肿周边变模糊；水肿带增宽；小血肿可完全吸收；③慢性期（出血2个月以后）：较大血肿吸收后常遗留大小不等的裂隙状囊腔，伴有不同程度的脑萎缩。增强扫描时血肿早期多不强化，亚急性期由于血肿周围炎症反应及新生毛细血管而出现环状强化。

（四）冠状动脉血管成像

冠状动脉血管成像（coronary CT angiography，CCTA）是指经静脉注射对比剂后，利用CT扫描采集数据并经计算机处理重建而得到的冠状动脉图像，可用于观察心脏及血管解剖结构有无异常、血管内有无斑块形成，了解血管狭窄程度，评估冠状动脉支架和搭桥术后血管情况等。目前CCTA已经成为诊断冠状动脉的主要无创影像学工具。

1.CCTA适应证 冠状动脉疾病的筛选，各种血管重建术的术前定位，血管重建术的术后复查。非冠心病的患者在行心脏手术（如瓣膜置换术前）排除冠状动脉狭窄性疾患。心肌梗死患者稳定期复查。

2.冠脉CT检查前相关准备 CCTA技术需要使用包括64排以上的CT设备。检查前需向受检者介绍检查过程及可能出现的正常反应，以消除受检者的紧张情绪，有利于控制心率。心率控制要求：64层及以上CT机型心率≤70次/分，必要时给予β受体阻滞剂以获得理想的心率及心律。屏气训练，屏气不好是检查失败最常见的原因之一，告知患者检查中需要屏气的时间和次数，缓解患者紧张不安情绪。

3.冠状动脉粥样硬化斑块评估及狭窄评估分级

（1）冠状动脉粥样硬化斑块可根据CT值水平分成3类 软斑块（CT值<50HU）、纤维斑块（CT值50~120 HU）和钙化斑块（ CT 值>120 HU）。也可根据斑块成分分成3类：非钙化、钙化及混合斑块。

（2）冠状动脉狭窄评估分级制度 美国 CAD–RADS 标准，该分类取决于狭窄程度：规定0（无狭窄）~5（至少一条动脉完全闭塞）的分类范围，再根据分类进行处理，字母S（支架）、G（移植）和V（易损斑块）用来更好地描述动脉。具体狭窄程度分级、报告与数据制度分类见下表。

管腔直径狭窄程度（%）	术语
0	无狭窄
1~24	极小狭窄
25~49	轻度狭窄
50~69	中度狭窄
70~99	重度狭窄
100	闭塞

第四节　核磁共振检查

一、MRI 基本原理

磁共振成像（Magnetic Resonance Imaging，MRI）通过对强外磁场中的人体发射某种特定频率的射频脉冲，使人体中的氢质子受到激励而发生磁共振现象。停止脉冲后，质子在弛豫过程中产生MR信号。通过对MR信号的采集、空间编码和图像重建等处理过程，形成MRI灰阶图像。

MRI图像上的黑白灰度对比，反映的是组织间弛豫时间的差异，其不同于X线、CT和超声图像上的灰度概念。MRI检查有两种基本成像：一种是主要反映组织间T_1值的差异，称为T_1加权成像（T_1weightedimaging，T_1WI）；另一种是主要反映组织间T_2值的差异，称为T_2加权成像（T_2weightedimaging，T_2WI）。人体内各种组织及其病变，均有相对恒定的T_1值和T_2值。MRI检查就是通过图像上反映T_1值和T_2值的黑白灰度及其改变，来显示组织器官正常解剖和病变。MRI灰阶特点是，磁共振信号愈强，亮度愈大，信号弱，则亮度也小，从白色、灰色到黑色。

二、检查方法

（一）MRI平扫检查

普通平扫检查常规为横断层T_1WI和T_2WI检查，必要时辅以冠状、矢状或其他方位检查。一些病变例如肝囊肿、胆囊结石、子宫肌瘤等平扫检查即常明确诊断。此外，还有一些常用特殊检查方法，如脂肪抑制T_1WI和T_2WI、水抑制T_2WI、磁敏感加权成像（SWI）等。

（二）MRI增强扫描

MRI对比增强检查是经静脉注入顺磁性或超顺磁性对比剂后，再行T_1WI和T_2WI检查的方法。目前普遍采用的对比剂是二乙烯三胺五乙酸钆（Gd–DTPA），其主要作用是缩短T_1值，可使T_1WI图像上组织与病变的信号强度发生不同程度增高，从而改变其间的信号对比，以利于病变的检出和诊断。

三、健康体检中常见核磁检查应用

（一）颅脑常见疾病MRI表现

MRI检查具有组织分辨力高、多序列、多参数、多方位和多种功能MRI检查等优势，能够更敏感地发现病变并显示病变特征，从而有利于疾病的早期检出和准确诊断，例如对垂体微腺瘤和小脑转移瘤的检出和诊断，应用SWI诊断CT检查无明确异常的弥漫性轴索损伤，应用^1H磁共振波谱（^1H–MRS）检查早期阿尔兹海默病，应用DTI和PWI评估抑郁症等。

1.颅脑肿瘤 包括原发肿瘤及继发肿瘤，其中最常见的是胶质瘤，其次为脑膜瘤，以下将主要介绍常见的星形细胞瘤和脑膜瘤。

（1）星形细胞瘤 属于神经上皮组织起源的肿瘤，为中枢神经系统最常见的一类肿瘤，成人多发生于大脑，儿童多见于小脑。临床表现可有局灶性或全身性癫痫，神经功能障碍和颅内压增高。

MRI检查可见脑内占位性病变，边缘不甚清楚，T_1WI呈稍低或混杂信号，T_2WI呈高信号，周围脑组织轻度水肿，增强扫描常无明显强化，少数表现为囊壁和囊内间隔的轻微强化。随恶性度增高，病灶信号可不均匀，多见囊变、坏死、出血；病灶边缘不规则，边界不清，周围脑组织水肿明显，占位效应显著；增强扫描呈不规则环状或花环状强化，在环壁上可见瘤节。

（2）脑膜瘤 脑膜瘤占原发性颅内肿瘤的15%~20%，多见于中年女性。脑膜瘤起源于蛛网膜粒帽细胞，多居于脑实质外，与硬脑膜粘连。据2016年WHO中枢神经系统肿瘤分级标准，脑膜瘤分为三级：脑膜瘤（WHO I级）、非典型性脑膜瘤（WHO II级）和间变型脑膜瘤（WHO III级）。

普通MRI检查，肿块多位于脑实质外，在T_1WI上呈等或稍高信号，T_2WI上呈等或高信号，高级别脑膜瘤常可出现坏死、囊变；增强T_1WI检查，I级脑膜瘤呈均一明显强化，非典型性脑膜瘤和间变型脑膜瘤可见斑片状不均匀强化并侵犯正常脑组织；邻近脑膜增厚并强化称为"脑膜尾征"，具有一定特征；MRA能明确供血动脉以及肿瘤对静脉（窦）的压迫程度及静脉（窦）内有无血栓。

2.脑出血 脑出血时由于血肿内血红蛋白及其所含铁的形状随时间延长而发生变化，不同时期脑内血肿的MR信号强度不同：①超急性期：血肿T_1WI呈等信号，T_2WI呈稍高信号；②急性期：血肿T_1WI呈等信号，T_2WI呈稍低信号；③亚急性期：亚急性早期，血肿T_1WI信号由周围向中心逐渐增高，T_2WI上呈低信号；亚急性晚期T_1WI和T_2WI均呈高信号；④慢性期：血肿完全形成，T_1WI上呈低信号，T_2WI上呈高信号，周围含铁血黄素沉积形成的T_2WI低信号环。

3.脑梗死 MRI对缺血性脑梗死灶发现早、敏感性高，发病后1小时即可见局部脑回肿胀，脑沟变窄，随之出现T_1WI低信号和T_2WI高信号影；DWI检查可更早地检出脑缺血灶，表现为高信号；MRA检查还能显示脑动脉较大分支的闭塞。

（二）肝胆胰脾的MR检查

1.肝脏MRI检查

肝脏MRI通常作为超声和CT检查后的补充检查技术，主要用于疾病的鉴别诊断，对早期肝癌有其独特价值。MRI基本病变表现包括：

（1）肝大小与形态异常 肝脏增大，多见于弥漫性肝病与肝内较大的占位性病变；肝萎缩，表现为全肝体积缩小，常有变形，肝外缘与腹壁距离增宽，肝裂、胆囊窝增宽；肝脏变形，表现一个肝叶增大而另一肝叶萎缩，导致各肝叶大小比例失常。

（2）肝边缘与轮廓异常 肝硬化，MRI可发现肝轮廓凹凸不平，边缘呈锯齿或波浪状；肝内占位病变，可突出于肝表面，表现为局限性隆起。

（3）肝弥漫性病变 常见的病变有慢性肝炎、肝硬化、脂肪肝、肝血色素沉着症等。MRI检查肝硬化时可表现弥漫分布的T_1WI中高信号、T_2WI低信号结节；重度脂肪浸润，T_1WI和T_2WI上均呈稍高信号；肝血色素沉着症，则T_1WI和T_2WI都表现为弥漫性低信号。

（4）肝局灶性病变 肝肿瘤、脓肿、寄生虫病和囊肿等均可表现为肝内局灶性病变，并对肝实质、血管、胆管等组织产生推压移位，形成占位性病变。MRI检查可确切显示肝内占位性病变的大小、数目、形态及其内部结构，占位病变多表现为T_1WI低信号，T_2WI为高或稍高信号，增强MRI囊性占位病变可表现为不强化或仅边缘强化，乏血供的占位病变一般仅表现为轻度强化，富血供的占位病变表现为动脉期明显增强。

（5）肝血管异常 可以清楚地显示肝动脉、门静脉和肝静脉异常。肝血管异常可为先天性变异，更常见的为病变所致。例如，较大的占位性病变压迫周围的肝血管，可使之牵直、弧形移位；肝硬化致门静脉主干及左、右主支增粗；肝细胞癌致静脉内瘤栓时表现为静脉内充盈缺损等。

2.胆道系统 胆道系统常见疾病为胆石症、胆囊炎、胆系肿瘤及这些疾病引起的胆管梗阻。影像学检查的主要目的就是检出疾病并确定病灶部位、大小、范围及病因以及伴随的胆管梗阻情况。胆道系统MRI包括普通MRI检查，即常规行T_1WI和T_2WI检查，增强检查及MRCP检查。MRCP检查主要用于评估胆系梗阻，帮助明确梗阻部位、程度和病因。基本病变表现包括：

（1）胆囊大小、数目、位置异常 胆囊增大通常见于胆囊炎或胆系梗阻，MRI检查胆囊横断面直径超过5cm；胆囊缩小，常并有胆囊壁增厚，可见于慢性胆囊炎；胆囊壁增厚，可有环形、局限性增厚，增强后不同强化表现，可见于胆囊炎、肿瘤或肿瘤样病变；胆囊位置、数量异常等均为先天变异。

（2）胆系钙化灶 多由结石所致，大部分胆囊和胆管内结石在T_1WI和T_2WI上均表现为低信号，部分在T_1WI上呈高信号表现，MRCP上可见高信号的胆汁中圆形、类圆形或多边形低信号充盈缺损。

（3）胆管扩张 先天性胆管扩张表现为肝内或肝外单发或多发的局部胆管梭形或囊状扩大，其与正常胆管相通。后天性胆管扩张是由于下端阻塞或狭窄而引起上段胆管全程扩张。MRCP可全程显示扩张的胆管。胆囊切除术后，肝外胆管可发生轻度代偿性扩张，但不累及肝内胆管。

（4）胆道狭窄或阻塞 最常见引起胆管狭窄或阻塞的原因是肿瘤、结石、炎症。结石常致胆管腔偏心性狭窄或突然截断，阻塞上方的胆管不同程度扩张；肿瘤引起局部胆管偏心性或向心性狭窄，或突然截断，其上方胆管扩张；炎症引起胆管狭窄呈鼠尾状或漏斗状狭窄，边缘光滑，狭窄段较长。

（5）充盈缺损 胆管和胆囊内结石或肿瘤均可造成腔内充盈缺损，通常结石所致的充盈缺损边缘光整，而肿瘤所导致者多不规则。MRI检查，结石在T_2WI上表现为高信号胆汁内的低信号充盈缺损，肿瘤则显示为胆囊或胆管内软组织信号的充盈缺损；MRCP上，胆管结石表现为扩张胆管内的低信号影，在胆总管末端则呈边缘光滑的倒"杯口"状充盈缺损，而胆管肿瘤所致充盈缺损的边缘不规则。

3. 胰腺 胰腺横卧于上腹部腹膜后区，为实质性器官，位置深在，难以触及，影像检查是临床上胰腺疾病检出的重要手段。MRI是超声和CT检查的重要补充，能够敏感地检出病变、清楚显示病变的细节并确定其组织成分，有利于胰腺疾病的诊断和鉴别诊断。基本病变表现包括：

（1）胰腺大小和形态异常 胰腺弥漫性增大，表现为胰头体尾均增粗，常见于急性胰腺炎；胰腺弥漫性缩小，常见于老年性胰腺萎缩或慢性胰腺炎；胰腺局部增大、外凸，多为肿瘤，亦可见于慢性胰腺炎。

（2）胰腺实质内回声、密度、信号异常 急性出血坏死性胰腺炎时MRI表现为不均匀信号，增强扫描出血坏死区无强化；胰腺囊肿在MRI上呈T_1WI低信号，T_2WI呈高信号影，无强化；胰腺脓肿病变内有时可见气体影，脓肿壁可强化；胰腺肿瘤或肿瘤样病变常为实质性病灶，MRI上常呈T_1WI低信号，T_2WI呈高信号影，胰腺癌多系乏血供肿瘤，增强扫描病灶强化不明显而周围胰腺明显强化。

（3）胰管异常 胰管扩张提示有梗阻或慢性胰腺炎，胰腺癌以光滑或串珠样扩张为主，慢性胰腺炎以不规则扩张为主。胰管结石、钙化主要见于慢性胰腺炎。

（4）胰周间隙及血管异常 急性胰腺炎MRI上显示胰腺边缘毛糙或边界模糊不清，为周围组织水肿、渗出和蜂窝织炎所致；胰腺癌可侵犯周围结构及邻近的大血管，MRI检查可显示邻近胰周脂肪层消失，受累血管被推移、包埋，不规则狭窄和闭塞等。

4. 脾 MRI检查可作为超声和CT检查后的补充方法，对某些疾病如脾脓肿、脾血管瘤和脾淋巴瘤的诊断优于CT。基本病变表现包括：

（1）脾数目、位置、大小和形态异常 脾数目增多如副脾，数目减少为脾缺如，位置异常如异位脾和游走脾，这些均为脾先天发育异常。占位病变突出脾表面时可致脾边缘与轮廓改变，脾破裂可见脾轮廓不规整、形态失常。

（2）脾回声、密度和信号异常　脾内钙化灶在MRI上呈低信号影；脾梗死灶多呈楔形，T_1WI呈低信号，T_2WI呈高信号影，无强化；原发和转移性脾肿瘤MRI上常呈T_1WI低信号，T_2WI呈高信号影，增强检查可提高病灶检出率，但由于脾肿瘤影像表现多类似，定性诊断常有困难。

（三）乳腺的MR检查

1.乳腺MRI检查的优势　软组织分辨力高，对发现乳腺病变具有较高的敏感性，特别适于观察致密型乳腺内的肿瘤、乳腺癌术后局部复发以及确定乳房成形术后乳腺组织内有无肿瘤等；对多中心、多灶性病变的检出、对胸壁侵犯的观察以及对腋窝、胸骨后、纵隔淋巴结转移的显示较为敏感；能可靠鉴别乳腺囊、实性肿物；可准确观察乳房假体位置、有无破裂等并发症；行动态增强检查还可了解病变血流灌注情况，有助于良、恶性病变的鉴别；双侧乳腺同时成像，以利于比对观察，且检查无辐射性。

2.乳腺MRI最佳检查时间　推荐MRI检查尽量安排在月经周期的第7~10天进行，但对于已确诊乳腺癌的患者可不做此要求。

3.乳腺常见疾病MRI检查

（1）乳腺纤维腺瘤　乳腺纤维腺瘤是最常见的乳腺良性肿瘤。乳腺X线和超声检查是乳腺纤维腺瘤的主要影像学诊断方法，而MRI检查则有助于进一步确诊及鉴别诊断。多数纤维腺瘤在T2WI上可见内部呈低或中等信号分隔的特征性表现；MRI增强检查，大多数纤维腺瘤表现为缓慢渐进性均匀强化或由中心向外围扩散的离心样强化。

（2）乳腺癌　乳腺恶性肿瘤中约98%为乳腺癌，已成为我国女性常见的恶性肿瘤。乳腺癌好发于绝经期前后的40~60岁妇女。乳腺X线和超声检查为乳腺癌的主要影像检查技术。MRI对乳腺癌的诊断、术前分期及临床选择适当的治疗方案非常有价值，是X线和超声检查的重要补充手段。在平扫T_1WI上，乳腺癌表现为低信号，肿块形态常不规则，呈星芒状或蟹足样，边缘可见毛刺；动态增强MRI检查时，病变信号强度趋于快速明显增高且快速减低的特点；在DWI上，大多数乳腺癌呈高信号，ADC值较低。

（四）男性生殖系统MR检查

对于男性生殖系统，MRI是最有价值的影像学检查方法。在前列腺疾病的检查中MRI能够清晰显示前列腺各区带解剖结构，有利于疾病检出、范围确定及分期；^1H-MRS和DWI等功能成像明显提高了前列腺癌诊断的敏感性与特异性，对于疗效评价及复发判断亦有较高价值。此外，MRI检查对于精囊疾病和睾丸肿瘤的检出和诊断也有重要价值。

1.良性前列腺增生　由于前列腺腺体组织和基质组织增生导致前列腺体积增大，常见于中、老年男性。临床上表现为尿频、尿急、夜尿及排尿困难，直肠指诊可触及前列腺体积增大，但无硬结。MRI检查前列腺体积增大，常呈混杂T_1WI低信号、T_2WI高信号；以中央腺体及移行带增生为主，伴有增生结节形成。

2.前列腺癌　前列腺癌是老年男性常见的恶性肿瘤，临床上可与良性前列腺增生有相似的症状，如尿频、尿急、排尿困难，甚至出现尿潴留或尿失禁。晚期可有膀胱和会阴部疼痛及转移引起骨痛、脊髓压迫和病理骨折等。直肠指检可触及前列腺硬结，表面不规则。血清PSA水平增高，且游离PSA/总PSA的比值减低。

MRI对前列腺癌的诊断、分期及随访有较高价值。前列腺癌多位于周围带，呈T_1WI低信号、T_2WI低信号。早期前列腺癌，表现为T_2WI上在正常较高信号的周围带内出现低信号病灶；进展期前列腺癌，显示前列腺包膜受到侵犯，包膜局部隆起变形、中断提示包膜侵犯和穿破。动态增强MRI显示前列腺癌具有早期强化的特点。

第五节 心电图检查

心电图是利用心电图机从体表记录心脏每一心动周期所产生的电活动变化图形的技术，是诊断心律失常、心肌缺血、心肌梗死、心肌肥厚等疾病，判断药物或电解质对心脏的影响及人工心脏起搏状况等最简单、快捷、经济的检查方法，在健康体检中具有重要作用。心电图机必须由受过培训的专业人员操作，描记心电图时应保证走纸速度正确稳定、毫伏标尺无误，并尽量避免干扰和基线飘移。心电图坐标纸由1mm宽和1mm高的小格组成，横坐标表示时间（1小格=0.04秒），纵坐标表示电压（1小格=0.1mv），定标电压是1mV，通常采用25mm/s纸速记录。心电图检查通常记录常规12导联，根据临床需要和心电图变化，可适当延长描记时间，并加做某些特殊导联，体表电极名称及安放位置见表4。

表4 体表电极名称及安放位置

电极名称	电极位置
LA	左上肢
RA	右上肢
LL	左下肢
RL	右下肢
V_1	第4肋间隙胸骨右缘
V_2	第4肋间隙胸骨左缘
V_3	V_2导联和V_4导联之间
V_4	第5肋间隙左锁骨中线上
V_5	第5肋间隙左腋前线上
V_6	第5肋间隙左腋中线上
V_7	第5肋间隙左腋后线上
V_8	第5肋间隙左肩胛下线上
V_9	第5肋间隙左脊柱旁线上
V_3R	V_1导联和V_4R导联之间
V_4R	第5肋间隙右锁骨中线上
V_5R	第5肋间隙右腋前线上

一、正常心电图

（一）心律及心率

1.心律 正常心律起源于窦房结，故简称窦性心律，其典型的特征为P波于Ⅰ、Ⅱ、aVF和V_4~V_6导联是正向，aVR导联是负向。

2.心率 静息时心率为60~100次/分，测量方法有如下几种：①分规测量法：用分规测量P-P或P-R间距，将测量的秒数除以60，所得商即为心率；②心电图测量尺法：用心电图测量尺测量心率；③简便目测法：目测P-P或P-R间距约占几个大格，便可推算出心率，如为1、2、3、4、5大格，其心率分别为300次/分、150次/分、100次/分、75次/分、60次/分；④心律失常时的测量方法：多个P-P或P-R间距平均值用60除，得出心率；房颤时，连续计算10秒举例中的R波个数，乘以6，算出平均心室率。

（二）心电轴

心电轴是指心电平均向量的电轴，通过Ⅰ、Ⅲ导联进行测量，测量方法主要包括查表法和目测法。查表法指计算Ⅰ、Ⅲ导联QRS波群的代数和，然后通过查专用表即得心电轴数据；目测法见表5。

表5 目测法评估心电轴的方向

心电轴偏移	Ⅰ	Ⅲ	心电轴值范围
正常	+	+	0~+90°
轻度左偏	+	−	0~−30°
明显左偏	+	−	−30°~−90°
电轴右偏	−	+	+90°~+180°
电轴极度右偏	−	−	+180°~+270°

（三）心电图波形组成

1.P波 P波前半部分代表右心房激动，后半部分代表左心房的激动，宽度不超过0.12秒，振幅不超过0.25mV，在Ⅰ、Ⅱ、aVF、V_4~V_6导联直立，aVR导联倒置，在Ⅲ、aVL、V_1~V_3导联可直立、倒置或双向。P波在aVR导联直立，Ⅱ、Ⅲ、aVF导联倒置者，称为"逆行型P波"，表示激动自房室交界区向心房逆行传导，常见于房室交界性心律。当心房扩大，两房间传导出现异常时，P波的振幅和宽度超过上述范围，可表现为高尖或双峰，分别称为"肺型P波"和"二尖瓣P波"。应注意P波形态及异位P波的识别及临床意义，但在健康体检结论中，仅描述P波本身的变化。

2.P-R间期 P-R间期指由P波起点至QRS波群起点间的时间，代表由窦房结产生的兴奋经由心房、房室交界和房室束到达心室并引起心室肌开始兴奋所需要的时间，故也称为房室传导时间。一般成人P-R间期为0.12~0.20秒。P-R间期随心率与年龄而变化，年龄越大或心率越慢，其P-R间期越长。P-R间期延长常表示激动通过房室交界区的时间延长，提示房室传导障碍，常见于房室传导阻滞等。P-R间期缩短常见于预激综合征。

3.QRS波群 QRS波因心脏电激动向下经希氏束、左右束支同步激动左右心室形成，是心室除极波，在不同导联其形态不同。

振幅：肢体导联 aVL 导联 R 波不超过 1.2mV，aVF 导联 R 波不超过 2.0mV，超过此值，可能为左室肥大。aVR 导联 R 波不应超过 0.5mV，超过此值，可能为右室肥大。胸前导联，V_1、V_2 导联呈 rS 型、R/S< 1，RV_1 一般不超过 1.0mV。V_5、V_6 导联主波向上，呈 qR、qRS、Rs 或 R 型，R 波不超过 2.5mV，R/S> 1。在 V_3 导联，R 波同 S 波的振幅大致相等。正常人，自 V_1 至 V_5 导联，R 波逐渐增高，S 波逐渐减小。如果六个肢体导联的 QRS 波群电压（R+S 或 Q+R 的算术和）均小于 0.5mV 或每个胸前导联 QRS 电压的算术和均小于 0.8mV，称为低电压。

QRS 波群时间为 0.06~0.11 秒；儿童为 0.04~0.08 秒，超过 120ms 为 QRS 时限延长，见于心室肥大、束支传导阻滞、预激综合征、心室内差异传导、高钾血症、急性损伤传导阻滞及药物毒性反应等。

Q 波：除 aVR 导联可呈 QS 或 Qr 型外，其他导联 Q 波的振幅不得超过同导联 R 波的 1/4，时间不超过 0.04 秒，而且无切迹。正常 V_1、V_2 导联不应有 Q 波，但可呈 QS 波型。超过正常范围的 Q 波称为异常 Q 波，常见于心肌梗死等，体检结论可以描述异常 Q 波的改变。

4.J点　J 点是 QRS 波结束、ST 段开始的交点，代表心室肌细胞全部除极完毕。J 点抬高可见于早期复极综合征，但要注意与急性心肌梗死的心电图相鉴别。

5.ST段　自 QRS 波群的终点（J 点）至 T 波起点的一段水平线称为 ST 段，是心室肌全部除极完成，复极尚未开始的一段时间。正常任一导联 ST 向下偏移都不应超过 0.05mV，超过正常范围的 ST 段下移常见于心肌缺血或劳损。正常 ST 段向上偏移，在肢体导联及胸前导联 V_4~V_6 不应超过 0.1mV，胸前导联 V_1~V_3 不超过 0.3mV，ST 段上移超过正常范围多见于急性心肌梗死、急性心包炎、Brugada 综合征、早期复极综合征等。引起 ST 段变化的原因较多，一般情况下体检报告仅描述而不宜下诊断性结论。

6.T波　T 波是心室复极波，为前支上升缓慢，后支较短的钝圆波形。T 波方向常和 QRS 波群的主波方向一致，在 Ⅰ、Ⅱ、V_4~V_6 导联直立，aVR 导联倒置，其他导联可直立、双向或倒置。如果 V_1 直立，V_3 不能倒置。在以 R 波为主的导联中，T 波的振幅不应低于同导联 R 波的 1/10，胸前导联的 T 波可高达 1.2~1.5mV。在 QRS 波群主波向上的导联中，T 波低平或倒置，常见于心肌缺血、低血钾等。在儿童，右胸导联看到典型形态的负向 T 波是正常的（儿童复极）。在体检报告中，T 波异常高尖或宽大可以进行描述，但不要下诊断性结论；若多导联 T 波有倒置、低平、T 波接近基线可以做描述，但也不做诊断性结论。

7.Q-T间期　Q-T 间期代表了心室除极（QRS 波群）和复极（ST 段和 T 波）的时间，因受心率影响，故采用 Q-Tc 来进行校正（QTc=QT/$\sqrt{RR}$），一般不超过 0.44 秒。Q-T 间期延长可见于先天性长 QT 综合征、心力衰竭、缺血性心脏病、电解质紊乱和应用某些药物等。Q-T 间期缩短可见于早期复极、高血钙、洋地黄效应、应用肾上腺素等。

8.U波　目前认为与心室的复极有关，振幅很小，在胸前导联，特别是 V_3 导联较清楚，可高达 0.2~0.3mV。U 波明显增高常见于血钾过低、服用奎尼丁等，U 波倒置可见于心肌缺血或运动测验时；U 波增大时常伴有心室肌应激性增高，易诱发室性心律失常。

二、心电图的生理变化

（一）婴儿、儿童和青少年

年龄小，心率快，P-R 间期短。由于婴儿生理性右室肥厚，常呈垂位心，QRS 电轴右偏，

V_1~V_4导联T波负向或双向，这种特征直到青少年时期还可见到，尤其在女性。部分青少年胸前导联R波电压高，但不伴左室扩大。有时吸气时心率明显增快。

（二）老年人

年龄大，心率慢，P–R间期长，QRS电轴通常左偏，偶尔因为肺气肿电轴严重右偏，V_6导联见S波。V_1~V_3导联可出现R波递增不良，复极有一些变化（ST段轻度下移或T波低平），在胸前中间导联常可见U波。

三、心室扩大与心肌缺血

（一）右心室扩大

常见于先天性心脏病、瓣膜性心脏病和肺源性心脏病。心电图表现如下：

1. QRS波群电压的改变　右心室肥厚的横面向量环偏向右前方，故胸壁导联的电压改变最为突出，RV_1往往增高达1.0mV以上，SV_1较正常减小或消失，R/S在V_1导联>1，SV_5较正常加深，甚至V_5的R/S<1，RV_1+SV_5>1.2mV。右心室肥厚时V_1导联QRS波群基本上向上，有时可呈现Rs、rsR′、qR。

2.心电轴改变　心电轴右偏可达+110°，对诊断右心室肥厚有较大意义。

3. QRS波群时间多延长　V_1导联的室壁激动时间可超过0.03秒，其辅助诊断意义比V_5导联的室壁激动时间延长对诊断意义更大。

4. ST段及T波改变　V_1、V_2导联的ST段压低，TV_1倒置，有参考价值，在Ⅱ、Ⅲ、aVF导联中亦常见ST–T改变。

（二）左心室扩大

常见于高血压、缺血性心脏病、瓣膜性心脏病、心肌病和一些先天性心脏病。心电图表现如下：

1. QRS波群电压的改变　肢体导联RI+SIII≥2.5mV，RaVL≥1.2mV，RaVF≥2.0mV，或胸前导联RV_5≥2.5mV、RV_5+SV_1≥3.5mV（女性），RV_5+SV_1≥4.0mV（男性）。

2.心电轴改变　电轴多左偏。

3. QRS波群时间多延长　可达到正常范围高限。

4. ST段和T波改变　当左心室肥厚时，代表心室复极的ST向量及T环也往往发生变化，QRS与T的角度增大，典型表现是各个QRS波群基本向上的心电图导联（如Ⅰ、V_5等）中ST段压低达0.05mV以上，T波低平、双向或倒置。

注意：在健康体检报告中，可描述为心室高电压，但不要下病因的诊断性结论。

（三）心肌缺血

对于心肌缺血患者心电图的体检报告应注意如下几点：

1.急性心肌缺血　患者在胸痛发作期间出现相应导联的ST段压低，且发作后心电图转变为正常，提示为典型心绞痛。若患者在胸痛发作时心电图表现为相应导联的ST段抬高，则可能为变异型心绞痛，若同时有动态ST段和T波变化，甚至病理性Q波形成，则可能为急性心肌梗死。

2.既往有心绞痛病史的患者，此次检查期间没有胸痛发作，心电图多表现为正常。既往有心肌梗死病史的患者，此次检查期间没有胸痛发作，心电图可以表现为正常或有ST段和

T波变化，甚至有异常Q波。

四、常见心律失常

（一）窦性心律失常

窦性心律失常主要包括：窦性心动过速、窦性心动过缓、窦性心律不齐、窦性停搏等。体检心电图报告中可以做出各种窦性心律失常的描述性诊断。

窦性心动过速：成人窦性心律的频率超过100次/分，称为窦性心动过速。

窦性心动过缓：成人窦性心律的频率低于60次/分，称为窦性心动过缓。

窦性心律不齐：不同PP间期的差异大于0.12秒，称为窦性心律不齐。

1.窦性停搏　亦称窦性静止，在规律的窦性心律中，有时因迷走神经张力增大或窦房结自身原因，在一段时间内停止发放冲动。心电图表现为在规则的P–P间隔中突然没有P波，而且所失去的P波之前与之后的P–P间隔与正常P–P间隔不成倍数关系，窦性静止后常出现逸搏。

2.病态窦房结综合征　常见的心电图表现有以下几方面。

（1）自发性的持续性窦性心动过缓，常小于50次/分，除外药物的作用。

（2）频发的窦性静止或严重的窦房结阻滞。

（3）窦房阻滞合并房室阻滞。

（4）明显的窦性心动过缓而常出现室上性快速心律发作，故亦称为心动过缓–过速综合征。

体检报告中可以做出窦性缓慢型心律失常的描述性诊断，但一般情况下不做出病态窦房结综合征的诊断。

（二）期前收缩（过早搏动）

1.房性期前收缩　房性期前收缩是指提前出现一个变异的P′波，QRS波一般不变形，P′–R>0.12s，代偿间歇常不完全。部分早搏P波之后无QRS波，且与前面的T波相融合而不易辨认，称为房性早搏未下传，P′–R可以延长，P′波所引起的QRS波有时也会增宽变形，称房性早搏伴室内差异性传导。

2.室性期前收缩　室性期前收缩是指提前出现一个增宽变形的QRS–T波群，QRS时限常>0.12秒，T波方向多与QRS主波方向相反，有完全性代偿间歇（早搏前后两个窦性P波之间的间隔等于正常P–P间隔的二倍），早搏的QRS波前无P波，窦性P波可巧合于早搏波的任意位置。

3.房室交界性期前收缩　房室交界性期前收缩之QRS波与窦性者相同或略有变异。交界区的激动也能同时逆行上传达心房，产生一个逆行P′波（II、III、aVF的P′波倒置）。P′波可以出现在QRS波之中、之后，也可在其前，但P′–R<0.12s，不能上传者可以无P′波，往往有完全性代偿间歇。

对于期前收缩的诊断，应注意：

（1）有病理意义的期前收缩依次为：交界性、房性、室性。

（2）室性期前收缩与房性期前收缩、交界性期前收缩伴室内差异性传导的鉴别。

（三）异位性心动过速

异位性心动过速是指异位节律点兴奋性增强或折返激动引起的异位心律（连续3个或

更多）。

1.阵发性室上性心动过速 理论上室上性心动过速应分为房性与交界区性，但因 P′ 波常不易明辨，故将二者统称为室上性，心电图表现为 QRS 波与窦性者相同（仅当伴有束支传导阻滞或因差异传导时可增宽变形），频率范围为 150~240 次/分，节律匀齐。

2.预激综合征 预激综合征是指心房冲动提前激动心室的一部分或全部，心电图表现为 PR 间期缩短，QRS 波群起始部分粗钝（称 δ 波），终末部分正常，ST-T 呈继发性改变，常与主波方向相反，常并发室上性心动过速。

3.心房扑动 正常 P 波消失，代之连续的大锯齿状 F 波（扑动波），F 波之间无等电位线，波幅大小一致，间隔规则，频率为 250~350 次/分，大多不能全部下传，而以 2:1 或 1:1 下传，故心室律规则。

4.心房颤动 各导联无正常 P 波，代之以大小不等形状各异的 f 波（纤颤波），f 波的频率为 350~600 次/分，心室律绝对不规则。QRS 波一般不增宽，若是前一个 R-R 间距偏长而与下一个 QRS 波相距较近之处，出现一个增宽变形的 QRS 波，为心房颤动伴有室内差异传导。

5.阵发性室性心动过速 QRS 波呈室性波形（>0.12 秒，并有继发性 ST-T 改变），心室律基本匀齐，频率为 140~200 次/分，有时可以见到保持固有节律的窦性 P 波融合于 QRS 波的不同部位，遇合适机会可发生心室夺获。

6.尖端扭转型室性心动过速 是一种恶性心律失常，发作时呈室性心动过速特征，增宽变形的 QRS 波群围绕基线不断扭转，每连续出现 3~10 个同类的波之后就会发生扭转，翻向对侧。

7.心室扑动与心室颤动 心室扑动的心电图特点：无正常 QRS-T 波群，代之以连续快速而相对规则的大振幅波动，频率达 200~250 次/分，心脏失去排血功能。心室扑动常不能持久，如不及时纠正便会转为心室颤动而死亡。心室颤动往往是心脏停跳前的短暂征象，心电图上 QRS-T 波群完全消失，出现大小不等、极不匀齐的低小波，频率达 200~500 次/分。体检结论中应注意对宽 QRS 型心动过速进行鉴别诊断。体检期间发生心动过速发作时应立即转至急诊科进行诊治。

（四）传导阻滞

1.房室传导阻滞

（1）I 度房室传导阻滞 主要表现为 P-R 间期延长，在成人 P-R 间期 >0.20 秒。

（2）II 度房室传导阻滞 部分 P 波后 QRS 波脱漏，分为两种类型：I 型（文氏型）：P 波规律出现，P-R 间期逐渐延长，直至一个 P 波后脱漏一个 QRS 波群，之后传导阻滞得到一定恢复，P-R 间期又趋缩短，之后又逐渐延长，如此周而复始地出现；II 型（莫氏型）：P-R 间期恒定（正常或延长），部分 P 波后无 QRS 波群。

（3）III 度房室传导阻滞 P 波与 QRS 波毫无相关性，保持各自的自身节律，心房率高于心室率，常伴有交界性或室性逸搏。心房颤动时，如果心室律缓慢而绝对规则，可诊断为心房颤动合并 III 度房室传导阻滞。

2.束支传导阻滞

（1）完全性左束支传导阻滞 QRS 时限 >0.12 秒，V_5、V_6 导联无 Q 波也无 S 波的宽大有切迹的 R 波，V_1 导联呈 QS 或 rS，V_5 导联 ST 段压低，T 波倒置。

（2）完全性右束支传导阻滞　QRS时限>0.12秒，V_1导联呈RSR′和QRS，V_5~V_6导联S波顿挫。aVR及Ⅲ呈qR波，Ⅰ、Ⅱ及aVL多为S波顿挫。QRS向上导联ST压低，T波倒置。

（3）左前分支阻滞　QRS时限<0.11秒，QRS电轴左偏，QRS波在Ⅰ、aVL导联呈qR型，Q波在Ⅰ、aVL导联<0.02秒，RaVL>RI，aVR，QRSⅡ、Ⅲ、aVF呈rS型，SⅢ>SⅡ并且RⅡ>RⅢ，V_6见S波，并且SV_6<SaVL。

（4）左后分支阻滞　QRS时限<0.11s,QRS电轴右偏；QRS波在Ⅰ、aVL导联呈RS或rS；QRS在Ⅲ、aVF导联呈qR；QI、Ⅱ、aVF<0.02s，R波降支出现顿挫；V_6导联见S波，SV_6<SaVF。

第六节　动态心电图、动态血压、超声心动图检查

一、动态心电图

动态心电图是美国物理学家 Nornun J.Holter 首创,故又称Holter心电图，随着技术的发展，仪器不断更新，体积更加小巧，分析软件更加先进快捷，已成为重要的心血管疾病无创检查项目之一，可以为心律失常、心肌缺血等心脏病的诊断提供重要依据。

（一）动态心电图机的构成

由随身佩带的小型记录仪及回放系统两部分组成，全部心电图资料自动编辑成图表资料，操作者通过示波器观察研究心率、心律、ST-T改变等参数，并能选择打印出某些异常心电图及发生的时间，供临床分析并提供可靠的理论依据。

（二）动态心电图机使用方法

1.患者皮肤处理　一般用75％酒精棉球擦至皮肤发红，干燥后贴上电极；对酒精过敏者，用清水擦拭，干燥后将电极贴在所选定的部位。

电极安置：分为三通道和十二通道，安置在胸前相应位置。

（三）动态心电图机佩带时及佩带后注意事项

1.佩戴时注意事项　佩戴时注意导联线有无从插口滑出、导联线有无断裂、揿扣与电极接触是否良好等。

2.佩带后受检者注意事项

（1）动态心电图记录仪系高度精密仪器，严禁自行打开，不得任意移动电极及其导联线。

（2）佩带期间应避免接近强力电源、磁场及放射线场所，以免干扰记录，影响分析。

（3）严防记录仪受潮，不得佩带记录仪洗澡及游泳。

（4）早、中、晚检查一下导联线的揿扣有无从电极片掉下，若掉下及时揿回。

（5）两上肢尽量少做左右摆动、上抬等动作，根据体力酌情在第二天早晨进行跑步、爬楼梯5~10分钟。

（6）及时记录晕厥、胸痛、心悸、气急、胸闷及肩部、颈部、上臂、面部疼痛等临床症状发生时间及其与活动的关系。

（7）请于第二天约定的时间及时归还记录仪。

（8）下面是一份日志的样本，日志记录越完整详细，其参考价值越大。

时间	活动内容	症状
6：30	起床	胸闷
9：00	爬楼梯	胸痛
12：00	吃饭	心悸
23：15	做噩梦	心悸、胸闷

（四）动态心电图诊断标准

动态心电图对于心律失常、ST段改变的诊断，一般根据心电图的诊断方法及标准进行。由于动态心电图具有长时程连续记录、计算机定量检测分析等特点，对于心律失常、心肌缺血、心率变异性分析等可参照以下标准做出诊断和评价。

1.常规参数

（1）最低心率　监护过程中出现的最低心率。

（2）最高心率　监护过程中出现的最高心率。

（3）最大ST段抬高　监护过程中检测到的最大ST段抬高。

（4）最大ST段压低　监护过程中检测到的最大ST段压低。

2.心律失常诊断评价标准

（1）正常人室性早搏≤100次/24小时，或5次/小时，超过此数只能说明有心脏电活动异常，是否属病理性应综合临床资料判断。

（2）室性早搏诊断标准　以Lown法分级，3级及3级以上，即成对室性早搏、多形性室性早搏、短阵室性心动过速（3个以上持续时间<30秒）、多形性室性心动过速（3个以上，持续时间≥30秒）均有病理意义。

（3）窦房结功能不全诊断标准　窦性心动过缓≤40bpm持续1分钟；二度Ⅱ型窦房阻滞；窦性停搏>3.0秒，窦性心动过缓伴短阵心房颤动、心房扑动或室上性心动过速，发作停止时窦性搏动恢复时间>2秒。

3.心肌缺血诊断及评价标准（应密切结合临床资料）　ST段呈水平型或下斜型压低≥1.0mV（1.0mm），持续≥1.0分钟，2次发作间隔时间≥1.0分钟。对于这个标准，目前尚有不同意见。心率对ST段变化的影响及校正：正常心率时，ST段下移点（L点）在J点之后80ms，如心率增快120bpm以上L点应自动转点J点之后5ms；可以ST/HR消除心率的影响，ST段为μV（1mm=100μV），HR为bpm，ST/HR≥1.2μV/bpm为异常。心肌缺血负荷测算：根据ST段异常改变幅度、阵次、持续时间计算：ST段下降幅度×发作阵次×持续时间描记ST段趋势曲线的基础上，计算ST段下移的面积（min×min），根据心肌缺血及缺血负荷检测，可评价冠心病心肌缺血情况及疗效。

4.心率变异性分析　24小时RR间期标准差（SDNN）<50ms，三角指数<15，心率变异性明显降低；SDNN<100ms，三角指数<20，心率变异性轻度降低。心率变异性频域分析评价标准：以500次心搏、5分钟短程记录或24小时动态心电图连续记录作心率变异性频域分析，以下指标提示心率变异性降低：所有频带均有功率下降；站立时无低频率成分增加，

提示交感神经反应性减弱或压力感受器敏感性降低；频谱总功率下降，低频/高频比值可不变；但低频下降时，此比值可减少，高频下降时，比值可增大；低频中心频率左移。心率变异性降低提示心肌梗死患者发生心脏事件的危险性较大，糖尿病患者合并有糖尿病性自主神经病变且预后不良。

二、动态血压

动态血压监测（ambulatory blood pressure monitoring，ABPM）是通过仪器自动间断性定时测量日常生活状态下血压的一种诊断技术，可反映不同生理节律和外界环境时的血压变化，可全面详尽地观察一天中血压的动态变化，在高血压的诊断及治疗中发挥着重要作用。

（一）监测前准备

1.监测当天所测肢体应避免抽血等小的创伤，以免造成淤血或感染。

2.监测前应全面了解受检者的情况，评估受检者臂围，选择合适袖带。

3.受检者必须能够理解ABPM装置运作过程。

（二）监测方法

1.应严格遵守操作规范，首先检查监测仪中的电池必须达到2.8V以上，清除监测仪中原有数据。

2.在动态血压分析仪软件上新建受检者病例，输入受检者基本信息。

3.根据受检者的情况需要设定好测量血压时间，将自动监测间隔按白天、夜间调至每15~30分钟1次。

4.选择大小合适的袖带，气囊长度能覆盖80%~100%的臂围，将袖带绑于非优势臂，袖带固定松紧要适宜，袖带下缘应位于肘弯上2.5cm处，最好直接戴在裸露的上臂上，气囊中心放在肱动脉上，压力管绕过患者颈部连接到挂在腰间的检测仪上。

5.启动装置，最后测试一下ABPM装置功能，手动测量1~2次血压。

（三）注意事项

1.向受检者讲解日记卡上的说明，包括记录服药时间、睡觉和起床的时间、发生任何症状的时间。

2.受检者应保持平时工作及生活状态，但在每次测量时，应保持静止，使手臂袖带位于心脏水平。

3.睡觉时将装置放在枕边。

4.不洗澡。

5.标记袖带处，以便袖带松动滑脱后及时矫正位置。

6.告知受检者在出现异常情况如持续袖带充气时，如何关闭装置。

（四）拆卸装置

1.24~25小时后，受检者来ABPM中心拆下装置。

2.将数据及时上传电脑。

3.如数据未达到以下要求，需重新行ABPM：24小时内记录数据包含>70%的有效数据；至少有20次白天、7次夜间的有效数据；至少收集白天2次/小时和夜间1次/小时的有效数据。

（五）主要判读指标及正常值参考标准

白天为每15分钟测量一次血压，夜间测压间隔可适当延长，最好每小时有至少1个血压读数。监测期间正常活动，每小时区间有效读数无缺漏，符合有效血压读数标准：收缩压70~260mmHg，舒张压40~150mmHg，脉压20~150mmHg。有效测量血压>90%。时段区间定义：白天与夜间最好以动态血压监测日记卡所记录的起床与上床睡眠时间为准。

1.正常值参考标准

（1）24小时<130/80mmHg。

（2）白天<135/85mmHg。

（3）夜间<120/70mmHg。

2.动态血压的主要判读指标

（1）24小时平均收缩压/舒张压均值。

（2）白天平均收缩压/舒张压均值。

（3）夜间平均收缩压/舒张压均值。

（4）清晨血压（觉醒后2~4小时内）平均收缩压/舒张压均值。

（六）昼夜节律的判读

1.正常血压的昼夜模式 即杓型血压，指夜间收缩压和舒张压较日间血压值下降10%~20%，或夜/昼的收缩压和舒张压的比值≥0.8但≤0.9。

2.异常血压的昼夜模式

（1）非杓型血压 夜间收缩压和/或舒张压较日间血压值下降<10%，或夜/昼的收缩压和/或舒张压的比值>0.9，但<1。

（2）反杓型血压 夜间收缩压和/或舒张压较日间血压值未降低反而增高，或夜/昼的收缩压和/或舒张压的比值≥1。

（3）超杓型血压 夜间收缩压和/或舒张压较日间血压值显著降低>20%，或夜/昼的收缩压和/或舒张压的比值<0.8。

（4）夜间高血压 夜间收缩压和/或舒张压绝对水平升高（≥120/70mmHg）。

（5）清晨高血压 清晨收缩压和/或舒张压水平过度升高（晨起后未服降压药前1~2小时，血压≥135和/或85mmHg），有些患者可以延迟到1~4小时。

（6）晨峰现象 晨起后最高血压与夜间最低血压的差值≥35mmHg。

（七）诊室血压与动态血压为基础的高血压分类（图35）

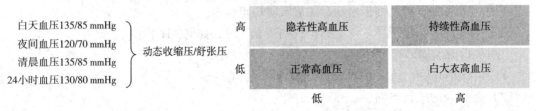

注：1 mmHg=0.133 kPa

图35 诊室血压与动态血压为基础的高血压分类

三、超声心动图

超声波在均一介质中传播时可逐渐被吸收和散射,当其遇到两个不同介质的界面时,部分超声波信号则被反射回来,返回探头的信号可以提示超声波穿透的深度和反射的强度。超声心动图就是利用超声波的穿透性和反射性,通过计算机技术处理和成像,从而显示心脏结构和血流状态,评估心脏功能,在临床诊断中发挥着重要作用。

(一)常规技术

1.M型超声心动图　在一条线上发射超声波信号,接收时沿时间轴线展开,记录组织的运动敏感性高,可直接观察瓣膜的开闭、心室壁的运动等。操作时应尽量使超声波声束与观察组织垂直,可以测量心腔的大小及室壁的厚度。

2.二维超声心动图　可以显示心脏的切面图像,进行连续成像以观察心腔、瓣膜和血管的实时情况。

3.多普勒超声心动图　包括脉冲多普勒和连续多普勒,前者能够对紊乱的血流进行定位并测量局部血流速度,后者则可以对血流进行定量分析。彩色血流成像是一种自动化的脉冲波多普勒二维图像,背离探头的血流标记为蓝色,朝向探头运动的血流标记为红色,流速越高彩色越鲜亮。

(二)常用种类

主要包括经胸超声心动图、经食道超声心动图、负荷超声心动图、声学造影、组织多普勒、斑点追踪技术、实时三维超声心动图等,在体检中常用的是经胸超声心动图技术。

完整的经胸超声心动图检查

应包括以下基本切面图像扫查:胸骨旁长轴切面、胸骨旁心底短轴切面、二尖瓣水平短轴切面、乳头肌水平短轴切面、心尖水平短轴切面、心尖四腔切面、心尖二腔切面、心尖长轴切面、心尖五腔切面、剑突下多切面、胸骨上窝切面和胸骨旁右室切面。

超声测量的正常值

受年龄、性别、体重指数等多因素影响,成人二维超声心动图正常参考值见表6。

表6　成人二维超声心动图正常男女参考值

左室		
内径	收缩末期	26.7~29.2mm(女性) 28.1~31.9mm
	舒张末期	42.2~44.7mm(女性) 44.8~47.9mm
室壁厚度	舒张期室间隔	6.47~9.09mm(女性) 8.29~9.50mm
	后壁	6.72~8.71mm(女性) 8.21~9.18mm
	收缩期室间隔	9.87~13.4mm(女性) 12.0~14.5mm
	后壁	11.2~13.9mm(女性) 13.1~15.0mm

续表

左室		
缩短分数		37%~41%（女性） 34%~40%
*射血分数		61%~68%（女性） 57%~66%
左房内径		26.2~32.7mm（女性） 27.8~34.2mm
主动脉根内径		18.2~20.1mm（女性） 19.7~22.1mm
右室内径（舒张）		19.3~22.8mm（女性） 18.9~24.0mm

*为四心腔切面simpson's法测量结果（引自《超声心动图规范化检测心脏功能与正常值》，超声心动图协作组编著，科学技术出版社）。

（三）心功能的评价
1.左心室收缩功能

（1）M型测量法　适用于左室运动对称者。

（2）双平面改良Simpsons法　适用于左室室壁运动异常者。

（3）左室收缩功能评估见表7。

表7　左室收缩功能评估分级

分级	EF值
正常	>55%
轻度异常	45%~54%
中度异常	30%~44%
重度异常	<30%

2.左心室舒张功能　通过二尖瓣及组织多普勒评估左室舒张功能见表8。

表8　左室舒张功能评估分级

分级	E/A比值	DT（ms）	E/E'比值
正常	0.7~1.5	150~250	<10
轻度异常（充盈变缓）	<0.7	>250	<10
中度异常（假性正常）	0.7~1.5	150~250	>10
重度异常（限制充盈）	>1.5	<150	>10

注：如果组织多普勒记录的是室间隔，E/E'比值的正常值限定为<15。

（四）几种常见疾病的超声心动图表现
1.高血压性心脏病　高血压性心脏病是由于长期血压升高，使左心室负荷逐渐加重，左心室因代偿而逐渐肥厚和扩张形成的器质性病变，超声心动图表现如下：向心性肥厚：

左室心肌对称性肥厚，心肌回声无明显改变，左室腔变小，心肌收缩活动较正常增强，多合并舒张功能异常；离心性肥厚：左室腔扩大，室壁运动减低导致收缩功能下降。左房多增大，瓣膜容易发生增厚、钙化等改变，产生反流；主动脉窦部、升主动脉增宽，甚至瘤样扩张、发生内膜剥离形成夹层动脉瘤。

2.冠状动脉粥样硬化性心脏病 冠状动脉粥样硬化性心脏病（冠心病）是由于冠状动脉狭窄或闭塞造成心肌缺血、缺氧或坏死而导致的心脏病，表现为心绞痛和心肌梗死。心绞痛患者的心脏超声一般无特异性改变。心肌梗死患者的心脏超声一般有节段性室壁运动异常的改变，心肌缺血受累节段室壁变薄，运动减弱、无运动或反常运动，收缩期增厚率减低或消失，未受累节段室壁代偿性运动增强，梗死心腔有不同程度的扩大，合并收缩功能减低，常并发瓣膜关闭不全、室壁瘤形成等。根据受累部位推断病变冠状动脉常用的左室心肌16节段分段法见图36。

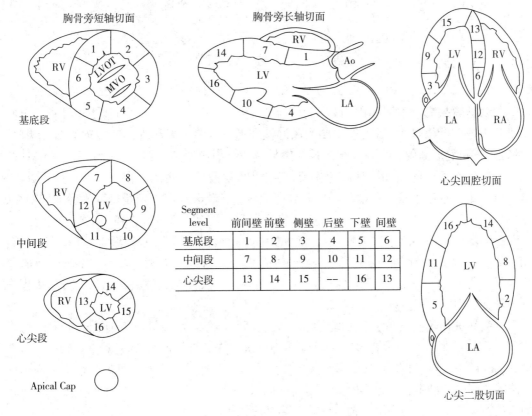

Segment level	前间壁	前壁	侧壁	后壁	下壁	间壁
基底段	1	2	3	4	5	6
中间段	7	8	9	10	11	12
心尖段	13	14	15	--	16	13

图36 左室心肌16节段分段法

3.心肌病

（1）扩张型心肌病 扩张型心肌病是一种原因未明的原发性心肌疾病，临床表现包括心脏扩大、心力衰竭、心律失常、栓塞、猝死等。心脏超声表现为全心扩大，以左心扩大为主，瓣环扩张导致瓣膜反流，呈"大心腔，小开口"改变，室壁运动弥漫性减低，收缩及舒张功能均减低。

（2）肥厚型心肌病 左室的非对称性肥厚，以室间隔肥厚为著（厚度多>15mm），且室间隔厚度/左室后壁厚度>1.3，常伴有心肌纤维排列紊乱。按血流动力学分为非梗阻性和梗阻性肥厚型心肌病，后者在M型超声诊断中有SAM征（Systolic Anterior Motion）的表现（收缩期二尖瓣叶或腱索向左室流出道运动）。早期代偿期可维持足够的心输出量，后期心输出量减少，心腔逐渐扩大，造成瓣膜关闭不全，晚期肺动脉压明显增高，导致心力衰竭。

4.风湿性心脏病 风湿性心脏病是由于风湿热活动累及心脏瓣膜而造成的心脏瓣膜病变，多累及二尖瓣及主动脉瓣，二尖瓣以瓣尖增厚为著，交界粘连，开放活动受限，开口减小，开口面积<2.0cm²，狭窄程度的定量分析见表9。二尖瓣舒张期圆顶样运动，二尖瓣前叶呈"曲棍球杆"样改变，M型显示瓣膜增厚，EF斜率减低甚至消失呈"城墙"样改变，前后叶呈同向运动。左房增大，可发生心房血栓，当合并二尖瓣关闭不全时左室可扩大。

表9 二尖瓣狭窄程度的定量分析

狭窄程度	瓣口面积（cm²）	平均压差（mmHg）	PHT（ms）
轻度	1.5~2.0	<5	<150
中度	1.0~1.5	5~10	150~220
重度	<1.0	>10	>220

5.主动脉瓣狭窄 主要病因为先天性和后天性，先天性主要为主动脉瓣膜异常（单叶瓣、二叶瓣或四叶瓣等），后天性主要为风湿性和退行性变。风湿性病变表现为瓣叶增厚、回声增强，瓣膜变形僵硬，退行性变表现为瓣环及瓣叶根部回声增强，严重者可累及瓣体与瓣尖部。主动脉瓣口收缩期出现高速血流信号，并可探及瓣口两侧存在压差，升主动脉可出现狭窄后扩张，左室肥厚。主动脉瓣口开放面积减小，狭窄程度的定量可分为轻度、中度、重度。

6.主动脉瓣关闭不全 先天性或后天性的主动脉根部和/或瓣膜病变均可导致主动脉瓣关闭不全，超声表现为主动脉瓣增厚，回声增强，瓣叶对合处有裂隙，左室内径增大，彩色多普勒显示舒张期左室腔内起自主动脉瓣的反流束，可探及反流频谱，主动脉瓣反流程度可分为轻度、中度、重度。

7.三尖瓣关闭不全 可分为功能性和器质性两种类型，前者瓣叶本身无明显的形态学异常，为瓣环扩张所致，后者多见于风湿性心脏病、先天性瓣叶发育不良、畸形、附着位置偏移，瓣叶裂孔或瓣叶脱垂或瓣膜松弛综合征等。二维超声图像上可见瓣叶增厚、回声增强，瓣叶关闭时见裂隙，彩色多普勒右房内可见源于瓣口的反流信号。75%的健康人可有轻微的三尖瓣关闭不全，三尖瓣反流程度可分为轻度、中度、重度。

8.房间隔缺损 房间隔连续中断，彩色多普勒心房水平可见分流信号。右心腔扩大，肺动脉增宽。根据缺损部位可分为原发孔型（缺损位于房间隔下部近十字交叉处）、继发孔型（缺损位于房间隔的中部）、静脉窦型（上腔静脉型：回声中断与上腔静脉的入口相连；下腔静脉型：回声中断与下腔静脉的入口相连）、冠状静脉窦型（冠状静脉窦口扩大，顶部间隔缺损）。

9.室间隔缺损 室间隔连续中断，心室水平分流，多为左向右分流，大缺损或合并肺动脉高压时为双向或右向左分流。左室扩大，当合并肺动脉高压时，右室扩大，右心室壁肥厚。

室间隔缺损的定位诊断：膜周部（缺损位于室间隔膜部及膜周组织）、漏斗部（缺损位于室上嵴与肺动脉瓣之间）、肌部（缺损位于室间隔肌部）。

第七节 胃镜、结直肠镜检查

一、胃镜检查

胃镜检查在食管、胃恶性肿瘤筛查中具有独特而不可替代的地位，胃镜下靶向活检是目前诊断胃癌及食管癌的金标准。

内镜直视下从食管上端开始循腔进镜，依次观察食管、贲门、胃体、胃窦、幽门、十二指肠球部及十二指肠降部。退镜时依次从十二指肠、胃窦、胃角、胃体、胃底贲门、食管退出。依次全面观察、应用旋转镜身、屈曲镜端及倒转镜身等方法观察上消化道全部，尤其是胃壁的大弯、小弯、前壁及后壁，观察黏膜色泽、光滑度、黏液、蠕动及内腔的形状等，进行规范的胃镜操作和精细耐心地镜下观察是降低病变漏诊率的重要措施。

早期食管癌、胃癌的内镜下精查应以普通白光内镜检查为基础，全面清晰地观察整个胃黏膜，熟悉早期胃癌的黏膜特征，发现局部黏膜颜色、表面结构改变等可疑病灶，可根据各医院设备状况和医师经验，灵活运用色素内镜、电子染色放大内镜、超声内镜、荧光内镜、共聚焦激光显微内镜等特殊内镜检查技术以强化早期胃癌的内镜下表现，不但可以提高早期胃癌的检出率，而且还能提供病变深度、范围及组织病理学等信息。同时，充分的检查前准备（包括口服黏液祛除剂如链霉蛋白酶等、祛泡剂如西甲硅油等、局麻或镇静）也是提高早期胃癌检出率的基础。进行规范的胃镜操作和精细耐心地镜下观察是降低病变漏诊率的重要措施

1.食管病变内镜下表现 从食管入口到食管胃交界处，食管黏膜病灶有以下几种状态：①红区：即边界清楚的红色灶区，底部平坦。②糜烂灶：多为边界清楚的红色糜烂状病灶。③斑块：多为类白色边界清楚稍隆起的斑块状病灶。④结节：直径在1cm以内，隆起的表面黏膜粗糙或糜烂状的结节病灶。⑤黏膜粗糙：指病变不规则，漫无边界的状态。⑥局部黏膜下血管网紊乱、缺失或阻断等状态：这是伴随观象，附近应有黏膜增厚的病灶存在。早期食管癌的内镜下分型可参照2002年巴黎分型。

2.早期胃癌内镜下表现及分型

（1）早期胃癌内镜下分型 根据2002年巴黎分型，早期胃癌即type-0型胃癌，根据病变的形态特征可分为息肉状及非息肉状两大类。

息肉状病变在内镜中表现为形态隆起高于其周围黏膜，手术标本显示其隆起高度超过周围黏膜厚度的两倍（>2.5mm）。此型尚可分为有蒂及无蒂两类，通常以0-Ⅰp及0-Ⅰs表示。

非息肉状病变可分为平坦型和凹陷型两大类，分别以0-Ⅱ和0-Ⅲ来表示，根据病变与周围黏膜的高低差异0-Ⅱ型可进一步区分为：0-Ⅱa：平坦隆起型；0-Ⅱb：平坦型；0-Ⅱc：平坦凹陷型。此外，还有混合型，如0-Ⅱa+Ⅱc等。

根据日本国立癌中心数据，临床常见的早期胃癌多表现为0-Ⅱ型，而0-Ⅱ型中又以

0-Ⅱc及0-Ⅱc为主的混合型最为多见（占78%），而0-Ⅱa与0-Ⅱb少见（占17%），而0-Ⅰ型与0-Ⅲ型最少见（分别占3%与5%）。

0-Ⅰ型与0-Ⅱa型的区别在于病变隆起的高度不同，大致可以根据活检钳闭合时的厚度判断。0-Ⅱc型与0-Ⅲ型的判断需要根据手术标本进行病理诊断才能准确判断，但内镜下可根据病变的凹陷状态进行大致判断，当上皮层出现明显的断裂时，可判断病变已侵透黏膜肌层，即为0-Ⅲ型早期胃癌。

（2）早期胃癌内镜下表现　内镜下观察早期胃癌一般将其分为隆起型胃癌与凹陷型胃癌两大类。

1）隆起性早期胃癌（0-Ⅰ型、0-Ⅱa型）内镜下表现

A.多为单发境界明显的隆起性病变。

B.亚蒂或无蒂，有蒂者较少见。

C.表面黏膜充血、发红，表面黏膜粗糙，凹凸不平，呈颗粒状或结节状改变表面黏膜的改变是诊断隆起性早期胃癌的要点。

D.判定病变浸润深度：①据日本学者统计，1cm以下病灶100%是黏膜内癌，而1~3cm之间80%为黏膜内癌。②直径较大的病变可根据病灶的侧面和非癌黏膜间的角度和表面形态辅助诊断，角度越锐，其浸润深度越浅，而角度越钝，其浸润深度越深。③病变浸润较深时，其活动性较差，即伸展性差（可在胃内反复充气、抽气进行病变部位空气动力学观察判断）。

2）凹陷性早期胃癌（0-Ⅱc型、0-Ⅲ型）内镜下表现

A.病变凹陷面内黏膜粗糙、糜烂，正常胃黏膜结构消失，呈颗粒状或结节状表现部分病变可见凹陷面中央有散在的正常胃黏膜结构，这种表现往往预示为分化差的癌。

B.凹陷表面黏膜可表现为充血、发红，亦可表现为黏膜褪色，或者红白相间，偶尔见有出血。

C.病变部位僵硬，伸展性较差。

D.病变周围黏膜凹凸不平，可有"蚕食样改变"，周围黏膜可有隆起，隆起周围黏膜皱襞肥大，中断甚至融合。

慢性胃炎内镜下表现及处理参考"中国慢性胃炎共识意见（2017，上海）"进行慢性胃炎的诊断与处理。

内镜检查中，对于慢性萎缩性胃炎胃镜下的各种表现应当熟悉。①红白相间以白相为主，血管透见；②花斑样改变；③在A或B的基础上出现隆起糜烂；④在A或B的基础上扁平隆起；⑤胃黏膜粗糙不平，颗粒样改变。符合上述条件者内镜下即可判断为慢性萎缩性胃炎。

因为是有创性检查，检查前应该有耐受性内科评估及签署知情同意书。这里不做详述。

胃镜技术方案见附件。

附件：胃镜检查技术方案描述

1. 内镜检查前的准备

（1）检查前患者禁食水6小时以上，有梗阻或不全梗阻症状的患者应提前禁食1天，必要时应洗胃。

（2）检查前应向患者做好解释工作、消除病人的恐惧感，嘱其平静呼吸，不要屏气，避免不必要的恶心反应。

（3）有条件者，检查前10分钟给予祛泡剂（如西甲硅油、二甲硅油）口服，以去除胃内黏液与气泡。

（4）检查前5分钟给予1%利多卡因5~6ml含服或咽部喷雾麻醉。

（5）麻醉 有条件的地区和人群，可以使用镇静或无痛胃镜（清醒镇静的方法）。

2. 内镜检查

（1）进镜顺序 受检者左侧卧位，医生同受检者简短而亲切地交谈，安抚和鼓励受检者，以期配合检查。然后，在无痛无损伤情况下插入内镜。从距门齿16cm开始，慢慢地推进内镜，仔细观察每1cm的食管黏膜状态。观察未经内镜摩擦的正常黏膜和黏膜病灶的原始状态，谓之"进镜观察"。内镜进入贲门时，一定要找到贲门的黏膜脊根部（必要时逆时针转动），观察该处胃黏膜状态。内镜异常黏膜表现为充血、出血、糜烂状、凹陷状和斑块状改变。如果从前视位观察困难，内镜可以进入胃内并返转内镜，从胃内逆视位观察贲门的全区，很容易发现病灶。进入胃内后依次观察贲门、胃体、胃窦、幽门、十二指肠球部及十二指肠降部。退镜时依次从十二指肠、胃窦、胃角、胃体、胃底贲门、食管退出。依此顺序全面观察，应用旋转镜身、屈曲镜端及倒转镜身等方法，观察上消化道全部，尤其是各胃壁的大弯、小弯、前壁及后壁，观察黏膜色泽、光滑度、黏液、蠕动及内腔的形状等。如发现病变，则需确定病变的具体部位及范围，并详细在记录表上记录。胃镜检查正常部位的观察及拍照记录请参照正常胃部内镜所见及标准照片。

（2）胃镜诊断辅助技术 胃镜诊断辅助方法主要采用靛胭脂染色、冰醋酸染色与碘染色技术，应首先进行胃的冰醋酸染色、靛胭脂染色观察，而后再进行食管碘染色观察。

1）靛胭脂染色 常规胃镜观察完成后，两种情况下可进行靛胭脂染色观察：①胃内发现病变或胃黏膜异常部位，重点喷洒病变部位进行观察；②内镜下诊断为重度萎缩性胃炎，则全胃喷洒进行观察。

染色方法：进镜至胃窦部位，从活检管道插入喷管，用20ml注射器抽取20ml靛胭脂（0.2%），由胃窦至胃体、贲门喷洒，进行染色辅助观察。染色前应注意清洗胃黏膜表面黏液，喷洒时尽量使染色剂在胃黏膜上涂布均匀，冲洗后进行观察。正常胃黏膜的小区清晰可见。胃底腺黏膜小区呈现为：规则、厚、有光泽、淡红色；幽门腺黏膜小区呈现为：不规则、薄、暗淡黄色。异常胃黏膜区域，染色剂将出现异常沉积，使得该部位染色加重，着色区呈现不均匀变化（即阳性所见），病变区域与周围正常组织境界明显。当视野不清或病变部位染色效果不佳时，可以即刻冲洗后再次染色，以获得理想的染色效果。

对病变部位进行拍照记录后，活检。操作结束前吸净残留靛胭脂。0.2%靛胭脂制法：靛胭脂1g加500ml蒸馏水，振荡摇匀，使之充分溶解。靛胭脂易氧化，配制后应尽快使用，避免长期存放（存放时间<1周）。

2）碘染色观察 染色方法：靛胭脂染色观察完成后，吸净胃内液体及气体。将内镜置于距门齿20cm左右处。从活检隧道插入喷管，由助手从喷管注入1.2%浓度的碘液10~15ml。边注边推进内镜，使碘液均匀地喷洒在全食管黏膜上（同样也可以自下向上喷洒）。然后向食管壁喷注10ml清水，冲洗残留碘液和黏液后再吸出。观察食管黏膜，如果染色不满意，可再注入5ml碘液，强化染色。标准的染色后表现，正常食管黏膜被染成棕褐色，糖原细胞呈深棕色（即过染），而糖原被消耗的异型细胞呈不同程度的黄色。对碘染色的食管黏膜，应仔细观察，注意黏膜上边界清晰的黄色区（即不着色区）。黄色程度从淡黄到深黄不等，这取决于病灶细胞的恶变程度。

1.2%卢戈氏碘制法：碘12g，碘化钾24g，蒸馏水1000ml，混匀。用前以8层纱布过滤。

3.活检

（1）如果在食管黏膜和/或贲门区黏膜发现阳性或可疑病灶，应在相应区域咬取活检，咬取活检的块数，视病灶大小及多少而定。活检标本处理后，送病理检查，同时填写病理诊断表。

（2）如果经内镜观察和碘染色后食管未发现可疑病灶，不取活检。对贲门脊根部黏膜胃体侧区域仔细观察后，如未发现可疑病灶，亦不取活检。

（3）如果经内镜观察和染色观察后，在胃部未发现可疑病灶，建议有条件的单位根据新悉尼系统的要求可每个受检者常规取5块标本，胃窦和胃体各取2块、胃角1块，参照中国慢性胃炎共识意见（2017，上海）。

（4）如果在胃黏膜或贲门区黏膜发现阳性或可疑病灶，应咬取活检，咬取块数视病灶大小而定，病灶大而可疑，可适当增加块数，标本块数要求可按如下标准进行：病变>1cm取标本数≥2块,病变>2cm取标本数≥3块，病变>3cm取标本数≥4块。标本尽量足够大，深度达黏膜肌层。

（5）如发现多处散在病灶，应尽可能将可疑病灶均咬取活检。

（6）对特殊病灶要另取活检。标本要足够大，达到黏膜肌层。

（7）不同部位标本分别存于不同标本瓶中。

（8）须向病理科提供取材部位、内镜所见和简要病史。

4.器械消毒
内镜清洗消毒严格按照原卫生部规定的《软式内镜清洗消毒技术操作规范（2017版）》进行。

5.内镜检查质量控制
胃镜检查质量对于早期胃癌的发现至关重要。因此在筛查过程中，进行每一例胃镜检查时，检查者均要严格按照标准要求进行检查并对发现的病变及消化道的重要部位进行拍照记录，以控制胃镜检查质量，提高早期胃癌发现率。

6.标本处理与病理诊断（略）

二、结肠镜检查

结肠镜检查在结直肠癌筛查中占据独特而不可替代的地位，是整个结直肠癌筛查流程的核心环节。结肠镜下病理检查是结直肠癌确诊的金标准，镜下切除癌前病变可降低结直肠癌的发病率和死亡率。

结肠镜可直接观察到结直肠腔内壁，是发现肠道肿瘤最敏感的方法，但结肠镜检查仍有一定漏诊率，主要发生在近端结肠，以锯齿状息肉和平坦腺瘤为主。获得良好的肠道准备，进行规范的结肠镜操作和精细耐心地镜下观察是降低病变漏诊率的重要措施。所以，结肠镜检查对受检者和内镜医师都有较高要求。

高质量的结肠镜检查是保证结直肠癌筛查项目成功的关键。近期一项大规模荟萃分析发现，结肠镜腺瘤的漏诊率为26%，进展期腺瘤漏诊率达9%。建议在结直肠癌筛查时严格执行结肠镜检查的质控标准。中国早期结直肠癌筛查流程专家共识意见（国家消化系疾病临床医学研究中心2019，上海）建议的高质量肠镜的评价标准应该包括以下几项，体检中要按标准予以质控。

1.合格的肠道准备比例应≥90% 研究表明，肠道准备不充分时腺瘤检出率显著降低，漏诊率显著上升。目前已有多种肠道准备评分量表，其中波士顿肠道评分量表（BBPS）具有稳定性较高、不同肠段的评分与该肠段息肉检出率相关且方便学习推广等优点，被"中国早期结直肠癌筛查流程专家共识意见（2019，上海）"推荐。

2.盲肠插镜率≥95% 研究表明，盲肠插镜率高于95%的内镜医师，其所诊治患者的间期结肠癌发病率显著低于盲肠插镜率小于80%的内镜医师所对应的患者。因此，在排除活动性炎症性肠病、肠道准备极差等因素后回盲部插镜率应≥95%。

3.退镜时间≥6分钟 与平均退镜时间<6分钟的内镜医师相比，退镜时间≥6分钟的内镜医师腺瘤检出率显著提高（28.3%对11.8%）。因此推荐退镜观察时间应至少保证6分钟，适当延长退镜时间可能进一步提高腺瘤检出率。

4.腺瘤检出率（adenoma detection rate，ADR） ADR被认为是与结肠镜质量最相关、最重要的指标：ADR每增加1%，结直肠间期癌发病风险则降低3%，致命性间期癌风险降低5%。研究显示中国人群的ADR在14%~15%左右，建议我国适龄一般风险人群的ADR目标值≥15%，其中男性应≥20%，女性应≥10%。FIT或粪便DNA阳性患者的ADR应高于此标准。

5.阳性结肠镜平均腺瘤数（adenomas per positive index colonoscopy，APPC） 荟萃分析发现，APPC与腺瘤漏诊率和进展期腺瘤漏诊率均独立相关，可能是潜在的结肠镜质控指标，APPC不应低于和高于1.8。

结肠镜下息肉处理原则（此项为建议内容）

（1）一旦在结肠镜下发现息肉，应取组织活检，有条件者行放大内镜及色素内镜观察，全面了解息肉的大小、形态、蒂部情况及数目，由此决定治疗方案。内镜下处理息肉可按照以下原则，息肉完整切除后，均应送病理检查。

直径≤0.3cm的息肉，可单纯以活检（咬取）作为治疗。直径0.3~0.5cm的小息肉应先取活检，再予电灼或内镜下氢离子束凝固术。

多发性息肉是否一次摘除和应摘除数目应根据息肉的总数、大小以及内镜操作者的技术水平而定。切除数量越多，并发症发生率也越高，应首先保证安全，一次不宜切除过多。多个息肉摘除时应按先近端、后远端的原则进行。

（2）炎症性肠病（IBD）以肠道黏膜糜烂、溃疡病变为特点，包括溃疡性结肠炎（UC）和克罗恩病（CD）。内镜下黏膜活检对于IBD的鉴别诊断和及时发现癌变意义重大。内镜下怀疑IBD者均应取活检，UC最好全结肠每隔10cm随机活检4块，可疑病变区额外取活检。

因为是有创性检查，结肠镜检查检测前应该有耐受性内科评估及签署知情同意书。这里不做详述。

肠镜技术方案见附件。

附件：肠镜检查技术方案描述

1.肠镜检查基本要求　初筛评估阳性者，应进一步行结肠镜检查，肠镜发现的所有息肉样病变和溃疡必须取活检，以明确病理诊断。

肠镜进入深度应达到回盲部。

首次肠镜检查不充分者，应于1个月内经充分准备后再行检查。不能耐受常规肠镜者，可考虑麻醉下肠镜检查。

肠镜病变描述按临床常规操作。

2.肠镜检查禁忌　肠镜检查前应评估被检者是否存在肠镜检查禁忌证。

（1）肛门、直肠有严重的化脓性炎症或疼痛性病灶，如肛周脓肿、肛裂。

（2）各种急性肠炎、严重的缺血性疾病及放射性结肠炎、溃疡性结肠炎急性期，尤其暴发型者。

（3）妇女妊娠期，曾做过盆腔手术及患盆腔炎者，应严格掌握适应证，慎重进行，妇女月经期一般不宜做检查。

（4）腹膜炎、肠穿孔、腹腔内广泛粘连以及各种原因导致的肠腔狭窄者。

（5）肝硬化腹水、肠系膜炎症、腹部大动脉瘤、肠管高度异常屈曲及癌肿晚期伴有腹腔内广泛转移者。

（6）高龄体弱者以及有严重的心脑血管疾病者，检查时必须慎重。精神病患者不宜施行检查，必要时可在全麻下施行。

3.肠镜检查者资质　肠镜检查者应具有高度责任心及丰富的临床处理经验，能够处理肠镜检查中的各种突发事件。根据各单位情况，建议由具有主治医师以上职称，工作满5年者担当肠镜检查者。检查结束后，肠镜医师要对可疑病例及时提出治疗建议，督促需治疗者及时进入治疗程序。

4.肠镜检查前准备　肠镜检查按临床常规程序进行，包括肠镜预约、签署肠镜检查知情同意书、检测乙肝表面抗原、必要时检测艾滋病病毒（HIV）、肠道准备药物领取、饮食控制、肠道清洁、家属陪同检查等，应遵照肠镜检查所在医疗机构对结肠镜检查前的要求执行。筛查负责单位应保存肠镜检查结果报告原件或复印件。

结肠镜检查术前准备工作是否充分，关系到检查成功与否及并发症的发生率，因此必须强调术前肠道清洁。检查者事前应详细询问病史，特别是近期用药史，熟悉病情。曾做过B超、钡灌肠造影等检查者，应仔细参阅检查结果，了解病灶所在部位。同时做好解释工作，解除病人思想顾虑。

检查前1~2天，应开始进无渣半流质饮食，如稀饭、蛋花汤等。检查当天禁食，如饥饿者可进食糖水或无渣糖。糖尿病患者可进食少量牛奶，对不能忍受空腹者尽量安排在上午进行肠镜。做好被检查者的解释工作，促其认真做好饮食控制。检查前日晚或检查当日晨进行肠道清洁，方法如下：

口服硫酸镁离子泻剂：清晨空腹时，将硫酸镁用温开水配制成5%的溶液（50g硫酸镁溶于1000ml温开水中，搅拌均匀）。首次口服5%硫酸镁溶液600~1000ml，然后隔10~15分钟再服250ml，至清水样便（无粪渣）止，总量不超过3000ml。

复方聚乙二醇电解质散：按药物说明书使用，至清水样便（无粪渣）止，总量不超过4000ml。

伴有心肾肝肺功能不全、高血压、冠心病、肠梗阻、顽固性便秘等被检查者，肠道准备应咨询专科医生。

5.肠镜检查注意事项　应严格进行诊室及器械的消毒，肠镜的清洗消毒应当与肠镜的诊疗工作分开进行，分设单独的清洗消毒室和内镜诊疗室，清洗消毒室应当保证通风良好。肠镜诊疗室应设有诊疗床、吸引器、治疗车等基本设施。详细规范参考原卫生部2004年版《内镜清洗消毒技术操作规范》。如果发生肠镜检查意外，应立即按照应急预案执行。在受检者完成初筛后的2~3个月内，需完成肠镜检查。

6.活检标本处理程序（略）

第九章　健康体检适宜技术

第一节　骨密度检查

一、骨密度检查的定义

骨密度（Bone mineral density，BMD）是指单位体积（体积密度）或者是单位面积（面积密度）所含的骨量。骨密度测量方法较多，不同方法在骨质疏松症的诊断、疗效监测以及骨折危险性评估中的作用有所不同。目前临床和科研常用的骨密度测量方法有双能X线吸收检测法（Dualenery X-ray Absorptiometry，DXA）、定量计算机断层照相术（Quantitative Computedtmograghy，QCT）、外周QCT（Peripheral Quantitative Computed Tomography，pQCT）和定量超声（Quantitative Ultra Sound，QUS）等。目前，临床上使用最普遍的是双能X射线吸收检测法和定量超声法。前者是骨密度检测的金标准，后者主要用于体检筛查。

二、骨密度检查的原理及内容

（一）DXA检测骨密度

DXA骨密度测量是临床和科研最常用的骨密度测量方法，通过测量BMD，并与成年人群平均值对比，从而判断是否诊断为骨质疏松，被认为是诊断骨质疏松的"金标准"。

关于测量部位，国际临床骨密度学会（International Society for Clinical Densitometry，ISCD）提出所有人都要求测量脊柱正位和髋部，特殊情况下可选择非优势侧桡骨1/3（33%）位置，不建议用桡骨其他兴趣区。目前国内已有大量数据研究表明桡骨1/10，1/6和1/3部位的BMD也可用于诊断骨质疏松，但2017年原发性骨质疏松诊疗指南仍将中轴骨作为主要测量部位，包括：腰椎和股骨近端，如腰椎和股骨近端测量受限，可选择非优势侧桡骨远端1/3（33%）。

DXA正位腰椎测量感兴趣区包括椎体及其后方的附件结构，故其测量结果受腰椎的退行性改变（如椎体和椎小关节的骨质增生硬化等）和腹主动脉钙化影响。DXA股骨近端测量感兴趣区是股骨颈和全髋。

DXA则具有检测简单、快捷、有创、误差相对较小等特点，但是DXA设备通常较贵重，移动不便，因为有放射源危害，对孕妇、备孕者、儿童等特殊人群不宜使用，对检测环境及人员也有隔离要求，受检者在短期内不宜反复检测。DXA目前仅在我国大型医院能够开展，尚难以作为一种广泛使用的筛查工具。特别注意，不同DXA机器的测量结果如未行横向质控，不能互相比较。

（二）定量超声

QUS技术检测BMD是通过被测物体对超过人耳可听域的机械波的吸收或衰减以及超声波的反射来反映被测物体的几何结构。为了提高该技术的可重复性和减少软组织相关的误差，该技术运用了传感器及双向变速器。QUS可检测参数有宽带超声衰减（BUA），声速（SOS），而后又由二者衍生出振幅依赖声速（AD-SOS）和定量超声指数（QUI），在诊断OP及预测骨折危险方面后两者更有意义。QUS常见测量部位为跟骨，其他测量部位为桡骨、胫骨、指骨干骺端。根据2007年国际临床骨密度测量学会（International Society for Clinical Densitometry，ISCD）制定的标准，跟骨是临床超声进行骨检测的唯一有效部位。目前主要用于骨质疏松风险人群的筛查和骨质疏松性骨折的风险评估，但还不能用于骨质疏松症的诊断和药物疗效判断。

QUS最大优点是无放射损伤、经济，并能从骨组织的量与质两个方面来反映骨组织的密度、结构与弹性，颇具研究潜力。但国外有研究显示QUS测定BMD诊断OP拥有79%~93%的灵敏度和28%~90%的特异性，故认为超声对骨质减少患者的诊断或监测，尚需继续观察。其他不足之处包括不能检测腰椎、髋部等大关节BMD。

（三）定量CT

QCT是在CT设备上，应用已知密度的体模（phanton）和相应的测量分析软件测量骨密度的方法。该方法可分别测量松质骨和皮质骨的体积密度，可较早地反映骨质疏松早期松质骨地丢失情况。QCT通常测量的是腰椎或股骨近端的松质骨骨密度。QCT腰椎测量结果预测绝经后妇女椎体骨折风险的能力类似于DAX腰椎测量的评估。QCT测量也可用于骨质疏松药物疗效观察。

定量CT骨密度测量（QCT）早在1980就被用于临床，它是一种真正三维的体积骨密度测量技术，与其他密度测量技术相比具有许多优越性：首先，皮质骨和松质骨能够被分离出来，松质骨感兴趣容积（VOI）很大程度上不受脊柱退行性变的影响；其次，可以应用3D几何测量参数。

（四）外周骨定量CT

pQCT测量部位多为桡骨远端和胫骨。该部位测量结果主要反映的是皮质骨骨密度，可用于评估绝经后妇女髋部骨折的风险。因目前无诊断标准，尚不能用于骨质疏松的诊断及临床药物疗效判断。另外，高分辨pQCT除测量骨密度外，还可显示骨微结构及计算骨力学性能参数。

（五）其他

包括X光片、核磁（MRI）等。

X光片在骨量减低20%以上才有明显的表现，故对早期诊断骨质疏松症帮助不大，但脊柱的侧位片对那些没有临床症状的脊椎骨折的发现是很有用的手段。

MRI评价骨质疏松症是一种崭新的方法，骨质疏松时，由于骨矿含量、红骨髓数量的减少和黄骨髓的增多，导致骨髓T_1和T_2弛豫时间均缩短，可用弛豫时间参数来测定骨矿含量，但磁共振测量矿含量方法不及QCT及双能X线吸收测量法（DEXA）。

三、骨密度检查的适应人群

我国已经将骨密度检测项目纳入40岁以上人群常规体检内容。有研究提出，健康男性40~54岁5年检查1次，55~64岁3年检查1次；健康女性47~54岁1年半检查1次，55~74岁3年检查1次。临床上为诊治骨质疏松症的骨密度测定指征见表10。

表10　骨密度测量的临床指征

符合以下任何一条，建议行骨密度测量
·女性65岁以上和男性70岁以上
·女性65岁以下和男性70岁以下，有一个或多个骨质疏松危险因素者
·有脆性骨折史的成年人
·各种原因引起的性激素水平低下的成年人
·X线影像已有骨质疏松改变者
·接受骨质疏松治疗、进行疗效监测者
·患有影响骨代谢疾病或使用影响骨代谢药物史者
·IOF骨质疏松症一分钟测试题回答结果阳性者
·OSTA结果≤–1者

IOF：国际骨质疏松基金会；OSTA：亚洲人骨质疏松自我筛查工具

四、骨密度检查的操作流程

（一）DAX测量骨密度的操作流程

DXA常用的测量部位是中轴骨（L1~L4、股骨颈或全髋）或非优势侧的桡骨远端1/3。

1.腰椎BMD测量　采用腰椎后前位摆位法，嘱受检者仰卧于扫描床中间，以扫描床的中线作为参考来校正受检者体位。受检者的左右手臂必须远离左右髋部的边侧，自第5腰椎开始往上扫描，两侧髂脊可见。理想的腰椎扫描图像是腰椎垂直并位于扫描视野中间，扫描区域必须包含完整的第1~4腰椎，从两侧髂脊扫描到T12清晰可见。

2.髋部BMD测量　采用腰椎后前位摆位法，受检者仰卧于扫面床正中后（同腰椎BMD测量），大腿略向外拉，双腿内旋15°~25°，然后将受检者的足部放在股骨定位装置来固定受检者的脚，选择定位按钮时，出现定位激光灯，调整激光灯的位置，使起始激光点定位在股骨干的中部，距髂嵴一手间距离，点击开始扫描。扫描区域应清晰准确包括大转子、股骨颈和坐骨，股骨干垂直，小粗隆不显示或者小部分显示（即"显而不露"）。左右髋部检查顺序时间先后不拘。检查完毕后，检查图像质量，若符合要求则点击回归静泊位，检查结束。

3.桡骨BMD测量　测量部位为桡骨1/3处，即手臂自然伸直状态的中指末端至鹰嘴直线距离的一半。受检者暴露非优势侧前臂，掌心向上并平行放入仪器测量孔接受检测。

需注意以下事项：感兴趣区域内必须保证无任何影响骨密度测定结果的因素，必须避免任何可以削弱X射线光束的物品，例如腰带、纽扣、项链、钥匙、手机等金属性高密度物品，检查前2~3天没有服用或注射放射性核素或钡剂等高密度药品等。

以下情况可能影响骨密度测量的准确性：①严重的腰椎解剖结构异常,如严重脊柱侧弯、严重退行性变、扫描部位骨折、外科手术致脊柱和全髋部异常等；②椎骨明显硬化、增生；③各种可引起假性骨密度增高情况,如高密度异物、体表的药膏、放射性核素显像后有残留放射性、胃肠钡剂、造影剂残留等；④摆位时腰椎轴线倾斜、偏移、人为侧弯、髋部测量中骨内旋 角不准等。

（二）QUS测量骨密度的操作流程

用酒精棉球擦拭受试者左右足跟内、外侧皮肤，受检者取端坐位，按检测要求放置并固定足跟部于仪器凹槽中，测定骨密度结果T值由仪器显示并手动记录。

测量部位为无骨折的非优势侧上肢桡骨远端（桡骨1/3处，即手臂 自然伸直状态的中指末端至鹰嘴直线距离的一半处），受检者皮肤表面涂以标准超声凝胶，探头与桡骨长轴平行，通过凝胶与皮肤充分耦合，测量指标为超声传导速度（speed of sound，SOS）（m/s）。

五、骨密度检查的结果解读

（一）DXA测量骨密度结果解读

对于绝经后女性、50岁及以上男性，建议参照WHO推荐的诊断标准（表11）。

表11 基于DXA测定骨密度分类标准

分类	T值
正常	T值≥-1.0
骨量减少	-2.5<T值<-1.0
骨质疏松症	T值≤-2.5
严重骨质疏松症	T值≤-2.5+脆性骨折

T值=（实际值-同种族同性别正常青年人峰值骨密度）/同种族同性别正常青年人峰值骨密度的标准差。

对于儿童、绝经前女性和50岁以下男性，其骨密度水平的判断建议用Z值表示。Z值=（骨密度测定值-同种族同性别同龄人骨密度均值）/同种族同性别同龄人骨密度标准差。将Z值≤-2.0视为"低于同年龄段预期范围"或低骨量。

（二）定量超声测量骨密度结果解读

由于检测部位及方法不同，跟骨超声所得到的T值不能简单的等同于DXA的T值，不能用-2.5作为骨质疏松诊断标准。若跟骨超声测量结果T值低于-1.0SD，进一步推荐进行DXA骨密度检测。

（三）定量CT测量骨密度结果解读

国际临床骨密度学会（ISCD）和美国放射学会（ACR）均推荐QCT诊断骨质疏松症的标准即腰椎骨密度>120mg/cm³为正常，80~120mg/cm³为低骨量，<80mg/cm³为骨质疏松症。关于骨质疏松症的诊断，中国老年学与老年医学学会骨质疏松分会于2014年推荐使用国际标准。

第二节 无创动脉硬化检测

一、概述

随着我国经济的发展、人民生活水平的提高、人口老龄化以及饮食结构改变等因素，心脑血管疾病的患病率和发病率都显著增加。血管的病变可以表现为管腔内的动脉粥样硬化和动脉血管壁的硬化（动脉硬化），二者均为动脉硬化心肌梗死、脑卒中等常见心脑血管疾病的病理学基础。动脉硬化是动脉的一种非炎症性病变，可使动脉管壁增厚、僵硬度增加、失去弹性、管腔狭窄。研究表明，动脉僵硬度是心血管病的独立预测因子。

动脉僵硬度的检测方式主要有动脉脉搏波传导速度（pulse wave velocity，PWV）检测、血管膨胀压-内径检测、动脉脉冲波形分析等，其中PWV检测的临床实用性、可操作性较好，可量化评价动脉僵硬度，目前已得到普遍应用，成为无创检测动脉弹性的指标。

二、原理及内容

通常情况下，心脏每次约搏出70ml血液至大动脉，血液以一定速度向外周血管流动传播形成的冲击波称为脉搏波，脉搏波在动脉内的传导速度即为PWV。PWV的大小取决于血管壁的僵硬度，血管壁的僵硬度越大，PWV的数值就越高。因此，临床工作中常用PWV的高低来反映动脉僵硬度，评估动脉硬化的程度。

健康体检中，通过无创动脉硬化检测设备测量两个表浅动脉间的脉搏波，可以快速、无创地测量出PWV。即以这两个动脉搏动点之间的距离，除以脉搏波从心脏传导到两个动脉搏动点间的时间差，计算出PWV。根据所选择的表浅动脉不同，可测量不同动脉间的PWV，如颈动脉–股动脉PWV(cfPWV)、肱动脉–踝动脉（baPWV）等。

三、人群选择

（一）适用人群

1.年满14周岁。

2.高血压（包括临界高血压）、高血脂症、糖尿病（包括空腹血糖受损和糖耐量减低）、冠心病（如稳定性心绞痛、陈旧性心肌梗死）患者。

3.具有肥胖、长期吸烟、高脂饮食、缺乏运动、精神紧张或精神压力大等心脑血管疾病高危因素者。

4.有心血管疾病家族病史者。

5.有长期头晕等不适症状、尚未明确诊断者。

6.有活动后或静息状态下胸闷、心悸等心前区不适症状，尚未明确诊断者。

（二）禁忌人群

1.房颤及严重心律不齐者。

2.外周循环不足，有急性低血压、低温等。

3.心脏听诊有病理性杂音或异常心音，或呼吸急促。

4.加压部位皮肤表面有破溃、划伤、急性炎症、化脓性疾病、外伤等。

5.正在静脉注射、输血、血液透析行动静脉分流的患者。

6.对于长期卧床者，需确认有无下肢深部静脉血栓后再测定。

7.有动脉瘤的患者。

四、操作流程

（一）检测人员要求

医学相关专业技术人员经系统培训后方可进行该项操作，同时需要定期进行培训和知识更新。

（二）测量前的注意事项

1.检查室的温度保持在22℃~25℃。

2.电极和应用部件的连接器（包括中性电极的导性部件）不能接触其他的导性部件，包括地面。

3.检查前让受检者休息五分钟以上。

4.检查时受检者应去除厚重衣物。

5.受检者脱鞋，并露出脚踝。

6.检查前与受检者充分沟通，告知检查方法，尤其是需进行下肢血压测量，避免紧张焦虑，检查中请勿移动身体并暂时不能讲话。

（三）测量前的准备

绑好上臂箍带、脚踝箍带、心电图夹子和心音图传感器；并按照操作规范进行检测；

（四）测量时的注意事项

被身体潮湿、有外伤或有传染病病人使用过的电极和传感器要及时更换。

五、结果解读

（一）PWV报告示例（图37-1，图37-2）

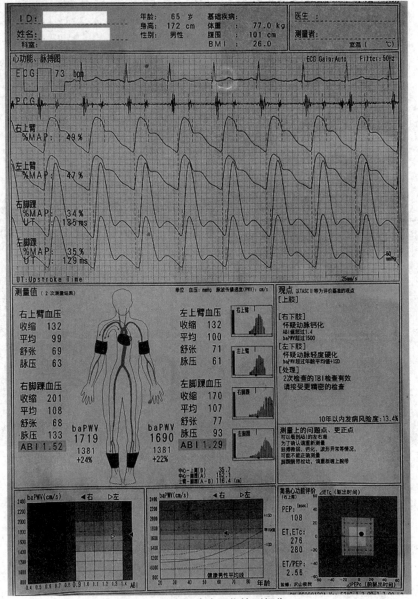

图37-1　无创动脉硬化检测报告-1

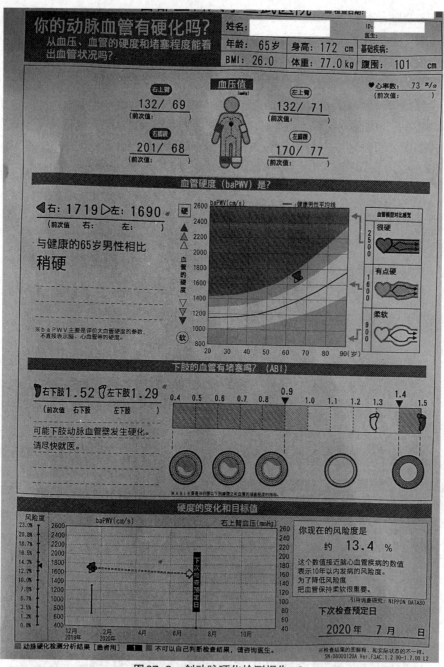

图37-2 创动脉硬化检测报告-2

（二）受检者基本信息

ID 患者编号、姓名、年龄、身高、性别、基础疾病、体重、腹围、体质指数（BMI）、科室、医生、测量者、室温。

（三）报告中主要指标分析

1. 左、右PWV数值 通常cfPWV>1200cm/s或baPWV>1400cm/s时表明动脉僵硬度增加，即出现动脉硬化，数值越大，动脉硬化的程度越重。

2. 与健康的同年龄、同性别人群相比的结果

（1）PWV 标准范围（上图白色区域）　提示受检者血管弹性良好。

（2）PWV 数值偏高（上图浅灰色区域）　提示受检者动脉僵硬度轻度增高（血管弹性轻度下降）。

（3）PWV 数值明显升高（上图深灰色区域）　提示受检者动脉僵硬度明显增高（血管弹性重度降低）。

六、动脉硬化的影响因素

（一）不可改变的影响因素

1. 遗传和种族　黑人外周动脉硬化的患病率较其他种族高。

2. 性别　男性比女性易患，女性绝经后比男性易患。

3. 年龄　动脉硬化随年龄增加而增加。

（二）可改变的影响因素

1. 血压　长期血压升高将导致动脉硬化。

2. 血脂　高胆固醇、高低密度脂蛋白胆固醇、低高密度脂蛋白胆固醇所致的血脂异常将导致动脉粥样硬化。

3. 血糖　长期高血糖增强细胞内氧化应激，可促使动脉粥样硬化的形成。

4. 体重　肥胖是外周动脉硬化的独立危险因素。

5. 吸烟史　吸烟是动脉硬化性疾病的独立危险因子。

6. 运动　体育锻炼可以延缓人体动脉硬化的形成。

7. 饮食　合理膳食可改善动脉硬化的进展。

8. 精神因素　应避免焦虑，保持良好睡眠。

七、PWV 检测的临床价值

1. 用于全身动脉硬化的早期诊断。

2. 用于心脑血管疾病风险的评估与预测。

3. 用于抗高血压、抗动脉硬化药物治疗效果评定。

4. 用于指导心脑血管患者的健康管理和二级预防。

5. 用于特殊职业人员心血管功能选拔与鉴定。

6. 作为临床心血管病药物多中心研究的客观检测技术与评价指标。

八、PWV 升高的健康指导

（一）PWV 数值轻度升高，建议

1. 戒烟酒、控制体重、多做户外活动、低脂低糖高维生素高纤维素饮食等。

2. 定期检测血压，并进行其他检查，进一步了解心脏血管功能：如血管内皮检测、血脂、血糖等。

3. 干预6个月后复查PWV。

（二）PWV 数值明显升高，建议

1. 进行心脏及血管超声、血管内皮检测。

2.在医生的指导下对高血压、血脂异常等情况强化治疗，严格控制血压、血脂等。

3.综合治疗3个月后复查PWV。

第三节　无创血管内皮功能检测

一、概述

血管内皮细胞是一层连续覆盖在血管腔表面的扁平单层鳞状细胞，它不仅是血管的渗透屏障，而且是人体最大的内分泌、旁分泌器官，分泌几十种血管活性物质，还是许多活性物质的靶器官。血管内皮细胞在调节血管舒张状态、维持凝血和纤溶系统平衡、抑制血小板聚集、抑制炎症细胞与内皮细胞间的黏附以及调控血管平滑肌生长等方面有重要的生理功能。

正常的血管内皮功能是维持心血管系统稳态的基本条件。血管内皮功能障碍与诸多疾病存在着密切联系，包括糖尿病、高血压、中风等。内皮功能和结构的损伤均是动脉粥样硬化斑块形成的重要原因，也是血管病变最早的标志。当血管壁还未见明显的结构变化时，内皮功能已经出现了障碍，并且参与损伤的进展及随后的临床并发症，与血管疾病关系密切。若在内皮损伤阶段、未出现动脉粥样硬化斑块或动脉粥样硬化斑块形成早期，进行血管内皮功能检测，早期筛选动脉硬化高危人群并及时干预，可避免血管管壁进一步出现内膜增厚、弹性下降、斑块形成等病变。当发现血管内皮功能障碍时，进行及时干预和指导治疗，可以逆转内皮功能损害，对维护心血管健康、降低心血管疾病的发病率和死亡率以及医疗成本具有重要意义。

目前血管内皮功能检测方法主要为有创和无创两种方式。有创方法如冠脉内注入乙酰胆碱、血管内超声等，虽结果可靠，但操作复杂、价格昂贵、风险高、需住院检查，大大限制了其临床应用。无创方法如血流介导性血管扩张（Flow-Mediated Vasodilation，FMD)检测，具有无创、操作简单、可重复检查、适用人群广等优点，近年来在临床广泛应用。

二、原理及内容

在各种生理和化学刺激下，血管内皮细胞会释放一氧化氮（Nitric Oxide，NO），从而引起血管扩张，来调节血容量以及血液分布，以满足机体对刺激产生应激的需要。而血管内皮功能出现障碍时，内皮细胞对刺激所产生的NO释放减少，导致血管壁的舒张反应异常，通常表现为血管舒张反应减低。因此，通过检测FMD可以了解受检者血管内皮的功能状况。

$$FMD = \frac{扩张幅度（最大扩张血管直径-静息时血管直径）}{静息时血管直径} *100\%$$

三、适用人群

1.具有动脉粥样硬化性疾病高危因素者（如肥胖、长期吸烟、高脂饮食、缺乏运动、精神紧张或精神压力大、心脑血管疾病家族史等）。

2.心脑血管疾病、糖尿病等患者。

3.亚健康人群。

四、操作流程

1.操作人员要求　医学相关专业技术人员接受系统专业培训、熟练操作后方可进行该项操作，并需要定期培训。

2.检测前的准备

（1）在室温23℃~26℃、光线暗、安静的房间内进行。

（2）受检者在检测前安静休息10分钟。

（3）受检者如在上午检测需保持空腹状态；如在下午检测，中午简单用餐后经过约4小时后可以检测。

（4）检测前4~6小时内，要避免运动、摄入咖啡因、高脂饮食、维生素C、吸烟。

（5）检测前向受检者说明操作中可能出现的不适及相关注意事项。受检者在操作过程中不能移动身体，可以正常说话，但不要有转头、点头等头部运动，尽量避免咳嗽，如在操作过程中有严重不适，随时和医生提出终止操作。医生的说明会减少受检者紧张情绪，争取受检者配合，顺利完成检查。

3.静息状态下测定肱动脉血管直径

（1）受检者取低枕仰卧位，右臂充分暴露，伸直外展置于操作台，将操作台两个垫枕分别置于上臂和右手处，保持右臂和躯干在同一平面，嘱患者放松身体，保持探头和动脉平行非常重要（图38）。

（2）充气袖带经过肘部绕臂一周，松紧以能插进一指为宜，袖带不能触碰垫枕，以免充气和放气时造成手臂的移动，最后将右手用绑带固定。

（3）连接好血压检测袖带和心率检测的电极板夹。

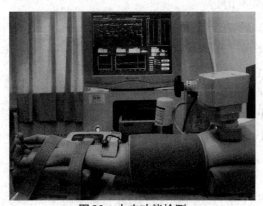

图38　内皮功能检测

4.预先检测血压，通过施加压力（收缩压+50mmHg）阻断血流5分钟，此过程中探头保持不动。

5.解开袖带后持续测定肱动脉血管直径2分钟，通常在止血放开后45~60秒后（最佳时间点）观察最大扩张情况（图39）。

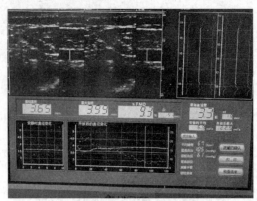

图39 内皮功能检测结果

五、FMD 结果解读

1. FMD 正常值>6%，FMD升高，表示受检者的血管内皮功能良好，FMD>10%，对心肌缺血的阴性预测值为95%。

2. 如果FMD 检测＜6%，表示血管内皮功能障碍。 FMD<4.5%，诊断冠心病的敏感度、特异度、阳性预测值分别为71%、81%、95%。

六、影响血管内皮功能的因素

研究证实，除年龄以外，几乎所有的动脉粥样硬化危险因素都可影响血管内皮功能，肥胖、吸烟、运动不足、糖尿病、代谢异常、高血压、氧化应激、遗传等因素均会使血管内皮功能减低。

七、FMD 检测的临床价值

（一）动脉硬化性疾病高危人群

如FMD减低，表明受检者发生血管病变的风险增加。尽早干预各项高危因素，对于预防动脉粥样硬化性心脑血管疾病的发生有重大的临床意义。

（二）心血管病人群

研究表明，冠状动脉内皮功能与肱动脉内皮功能存在明显的相关性，肱动脉舒张功能异常（FMD减低）对冠状动脉内皮功能障碍的阳性预测值为95%。同时，肱动脉FMD和冠状动脉支架再狭窄率密切相关，也是心血管事件独立的预测因子。

（三）糖尿病人群

FMD ≤ 4.3%的人群比FMD ≥ 5.6%的人群糖尿病发病率高5.4倍，同时糖尿病患者血管病变是影响糖尿病预后的重要因素，及时检测FMD，早期改善血管内皮功能，对于糖尿病血管病变的发生、发展具有重要意义。

（四）代谢综合征人群

超重/肥胖、高血压、高血脂、血糖异常等因素可显著促进动脉血管病变的发生发展，血管内皮功能的检测有助于动脉粥样硬化性事件（ASCVD）的一级预防。

第四节　肺功能检查

一、肺功能检查定义

肺功能检查是运用呼吸生理知识和现代检查技术探索人体呼吸系统功能状态，运用特定的手段和仪器对受试者的呼吸功能基本状况作出质和量的评价，明确肺功能障碍的程度和类型，肺功能检查对研究疾病的发病机制、病理生理、明确诊断、指导治疗、判断疗效和疾病康复、劳动力鉴定以及评估胸腹部大手术的耐受性都有重要意义。临床常用的肺功能技术包括：肺通气功能检查（肺量计检查）、肺弥散功能检查、支气管激发试验、支气管舒张试验、气道阻力检查等，其中以肺通气功能检查最为常用。

二、肺功能检查原理及内容

（一）肺功能检查原理

肺功能检查的仪器主要由肺量计、气体分析仪及压力计组成，肺量计是指用于测定肺的气体容积或流量的仪器，包括容量测定型肺量计和流量测定型肺量计。

1.容量测定型肺量计直接测定呼吸气体的容量，流量可间接计算得出，有水封式肺量计和干式滚桶式肺量计。

2.流量测定型肺量计则先测出流经截面积一定的管路的流体速度，然后求出流量，再作时间积分转换为呼吸容量。流量计分为压差式、热敏式、涡流式、超声式等流量计，目前应用较为广泛的为流量测定型（压差式）肺量计，即利用在一定形状的流通管道中气流的压力降与流速的依从关系测定流量。

（二）肺功能检查内容

肺功能检查内容包括肺容积、通气功能、肺弥散功能及小气道功能。肺容积及组成见详图40。

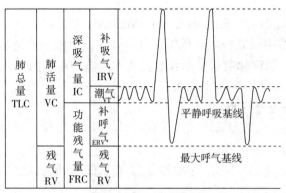

图40　肺容积及组成

常用的肺功能检测指标：

1.**肺活量（vital capacity，VC）**　肺活量是指尽力吸气（即肺总量位）后缓慢而又完全呼出（即残气位）的最大气量，即深吸气量加补呼气容积（IC+ERV），或潮气容积+补吸气容积+补呼气容积（VT+IRV+ERV）。

2.用力肺活量（forced vital capacity，FVC） 指深吸气至肺总量位后以最大力量、最快速度所能呼出的全部气量。正常人3秒内可将肺活量全部呼出，第1、2、3秒所呼出气量各占FVC的百分率正常分别为83%、96%、99%（图41）。

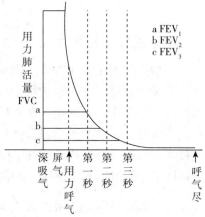

图41　用力肺活量

3.第1秒用力呼气容积（forced expiratory volume in one second，FEV_1） 指最大吸气至肺总量位后第1秒内呼出气量。

4.一秒率（FEV_1/FVC） 是FEV_1与FVC的比值，用百分数（%）表示，是常用的判断有无气流阻塞的参数。

5.最大呼气中段流量（maximal mid expiratory flow，MMEF或MMF） 是根据用力肺活量曲线而计算得出用力呼出25%~75%平均流量，是评价早期小气道阻塞的指标。

6.最大自主通气量（maximal voluntary ventilation，MVV） 是指在1分钟以内以最大的呼吸幅度和最快的呼吸频率呼吸所得的通气量，用来评估肺组织弹性、气道阻力、胸廓弹性和呼吸肌的力量，用作通气功能障碍、通气储备能力考核以及职业病劳动能力鉴定的指标。

7.残气量（residual volume，RV） 指最大呼气末肺内所含气量，这些气量足够进行气体交换（弥散呼吸），临床以残气量占肺总量的百分比（RV/TLC%）作为判断指标，RV/TLC正常为20%~35%，并随年龄增加而增加，超过40%提示肺气肿。

8.功能残气量（function residual capacity，FRC） 指平静呼气末肺内所含气量，即补呼气量加残气量。

9.肺总量（total lung capacity，TLC） 是指最大限度吸气后肺内所含气量，即肺活量加残气量。

10.肺泡弥散功能（DLCO Single-Breath Method，DLCO-SB） 肺泡弥散是肺泡内气体中和肺泡壁毛细血管中的氧合二氧化碳，通过肺泡壁毛细血管进行气体交换的过程，以弥散量作为判定指标。肺泡弥散量是指肺泡膜两侧气体分压差为1mmHg条件下，气体在单位时间（1分钟）所能通过的气体量（ml）。

（三）肺功能检查仪器分类

1.肺功能仪工作站 又称大肺，常用的有体描箱肺功能仪，可测量常规肺通气、肺容量、弥散功能、气道阻力等全部参数。

2.便携式肺功能仪 又称小肺，主要测量常规肺通气功能参数。

三、肺功能检查适宜人群与禁忌证

（一）体检适宜人群

随着慢病管理的普及，肺功能检查已纳入体检项目，肺功能检查的适宜人群包括以下几类。

1.年龄≥35岁。

2.吸烟或长期接触"二手烟"污染。

3.有慢性阻塞性肺疾病家族史。

4.长期从事接触粉尘、有毒有害化学气体、重金属颗粒等工作。

5.长期使用燃煤或空气污染严重地区。

6.患有支气管哮喘、慢性阻塞性肺疾病、肺间质纤维化等,评价肺功能损害的性质和类型,肺功能损害的严重程度,判断预后。

7.评估心肺疾病康复治疗的效果。

8.在特殊环境中的工作者,运动、高原、航天及潜水工作人员。

9.职业性肺疾病劳动力鉴定。

(二)检查禁忌证

包括活动性大咯血、气胸、心功能不全、严重心律失常、未控制的高血压(收缩压>200mmHg,舒张压>100mmHg)、主动脉瘤;活动性肺结核、肺大泡为相对禁忌证。

四、肺功能检查操作流程

(一)受试者准备

1.**病史采集** 检查前应详细询问受试者的病史,判断肺量计检查的适应证,排除禁忌证,并了解受试者的用药情况。

2.**基本信息采集** 准确测量身高和体重等。

3.**体位** 取坐位,测试时应挺胸坐直不靠椅背,双脚着地不翘腿,头保持自然水平或稍微上仰,勿低头弯腰俯身。正确的坐姿有助于受试者获得最大的呼吸量。若采用站位或卧位,应在报告中说明。

4.**检查前受检者动作的练习** 检查前应先向受检者介绍及演示检查动作要领,并指导受检者进行练习。

(二)操作步骤

1.打开肺功能仪电源开关、计算机显示器开关及打印机电源开关,打开所有肺功能测试气瓶,并查看输出压力是否正确。

2.进入肺功能测试程序并开始预热45分钟后方可以使用。

3.依次进行容积定标、气体定标、体描箱定标。

4.输入测试者姓名身高、体重、年龄、性别、出生日期等相关数据,并进行核对。

5.点击常规通气图标进入慢肺活量、用力肺活量、分钟最大通气量测试程序,测试完成后点击保存退出。

6.点击一口气弥散图标进入弥散、残气测量界面。首先嘱测试者夹鼻夹含住咬口平静呼吸,呼吸均匀后尽可能多的呼气,呼气到残气位后嘱测试者尽量快和深的吸气,吸足后屏气10秒钟再用力呼到残气结束操作,等参数自动计算完成后保存退出。

7.点击脉冲振荡图标进行测试,要求测试者含住咬口,双手按住脸颊开始平静呼吸30秒,自动结束后保存退出。

8.输入结论,打印报告。

9.每日工作结束后关闭所有电源开关,拔掉总电源插头,关闭所有气瓶。

质量控制如下:对于常规通气三项及体描测试,同一项目至少测试三次,直至有两次的测试结果和图像有比较一致的重合，或者重要的几项参数差异在5%~10%以内为合格，每分最大通气量如需要间隔1~3分钟，如需多次测试弥散残气功能需要间隔至少4分钟以上。

五、肺功能检查结果解读

（一）肺功能参数正常值的判断

肺功能仪器根据受检者性别、年龄、身高、体重、种族计算出各个参数的正常预计值，如实测值/预计值≥80%正常预计值则为正常。各种肺功能参数均在正常范围内，称为肺功能正常，若部分指标稍微超出正常值范围习惯上称为肺功能基本正常。正常肺功能结果报告包括以下几个方面：

1.肺通气功能正常（FEV1/FVC%、VC、MVV、FVC大于正常预计值80%）。

2.小气道功能正常（MMEF25%~75%，MEF50%，MEF25%三者中至少有两项参数大于正常预计值65%）。

3.弥散功能正常（DLCO-SB大于正常预计值80%）。

4.残气/肺总量正常（RV/TLC小于40%）。

（二）异常结果的判读

1.**通气功能障碍**　通气功能障碍分为阻塞性通气功能障碍、限制性通气功能障碍及混合性通气功能障碍，阻塞性和限制性通气功能障碍的主要肺功能特点见表12。

（1）**阻塞性通气功能障碍**　判断阻塞性通气功能障碍的指标FEV1/FVC%减低为主，阻塞性通气功能障碍主要见于慢性阻塞性肺疾病、支气管哮喘急性发作期、支气管扩张等。

（2）**限制性通气功能障碍**　限制性通气功能障碍的指标以VC减低为主，VC小于正常预计值80%，限制性通气功能障碍见于弥漫性肺间质疾病、胸廓畸形、胸膜病变等。

（3）**混合性通气功能障碍**　既有阻塞性性通气功能障碍，又有限制性通气功能障碍，FEV1/FVC%减低、VC小于正常预计值80%。

2.**最大通气量减低**　MVV小于小于正常预计值80%。

3.**小气道功能障碍**　MMEF25%~75%，MEF50%，MEF25%三个参数中有两项小于正常预计值65%。

4.**弥散功能障碍**　DLCO-SB小于正常预计值80%。

5.**残气/肺总量**　RV/TLC大于40%提示肺气肿。

表12　阻塞性和限制性通气功能障碍的主要肺功能特点

项目	阻塞性	限制性
FEV1/FVC%	减低	正常或增加
VC	正常或减低	减低
MVV	减低	正常或减低
RV	增加	减低
TLC	正常或增加	减低
RV/TLC	明显增加	正常或略增加

注：VC，肺活量；RV，残气量；TLC，肺总量；FEV₁，第一秒用力呼气量；FVC，用力肺活量；MVV，最大自主通气量。

（三）评估肺功能受损的严重程度

在完成肺功能障碍性质的诊断后，仍需对肺功能受损的严重程度进行评价。对于肺通气功能，目前普遍使用 FEV_1 占预计值的百分比作为受损严重程度的分级评判指标，有5极分法和3极分法。中华医学会呼吸分会肺功能学组"肺功能检查指南（2018年）"及2005年美国胸科协会（ATS）欧洲呼吸学会（ERS）推荐5级分法，3级分法在我国也有部分单位使用，但为避免不同单位使用不同标准带来的困惑，建议采用5级分法（表13）。

表13　肺通气功能障碍的程度分级

严重程度	FEV1占预计值%
轻度	≥70%，但<LLN或FEV1/FVC比值<LLN
中度	60%~69%
中重度	50%~59%
重度	35%~49%
极重度	<35%

注：FEV1第一秒用力呼气容积；LLN（lower limit of normal）健康人群低限；FVC用力肺活量。

小气道功能障碍是介乎于正常与轻度阻塞性通气功能障碍的一种临界状态，因而不再对其做严重程度的判断。

（四）报告规范用语

1. 描述检查的过程是否符合规范，可根据检查过程的实际情况分别选择以下用语：

（1）受检者检查配合程度　配合佳、配合较佳、配合欠佳。

（2）检查质量评级　重复性检查的判断标准一般要求最佳2次FVC及 FEV_1 的变异<5%或<0.15L。

2. 临床医师审核签字出具报告。

第五节　幽门螺杆菌检测

一、幽门螺杆菌简介

幽门螺杆菌（H.pylori）简称Hp，是种螺旋形的带有长鞭毛的细菌，1983年被科学家发现和分离，1994年Hp被世界卫生组织列为胃癌的一类致病因子（发现者因此获得了诺贝尔奖）。Hp不喜欢干燥和富含氧气的环境，可以在胃内生存和繁殖，也可在人类粪便或饮用水中生存。全球约一半人口存在幽门螺杆菌感染，我国Hp感染率约为40%~60%，部分地区甚至高达80%以上，一旦感染，幽门螺杆菌将会持续存在，并且始终具有传染性。已知的Hp传播途径包括：通过食用被细菌污染的食物或水而传播。

70%以上的感染者没有任何不适症状，约10%~20%的Hp感染者可发展为消化性溃疡，约5%可发生胃黏膜萎缩，1%~3%的Hp感染者将发展为胃癌或黏膜相关淋巴组织淋巴瘤。全球有42.6%的胃癌发生在中国，其中45%归因于Hp感染。治疗Hp感染需要联合用药，同时服用3~4种药物10~14天。标准化治疗后仍然有20%会治疗失败。我国感染人口众多、抗生素耐药率高，不推荐对所有Hp感染者进行广泛筛查和治疗（对于胃癌高发地区，有采取根治Hp预防胃癌发生的手段，大家酌情采取）。

Hp感染并不能终生免疫。虽然每年的再感染率并不高（低于5%），但由于人群对Hp普遍易感，所以任何年龄都仍然存在再感染的风险，应注意长期生活方式干预，避免再感染，及时切断可能的传播途径。

二、幽门螺杆菌检测的原理及内容

幽门螺杆菌检测目前有以下四种方法。

1.胃镜活检（快速尿素酶检测、组织学检测、细菌培养及药物敏感试验，侵入式检查） 快速尿素酶检测是将胃活检标本置于含尿素和pH试剂的培养基中，幽门螺杆菌产生的尿素酶可裂解尿素释放氨，产生碱性PH，从而导致颜色变化。组织学检测是指用特殊染色（如Giemsa染色）或特异性免疫染色在组织学切片中发现幽门螺杆菌感染。细菌培养和药物敏感试验虽然阳性率不高，但对后续的药物治疗非常有帮助。

2.碳13、碳14呼气试验（^{13}C–UBT，^{14}C–UBT） 属于无创间接检测方法，是Hp检测的金标准。人体组织不含尿素酶，Hp是人体胃内唯一能够分泌高活性尿素酶的细菌，尿素酶分解尿素后生成氨和CO_2，CO_2经胃黏膜吸收进入血，最后随呼气排出。故让受检者口服一定剂量的同位素^{14}C/^{13}C标记的尿素胶囊，如胃中存在Hp，其产生的尿素酶就可将碳13、碳14标记的尿素分解为碳13或碳14标记的CO_2从肺中呼出。定时收集呼气样本，用高精度的气体同位素质谱仪便可检测到呼气中碳13或碳14标记的CO_2增加，与服用尿素前的呼气样本相比，如增加值超过一定标准便可诊断为Hp感染。目前可作为诊断Hp感染和抗Hp药物疗效监测的金标准。

与^{14}C相比较，^{13}C为稳定核素，它可以安全地用于儿童及孕妇，并可在短时间内重复检查。因此，目前在国内^{13}C–UBT占主要市场。对于儿童受检者，建议^{13}C–UBT用量为2mg/kg，最高不超过100mg。研究证实，采用75mg的剂量进行检测可得到用100mg剂量检测一致的结果。因此，目前^{13}C–UBT药盒多是75mg这一剂量的。另外，有研究表明，柠檬酸可以提高尿素酶活性，降低假阳性和假阴性。^{14}C–UBT的优点是试剂及分析仪器便宜，由于^{14}C是一种半衰期长达5000年的放射性元素，对环境可能造成放射性污染（有争议）。

3.血Hp抗体测定法 血清中即使有Hp抗体，也不能代表是否现症感染，因为即使根除了，IgG抗体依然会长期保持阳性。

4.Hp抗原测定法 检查粪便中是否有Hp抗原。

三、幽门螺杆菌检测的操作流程

现在^{13}C–UBT检测多采用2点法，即分别在口服^{13}C–尿素胶囊前及口服胶囊后30分钟两次收集呼气样本。呼气样本收集多采用一次性集气袋收集的办法。

^{13}C–UBT检测前，患者需要隔夜空腹或禁食>4小时，以避免食物对检测结果的影响。因为^{13}C为天然核素，许多碳水化合物食物都具有一定的富集^{13}C的能力，如果进食这类食物可使呼气中^{13}C O_2峰度增高，影响检测结果。证实近期使用抗生素、抑酸剂、铋剂、质子泵抑制剂、H_2受体阻滞剂及部分中药等对Hp的检测有明显的影响。

四、幽门螺杆菌检测结果的解读

^{13}C–UBT检测结果反映尿素酶活性，理论上，胃内尿素酶活性越高，在尿素足够时生的

$^{13}CO_2$就越多。 UBT值与Hp密度、Hp活动性及胃炎程度显著相关,但其他因素对UBT值也有影响。另外,Hp菌株不同,表达尿素酶的能力也有差异,同时胃炎程度除与细菌本身有关外,还受宿主状况影响。因此临床上还不能仅用$^{13}C–UBT$来预测胃炎程度,预测溃疡是否存在更加困难。胃镜等有创检查仍是确定胃炎程度和有无溃疡的有效方法。

$^{13}C–UBT$、$^{14}C–UBT$检测的结果可见阳性和阴性。以下七类Hp检测阳性的人群建议进行根除幽门螺杆菌的治疗:

（1）消化性溃疡（包括胃溃疡和十二指肠溃疡）患者。

（2）慢性胃炎伴消化不良症状、胃黏膜萎缩或糜烂的人。

（3）患有胃癌、胃癌术后或有胃癌家族史的人。

（4）MALT淋巴瘤患者。

（5）计划长期服用质子泵抑制剂或非甾体类消炎药（如阿司匹林、布洛芬等）的人。

（6）患有不明原因缺铁性贫血,特发性血小板减少性紫癜的人。

（7）其他幽门螺杆菌相关性疾病（如淋巴细胞性胃炎、增生性胃息肉、Menetrier病）。

第六节　磁控胶囊胃镜检查

胶囊内镜系统是一种胃肠道影像无线检测系统,该产品通过口服胶囊式内窥镜完成胃肠道影像检查;克服了传统的推进式内窥镜体积大,检测过程痛苦,不适用于老年、纤弱和危险病人等缺陷;具有体积小、重量轻、检查方便、无创伤、无痛苦、无交叉感染、不影响受检者正常工作等优点。

由于胃腔较大,常规的被动式小肠胶囊内镜不适合胃部疾病的诊断,随着胶囊内镜体外磁控技术的发展,磁控胶囊胃镜（Magnetically controlled Capsule Endoscopy,MCE）对胃疾病的诊断准确性和传统电子胃镜一致性越来越高,逐渐成为胃癌等早筛的有效无创手段而在体检中应用较多,胶囊小肠镜在小肠中的应用有优势,但主要在各大三甲医院消化科使用,而胶囊内镜在结直肠诊断中仍然有不少未克服的问题,因此本节主要介绍磁控胶囊胃镜在以胃癌为代表的胃病初筛中的应用。

磁控胶囊胃镜早癌筛查是对高危人群行初级检查,对疑似患者仍需要进一步行内镜活检确认。

一、磁控胶囊胃镜的原理及内容

MCE是将胶囊内镜技术和磁控技术成功结合的新一代主动式胶囊内镜,在第一代胶囊内镜的基础上,内植永久性微型磁极,依靠体外磁场,精确控制进入人体内的胶囊内镜的运动、姿态和方向,实现主动控制、精准拍摄的功能,技术突破了被动式胶囊内镜只能随消化道的蠕动而运动、无法定位其在消化道内的准确位置、也不能被医生主动控制的技术局限,在磁场精确控制技术的控制下,使被动式胶囊内镜变为"有眼有脚"的胶囊机器人,主要用于胃部疾病的诊断,也可用于小肠等消化道疾病的诊断。

二、磁控胶囊胃镜的适应人群

适应人群为怀疑胃部疾病者,包括健康管理（体检）和胃癌初步筛查,尤其适用于下列病症：

1.需行胃镜检查，但不愿接受或不能耐受胃镜（包括无痛胃镜）检查者。

2.健康管理（体检）人群的胃部检查。

3.胃癌初筛。

4.检测药物（如抗血小板药物、非甾体类消炎药等）相关性胃肠道黏膜损伤。

5.部分胃部病变的复查或监测随访，如胃底静脉曲张、萎缩性胃炎、胃溃疡规范治疗后、胃息肉等。

6.胃部分切除及内镜下微创治疗术后的复查随访。

7.完成胃部检查后，尚可继续检查小肠，适应证参考小肠胶囊胃镜临床应用指南。

三、磁控胶囊胃镜禁忌证

1.无手术条件或拒绝接受任何腹部手术者（一旦胶囊滞留将无法通过手术取出）。

2.体内装有心脏起搏器，但除外起搏器为新型MRI兼容性产品的情况。

3.体内植入电子耳蜗、磁性金属药物灌注泵、神经刺激器等电子装置以及磁性金属异物。

4.妊娠期女性。

四、磁控胶囊胃镜相对禁忌证

1.已知或怀疑胃肠道梗阻、狭窄及瘘管。

2.吞咽障碍者。

五、磁控胶囊胃镜的操作流程

（一）磁控胶囊胃镜检查前准备

1.检查前一日忌烟酒、辛辣刺激和不易消化食物。

2.检查前一日晚餐进软食，晚8点后禁食。

3.检查前一日晚8点后至检查前，不能饮用有色饮料和药品。

4.检查当天早上禁食，起床后喝300ml温开水（约半瓶550ml矿泉水），进行初步的胃腔冲洗。

5.检查前取出身上携带的手表、钥匙、饰品等金属物品，再穿戴检查服。

6.检查当天早上8∶30~9∶30，吞服胶囊，备500ml矿泉水2瓶。

（二）磁控胶囊胃镜检查流程

1.**患者准备** 排除禁忌证，签订知情同意书，饮食准备，交代检查注意事项。

2.**检查前服用祛泡剂** 检查前服用祛泡剂以减少泡沫对视野的影响：二甲硅油散剂提前15~20分钟，用量为30~50ml；西甲硅油提前40分钟，必要时可使用链霉蛋白酶，用于溶解黏液。

3.**坐姿饮水充盈胃壁** 参考饮水量：正常成年人700ml以上，视检查者体型等情况适量增减，以检查者感到轻微的饱胀感为宜。

4.**吞服胶囊**

5.控制胶囊　正常情况下，食管能拍摄像2~3张图片，然后随食管蠕动进入胃内；在胶囊进入胃内时，应迅速将姿态控制器放置于受检者左侧肋弓位置，并要求受检者立即左侧卧位，防止胶囊通过幽门进入十二指肠。胃的观察顺序：贲门/胃底—胃体—胃角/胃窦—幽门；胶囊进入胃体内，首先需要找到胶囊所处位置。这需要通过图像进行识别，再根据受检者体型，将姿态控制器放置到胶囊对应的体表处，通过调换控制器两磁极，观察图像是否可以进行远景和近景切换，从而确定胶囊是否在可控范围内。

6.图像处理　检查结束，病人归还记录仪，医生进行图片下载。医生根据病人的图像资料，进行镜下诊断并提出编辑诊断报告，对于疑似早期癌症患者，应及时提出相应处理方式及处理路径。

7.检查后注意事项

（1）检查结束后即可正常饮食。

（2）检查结束后，请注意排便情况并确认胶囊是否排出。

（3）胶囊排出体外前，禁止做磁共振检查。

六、磁控胶囊胃镜的结果解读

（一）常见诊断结果及处理建议

胃内的病变，大致可分为隆起型、表浅型、凹陷型，每个大类下又可分为数个小类型，现按病变的形态将常见病变进行列举。

1.隆起性病变　《内镜诊断与鉴别诊断图谱》中，将此类型分为了4种情况：被覆正常黏膜的病变、伴有中央凹陷的病变、凹凸不平的病变以及息肉病。

（1）被覆正常黏膜的病变　黏膜下肿瘤此种情况多见，如：间质瘤、脂肪瘤、淋巴瘤、炎性纤维性息肉、错构瘤等，胃外脏器的外压也有可能表现为此种情况。因为胶囊镜下无法对病变的性质作出判断，故统一称为黏膜下肿物。此类病变建议行进一步检查确认肿物性质。

（2）中央凹陷的病变　常见的情况有疣状胃炎、异位胰腺、早期胃癌、胃类癌、胃恶性淋巴瘤等。

（3）凹凸不平的病变　常见疾病有胃癌、炎性纤维性息肉、类癌等。

（4）息肉/息肉病　胃底、胃体常见胃底腺型息肉等，胃窦常见增生性息肉等。但是仅从镜下诊断不可取，确诊需活检。因此，建议受检者行胃镜检查/胃镜下息肉切除等。

2.平坦性病变　此类型的病变分为色泽发红的病变、褪色的病变。因为早癌中此类型的表现很多，因此对于中老年受检者，若无法作出确定的镜下诊断，则建议行胃镜下活检等。

（1）色泽发红的病变　常见的病变如胃糜烂、血管扩张等，此外还有早癌、MALT淋巴瘤等可能。

（2）褪色的病变　此类型常见的病变有：萎缩性胃炎、溃疡瘢痕、黄斑瘤、肠上皮化生、早癌、淋巴瘤等。

3.凹陷性病变　根据《内镜诊断与鉴别诊断图谱》此类型的病变分为浅凹陷性病变、

深凹陷性病变、以皱襞集中为主要表现的病变。

（1）浅凹陷性病变　此类型常见的病变有糜烂、溃疡、早癌、淋巴瘤等。因为早癌此类型的表现也很多，因此对于中老年受检者，若无法作出确定的镜下诊断，也建议行胃镜下活检等。

（2）深凹陷性病变　此类型的常见病变有胃癌、淋巴瘤、憩室等。除憩室外，均建议行胃镜、活检等检查。

（3）以皱襞集中为主要表现的病变　此类型常见的病变有溃疡愈合期、瘢痕期、镜下操作后愈合、早癌、淋巴瘤等。如果受检者可提供溃疡、镜下操作的病史，较易做出诊断，否则行胃镜检查。

4.其他常见病变类型

（1）黏膜病变　黏膜的病变在胶囊检查中也很常见，如黏膜的苍白、肿胀等。

（2）内容物　胃内血液、胆汁等也很常见。

（3）异物　检查中可能会看到受检者服用的药物等，可不处理，但是发现其他异物，需使用内镜取出。

除上述病变外，胃内还有可能出现寄生虫、憩室等可能，具体诊断需结合患者的病史、症状、体征、其他检查等情况。

（二）常见并发症处理

1.胶囊误吸。

2.胶囊滞留　胶囊胃镜检查后胶囊停留于胃肠道达2周以上则定义为胶囊滞留。滞留主要发生于克罗恩病和易导致狭窄的高危疾病，如服用非甾体消炎药、缺血性肠炎、小肠肿瘤、放射性肠炎、肠结核以及手术吻合口狭窄等患者。胶囊滞留的总体发生率为1.3%~1.4%，在不明原因消化道出血、克罗恩病、肿瘤性病变患者中，滞留率分别为1.2%、2.6%和2.1%。

如果被筛查者反馈疑似发生胶囊滞留，首先要明确胶囊是否已经排出，可通过腹部X线平片定位检查或者行CT确认。

如果发生胶囊滞留，可以根据患者的临床表现采取不同的方法解决梗阻，一般情况下，并发的不完全性肠梗阻因为小肠炎症水肿导致，可以通过肠外营养支持治疗，临床密切观察，部分患者梗阻可以缓解。如果胶囊嵌顿导致急性肠梗阻，且有可能合并更为严重的并发症，诸如消化道穿孔、严重感染、电解质紊乱、酸碱失衡等，则需要急诊手术解除梗阻，同时对狭窄的病变进行治疗。

第七节　分子检测

一、分子检测的定义

分子检测又称分子诊断，是指应用分子生物学技术检测人体内遗传物质的结构或表达水平的变化（突变），主要指对与疾病相关的各种结构蛋白、酶、抗原抗体、免疫活性分子的基因检测，进而服务于疾病的预防、诊断、随访和预后判断。

虽然，许多慢性疾病都是在基因突变的基础上发展而来的，尤其以肿瘤的发生发展为代表，但是，大多数基因突变在疾病进展中并没有实质性作用，通常被称为伴随突变（passenger mutations）。相反，只有少量突变是驱动突变（driver mutations），涉及疾病的发生和进展，部分驱动及其相关的信号通路可能是"actionable"，即具有诊断、预后和靶向治疗预测价值，临床医生可以根据存在或不存在这些基因突变进行临床决策。目前，人类并没有搞清楚大部分的actionable突变，因此，分子检测远没有达到"精准"的程度。

目前，分子检测主要的临床应用方向是疾病风险预测、疾病状态提示及用药指导，后者与体检中心关系不大，本节不做赘述。

二、分子检测的原理及内容

（一）分子诊断的主要技术

分子诊断的主要技术有核酸分子杂交、聚合酶链反应和生物芯片技术。

核酸分子杂交技术原理，具有一定互补序列和核苷酸单链在液相或固相中按碱基互补配对原则缔合成异质双链的过程，称为核酸分子杂交。杂交的双方是待测核酸序列和探针序列。聚合酶链反应（PCR）原理：PCR是模板DNA，引物和四种脱氧核糖核苷三磷酸（dNTP）在DNA聚合酶作用下发生酶促聚合反应，扩增出所需目的DNA。生物芯片技术原理是分子生物学与微电子技术相结合的核酸分析检测技术，主要目标是用于DNA序列测定、基因表达谱鉴定和基因突变体检测和分析，又称为DNA芯片或基因芯片技术。

DNA测序技术的发展使得高通量测序相对于传统Sanger测序具有无可比拟的优势。采用高通量测序对目标基因进行变异检测的实验技术策略主要包括三种：全基因组测序、全外显子组测序和目标区域测序。对于致病基因高通量测序数据的分析策略，主要包括：单核苷酸变异（single nucleotide variation，SNV；同single base substitution，SBS）、小片段的插入缺失（Insertion/Deletion，Indel）、拷贝数变异（Copy Number Variation，CNV）分析和结构变异（Structure Variation，SV）分析。

（1）全基因组测序（Whole Genome Sequencing，WGS）　对整个基因组区域进行测序，包括编码区和非编码区（如启动子、增强子等）所有的基因区域。可以实现对人类基因组范围内几乎所有变异类型的分析，包括单核苷酸变异（SNV）分析、小片段的插入缺失（Indel）、拷贝数变异（CNV）分析和结构变异（SV）分析，甚至可进行染色体水平变异的分析。但由于是对全基因组范围进行测序，要达到较高的测序深度，其需要很大的测序数据量，因此受测序成本限制，在临床进行应用仍存在较大困难。

（2）全外显子组测序（Whole Exome Sequencing，WES）　对基因组上的所有基因外显子区域进行测序，全外显子组覆盖人类基因组1%~2%的蛋白质编码序列。WES保留了最核心关键的外显子区域，满足了大部分研究及临床检测的需要，同时也大大降低了测序和数据分析成本，但对于临床检测而言，WES所获取的数据中仍然有大部分是目前临床所无法解释的。因此WES目前在临床检测应用并未被广泛地接受。

（3）目标区域测序（Targeted Sequencing）　目标区域测序目前在临床上的应用最为广泛，一般指的是选择基因组上感兴趣的基因或基因区域作为目标检测区域，可以是几个基因上的个别外显子区域也可以是成百上千个基因上的全部外显子区域。目前主要有两种方法可以实现对目标区域的"抓取"：基于探针杂交捕获和基于多重PCR扩增。多重PCR扩增胜在操作相对简单，周期较短，数据利用率也比较高。不足之处，一是对于未知的融合基因变异其双端引物难以设计，二是不同引物扩增效率的差异会对拷贝数变异（CNV）的检测精度造成较大影响；三是如果样本类型是血浆ctDNA，由于ctDNA的平均长度在170bp左右，PCR扩增片段只能设计在120~150bp，可能导致很多模板无法有效扩增，对于低频体细胞突变的检测十分不利。探针杂交捕获在以上三个方面均有更好的表现，但是也存在一些缺点：一是流程相对复杂，导致实验周期较长；二是探针与非目标区域序列的结合导致数据利用率的降低。

（二）数据分析原理

基因检测中对于变异的分析包括需要遗传胚系变异（germline variation）分析和体细胞基因变异分析。

对于胚系变异的分析：将获得的受试者全血、唾液、皮肤等来源的DNA测序序列信息，通过与人类参考基因组比对获得受试者个体的遗传变异信息。过滤去除人群多态性，获得与遗传性肿瘤相关的致病突变或者疑似致病突变，然后发给对于突变致病性进行解读，详细规则可参阅American College of Medical Genetics（ACMG）发布的关于遗传性疾病变异解读规则及相关研究指南。

高通量测序检测体细胞突变的分析：目前国际上推荐同时检测肿瘤组织/ctDNA样本与正常细胞样本，以排除胚系突变存在的遗传背景干扰，特异性获取导致肿瘤发生的体细胞突变。通过高通量测序，得到受试者组织/ctDNA和正常对照样本的短片段序列信息，通过与人类参考基因组的比对，收集肿瘤基因组的突变信息，再利用对照样本的序列，剔除受试者本身的胚系变异，得到特异体细胞突变，包括单核苷酸变异、小片段插入缺失、拷贝数变异和结构变异。

三、分子检测的操作流程

检测的基本流程如下所示：

1.样本收集和制备　从样本中提取出用于检测的基因。

2.扩增　一旦分离出基因物质，必须立即将其扩增到可检测数量，以便做出诊断命令。

3.检测　获得足够的目标物质后，光型传感器将读取与即将检测的目标物质相对应的信号。信号可以是单一的或多样的，从而实现一次反应（如多通道检测）中可检测到一种或多种目标物质。

4.数据分析　对在检测步骤中读取出的信号进行分析，将分析结果转换为实验室人员可以解释的信息，最终为临床医生提供诊断结果。

四、健康人群分子检测的分类、适应人群及检测结果解读

对于在体检中开展的基因检测，我们倾向于针对与疾病关系相对明确的基因检测，代谢类如糖尿病相关基因可导致儿童期间发病，适用于儿童筛查。根据现有研究，本节主要介绍以下几个方面的分子检测：①心律失常基因检测；②老年性疾病检测；③肿瘤早诊检

测；④遗传性疾病的检测（家族遗传性肿瘤基因检测）。

（一）心律失常基因检测

心律失常引起的心脏性猝死屡见不鲜，中国心脏性猝死患者每年约54.4万例，其中相当一部分患者无明显的心脏结构异常，且多数个体是无症状患者，仅基因检查可以发现部分患者的遗传病因，对人群的早期筛查和预警具有极大的价值。

美国心脏协会（AHA）、美国心脏病学会（ACC）和美国心律学会（HRS）联合发布了2017AHA/ACC/HRS室性心律失常（VA）管理和心源性猝死（SCD）预防指南。对于40岁以下心源性猝死患者的一级亲属，建议进行心功能评估，根据临床评估结果，进行遗传咨询和基因检测（I类推荐）。中华心血管病杂志编辑委员会心律失常循证工作组发布了《遗传性原发性心律失常综合征诊断与治疗中国专家共识》（2015年），对识别与诊治做出指导。

遗传性心律失常是一组编码心脏离子通道和其调控蛋白基因突变所致的，以心律失常、晕厥和猝死为主要临床表现的遗传性疾病，是40岁以下人群心源性猝死的主要病因之一。多数个体是无症状患者，多数高危患者可能无法识别，遗传性心律失常疾病中有近30%可明确遗传基因，通过生活方式调节及药物使用可降低心源性猝死的发生风险，及时挽救生命。

常见疾病包括长Q-T间期综合征、Brugada综合征、儿茶酚胺敏感性多形性室性心动过速、短QT综合征等（表14）。

表14 常见基因列表

疾病	基因
长Q-T间期综合征	KCNQ1,KCNH2,SCN5A,ANK2,KCNE2,CACNA1C,CAV3,SCN4B,AKAP9,SNTA1
Brugada综合征	SCN5A,CACNA1C,CACNB2,GPD1L,SCN1B,KCNE3,SCN3B
儿茶酚胺敏感性多形性室性心动过速（CPVT）	RYR2,CASQ2
短QT综合征	KCNH2,KCNJ2,CACNA1C,CACNB2,KCNQ1

（二）老年性疾病检测

随着人口结构中老龄化人口比重的加大，老年人健康问题已经成为全球关注的焦点。目前常见的与衰老相关的疾病中，神经退行性疾病对老年人身心健康的危害日益显著，其中包括公认的威胁老年人健康的"第四大杀手"——阿尔茨海默病（老年痴呆），以及65岁以上老人患病率达1%的帕金森病。

尽管老年病属于复杂疾病，但不少疾病具有遗传性，并且也有一些能够增加患病风险的基因突变。例如，15%的帕金森病人有患病的直系亲属，40%~80%的老年痴呆患者具有至少一个ApoE ε4等位基因。因此，通过基因检测及早了解自身基因信息，科学评估患病风险，并制定合理的健康管理方案，是预防老年病的有效措施。

常见疾病包括阿尔茨海默病（老年痴呆）、帕金森病、额颞叶痴呆等。

（三）肿瘤早诊检测

几乎所有的肿瘤都是由基因突变引起，肿瘤本质上是由于基因变异的积累导致的细胞异常增生。因此，开发新型肿瘤基因组标记物可能是未来的主要早诊方法。但肿瘤存在基因组层面的空间异质性，不同细胞克隆可能携带的基因突变各不相同，导致单一组织取样或单一检测方法无法完全反应肿瘤突变景观，因此分子检测在肿瘤早诊方面仅仅是刚刚起步。

目前应用于肿瘤早诊方面的分子检测方法主要有：外周血循环肿瘤DNA（ctDNA）、外周血循环肿瘤细胞（CTC）、致病病毒基因组学检测（主要见于EB病毒与鼻咽癌、HBV与肝癌）、外泌体检测（肿瘤相关特异性microRNA检测）、基因甲基化检测（癌基因及抑癌基因的特定序列如CpG岛在甲基化转移酶的作用下发生甲基化修饰）、肠道菌群基因组检测（大肠癌发病相关）、肿瘤自身抗体检测、端粒（端粒酶）检测、HPV分型检测等等。这些分子检测手段目前在敏感性和特异性（组织溯源）上多强差人意，多无法作为单一筛查手段使用，下面介绍几种有代表性的常见分子检测手段供参考。

1. ctDNA　外周血循环肿瘤DNA（Circulating Tumor DNA，ctDNA）是由肿瘤细胞释放到血液或体液中的单链或者双链DNA，一般来源于肿瘤细胞的坏死、凋亡、分泌等病生理过程，在肿瘤发生早期即会释放入血，并贯穿肿瘤发生发展的整个阶段。通过检测可发现ctDNA中的肿瘤相关基因的突变信息、ctDNA本身的分子特征。研究表明，$2\sim3\times10^8$个恶性肿瘤细胞即可向血液中释放可检测浓度的ctDNA，而相同体积的肿瘤远低于目前临床上采用的影像学检测范围，提示ctDNA可以作为一种有效的早期癌症筛选手段。

相比较传统检测技术，ctDNA存在以下几点优势：

（1）ctDNA生物学载体为外周血，其检测具有便捷的特点。

（2）整体肿瘤发生发展过程，无论是早期晚期，均持续有ctDNA的释放，其敏感性较高。

（3）ctDNA携带肿瘤特异性的基因组变异标记，在炎症、良恶性肿瘤的鉴别诊断方面具有独特优势。

（4）ctDNA半衰期为16分钟至2小时，能够实时反映肿瘤状态。

（5）ctDNA水平与肿瘤细胞量级存在一定相关性，有助于肿瘤负荷的判断。基于以上几点优势，近年来不断有ctDNA相关研究成果产出，是现今临床转化的热点之一。

但作为泛癌种筛查手段，ctDNA仍受限于其有限的敏感性和特异性。我们知道，ctDNA入血率高，能够有更高的敏感性，目前几项研究显示ctDNA在不同癌症中入血程度：肝癌、卵巢癌、肺癌、结直肠癌等相对容易入血；乳腺癌、胃癌，前列腺癌、肾癌等相对较差；而特异性即组织溯源性通过ctDNA甲基化检测、增加测序深度及片段特征（CNV等）检测可以改善。

综上，目前ctDNA检测技术在国际上仍然是最具备早诊前景的分子检测技术，在早期肿瘤中能达到40%~60%检出率，加入其他指标进行联合筛查后，敏感性大大提升，可辅助常规筛查技术应用于防癌体检。

2. 大肠癌相关分子检测　大肠癌是最适合筛查的肿瘤，有几个粪便DNA分子检测手段，主要针对结直肠脱落细胞的基因突变和/或甲基化等特征，有单靶点和多靶点方案，也可与FIT联合检测，具有无需限制饮食、无创等优点，有望应用于肠镜检查前的初筛试验。

（1）大便FIT-DNA联合检测（包括FIT与KRAS突变、NDRG4甲基化和BMP3甲基化）　可检出更多的进展期腺瘤及有意义的锯齿状病变，美国多个权威组织推荐将其应用于无症状人群结直肠肿瘤早期筛查，推荐的检测周期为每3年1次或1年1次。

（2）人类肠癌SDC2粪便基因检测　初步临床试验显示，该试剂盒可以检测出84.2%（315/374）的结直肠癌，特异性97.9%（821/839），其中对于可根治的I-II期肠癌检出率为86.7%（137/158）。

（3）人类SFRP2和SDC2基因甲基化联合检测　初步研究结论表明，诊断结肠癌和进展期腺瘤的敏感性分别为97.7%和57.9%，显著高于FIT法（69.7%和21.1%，$P<0.05$），区分良性息肉、其他肿瘤或非癌性结肠病变的特异性也显著高于FIT（90.5% vs.73.0%）。

3.对尚未确诊的肺癌疑似患者进行辅助诊断的初筛相关检测　适用于大量体检发现的阳性肺结节的进一步分流。

（1）叶酸受体阳性外周血循环肿瘤细胞（FR-CTC）检测　在肿瘤发生过程中，具有干细胞特征的肿瘤细胞和不具有干细胞特征的肿瘤细胞，均由原发肿瘤脱落释放入外周血，两者统称循环肿瘤细胞（Circulating Tumor Cell，CTC），肿瘤释放入外周血中CTC数量的多少，可直接反应肿瘤发生发展的状态。叶酸受体阳性外周血循环肿瘤细胞（FR-CTC）往往来源于肺，因而是可以对肺结节进行辅助诊断的液体活检产品。

（2）端粒酶逆转录酶亚基（hTERT）mRNA检测　是基于痰液端粒酶基因hTERT mRNA进行肺癌辅助诊断检测，端粒酶的活性高低主要取决于其逆转录酶（hTERT）的表达水平。在正常肺组织中，hTERT完全不表达。所以肺结节携带者hTERT mRNA 如果阳性，就显示肺癌高风险。

（3）肺癌七种自身抗体检测　是基于血液进行肺癌辅助诊断，该检测结果阳性的肺结节恶性可能性大，需转临床处理或更严密地观察。

（四）遗传性疾病的检测（家族遗传性肿瘤基因检测）

很多疾病都有家族遗传性，但遗传的不是疾病，而是疾病易患性。除单基因遗传病外，大部分的遗传性疾病都表现为遗传综合征，其中癌症高发是其共性。肿瘤遗传易感性的检测也是目前体检中应用最多的检测，因此本节主要讨论遗传性肿瘤的分子检测。

目前提供的检测类别有致病基因检测和遗传多态性检测（SNP类）两大类。常见的、比较明确的是具有遗传风险的家族性遗传性肿瘤。

约有5%~10%的恶性肿瘤是因胚系突变导致的。其中超过50种肿瘤综合征与胚系突变有关。这些基因突变会在家族中遗传，携带者会增加某些肿瘤的罹患风险，称之为家族性遗传性肿瘤综合征。家族遗传性肿瘤的检测需要遵循遗传咨询的原则，简言之包括三个方面原则：有个人或家族史提示癌症遗传易感性（适应证，谁需要做检测）；检测能被充分解释（目标基因，检测那些可以解释的突变）；结果有助于诊断或影响患者家庭成员的医疗或手术治疗的管理（有临床决策，可以给予有效干预及健康管理）。NCCN指南很早就指出"在提供遗传检测和结果公布后，强烈建议进行遗传咨询/患者教育"。

遗传性肿瘤有以下重要特点：①几个亲属有相同或相关的肿瘤——通常情况下，在有三个或更多亲属患肿瘤的家族中可能会存在某种遗传性肿瘤综合征；②发病年龄较轻——遗传性肿瘤通常比散发性肿瘤的发病年龄早；③存在罕见肿瘤——例如男性乳腺癌，青少年患结直肠癌等；④多发性或双侧性肿瘤——多个肿瘤在同一个器官或双侧器官；⑤多原发肿瘤——遗传性肿瘤综合征患者再发风险是呈指数级别的增加。符合以上特征的就是遗传检测的适应证，而绘制家系图是判别高危人群最直观、高效的方法之一。

在遗传性肿瘤基因突变可疑携带者中进行基因检测，便可以寻其根源，发现究竟是什么基因的突变导致肿瘤。因为不同的基因突变在国际上也有了相对应的早期干预方法，可以为家族遗传性肿瘤的高危人群提供防治方法，通常这种早期预防是可以挽救生命的。

常见的家族遗传性肿瘤综合征包括遗传性乳腺癌和卵巢癌综合征、遗传性非息肉病性结直肠癌、林奇综合征等。

第八节　人体成分分析

一、检查意义与目的

人体是由骨骼、肌肉、脂肪等组织及内脏器官组成。人体成分是描述人体脂肪、骨骼和肌肉等相对比例的指标，通过测量了解人体的体质、健康及衰老状况，指导人体各成分之间比例适宜，达到促进人体健康的根本目的。人体成分保持一定的比例是衡量健康的重要指标之一。

（一）人体成分分析的作用

1.人体成分是健康体质的组成要素之一，也是基础指标。该指标对儿童、青少年、成年人、老年人以及运动员都是有益的。同时人体成分影响健康体质的其他要素，如肌肉力量和耐力、灵活性和心肺耐力等。

2.人体成分分析在评价日常运动表现及降低肌肉骨骼损伤风险等方面发挥重要的作用。该指标可以确定体重范围，体脂百分比情况，可以帮助健康管理师制定运动和饮食的策略，包括建议摄入食物的总卡路里量，日常活动水平及运动项目强度等。同样复测将有助于人们监控自己的进步和评价运动方案的有效性。

3.人体成分分析在体重管理中十分重要。该指标准确评估体脂比例，优于体重指数。

同时该指标对慢病有预警作用。过量的脂肪含量会造成重大的健康风险。体脂含量超标或肥胖（尤其腹部），是多种疾病的风险因素，包括2型糖尿病、高血压、高血脂、心血管疾病（CVD）、某些癌症等。因此，人体成分测定更能精准了解身体的健康水平。

（二）人体成分分析的目的

1.了解自然人群的人体成分状况，并结合其他体检项目对比分析，筛查影响健康或致病的高危因素，为干预肥胖，肌少症，营养不良或慢病提供科学的依据。

2.评价人体的营养状况，早期发现疾病的潜在危险因素，做好一级预防。

3.为慢病治疗或早期临床干预提供依据，做好慢病的二级预防。

4.为相关部门提供数据参考，制定合适的运动指导方案，提高国民运动素质，促进全民健康。

二、检查方法与流程

根据生理功效的不同，将体重分为脂肪组织和瘦体组织两部分。具体指标包括体脂百分比（即脂肪组织在人体重量的比例）、脂肪分布、瘦体组织（即所有非脂肪组织的质量，如骨骼、肌肉和水）、肢体的长度和围度等。

人体成分分析方法包含直接测量法和间接测量法。实际应用中直接测量法很难实现，目前人体成分分析方法多为间接测量法。具体检测的方法主要有人体测量值估算法、皮褶厚度法、生物电阻抗法、双能X线吸收分析法、计算机X线断层扫描法、磁共振法等。

（一）人体测量值估算法

依据体重指数（BMI）计算成人脂肪百分比：

脂肪%=1.2×BMI+0.23×年龄−10.8×性别指数−5.4

性别指数：男性为1，女性为0。

（二）皮褶厚度测量法

皮褶厚度测量法是评估体脂百分比较为实用的方法。人体脂肪主要分布在皮下、大网膜、肠系膜等处，其中40%~60%的脂肪集中于皮下，可以通过测量皮下脂肪含量估算全身脂肪量。通过精确的卡钳进行测量，得到相对准确的数值适合健康体检机构进行大规模、大样本量的身体成分测量，但其测量精确度依赖测试者的熟练程度。

皮褶测量数据收集后通过回归分析可估算身体密度和体脂百分比。国内经常采用的是日本长岭方程（1964年，适用于9~18岁和成年人）与美国Jackson和Pollock方程（1977年，适用于18~61岁）。但其受年龄、性别、种族、体型和人体成分构成等多种因素的影响，国外的方程式是否适合健康体检机构作为测量标准，至今没有证实。

皮褶厚度测量部位有肱三头肌肌腹、肩胛下部、腹部、髂嵴、腰部和股四头肌等。

1. 日本的长岭方程

成年男性：身体密度=1.0913−0.00116×（肱三头肌皮褶厚度+肩胛下方皮褶厚度：mm）

成年女性：身体密度=1.0897−0.00133×（肱三头肌皮褶厚度+肩胛下方皮褶厚度：mm）

2. 美国Jackson和Pollock方程

成年男性：身体密度=1.10938−0.0008267×（胸部皮褶厚度+腹部皮褶厚度+大腿皮褶厚度：mm+0.0000016×（胸部皮褶厚度+腹部皮褶厚度+大腿皮褶厚度：mm）^{2}−0.0002574×（年龄）

成年女性：身体密度=1.10994121−0.000992×（上臂皮褶厚度+肩胛下部皮褶厚度+大腿皮褶厚度：mm+0.0000023×（上臂皮褶厚度+肩胛下部皮褶厚度+大腿皮褶厚度：mm）^{2}−0.0001392×（年龄）

用已知的方法测量评估体脂所产生的误差大约在±3%~5%。根据回归方程的不同，要先定好所需测量皮褶厚度的部位及数目。

（三）生物电阻抗分析法

生物电阻抗分析法（Bioelectrical Impedance Analysis，BIA）是利用脂肪组织与非脂肪组织电阻率不同的原理进行检测，人体的电阻率受水分含量多少决定。瘦体组织含有大量水分和电解质，电阻抗较低，导电性好；而脂肪组织电阻抗较大，导电性差。测量时，有微小的电流通过身体（从脚踝到手腕）以测得阻抗。BIA法以统计学为工具，通过研究人体相应部位的不同频率的阻抗值与一些人体成分参数的相关性，结合人体体重、年龄、性别等基本参数，建立相应阻抗与相应人体成分的经验公式，并通过测得人体成分推算其他人体成分。

研究表明，生物电阻抗法与水下称重法所得结果之间存在较高相关系数，因此测试结果精确可靠，而且测量技术难度低，安全无创伤，适用于大规模群体研究，对诊断肥胖或营养不良，检测慢病人群营养状况及人体成分变化情况有重要价值，可在健康体检机构广泛应用。

生物电阻抗仪器设备的精确度差别很大，大多仪器使用各自公式来计算不同年龄、性别、身体活动水平人群的身体密度和体内水分含量。一般生物电阻抗分析法所使用的公式是 $V=pL^2/R$。（V：导体的体积，p：组织电阻，L：导体长度，R：实际电阻），生物电阻抗测试仪器测量人体成分的误差在 ±2.7%~6.3%。

生物电阻抗测试注意事项：其影响因素较多，如身体形状、体内细胞与细胞外液的比例，精神状态等影响测量准确性，正确规范进行测量可以提高测量结果的精确度。测试前4小时受检者不能进食和饮料（巧克力、咖啡因等），测试前12小时不能饮酒或服用利尿剂；测试前排空大小便；淋浴、桑拿后及运动后不宜立即测量；女性月经期间不宜测量；体内佩戴心脏起搏器或其他电子医疗仪器/金属不宜测量；测量环境应保持适宜的温度（20℃~25℃），人体成分在适宜温度下比较稳定，过热或过冷都会造成不稳定，同时避免体内水分改变，糖原储备情况影响测试结果。

（四）双能X线吸收分析法

双能X线吸收法（DXA）是常用人体成分分析方法之一，也是国内外公认的骨矿含量和骨密度测试的金标准。Cameron 和 Sorenson 于1963年首次采用单光子吸收法（single photon absorptiometry，SPA）和双光子吸收法（dual photon absorptiometry，DPA）对骨矿含量和骨密度进行了测定。1980年该方法发展为双能X线吸收测定法（dual-energy X-ray absorptiometry，DXA）。1981年首先报道DXA应用于人体成分的测定。因DXA测量具有很高的准确性和良好的重复性，目前广泛应用于进行准确测量体脂百分比、全身或局部骨密度、脂肪含量和瘦体重等。

双能X线吸收分析法的主要原理是该装置由一种超稳定X线发射器发射一束宽波长的射线束，通过X线束滤过式脉冲技术可获得两种能量的X线，即高能（80~100KeV）和低能（40~50KeV）两束不同能量的弱X线，X线通过受检部位后，被与X线管球同步移动的高及低能探测器所接收，X线在通过人体不同组织时呈指数衰减，用衰减差测量骨矿物质和软组织含量，通过计算机进行数据处理，得出人体脂肪组织，非脂肪组织（瘦体组织）和骨矿物质含量，骨密度等参数。

双能X线吸收法的特点是：①可以测量全身、局部及随意部位的脂肪含量，有效降低受检者接受X线的剂量；②可以提供人体的3组分模型—脂肪组织、骨矿物质、去骨矿物质和非脂肪组织；③测量时间短，全身扫描仅需10~15分钟；④精密度高，图像的分辨率高；⑤对受检者比较安全，适合儿童、老人及患病人群等。但由于测试费用相对昂贵，很难在健康体检机构作为体质测试或全民健身中普及。因此，国内外许多学者都将双能X线作为标准方法验证其他体成分测试方法及预测公式。

（五）计算机X线断层扫描法

利用计算机X线断层扫描技术（CT）是准确评价脂肪区域型分布的方法之一。当X线穿过人体时，由于人体不同组织的密度不同，对X线吸收程度不同，利用计算机逐层扫描成像技术可描述人体组织、器官的含量，常用于测量骨、脂肪组织、肌肉和内脏器官，该方法有一定的放射性危险，该方法仅限于医疗或研究中使用，不推荐健康体检机构作为体成分常规检测项目。

（六）磁共振法

磁共振（MRI）是利用人体中的氢原子核（质子）在强磁场内收到射频脉冲的激发，产生磁共振现象，经过空间编码技术，把以电磁形式放出的磁共振信号接受转换成图像，可将物理和化学的信息图像化。磁共振测量人体成分特点：①直接精确测量组织器官的面积或体积，可以区分皮下脂肪和内脏脂肪，对脂肪分布及健康危险因素关系的认识进一步深化；②受人群特质影响少；③需要假设理论少；④无放射性危险，并且可用于育龄妇女和儿童；⑤仪器设备昂贵，无全自动分析软件，图像处理以半自动分割为主要手段；⑥检测费用高，无法普及普通人群。

因磁共振检测设备昂贵，检测成本高，技术操作人员要求高，不适合健康体检机构进行应用和推广。

（七）其他方法

1.水下称重法 水下称重法是由身体密度来测算体脂肪百分比，是1956年由Siri WE首先报道。水下称重法被认为是最准确的测量方法，是分析人体成分的黄金标准。该法根据阿基米德定律，水下称重获得身体体积和重量，利用体重和身体体积计算出身体密度。根据Siri（1956）或Brozek（1963）的公式，可将身体密度（质量/体积）转换成体脂百分比。

由于水下称重法测试设备复杂，操作复杂且难度高，用时长，设备占空间大，测量成本高，技术人员专业性要求高，目前不适合作为在健康体检机构进行大规模评估体成分的方法。但水下称重法被认为是人体成分分析的黄金标准且重测信度最高，其他人体成分分析方法（如皮褶厚度测量法、生物电阻抗法）都通过该方法进行比较验证。

2.气体置换分析法 气体置换法（ADP）是通过精确测量人体体积，结合体重计算身体密度来测算人体成分。气体置换分析法与水下称重法原理基本相同，测定百分体脂含量的误差在1%~2%，测量误差主要因检测条件的变化，如受试者是否空腹状态，气体进入受试者的肺部、衣服和头发，以及受试者身体温度的改变均会影响测量的准确性。气体置换分析法在成人中的测量信度较好，水下称重法和双能X线吸收分析法（DEXA）也已证实其效度。

气体置换法的特点是：①仪器设备操作复杂；②测量时间短，约5分钟；③对受检者要求低且安全，适宜面广（年龄范围5~90岁），适合儿童、老人及肥胖个体等。因其设备昂贵，必须在实验室操作，目前还不适合大样本测量。

3.近红外线法 近红外线法（NIRS）利用机体组织对近红外的光谱吸收和反射的原理，再通过光谱分析仪对身体成分进行测量。不同组织对红外线的吸收量存在差异，吸收的光线越多说明脂肪含量越高。测量部位多在上臂前部，根据此处测量值推算全身体脂含量，可反映完整的机体体脂率（包括皮下脂肪和内脏脂肪）。优点是设备轻便易携带，技术操作简单，缺点是只对身体小部分取样，影响结果可靠性，不建议用于普通人群的健康体检。

人体成分测试方法对比分析如表15所示。

表15　人体成分测试方法对比分析表

评价方法	准确度	特点	实用性
身体质量指数	低	容易评价；不用测量器材；无创	对运动员效度低；影响因素多
围度测量法	低	便于操作；测量器材简单；测试时间短；容易掌握外形变化情况	围度变化与脂肪含量相关性弱
皮褶厚度测量法	低	培训后使用方便；测量效率高；无创；成本低；换算公式多；短时间内能够测量多名运动员	容易出现技术性误差；影响因素多
水下称重法	中	身体成分测量的黄金标准；非常精确，测量信效度高	用时长；测量器材多；空间大；成本高；对测量人员业务水平要求高；操作繁琐，专业要求高，科研多用
生物电阻抗分析法	中	对测量技巧要求不高；测量时间短；如果采用秤式或把手式测量，操作较为简单；测量组件可便携；对测量无需暴露身体	注意排除干扰因素，规范操作，减少误差；价格适中；对人体无害
气体置换分析法	高	测量轻松；易于操作；测量时间短；适合各年龄段；测量精确	测量设备成本高；不易普及；需轻着装，穿紧身服
双能X线吸收分析法	高	非常精确；辐射量低；综合化测量；测量穿着要求不高；测量时间短；测量轻松；可局部测量	测量设备成本高；检测操作者要求高；有辐射
近红外光谱仪	高	安全无创；快速便捷；易于携带；培训时间短	测量精确性不高
计算机断层扫描成像	高	便于评价脂肪区域分布	设备成本高；不易普及；有辐射
磁共振	高	非常精确；应用范围广	设备成本昂贵；技术要求高；无辐射

三、结果分析与报告

人体成分分析方法多样，数据结果分析各异，参考标准各不相同，目前生物电阻抗分析法因准确度高，相对操作简单，检测成本低，且安全无创，适合重复测试，广泛应用于各领域及健康体检机构，我们以生物电阻抗分析法测得人体成分分析报告为例进行结果解读及分析，生物电阻抗分析法基本原理是假设人体主要由四种成分组成：水，蛋白质，矿物质，脂肪，可检测多项人体成分相关指标，包括但不限于以下内容。

人体成分报告样图如图42所法。

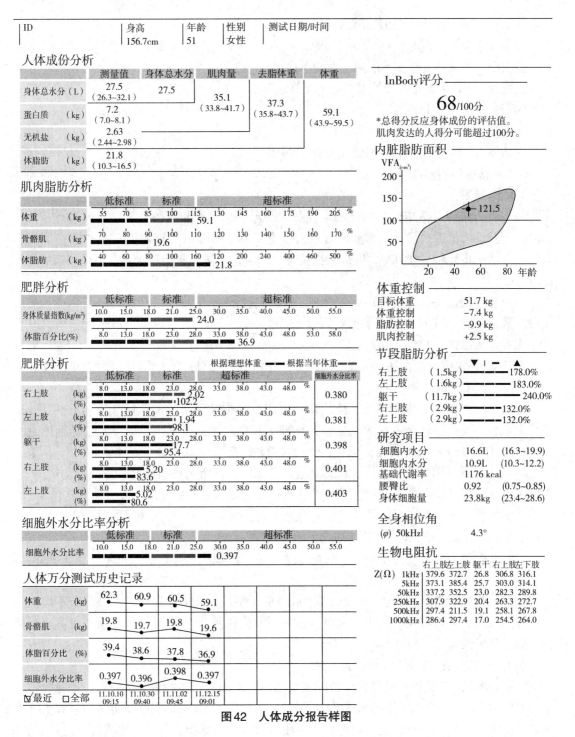

图42 人体成分报告样图

人体成分数据包含：

（1）基本信息数据：姓名、性别、年龄、身高和测试日期。

（2）通过生物电阻抗分析法测试获得身体总水分、肌肉量、去脂体重和体重以及蛋白质、无机盐、体脂肪等具体数据。各数据相关性为：

体重=身体总水分+蛋白质+无机盐+体脂肪

身体总水分=细胞内水分+细胞外水分

蛋白质=全身总蛋白质（区别于血清蛋白）

无机盐=骨内无机盐+骨外无机盐（全身总无机盐）

体脂肪=全身总脂肪之和

肌肉量=身体总水分+蛋白质+骨外无机盐

去脂体重=体重–体脂肪=无机盐+瘦体组织

（二）具体报告结果分析

1.肌肉组织

（1）肌肉组织　按结构和功能的不同分为平滑肌、心肌和骨骼肌，是人体进行身体活动的最重要动力来源。男性正常肌肉含量占体重的73%~83%，女性则为67%~77%。有研究显示：骨骼肌指数每增加10%，胰岛素抵抗降低11%，意味着肌肉量越多，患糖尿病的风险就越低。

（2）骨骼肌质量指数（SMI）　根据欧洲研究结果，对于肌肉减少症提出了相对骨骼肌质量指数的概念，同时得出临界值：男性$<7.26kg/m^2$，女性$<5.45kg/m^2$；根据亚洲肌肉减少症专家共识标准为：男性$<7.0kg/m^2$，女性$<5.7kg/m^2$。骨骼肌指数的计算方法为：SMI=四肢骨骼肌质量（kg）/身高的平方（m^2）；将男性瘦体组织$<15kg/m^2$，女性瘦体组织$<17kg/m^2$，作为判断已经发生营养不良的依据。

目前尚缺乏国人的诊断标准，应用生物电阻抗分析法得出骨骼肌标准为：男性：标准体重的47%；女性：标准体重的42%作为标准，其骨骼肌正常标准范围：基于标准体重的百分比的90%~110%，<90%为低标准，>110%为超标准。

（3）其他肌肉相关数据包括　总肌肉量，骨骼肌量，肌肉均衡情况，肌肉控制情况等。骨骼肌测试数据基于标准体重和实际体重从绝对含量和相对含量两方面进行分析，包含3项数据：实际肌肉量，基于标准体重：实际肌肉量/标准体重的理想肌肉量的百分比，基于实际体重实际肌肉量/实际体重的理想肌肉量百分比。

（4）上图报告分析　总肌肉量、骨骼肌量、各节段肌肉量（四肢、躯干）属于低标准/标准/超标准。

肌肉分布均衡情况：均衡/不均衡（上肢及躯干整体分布均衡；左右下肢分布不均，左右上肢肌肉分布不同可能提示用手习惯，如左利手、右利手）。这项指标对预防人体运动损伤、提出针对性建议、调节不均衡十分必要。

肌肉控制情况：建议增加肌肉公斤数。

2.脂肪组织

脂肪组织是评估肥胖的主要指标。一般采用体脂百分比表示，也称为体脂率，是脂肪占总体中的比例：体脂百分比=体脂肪/体重×100%，内脏脂肪多用内脏脂肪面积表示。生物电阻抗分析法是利用体重减去瘦体组织来计算脂肪含量，体脂百分比标准值：男性：体脂肪相对于实际体重15%，女性：体脂肪相对于实际体重23%；正常范围：男性：实际体重的10%~20%，女性：实际体重的18%~28%。内脏脂肪标准：正常$<100cm^2$；增高$100~150\ cm^2$；显著增高$>150\ cm^2$。

生物电阻抗分析法测得脂肪组织相关数据包括：身体质量指数（BMI），体脂百分比，节段脂肪分布，内脏脂肪面积，腰臀比，脂肪控制等。

BMI和体脂百分比结合分析可筛选BMI正常的脂肪超标人群。

腰臀比：超标准可判断中心型肥胖（腹部脂肪堆积）是糖尿病、高血压、高脂血症主要危险因素；低标准可判断周围型肥胖（臀部脂肪堆积）。

内脏脂肪面积：正常/增高/显著增高，是提示内脏脂肪型肥胖的主要参考检查方法。内脏脂肪的增高是糖尿病，高脂血症，高血压，心血管疾病等的危险因素。

节段脂肪分析：采用节段脂肪百分比表示=脂肪含量/理想脂肪量×100%，该值为推测值，可粗略评估脂肪在四肢/躯干的分布情况，作为评估减重的参考。

脂肪控制：基于标准体重及体脂百分比需要增加/减掉脂肪公斤数值。

3. 身体总水分 水是构成生命结构的基本物质，身体总水分包含细胞内水分和细胞外水分，细胞内水分为全身细胞内水分总和，细胞外水分包含全身血液、淋巴液、组织间液、脑脊液中的水分总和。成年人体内含水约（57%~60%），其中血液中的含水量约为84%，肌肉中含水量约为75%；身体水分正常有利于人体吸收和运输营养素，同时能及时将代谢产物排出体外，维持血液循环和体温调节。身体水分的测量可用于评估水肿，肌肉痉挛，肝肾功能损害或体液代谢障碍等疾病。

生物电阻抗分析测得身体总水分相对于标准体重所包含的去脂体重的73%，正常范围：标准体重水分含量的90%~110%。细胞外水分比率：细胞外水分/总体水分（ECW/TBW），正常范围：0.36~0.39；轻度浮肿：0.39~0.40；浮肿：>0.40。

生物电阻抗分析法测得身体水分相关数据包括：身体总水分、细胞内水分、细胞外水分、各节段（四肢及躯干）细胞外水分比率细胞外水分比率等。

身体总水分、细胞内/外水分：低/正常/高，细胞内/外水分分布变化可反映机体营养状况及代谢情况，影响蛋白质合成代谢，

细胞外液偏高常见于：营养不良的老年人、肥胖、女性生理期、体位性水分比率异常（久站/久蹲），一般为生理性；生理性偏低常见于运动员。

病理性异常：细胞外水分比率升高多见于肝肾功能异常，淋巴系统问题等。

4. 蛋白质 生物电阻抗分析法检测的蛋白质区别于血清蛋白，是全身总蛋白的总和。蛋白质是组成肌肉的主要成分，反应机体营养状态，身体发育和健康程度。

蛋白质低标准：生理性：营养不均衡，肌肉量少的健康人、老年人等；病理性：各种疾病合并营养不良或肌肉萎缩的患者，如肿瘤患者。

5. 无机盐 无机盐包括骨内无机盐和骨外无机盐，骨内无机盐是促成骨骼、维持骨密度的主要成分，是评估骨健康的参数之一。

生物电阻抗分析法不能直接测出无机盐含量，为估计值，但其结果与双能X线吸收法相关性较高。依据测试结果，结合骨骼肌，年龄，性别等因素可用于初筛骨质疏松，如需确诊是否骨质疏松建议进一步检查。临床上，通过骨质疏松筛查进行骨质疏松症的预防十分重要。

6. 身体细胞量 身体细胞量是排出细胞外水分异常外，评估浮肿人群营养状况的有效指标。身体细胞量=蛋白质+细胞内水分，日本有研究表明：身体细胞量可用于术前评估，其低标准是肝移植术后败血症发生和死亡率升高的危险因素。

7.全身相位角 全身相位角的数据是判断细胞膜健康状态的指标，可反复测量用于评估营养状态变化情况，可预测恶病质患者的疾病严重程度。

8.生物电阻抗 判断数据有效性，有效数据阻抗特点：随着测量频率增高阻抗值降低；左右阻抗值具有一致性。

（三）总体结论

人体成分数据分两个含量和三个标准，两个含量为：绝对含量和相对含量；三个标准为：低标准，标准和高标准。其中低标准的意义：身体总水分、蛋白质、无机盐、肌肉量等出现至少一项低标准提示受检者存在相应的体成分不均衡，是各种因素引起营养不足所致。高标准的意义：体脂肪高标准提示肥胖等。

根据人体成分各项正常范围对实测数据进行分析测出结论并依据测试结果提出健康指导，例如：

人体成分分析结果显示：各项人体成分均为标准；

人体成分分析结果显示：蛋白质为低标准，肌肉量正常标准低限，其余体成分数据均为标准。提示蛋白质缺乏，饮食中注意增加蛋白摄入，适当运动提高肌肉含量。

根据体重、骨骼肌、体脂肪判断体型：健康体型，肥胖体型，瘦弱体型，强壮体型等。

第九节　体质检测

一、体质检测概述

（一）体质的含义

世界卫生组织（WHO）对健康简明定义为：生理健康，心理健康，身体对生活或工作等社会环境适应能力强。对人身体活动方面的功能与评定越来越重视。20世纪90年代美国运动医学专家提出体适能（Physical Fitness）一词。其含义为："有足够的活力和精神进行日常事务，有足够精力享受余暇、应付突发事件，而不致过度疲倦。"

从日常生活活动方面理解，体质是人类对现代生活的一种身体适应能力；从生理机能方面理解，体质是指人类身心构成要素中的全部机能，表现为运动能力、工作能力和抵抗疾病的能力；从身体组成方面理解，体质包括体型、机能和运动等适应能力。

我国在2000年由国家体育总局会同10个有关部门对3~69岁的国民进行首次全国性体质监测，获取我国国民体质状况资料。并由多专业领域专家应用国人的详实数据在《中国成年人体质测定标准》的基础上，于2003年制定并发布了《国民体质测定标准》。旨在运用科学的方法对国民个体的形态、机能和身体素质等进行测试与评定，科学指导全民运动锻炼等主动健康促进活动的开展。我国国民体质监测按年龄分为幼儿、青少年、成年人和老年人四个部分，其中青少年标准为《学生体质健康标准》。因幼儿与青少年的检测内容、指标及分析与成人差异较大，本章节只就成年人与老年人部分进行探讨。

在首次和之后的全国性检测中，我国使用体质一词定义人体的身体活动能力，确定体质是人类生产和生活的物质基础。

（二）体质检测的内容

1.中国成年人体质测定内容　根据2003年发布的《国民体质测定标准》，我国国民体质测试指标包括身体形态、机能和素质三类。

（1）形态指标　包括身体和体重（与体格检查中一般检查对于身高体重检测的方法相同）。

（2）机能指标　国民体质测定中，机能指标包括肺活量和台阶试验。因操作简单便于开展，且已有国人测评数据用于对比评价，故沿用至今。

随理论及检测方式的进步，心肺相关机能的评定可通过心肺运动试验获得相应心肺耐力参数。主要指标包括最大摄氧量、无氧阈等。有条件的体检机构可开展此项目获得更为精准全面的功能数据。

除心肺运动试验外，还可通过心电图运动试验、6分钟步行试验（6MWT）、12分钟跑步距离、3公里跑步时间等方法估算和预测人体最大摄氧量。可根据各体检中心的具体实施条件及受检人群的实际需要选择适当检测方式，为健康管理提供更多客观数据依据。

（3）素质指标　2003年发布《国民体质测定标准》（成年人部分）中，20~39周岁组别素质测评内容为握力、纵跳、坐位体前屈、选择反应时、闭眼单脚站立，男性选测1分钟俯卧撑、女性选测1分钟仰卧起坐，总计6单项体质素质。

40~59周岁组别素质测评内容握力、坐位体前屈、选择反应时、闭眼单脚站立，总计4单项体质素质。

60~69周岁组别素质测评内容为握力、坐位体前屈、选择反应时、闭眼单脚站立，总计4单项体质素质。

因背力数值受生活习惯、工作性质、运动习惯等诸多因素影响，《国民体质测定标准》中尚未列出可供参考的国人分级数据指标。但背力可量化评定脊柱后伸力量，与躯干稳定性及人体运动功能相关性很强。此素质对于人体运动功能意义重大，并可通过复测中数值变化客观评价受检者功能水平的发展变化。

建议有条件的体检机构增加背力测评，并可根据受检者健康状况，在确保安全的前提下适当增加检测项目，以便更全面评定受检者功能，同时逐步积累国人体适能数据，为健康管理提供更完善的参考依据。

2.体适能　目前常用的体适能一词，是英语Physical Fitness的翻译，是一个较为宽泛的概念，包含很多因素，可概括为：身体对外界环境的适应能力。

美国运动医学学会认为体适能包括：健康体适能和技能体适能。

（1）健康体适能是指身体各组成部分达到健康标准，各个组织和器官功能健康，保证人体在日常生活活动中精力充沛，具备足够的柔韧性保证运动需求。

健康体适能包括：身体成分、肌肉力量、肌肉耐力、心肺耐力、柔韧性素质。

（2）技能体适能指的是人体的敏捷、平衡、协调、速度、爆发力和反应时间等行为特征。技能体适能包括：灵敏、平衡、协调、速度、爆发力和反应时等方面能力。

（三）体质检测的意义

随着人民生活水平日益增高，健康越来越受到重视。《"健康中国2030"规划纲要》中明确指出："健康中国"正式升级为国家战略，国家把人民健康放在优先发展的战略位置；

在健康促进中，须开展国民体质测评，完善体质健康监测体系，开发、应用国民体质健康监测大数据，开展运动风险评估。

越来越多的研究证明，运动有利于降低多种慢性病的风险，提高生活质量。科学指导运动锻炼，并通过健康教育使广大群众了解日常生活活动中人体活动的急慢性伤病防护知识，是健康管理从业者应有的知识及技能。

结合我国国情及已开展十余年的国民体质测定的具体实践经验，应用分析国人详尽数据所制定的《国民体质测定标准》，应用体质量化评定运动功能，并依据测评结果作为参考依据，出具科学运动建议并监督实施，进行随访与数据复测，及时调整健康建议，形成基于体质的健康管理方案，才能实现科学运动，落实主动健康。

二、体质检测项目及设备要求

（一）体质检测的设备要求

1.**反应时** 反应时测试仪。测量结果可精确到小数点后1位。

2.**握力** 握力计或握力测试仪。测量结果可精确到小数点后1位。

3.**闭目单腿站立** 闭目单脚站立测试仪；或秒表。测量结果可精确到小数点后1位。

4.**纵跳** 使用以人体滞空时间计算高度式电子纵跳仪测试仪。测量结果可精确到小数点后1位。

5.**坐位体前屈** 坐位体前屈测试仪；或垫子及秒表。

6.**1分钟仰卧半起坐** 仰卧起坐测试仪；或垫子及秒表进行人工计数。

7.**1分钟俯卧撑** 俯卧撑测试仪；或垫子及秒表进行人工计数。

8.**背力** 背力测试仪。测量结果可精确到小数点后1位。

（二）体质检测的注意事项

1.体质检测人员应接受培训，可规范操作设备完成测评并记录结果。

2.使用器材应符合检测需要。

3.检测场地具备进行相关运动的安全性和尽可能排除干扰因素的私密性。

4.具备对意外伤害事故及时救护的条件。

5.体质检测前应通过相关体检项目排除主动运动可能发生风险的人群，在风险因素去除前，不适合进行检测。

6.受检者在检测前应保持安静状态，不要从事剧烈体力活动，着运动服和运动鞋等便于身体活动的服装参加检测。

7.体质检测不应空腹进行。建议在餐后1~3小时进行，避免空腹时或饱食后马上检测。

8.测评时应嘱受检者在确保安全的前提下尽力完成动作，以测得更为真实准确的数据。

9.测评中做好受检者的安全保护，及时提示受检者正确完成动作，避免意外伤害发生。

10.准确记录检测数据。

（三）体质检测的方法与流程

1.**握力** 根据受检者手部大小调节握力计的握距至适宜握距（即抓握后食指的第二关节屈曲接近90°）。

检测时，嘱受检者自然站立，两脚分开与肩同宽，双臂自然下垂在身体两侧，手持握力计的上下两个握柄。开始测试时，根据口令提示用最大力紧握上下两个握柄。测试两次，取最大值，记录以千克为单位，保留小数点后一位。注意明确记录受检者势利手。

检测人员注意观察受检者握力检测动作的完成情况，用力时禁止摆臂、弯曲手臂、下蹲或将握力计接触身体。否则该次不记录成绩，嘱受检者重新完成动作。

根据2003年发布的《国民体质测定标准》，受检者使用利手（日常生活中用于吃饭、书写一侧手，定为利手）测试两次，记录最大数值。

有条件的体检中心建议左右手均检测两次，记录最大数值，并记录利手为左侧或右侧。可收集更为详实的数据，进一步完善国人体适能检测数据资料。

2. 1分钟俯卧撑　本项检测适用于20~39岁成年男性。

检测时，受检者双手撑地，手指向前，双手间距与肩同宽，身体挺直。根据口令开始屈臂使身体平直下降至肩与肘处于同一水平面，然后将身体平直撑起，恢复至开始姿势为完成1次。记录1分钟内完成动作次数。

检测人员注意观察受检者俯卧撑动作的完成情况，如身体未保持平直或身体未降至肩与肘处于同一水平面，该次不计数。

3. 1分钟仰卧起坐　本项检测适用于20~39岁成年女性。

检测时，受检者仰卧于水平放置的检测器械或垫子上，双腿稍分开，屈髋屈膝90°，双脚勾住测评器械固定杆以固定下肢。双手手指交叉抱于脑后。

根据口令开始完成仰卧起坐动作，躯干正直抬起至与地面呈45°，然后还原为仰卧双肩胛触垫为完成1次。记录1分钟完成次数。

检测人员注意观察受检者1分钟仰卧起动作的完成情况，如受检试者借用肘部撑垫的力量完成起坐，及躯干抬起未达到与地面呈45°角，该次不计数；且检测人员要随时向受试者报告完成的次数。

4. 纵跳　本项检测适用于20~39岁成年人。

检测时，受检者站在纵跳仪踏板上，尽力垂直向上跳起。测试两次取最大值，记录以厘米为单位，保留小数点后一位。

检测人员注意观察受检者纵跳动作的完成情况，起跳时，双脚不能移动或有垫步动作；空中不可有屈膝弯腿动作。否则该次不记录成绩，嘱受检者重新完成动作。

5. 坐位体前屈　检测时，受检者坐在垫上，双腿伸直，全脚掌蹬在测试仪平板上；掌心向下，双臂并拢平伸，上体前屈，用双手指尖推动游标平滑前移，直至不能移动为止。测试两次，取最大值，记录以厘米为单位，保留小数点后一位。

检测人员注意观察受检者坐位体前屈动作的完成情况，并在测试前应嘱受检者完成2次轻柔体前屈动作做为准备活动，以防肌肉拉伤；测试时，膝关节不得屈曲，不得有突然发力靠惯性推动游标的动作，否则该次不记录成绩，嘱受检者重新完成动作。记录时正确填写正负号。

6. 反应时　检测时，受试者按住"启动键"，等待信号发出，当任意信号键发出信号时

（声、光同时发出），以最快速度去按该键；信号消失后，中指再次按住"启动键"，等待下一个信号发出，共有5次信号。受试者完成第五次信号应答后，所有信号键都会同时发出光和声，表示测试结束。测试两次，取最好成绩，记录以秒为单位，保留小数点后两位。

检测人员注意观察受检者反应时检测的完成情况，并注意在检测中不可用语言或身体动作提示，或作出可能干扰受检者的动作；受试者不得用力拍击信号键。否则该次不记录成绩，嘱受检者重新完成动作。

7.闭眼单脚站立 测试时，受检者双手叉腰自然站立，当听到"开始"口令后，抬起任意一只脚同时闭目，当受检者支撑脚移动或抬起脚着地时，或身体晃动幅度超过30°时，即停止计时。测试两次，取最长时间记录成绩，记录以秒为单位，保留小数点后一位，小数点后第二位数按"非零进一"的原则进位。如10.11秒记录为10.2秒。

有条件的体检中心建议左右侧下肢检测两次，记录最大数值。可收集更为详实的数据，进一步完善国人体质检测数据资料。

检测人员注意观察受检者闭眼单脚站立动作的完成情况，及时停止计时并记录。且在检测过程中注意保护受检者安全。

8.背力 检测时，受检者站立于水平放置的背力检测仪平台上，双腿伸直，腰背挺直前倾至屈髋30°，双手捉握设备拉杆直体上拉。测试两次，记录最大值，保留小数点后一位。

检测人员注意观察受检者背力检测动作的完成情况，测试前应嘱受检者完成2次轻柔体前屈动作做为准备活动，以防肌肉拉伤；发力时不屏气。测试时膝关节及肘关节不得屈曲，不得有突然发力的动作，否则该次不记录成绩，嘱受检者重新完成动作。

三、体质检测的结果与报告

（一）体质检测的结果分析及意义

1.体质检测的人群分组与年龄计算

（1）分组和年龄范围 根据2003年发布的《国民体质测定标准》进行人群分组。

《国民体质测定标准》（成年人部分）的适用对象为20~59周岁的中国成年人。按年龄、性别分组，每5岁为一组。男女共计16个组别。

《国民体质测定标准》（老年人部分）的适用对象为60~69周岁的中国老年人。按年龄、性别分组，每5岁为一组。男女共计4个组别。

（2）年龄计算方法

测试时已过当年生日者：年龄＝测试年－出生年

测试时未过当年生日者：年龄＝测试年－出生年－1

2.体质检测结果的评价方法与标准 采用单项评分和综合评级进行评定。用以评价受检者在同性别及所在年龄段人群中的功能水平。

（1）单项评分 即受检者各单项检测项目结果，在其对应性别及所在年龄段中功能处于何种水平。根据具体检测数值对照标准数据评分，采用5分制，具体数据见附录一成年人各项素质评分表。老年人评分方式相同，具体数据见附录二老年人单项指标评分表。

（2）综合评级 即根据受试者各单项得分之和，按照年龄段确定，共分四个等级：优秀、良好、合格、不合格。任意一项指标未进行检测无得分者，不进行综合评级。具体数据标准见成年人综合评级标准表。老年人评级方式相同，具体数据见老年人综合评级标准表。

3.体质检测中各单项素质的意义

（1）握力　反映人体前臂和手部肌肉力量。握力除反映前臂抓握力量，同时是颈椎节段脊髓及相应神经根所支配的相应肌肉力量的体现。良好的上肢肌力是肩部与肘关节稳定的基础，同时负担颈椎及头颈部稳定的基底作用。

（2）1分钟俯卧撑　反映人体上肢、肩背部肌肉力量及持续工作能力。是躯干上部前侧及肩带上肢前侧稳定性的重要功能指标。

（3）1分钟仰卧起坐　反映人体腰腹部肌肉的力量及持续工作能力。评估人体躯干前侧相关肌肉的绝对力量及持续工作能力即耐力素质。是躯干前侧力量的功能指标。

（4）纵跳　反映人体爆发力。此项指标反应下肢整体爆发力，同时提示在突发动作例如跌倒瞬间下肢支撑力量以及躯干上肢配合能力，是运动功能的重要指标。

（5）坐位体前屈　反映人体柔韧性。反映髋关节、骨盆、脊柱、膝关节肩关节整体配合中的活动度，以及腘绳肌、臀大肌、腰背颈肩部肌肉的延展性。整体反应人体整体前屈动作相关各个关节和肌肉的柔韧性。

（6）反应时　反映人体神经与肌肉系统的协调性和快速反应能力。是神经系统传入传出及大脑处理信息，发布运动指令支配肢体完成适当动作的综合能力的指标。

（7）闭眼单脚站立　反映人体平衡能力。通过闭眼屏蔽人体姿态调整中的视觉反馈部分，进而测试感知人体平衡的前庭觉、单腿站立维持姿态和重心的调节协调能力、感知身体位置及运动状态的本体感觉。此项测评指标直接反映人体控制身体重心，维持平衡及调整姿态的能力，与跌倒指数相关性高。

（8）背力　身体背侧整体力量素质。背力测评脊柱骨盆带肩带的伸展力量，是人体后侧肌肉链整体肌力及脊柱稳定性的重要指标。并与坐位体前屈评定身体屈曲柔韧性指标相对应，作为脊柱灵活与稳定兼顾的评价指标。

4.体质检测综合评级的意义　综合评级是在各项运动素质的单项评分基础上，对受检者整体运动功能在其所处年龄段中水平的反映。

综合评级结果应注意结合单项评分考量与解读。在综合评级为"合格"的受检者中，可能存在单项素质小于3分（在所处年龄段中属于正常均值以下水平），或存在两项单项素质评分之差大于2分，即单项素质存在绝对不足或各项素质间存在较为显著的不均衡。

在结果解读与健康教育中，应于受检者充分沟通，使其认识到单项素质的绝对不足或各项素质不均衡，都是体质不足，存在弱项的表现，不能仅凭综合评级确定功能水平。

检测后的运动建议和健康管理工作中，在整体保持和提高体质检测的同时，应重点提高弱项运动素质和纠正各项素质间的不均衡，整体均衡的提升受检者体质检测和健康水平。

（二）体质检测的报告

体质检测报告可采用如下形式，展示检测数据的数值，该项数值对应的评分，以及综合评级结果与项对应的简明建议。同时可采用柱状图及雷达图等方式，直观反应各项素质水平以及各项素质水平是否均衡。

各级体检及健康管理机构在具体实施中，可根据需要设计相应报告形式，但应呈现测评数据及单项评分与综合评级结果，便于受检者阅读及报告解读中对照说明。运动健康建议部分，可结合专业进行更有针对性的细化，做到在确保专业性和科学性的前提下，兼顾普适与个性化，将健康管理工作做细做实。

（三）基于体质检测的科学运动建议与管理

通过指导、监督等手段对受检者进行科学运动管理，通过适度运动提高身体活动能力、心肺耐力，增强社会参与度和适应性，改善生活质量。

运动与体质检测交替进行，使受检者直观运动效果和量化功能提高的程度，通过正向反馈培养科学运动的健康生活方式。

体质检测后，应提出适合受检者功能水平、身体形态、心肺耐力、运动偏好与习惯，并结合场地等因素，可循序渐进提高功能水平的运动建议。运动建议应体现安全性、全面性、整体性、连续性、可调整性、简便可行、易于掌握、无须特殊场地和器材等，使建议具备可实现性。

基于体质检测的运动健康管理，是根据受检者的健康状况、生活状态、运动习惯，以体质检测结果为依据，并运用咨询和沟通，了解其运动的需求与目标，建立个性化的医学监督运动方案，提供安全、有效、合理的运动建议，以切合实际的健康教育方式进行指导，配合运动成效追踪的全方位健康服务，协助提升受检者的体质检测，进而达到促进健康的目的。

四、成年人综合评级标准表

2003年《国民体质测定标准》（成年人部分）中，20~39周岁组别测评内容为形态（身高、体重）、机能（肺活量、台阶试验）、素质（握力、纵跳、坐位体前屈、选择反应时、闭眼单脚站立、男性选测1分钟俯卧撑、女性选测1分钟仰卧起坐）三部分总分进行综合评级。现将素质部分单独进行评级，满分为6单项总计30分。

40~59周岁组别测评内容为形态（身高、体重）、机能（肺活量、台阶试验）、素质（握力、坐位体前屈、选择反应时、闭眼单脚站立）三部分总分进行综合评级。现将素质部分单独进行评级，满分为4单项总计20分。

根据《国民体质测定标准》（成年人部分）评级标准进行调整如表：

等级	得分	
	20~39岁	40~59岁
优秀	>23分	>16分
良好	20~23分	14~16分
合格	13~19分	8~13分
不合格	<13分	<8分

五、老年人综合评级标准表

2003年《国民体质测定标准》（老年人部分）60~69周岁组别测评内容为形态（身高标准体重）、机能（肺活量）、素质（握力、坐位体前屈、选择反应时、闭眼单脚站立）三部分总分进行综合评级。现将素质部分单独进行评级，满分为4单项总计20分。

根据《国民体质测定标准》（老年人部分）评级标准进行调整如下表：

等级	得分
优秀	>13分
良好	11~13分
合格	5~10分
不合格	<5分

体质（体适能）检测部分图示及检测报告：

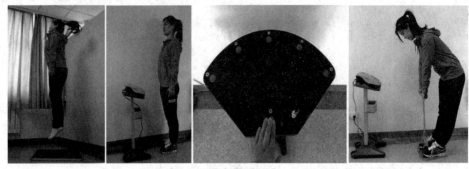

测评结果

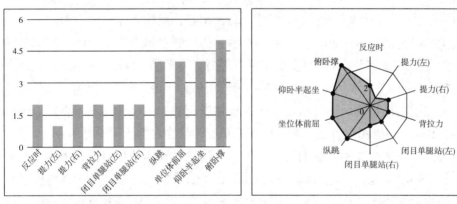

R 反应时	结果:570.0ms 分数:3分	G 握力(左)	结果:23.9kg 分数:2分	G 握力(右)	结果:22.9kg 分数:2分
P 背拉力	结果:67.0kg 分数:2分	S 闭目单腿站(左)	结果:6.2s 分数:2分	S 闭目单腿站(右)	结果:6.4s 分数:2分
V 纵跳	结果:31.8cm 分数:5分	S 坐位体前屈	结果:22.0cm 分数:5分	S 仰卧半起坐	结果:28次 分数:4分
P 俯卧撑	结果:6次 分数:3分				

> * 您的各项基本运动素质整体水平为良好
>
> * 运动能力在您所处年龄段为正常
>
> * 各项运动素质水平存在较为明显的不均衡
>
> * 其中运动中快速反应能力、上肢运动链远端力量水平、身体背侧整体力量素质、隔绝视觉反馈时身体平衡能力、以下肢肌群为主的肌肉速度力量（爆发力）、身体前屈为主的整体柔韧性、身体前侧稳定脊柱的核心肌群力量素质、躯干稳定相关及肩部与上肢肌群力量素质稍不足。
>
> * 结合您的年龄及运动需求，建议尽快适当运动并进行相应练习尽快提高相关运动素质，整体均衡提高运动能力，降低急慢性运动。

第十节　食物不耐受及过敏原检测

一、食物不良反应的概述

食物不良反应（Adverse Food Reaction）指由食物或食物添加剂引起的所有临床异常反应。在食物不良反应中，可分为由免疫介导的不良反应与非免疫介导的不良反应，前者又可进一步分为速发和延迟（急性的或慢性的）的食物不良反应。通常我们把速发的食物不良反应称为"食物过敏"，而延迟的食物不良反应称为"食物不耐受"。

①食物过敏：IgE抗体介导，发生快，消失快，非特异性。

②食物不耐受：IgG抗体介导，发病迟缓，诊断困难，症状多样。

但随着免疫研究的不断进展，有关食物不耐受的机制也出现不同说法。近期有国内外专家建议，免疫介导的迟发型食物不良反应可更正为食物敏感（Food Sensitivity）；而食物不耐受（Food Intolerance）主要指由于机体缺乏特定的酶或由于疾病、抗生素、食物中特定的化学成分对肠黏膜造成损伤，而导致的机体对食物产生的非免疫介导的不良反应。另外还有德国科学家Fooker博士阐述食物不耐受的理论机制，认为食物不耐受是由IgG介导的一种慢性免疫损害。他认为食物不耐受的发生是由于食物进入人体消化道后，由于一些酶类缺乏等因素，使食物不能充分消化，以多肽或其他分子形式进入肠道，被人体免疫系统当成有害物质，产生食物特异性IgG抗体，IgG抗体与食物颗粒形成免疫复合物，从而可能引起所有组织（包括血管）发生炎症反应，引发全身各系统的慢性症状和疾病。

本章节中所述的食物不耐受是指由IgG抗体介导的迟发型食物过敏反应。

二、食物不耐受的定义

食物不耐受指机体暴露于食物、食品添加剂中的特定抗原时，通过迟发型超敏反应，引起组织（包括血管）发生炎症反应，并表现为全身各系统的症状与疾病。

三、食物不耐受的发生机制

超敏反应（hypersensitivity）是机体受到某些抗原刺激时，出现生理功能紊乱或组织损伤等异常的适应性免疫应答。1963年Gell 和Coombs根据超敏反应发生机制和临床特点将超敏反应分为四种类型：I型超敏反应（Type I）—过敏性超敏反应（Anaphylactic hypersensitivity）；II型超敏反应（Type II）—抗体依赖性细胞毒性超敏反应（Antibody Dependent cytotoxic hypersensitivity）；III型超敏反应（Type III）—免疫复合体介导的超敏反应（Complex mediated hypersensitivity）；IV型超敏反应（Type IV）—免疫细胞介导的超敏反应（Cell mediated hypersensitivity）。

简单来讲，I型、II型、III型超敏反应主要由抗体介导。其中I型超敏反应主要由IgE介导，肥大细胞、嗜碱粒细胞和嗜酸粒细胞起主要作用。II型超敏反应主要由IgG或IgM介导，补体、吞噬细胞和NK细胞引起细胞溶解和组织损伤。III型超敏反应主要由IgG介导，补体和血小板、嗜碱粒细胞、中性粒细胞引起充血血肿、血管炎症和组织损伤。IV型超敏反应属于细胞免疫，主要由T细胞介导，单核/巨噬细胞和淋巴细胞在致IV型超敏反应的炎症和组织损伤中发挥主要作用。

食物不耐受属于III型超敏反应，III型超敏反应的发生机制如图43所示。

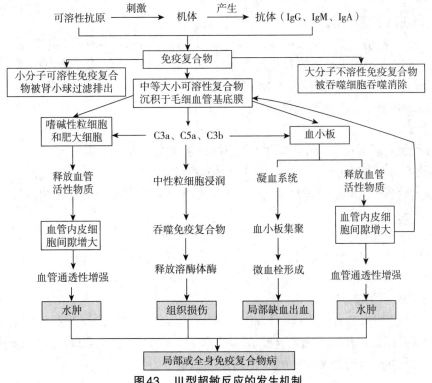

图43 III型超敏反应的发生机制

食物在进入消化道后，理论上应当被消化至氨基酸、甘油和单糖水平，这样才能完全转化为能量供人体所需。但有些食物中的蛋白质因为各种原因而无法被人体完全消化，以多肽或其他分子形式穿过肠道屏障进入血液，这些未完全消化的蛋白质被机体的免疫系统当做抗原物质，引起III型过敏反应。产生的特异性IgG抗体与其结合形成免疫复合物，其中大分子复合物被单核细胞吞噬清除，小分子复合物被机体当做废物从肾脏排出，只有中分子复合物沉积在身体不同部位（包括大肠和小肠、皮肤、肾脏、耳朵、鼻窦、头部、肺和关节等部位）的黏膜。

与IgG结合的中分子复合物沉积于局部或全身多处毛细血管基底膜后，激活补体，并在中性粒细胞、血小板、嗜碱粒细胞等效应细胞参与下可引起所有组织（包括血管）发生炎症反应，并表现为全身各系统的不适症状与疾病。因此应及时调整饮食结构，否则会造成免疫复合物不断形成，使症状持续存在或疾病逐渐加重。

四、食物不耐受检测的适应人群

1.有不明原因的慢性病症状者。

2.本身属于过敏体质者。

3.父母任一方或双方是过敏体质者。

4.怀孕及哺乳期的女性。

5.亚健康人群。

五、食物不耐受检测的原理及操作流程

（一）FLISA检测方法

检测原理：利用FLISA（Fluorescence–Linked Immunosorbent Array）荧光免疫吸附法检测抗体。待测血清加到包被有食物抗原的蛋白质微阵列芯片上，发生抗原抗体反应。然后去除未结合的抗体。加入Cy5抗人类IgG荧光抗体进行二抗反应，然后去除未结合的荧光抗体。在F635nm波长下，扫描荧光信号。

操作流程：

1.采集受检者静脉血3~4ml，采用红色非抗凝采血管，无需空腹。

2.4℃离心机，3000rpm，离心10分钟，分离血清。

3.血清稀释后加入相应芯片反应孔中，37℃芯片杂交仪500rpm，孵育30分钟。

4.清洗液清洗6次。

5.加入Cy5抗人类IgG荧光抗体，37℃芯片杂交仪500rpm，孵育30分钟。

6.清洗液清洗6次，吹干芯片。

7.芯片扫描，数据分析。

（二）ELISA检测方法

酶联免疫吸附法（Enzyme Linked Immunosorbent Assay）是利用抗原或抗体能非特异性吸附于聚苯乙烯等固相载体表面的特性，使抗原–抗体反应在固相载体表面进行的免疫酶技术。

FLISA检测方法与ELISA检测方法比较详见表16。

表16　FLISA与ELISA方法比较

检测方法比较	FLISA	ELISA
标记物	荧光染料	酶
实验操作	相对简单	操作复杂
灵敏度	高	低
检测通量	高	低
检测成本	高	低

（三）食物不耐受检测的结果解读

检测结果的荧光值，可分为4个级别：未检出、轻度不耐受、中度不耐受、重度不耐受。

饮食干预管理：

1.重度不耐受　建议停止摄食6个月，之后如症状改善，则每隔至少4天才摄食1次，并避免大量食用。

2.中度不耐受　建议停止摄食3个月，之后每隔至少4天才摄食1次，3个月后如症状改善，再正常摄食，但仍需避免每日大量食用。

3.轻度不耐受　建议每隔至少4天才摄食1次，3个月后如症状改善，则可正常摄食。

4.未检出　原则上可以安心摄食。

三个阶段	内容
禁食	制定不含阳性食物的适当饮食 尽量减少同组食物的摄入，预防交叉反应 应充分考虑患者身体所需营养的补充，加入适量替代膳食
挑战饮食	先摄入营养价值高、且自认为可能不是过敏原的食物 挑战的食物尽量是最简单的形式（例如：挑战的是牛奶，就喝纯鲜牛奶，不摄入巧克力牛奶或是含有牛奶的蛋糕） 如果摄入某种食物后出现症状，需待症状消失后，方可挑战下一项食物。挑战期结束前，都应该避免食用该项食物
轮换饮食	不食用纳入"禁食"的敏感食物 重新引入"轮替"敏感食物，频次：1~2次/周 如有复发，应纳入"禁食"，完全避免食用 应充分考虑多种敏感食物同时食用时，可能导致血清中的抗体/补体水平总和超过阈值而引发不良反应 应在禁食后9~12个月复查IgG水平

（四）食物不耐受的检测意义

1.揭示食物与慢性疾病之间的相关性。

2.为慢性疾病提供新的治疗途径。

3.为饮食干预提供直接的检测证据。

（五）食物不耐受应用上的争议

不同过敏相关的学术及研究机构对于IgG检测应用于过敏检测及其意义尚持有不同意见。

1. NIAID（美国国家过敏及感染性疾病研究所）　2010年美国NIAID发布的《食物过敏诊断和管理指南》中明确提出关于食物过敏反应的分类和食物特异性IgG检测的意义，将食物特异性IgG抗体检测作为非IgE介导的免疫机制的食物过敏的诊断指标之一。

2. EAACI（欧洲过敏及临床免疫学会）　2014年EAACI发表《食物过敏和过敏反应指南》中指明：包含特异性IgG检测（及生物共振、虹膜诊断等）在内的非常规检测目前尚未得到确认，不推荐用于食物过敏诊断。

3. AAAAI（美国过敏、哮喘与免疫学会）　AAAAI等多家机构于2014年联合发布的《食物过敏：实务规范–2014年更新》中指出：未经证实的检验，包括特异性IgG指标、细胞毒性分析、应用人体运动学等不应用于食物过敏评价；不推荐将食物特异性IgG指标和IgG4抗体用于检验非IgE介导的食物相关过敏性紊乱。

4.中华医学会儿科分会　中华医学会儿科分会，在2019年发布的《儿童过敏性疾病诊断及治疗专家共识》，提出"对于特异性IgG检测，不能单纯基于特异性IgG和IgG4抗体滴度检测诊断过敏性疾病，也不能作为进行食物规避或药物治疗的依据"，对于儿童过敏性疾病的四类检查项目，不建议选择特异性IgG。

第十一节　心理检测

一、心理检测的定义

（一）心理检测

心理检测即心理健康体检，是通过心理测量方法，使用多维度、多级别心理测评量表，对个体或群体的心理健康状态进行测试、分析的整个过程，是客观、系统、全面了解一个人心理状态的科学方法。其目的是为诊治心理问题、维护与改善心理健康，管理心理健康风险因素提供科学依据。

（二）心理测量与评估

心理评估、心理测量与心理测验三个名词常被当作同义词使用。其实，这三个概念并不是完全一致。

心理评估是指应用多种方法系统化地收集关于个人信息及其有关环境信息，并以这些信息为基础，对个体某一心理现象作全面、系统和深入的客观描述的过程。它是临床心理工作的重要组成部分。

心理测量是根据一定的法则用数字对人的行为加以确定。即根据一定的心理学理论，使用一定的操作程序，给人的行为确定出一种数量化的价值。心理测量具有间接性、相对性、客观性的特点。我国运用较多的心理测量主要有三类：智力测验（如韦氏成人智力测验）、人格测验（如明尼苏达多相人格调查表）、心理评定量表（如精神病评定量表）。

心理测验是心理测量使用的工具，实质上是对行为样本的客观和标准化的测量。

总之，从收集资料方法的角度看，心理评估包括了测量与测验在内，但不限于测量和测验：它强调多种方法的综合运用。从实施过程来看，心理测量是心理评估的基础和手段，心理评估是心理测量的目的和结果。

二、心理检测的原理及内容

（一）心理健康的可测性

心理测量要求被测对象应是客观存在的。人在不同的情景和处境下，体会着不同的喜怒哀乐。所以，心理健康的状态是客观存在的，也是可测的。通过对行为的测量可以获得心理健康状态信息。

（二）评估心理健康水平的指标

郭念锋在《临床心理学概论》中提出评估心理健康水平的十大标准：

（1）心理活动强度—应激控制能力。

（2）心理活动耐受力—抗压抗挫能力。

（3）周期节律性—心理运动能力。

（4）环境与自我觉察能力。

（5）心理暗示性影响。

（6）心理康复能力。

（7）心理自控力。

（8）自信心。

（9）社会交往能力。

（10）环境适应能力。

（三）心理检测内容及常用量表

心理健康量表是专门用来测评心理健康的测验工具。心理健康的概念包涵面广，因此对不同方面的心理健康问题进行测量需要用到不同的量表，下面将心理检测的内容及常用到的心理量表做简单介绍。

1.心理健康问题的综合评鉴 综合评鉴的工具主要有适用于成年人的症状自评量表（Symptom Checklist 90，SCL-90）、适用于中学生的心理健康诊断测验（Mental Health Test，MHT）和 Achenbach 儿童行为量表（Child Behavior Checklist，CBCL）等。

（1）90项症状自评量表（SCL-90） 由 Derogatis，L.R.编制，量表共有90个项目，采用10个因子从感觉、情感、思维、意识、行为直至生活习惯、人际关系、饮食睡眠等10个方面反映心理状态。该量表的使用范围较广，可用于精神科或心理咨询门诊中来访者的心理问题评定工具，也用于不同人群的心理健康筛查。

（2）心理健康诊断测验（MHT） 量表由华东师范大学周步成教授等人编制修订，适用于我国中学生的标准化的心理健康诊断测验。该量表通过对紧张、不安、抑郁、恐怖、孤独、自责、过敏、冲动，身体症状等中学生常见的心理困扰和适应问题的测评。

（3）Achenbach 儿童行为量表（CBCL） 该量表是众多的儿童行为量表中使用较多，内容较全面的一种。适用于4~16岁儿童，主要用于筛查儿童的社交能力和行为问题。

（4）其他心理健康问题综合评鉴量表 有康奈尔医学指数（Cornell Medical Index，CMI）、小学生心理健康评定量表（Mental Health Rating Scale For Pupils，MHRSP）、大学生心理健康综合量表、中国成人心理健康量表等。

2.情绪及相关问题的评鉴 常见的情绪问题有焦虑、抑郁、强迫、恐怖等，都有相应的测评量表，抑郁和焦虑的测评应用较广泛。

（1）焦虑自评量表（SAS）和抑郁自评量表（SDS） 这两个量表由 William W，K.Zung 编制，分别用于衡量焦虑、抑郁状态的轻重程度以及患者在治疗中的变化。即可用于正常人群的情绪问题筛查，也可用于焦虑症、抑郁症患者的诊断评定。

其他焦虑、抑郁量表，有汉密尔顿焦虑量表（Hamilton Anxiety Scale，HAMA）、汉密尔顿抑郁量表（Hamilton Depression Scale，HAMD）、社交焦虑量表、贝克抑郁问卷（Beck Depression Inventory，BDI）等。另外，对于特殊人群有专门的测量量表，如：老年抑郁量表（The Geriatric Depression，GDS）、儿童社交焦虑量表（Social Anxiety Scale for Children，SASC）、爱丁堡妊娠后抑郁量表（Edinburgh Postnatal Depression Scale，EPDS）等。

（2）考试焦虑量表　考试焦虑主要出现在学生人群中，量表有中学生考试焦虑影响因素问卷、考试焦虑量表（Test Anxiety Scale，TAS）、考试焦虑综合诊断量表等。

3.对人格及相关问题的评鉴　人格是个体在行为上的内部倾向，它表现为个体适应环境时在能力、情绪、需要、动机、价值观、气质、性格和体质等方面的整合，与心理健康关系密切。

（1）人格特征测量　卡特尔16种人格因素量表（16PF）可对人的16种人格因素进行测量，包括乐群性、聪慧性、稳定性、恃强性、兴奋性等。艾森克人格问卷（EPQ）从四个维度来判断人格、气质类型，分别是：内外向（E）、神经质（N）、精神质（P）和掩饰性（L）。这两个量表的应用范围非常广泛，从教育辅导、临床诊疗到人力资源均可应用此量表。

（2）人格障碍及偏态行为评定　明尼苏达多相个性调查表（MMPI）是目前世界上使用范围最广和频率最高的人格与临床心理学测验之一，作为人格测验被广泛地应用于正常人的咨询、就业、医学、军事和法律等方面。人格诊断问卷（PDQ-4）是美国"精神障碍诊断与统计手册"中人格障碍的诊断标准编制的自评问卷，较多应用于临床。

4.对应激源与应付方式的评鉴　应激是个体对内外刺激因素所作出的适应性反应，造成个体应激反应的重要原因是个体遭遇的生活事件因素。

（1）生活事件量表（Life Event Scale，LES）　该量表将一定时期内生活事件对个体的影响进行定性和定量的研究，包括正性事件和负性事件的刺激量，分数越高表示个体承受的精神压力越大。青少年应激刺激评定选用青少年生活事件量表。

（2）应付方式问卷　应付作为应激与健康的中介机制，对身心健康的保护起着重要的作用，《应付方式问卷》是用来评定个体的应付方式类型及水平，用于心理健康评估、人才选拔、心理治疗和康复治疗评估等方面。

三、心理检测的适用人群

心理检测适用于人的全生命周期，不同人群、不同健康水平可使用有针对性的心理评估量表。

（1）健康人群　通过心理检测实现心理健康筛查和心理问题预防，根据检测结果给予积极心理干预，培养积极心态，学习减压技巧，提升主观幸福感。

（2）心理问题人群　通过心理检测评估具体问题和严重程度，根据评估结果实施有针对性的心理干预，如情绪控制、压力管理、心身调养和睡眠管理等。

（3）亚健康人群及MUS（躯体化症状）　通过心理检测了解其躯体症状的心理诱因，使用心理学干预方法和技术改善躯体症状、降低焦虑和抑郁水平。

（4）心身疾病/慢病　心身疾病指心理社会因素在发病、发展过程中起重要作用的躯体器质性疾病和躯体功能性障碍，大部分慢病均属于心身疾病。患者在常规检查和治疗的同时应进行心理检测，并开展心理干预和治疗，实现心身同诊同治，从而消除疾病的心理诱因，调节认知、改善不良情绪及行为，提升疾病治疗效果和康复水平。

四、心理检测的操作流程

（一）一般操作流程

1.登记信息、选择合适的评估量表　根据体检者的背景信息、已知健康状况以及特殊需求选择合适的检测量表。

2.**完成心理检测**　体检者登录心理检测系统，按照提示自主完成量表。注意事项：①体检者答题前认真阅读测试指导语；②务必如实作答，避免结果错判、误判；③应独立完成题目，避免受他人干扰。

3.**出具心理检测报告**　应用系统出具心理检测评估报告，在总检报告中增加心理健康指标以及心理健康指导建议。

4.**为团体单位出具团体分析报告**　团体单位完成心理检测后，通过数据分析，出具团体心理健康评估报告，帮助单位掌握整体心理健康状况，并提供有针对性的建议。

（二）检后分级处理路径

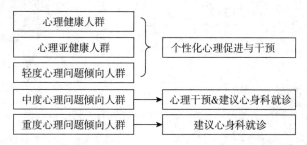

五、心理检测的结果解读

（一）心理健康检测

1.**90项症状自评量表（SCL-90）**

（1）评估因子介绍

躯体化：主要反映由心理因素引发的身体不适感，包括心血管、胃肠道、呼吸等系统的主述不适，和头痛、背痛、肌肉酸痛等躯体表现。

强迫症状：主要指那些明知没有必要，但又无法摆脱的无意义的思想、冲动和行为。

人际关系敏感：主要指某些个人不自在与自卑感，特别是与其他人相比较时更加突出。

抑郁：苦闷的情感与心境为代表性症状，生活兴趣的减退，动力缺乏，活力丧失等为特征。还包括死亡和自杀观念。

焦虑：一般指那些烦躁，坐立不安，神经过敏，紧张以及由此产生的躯体征象，如震颤等。

敌对：主要从思想，感情及行为来反映敌对的表现：包括厌烦的感觉，摔物，争论直到不可控制的脾气爆发等各方面。

恐怖：恐惧的对象包括出门旅行，空旷场地，人群，或公共场所和交谈工具，社交恐惧等。

偏执：主要测查参试者是否存在投射性思维、敌对、猜疑、妄想及夸大事实等症状。

精神病性：主要测查参试者是否存在幻听、被他人控制、思维被他人洞悉等症状。

寝食状况：主要测查参试者的睡眠及饮食情况是否如常。

（2）报告解读

①因子解读

得分	结果解读
0~1.49分	未出现该因子典型症状
1.5~1.99分	出现该因子轻微症状，但未达临界值，亚健康
2~2.99分	达到或超过临界值，表现出该因子轻度症状
3~3.99分	超过临界值较多，表现出该因子中度症状
4~5分	超过临界值很多，表现出该因子重度症状

②总体心理健康状况解读

得分	心理健康水平
所有因子均分<1.5分	心理健康
1个以上因子均分≥1.5分且<2分	心理亚健康
1个或2个因子均分≥2分且<3分	轻度心理问题倾向
1个或2个因子均分≥3分且<4分；或3个及3个以上因子均分≥2分且<3分	中度心理问题倾向
1个以上均分≥4分；或3个及3个以上因子均分≥3分	重度心理问题倾向

SCL-90注意事项：①量表项目的全面性不够，缺乏"情绪高涨""思维飘忽"等项目，使其在躁狂症或精神分裂患者组的应用受到了一定的限制。②筛选阳性只能说明患者可能患有心理疾病、不能做出诊断，需要进一步的检查。

2. 焦虑、抑郁情绪状态评估

（1）焦虑自评量表（SAS）报告解读

总分	结果解读
25~49分	无焦虑倾向（症状）
50~59分	轻度焦虑倾向（症状）
60~69分	中度焦虑倾向（症状）
70~100分	重度焦虑倾向（症状）

SAS注意事项：在各类神经症鉴别中作用不大；量表值只能作为一项参考指标而非绝对标准。

（2）抑郁自评量表（SDS）报告解读

抑郁自评总分	结果解读
25~52分	无抑郁倾向（症状）
53~62分	轻度抑郁倾向（症状）
63~72分	中度抑郁倾向（症状）
73~100分	重度抑郁倾向（症状）

SDS注意事项：对于严重阻滞的抑郁症患者评定有困难；量表总分值只能作为一项参考指标而非绝对标准。

（二）压力及睡眠检测

1.压力自评量表（SSD-53）报告解读

得分	等级	描述
0~0.08分	1级	
0.09~0.19分	2级	动力不足。情绪稳定，身心健康状况佳
0.2~0.28分	3级	
0.29~0.42分	4级	正常压力水平。压力为最佳状态，情绪稳定，有一定压力但不会对身心健康造成影响
0.43~0.62分	5级	
0.63~0.91分	6级	
0.92~1.3分	7级	压力处于较高水平：需实施压力管理的人群。表现出压力过高的心理和生理症状
1.31~1.72分	8级	
1.73~4分	9级	压力处于较高水平：心理援助与恢复（崩溃）。目前正遭受着沉重压力的折磨，正常的生活与工作受到严重的影响
1.73~4分，且38题≥2分；或36或51题≥3分	10级	

2.匹兹堡睡眠质量指数（PSQI）报告解读

总分	描述
0~5分	睡眠质量较好
6~7分	睡眠质量一般
8~14分	睡眠质量较差
15~21分	睡眠质量很差

（三）人格及应付方式检测

1.艾森克人格问卷（EPQ）报告解读

内外向（E）：分数高为典型外向，好交际、渴望刺激和冒险，情感易于冲动；分数低为典型内向，好静，富于内省，除了亲密的朋友之外，对一般人缄默冷淡，不喜欢刺激，喜欢有秩序的生活方式。

神经质（N）：也称为情绪稳定性，反映的是正常行为，与病症无关。分数高表示焦虑、担忧、常常郁郁不乐、忧心忡忡，有强烈的情绪反应，以至于出现不够理智的行为。分数低情绪反应缓慢且轻微，易回复平静，稳重，性情温和，善于自我控制。

精神质（P）：并非暗指精神病，它在所有人身上都存在，只是程度不同。分数高则表现为孤独、不关心他人，难以适应外部环境，不近人情，感觉迟钝，与别人不友好，喜欢寻衅搅扰，喜欢干奇特的事情，并且不顾危险。

掩饰性（L）：测定被试的掩饰、假托或自身隐蔽等情况，或者测定其社会性朴实幼稚的水平。L因子得分高说明测试者掩饰性高，测试结果不可靠。

2.应付方式问卷（CSQ）报告解读

得分	应付方式成熟度	结果解读
62~124分	幼稚型应付方式	个性消极、悲观、自卑，情绪智力与个性成熟度很低，抗挫能力很差
125~186分	应付方式欠成熟	你个性不够积极、乐观、自信，心胸欠宽厚，情绪智力与个性成熟度一般，抗挫能力较差
187~248分	应付方式比较成熟	个性比较积极、乐观、自信，心胸比较宽，情绪智力与个性成熟度较高，有一定抗挫能力
249~310分	成熟型应付方式	积极、乐观、自信、宽厚的人，情绪智力与个性成熟度高，抗挫能力强

第十二节　睡眠呼吸监测

一、睡眠呼吸监测技术概述

阻塞性睡眠呼吸暂停低通气综合征（Obstructive Sleep Apnea Hypopnea Syndrome，OSAHS）是一种常见的具有潜在危险的疾病。由于睡眠时反复发作上呼吸道塌陷，引起呼吸暂停或低通气，伴有间歇性夜间低氧血症。主要表现为睡眠中出现打鼾、憋气、频繁觉醒、睡眠片段化，导致白天嗜睡或注意力不集中，增加交通事故和其他意外的发生率。并且是多种代谢性疾病如肥胖、糖尿病、高血压及心脑血管疾病、认知功能障碍等的独立危险因素。据报道本病的患病率2%~4%，但仍有80%~90%的患者未能得到诊断。

在体检工作中开展对OSAHS的筛查，对于提高该病的检出率，帮助轻症患者及早建立健康的生活方式，改善睡眠缺氧，降低远期并发症出现，控制体重、改善高血压、糖尿病、记忆力损失及认知障碍，减低心脑血管意外的发生率有重要的临床意义。

睡眠呼吸监测技术是诊断和筛查OSAHS的检测方法，通过对受检者进行睡眠期间连续的呼吸、脑电、心电、肌电等方面参数的监测，了解受检者睡眠中呼吸暂停或低通气的发生，并且判断其严重程度的一种检测技术。常用的设备包括标准睡眠实验室环境中进行的多导睡眠监测装置以及便携式睡眠监测装置。

二、睡眠呼吸监测技术原理及内容

睡眠监测技术是记录睡眠结构、心血管系统和呼吸系统等多种生理活动在睡眠中的变化和特点。睡眠呼吸监测设备分为以下四型。

（一）I型

多导联睡眠监测（Polysomnography，PSG），是诊断OSAHS的金标准。在标准睡眠实验室的环境中进行监测，检查过程中始终有经过培训的技术人员监视。要求记录的指标至少包括以下内容：

1.脑电图（EEG）　推荐使用C4/A1、C3/A2、O1/A2或O2/A1作为睡眠分期的标准导联，通过脑电图可以识别不同的脑电波形，有助于睡眠分期，并且诊断微觉醒。

2.肌电图（EMG）　记录颏下或咬肌肌电图，用于判断肌肉的张力。不同的睡眠状态肌电的幅度不同，清醒时最高，而REM期最低。

3.胫骨前肌电图　通过记录单侧或双侧胫骨前肌的肌电图反映下肢的运动。肢体运动可以导致微觉醒。

4.眼电图（EOG）　要求至少使用两个导联，其中一个导联电极分别置于眼外眦上1cm，另一电极置于同侧外耳乳突部，另一导联电极置于对侧眼的相应位置。快速眼动见于快动眼（REM）睡眠期。

5.心电图（ECG）　用于发现睡眠中心率和心脏节律的异常及其与呼吸暂停的关系。

6.体位　通过体位传感器可以记录睡眠中体位的变化。

7.鼾声　记录鼾声可以确定呼吸暂停但不能确定低通气，不能区分呼吸暂停的类型。

8.口鼻呼吸气流　通过鼻导管或口鼻面罩及压力型气流感受器，测定睡眠中的上气道阻力增加，当气流受限时，压力曲线变平坦，用于判定呼吸停止与低通气。

9.胸腹呼吸运动　应用牵张感受器检测呼吸运动，可判断呼吸用力，用于区分呼吸暂停类型。正常人胸腹呼吸运动呈同向，但在OSAHS时，胸腹呼吸呈现矛盾运动。

10.经皮血氧饱和度（SaO$_2$）　通过经皮血氧饱和度探头置于患者手指，记录低氧血症，用于判断夜间低氧情况。

正规监测一般需要整夜不少于7小时的睡眠时间。

（二）II型

也称为家庭睡眠监测，测定的参数同PSG，但监测是在患者家中进行，其优点是患者处于非常熟悉的睡眠环境，使睡眠质量更接近于自然状态，与III型和IV型装置的区别在于它可以进行睡眠分期和微觉醒的诊断，从而计算出总睡眠时间（total sleep time，TST）。在此基础上，可以计算睡眠呼吸暂停低通气指数，及各睡眠分期中睡眠事件的分布。与作为金标准的I型装置的诊断能力相比，其敏感性和特异性均在90%以上，接近100%。

（三）III型

改良便携式睡眠呼吸监测仪，最少具备4个导联，其中至少2个导联监测呼吸，包括呼吸气流，呼吸运动，还有心率或心电和血氧饱和度。最低记录标准要求包括通气指标（至少包括两导联呼吸运动或呼吸运动加呼吸气流）、心电图或心率以及血氧饱和度。该型装置不能进行睡眠分期，故无法准确计算睡眠呼吸事件的指数。该型便携式装置诊断敏感性为78%~100%，特异性为67%~100%。

（四）IV型

为简易的便携式设备，仅可连续记录1或2项参数（如鼾声或氧饱和度、气流）。该装置无法区分中枢性和阻塞性呼吸暂停，仅适用于初步的筛查，阳性患者进一步行标准多导联睡眠监测。

三、睡眠呼吸监测的适用人群

早期的睡眠呼吸监测设备需要利用纸来记录数据，消耗大量纸张并且成本很高，而且数据完全依靠人工分析，效率低，难于普及。近年来随着计算机技术的发展，目前的睡眠呼吸监测设备可以将大量的数据储存于计算机硬盘，并且借助计算机辅助分析数据，大大提高了效率，睡眠呼吸监测的普及率也随之提高。然而针对所选用设备的不同，相对应的适用人群也有所变化。

（一）作为标准监测设备的PSG，针对的适用人群有

1.临床上怀疑为OSAHS者，或者睡眠相关呼吸疾患的压力滴定研究

2.用于评估和诊断其他形式的睡眠呼吸障碍包括中枢性呼吸暂停、慢性阻塞性肺疾病合并OSAHS，通气不足等

3.用于睡眠周期性肢动、睡眠异态、睡眠行为障碍和白天嗜睡过多患者的诊断性评估。

4.OSAHS患者的术前麻醉风险评估

5.OSAHS患者的手术治疗后效果评价

6.难以解释的白天低氧血症或高血红蛋白血症

7.怀疑有肥胖低通气综合征

8.高血压患者，尤其是难治性高血压者

9.原因不明的心律失常、夜间心绞痛

10.慢性心功能不全治疗后症状难以消除

11.顽固性难治性糖尿病及胰岛素抵抗

12.脑卒中、癫痫、老年痴呆以及认知功能障碍

13.性功能障碍、晨起口干或顽固性慢性干咳

在健康体检工作中，如果发现具备OSAHS高危因素者，如肥胖、男性或绝经期女性、上气道狭窄、颈围粗、下颌发育异常等情况者，应结合患者有无合并上述13种情况积极进行筛查。

尽管PSG是诊断OSAHS的金标准，但是具备合格设备、检查环境、监护人员及床位条件的医院数量远远不能满足诊断的需求，同样具备合格条件的体检中心更加数量有限。故近年来更加简易、便携、价格低廉并且有足够诊断敏感性和特异性的睡眠监测设备被广泛应用，但提倡必须遵循合理、安全、可靠的前提，而且在应用过程中需要不断地探索其科学性及适用人群。

（二）美国睡眠医学会（AASM）

推荐便携式睡眠呼吸监测适用以下人群：

1.高度怀疑为OSAHS但缺乏PSG条件者

2.行动不便或身患严重疾病而无法行PSG者

3.高度怀疑OSAHS，无复杂共患疾病者

4.接受上气道手术、口腔矫治器、减重治疗患者的效果评价

（三）便携式睡眠呼吸监测不适用于

1.合并严重心肺疾病和神经肌肉疾病者

2.慢性阿片类药物使用者

3.合并严重失眠、不宁腿综合征、发作性睡病、睡眠节律紊乱、中枢性睡眠呼吸暂停等睡眠疾病患者

4.筛查无OSAHS症状或症状轻微的患者

便携式睡眠监测仪虽然容易操作，但能够收集的数据信息也少，漏诊的可能性会增加，建议至少应用II~III型便携式设备筛查，不推荐使用IV型设备，因其单纯使用血氧饱和度监测，会漏掉1/3的不伴有血氧饱和度明显下降的低通气，并且因为缺乏呼吸气流及胸腹运动

信号，无法判断呼吸事件及其类型。

四、睡眠呼吸监测的操作流程

规范化应用流程是准确诊断OSAHS的前提，下图简要概述了在健康体检人群中应用PSG或便携式睡眠监测设备进行OSAHS筛查的流程。建议使用II型便携式设备，否则无法记录脑电，不能得到总睡眠时间（TST），就无法得到准确的AHI。因此，如高度疑似为中~重度OSAHS，虽然便携式监测为阴性者，应推荐其行整夜PSG以明确诊断，具体操作流程见下图（STOP-BANG及ESS日间嗜睡程度评分问卷）

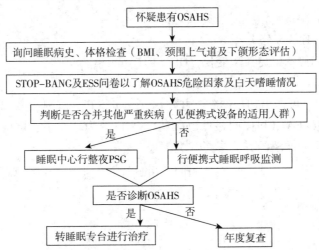

五、睡眠呼吸监测的结果判读

睡眠呼吸事件的定义：

1.睡眠呼吸暂停（sleep apnea，SA）　睡眠过程中口鼻呼吸气流消失或明显减弱（较基线幅度下降≥90%），持续时间≥10秒。

（1）阻塞性睡眠呼吸暂停（OSA）　口鼻气流消失，胸腹式呼吸仍存在。

（2）中枢性睡眠呼吸暂停（CSA）　口鼻气流与胸腹式呼吸同时消失。

（3）混合性睡眠呼吸暂停（MSA）　指1次呼吸暂停过程中，先出现中枢性呼吸暂停，后出现阻塞性呼吸暂停。

2.低通气（Hypopnea）　睡眠过程中口鼻呼吸气流较基线水平降低≥30%，并伴SaO_2下降≥4%，持续时间≥10秒，或者口鼻气流较基线水平降低≥50%，并伴SaO_2下降≥3%，持续时间≥10秒。

3.睡眠呼吸暂停低通气指数（apnea hypopnea index，AHI）　每小时睡眠呼吸暂停和低通气次数总和。

4.氧减饱和度指数（Oxygen desaturation index，ODI）　平均每小时血氧饱和度下降≥4%的次数。

（二）诊断标准

1.临床有典型的夜间打鼾伴有呼吸暂停、日间嗜睡（ESS评分≥9分）等症状，查体可见上气道任何部位的狭窄及阻塞，每晚7 h睡眠过程中呼吸暂停及低通气反复发作30次以

上，或AHI≥5次/h者可以诊断OSAHS

2.对于日间嗜睡不明显（ESS评分<9）者，AHI≥10次/h或AHI≥5次/h，存在高血压、糖尿病、冠心病、脑血管病、认知功能障碍、失眠等1项或1项以上者，也可诊断OSAHS

3.对于只有IV型监测设备的单位，可参考如下诊断标准：

（1）至少具有2项主要危险因素　尤其是肥胖、颈粗短或小下颌/下颌后缩，咽腔狭窄或扁桃体II度肥大，悬雍垂肥大，或甲状腺功能低下、肢端肥大症或神经系统明显异常

（2）中重度打鼾（打鼾程度评价参考STOP-Bang问卷），夜间呼吸不规律，或有屏气/憋醒（观察时间不小于15min）

（2）夜间睡眠节律紊乱，特别是频繁觉醒

（4）白天嗜睡（ESS>9分）

（5）SaO_2监测趋势图可见典型变化，ODI>10次/h

（6）引发1个或1个以上重要器官损害

符合以上6条者，可作出初步诊断，并建议进一步行PSG监测

4.病情分度　根据AHI和夜间最低SaO_2将OSAHS分为轻、中、重度，其中以AHI作为主要判断标准，夜间最低SaO_2作为参考，见下表

病情分度	AHI（次/小时）	夜间最低SaO_2（%）
轻度	5~15	85~90
中度	>15~30	80~<85
重度	>30	<80

第十章　健康体检重要异常结果管理

第一节　健康体检重要异常结果的定义

健康体检的目的是早期发现异常病症并采取针对性预防措施，因此，及时将体检中发现的与重大疾病防治相关的重要异常结果告知受检者，并快速做出医疗反应，对规范健康管理机构医疗行为、提高体检质量、保障受检者生命安全至关重要，是健康管理中最重要的一环。

健康体检重要异常结果的定义为体检中发现的具有重要临床意义的异常检查结果，需要立即复查、进一步检查或转介临床专科诊治。

第二节　健康体检重要异常结果的分层管理

按照健康体检发现的重要异常结果的危急程度及干预策略，将体检中心发现的重要异常结果分为A类和B类。

A类：需要立即进行临床干预，否则将危及生命或导致严重不良后果的异常发现。

B类：需要临床进一步检查以明确诊断和（或）需要医学干预的重要异常结果。

一、分层内容

（一）A类

1.病史及体格检查　①生命体征：连续两次测定收缩压≥180mmHg和（或）舒张压≥110mmHg，或收缩压≤80mmHg伴生命脏器、外周组织供血不足表现；静息心率≥180次/分，或≤40次/分；严重心律失常；②内科：肺部听诊呼吸音消失或明显减弱；③外科：腹部触诊提示急腹症体征；④妇科：妇科急腹症体征；⑤眼科：疑似青光眼急性发作；突发视力下降；疑似流行性出血性结膜炎；⑥耳鼻喉科：喉头水肿；活动性鼻出血；眩晕发作；⑦口腔科检查：急性传染病口腔病变的体征。

2.辅助检查

（1）心电图　①疑似急性冠状动脉综合征；②严重快速性心律失常（心室颤动、心室扑动、室性心动过速、快速房颤伴血流动力学紊乱等）；③严重缓慢性心律失常（心动过缓伴血流动力学紊乱、高度及三度房室传导阻滞等）；④其他提示可能存在危及生命安全的心电图表现（严重电解质紊乱、心包填塞、肺栓塞等）。

（2）X线检查　①急性气胸、液气胸；②大量胸腔积液；③疑似活动性肺结核、病毒性肺炎等肺部传染性疾病。

（3）腹部超声检查　①腹腔脏器破裂；②疑似急性梗阻性胆管炎、胆囊颈部结石伴嵌顿；③腹主动脉夹层、腹主动脉瘤等。

（4）妇科超声检查 ①异位妊娠；②卵巢囊肿蒂扭转、卵巢囊肿破裂；③黄体破裂等。

（5）心脏超声检查 ①提示急性心衰；②疑似急性冠状动脉综合征；③心包填塞；④主动脉夹层等。

3.实验室检查

（1）血常规 ①血红蛋白≤ 60g/L；②血小板计数$\leq 30 \times 10^9$/L 或$\geq 1000 \times 10^9$/L；③白细胞计数$\leq 1.0 \times 10^9$/L 或中性粒细胞绝对值$\leq 0.5 \times 10^9$/L。

（2）生化检查 ①肝功能：ALT≥ 15倍，AST≥ 15倍，总胆红素≥ 5倍；②肾功能：血肌酐≥ 707μmol/L；③血糖：低血糖–FPG≤ 2.8mmol/L；FPG≤ 3.9mmol/L（糖尿病病史）；高血糖–FPG≥ 16.7mmol/L；或FPG≥ 13.9mmol/L合并尿酮体阳性；④电解质：钾≤ 2.5mmol/L或≥ 6.2mmol/L；钠≤ 120mmol/L或≥ 160mmol/L；钙≤ 1.5mmol/L或≥ 3.5mmol/L；⑤cTnI：超过参考值即预警。

（二）B类

1.病史及体格检查

①内科：腹部触诊触及高度可疑恶性包块的体征；②外科：高度可疑恶性甲状腺、淋巴结、乳腺、直肠和前列腺、男性外生殖器病变的体征；③妇科：阴道异常出血、高度可疑恶性的外阴/阴道/宫颈/盆腔肿物的体征；④眼科：视乳头水肿、眼压>25mmHg、疑似眼眶肿物、玻璃体积血（急性）；⑤耳鼻喉科：外耳道、鼻腔、咽喉部肿物；⑥口腔科：高度疑似口腔恶性病变的体征。

2.辅助检查

（1）心脏超声 ①左室射血分数下降，提示心功能衰竭；②新发现的室壁运动异常等心梗征象。

（2）X线检查 ①肺部占位，高度疑似恶性病变；②中量胸腔积液；③肺部炎症征象：大片肺实变或渗出性改变；④纵隔占位：高度疑似恶性病变；⑤骨骼占位性病变：高度疑似恶性病变。

（3）超声检查（腹部） ①肝脏、胆管、胆囊、胰腺、肾脏及其他器官的可疑恶性占位；②泌尿系梗阻伴中度以上肾积水。

3.实验室检查

（1）血常规 ①血红蛋白≤ 90g/L或≥ 200g/L；②血小板计数：$30.0\sim50.0 \times 10^9$/L；③白细胞计数$\leq 2.0 \times 10^9$/L 或$\geq 30.0 \times 10^9$/L或发现幼稚细胞。

（2）生化检查 ①肝功能：ALT 5~15倍，AST 5~15倍，总胆红素3~5倍；②肾功能：血肌酐≥ 160μmol/L；③血糖：低血糖–FPG≤ 3.5mmol/L；高血糖–FPG≥ 13.9mmol/L；④电解质：钾≤ 3.0mmol/L或≥ 6.0mmol/L；钠≤ 130mmol/L或≥ 150mmol/L；钙≤ 2.0mmol/L或≥ 3.0mmol/L。

（3）肿瘤标记物 ①AFP≥ 400μg/L（妊娠期除外）；②PSA≥ 10μg/L；③CA125–绝经期（≥ 95）；育龄期（≥ 3倍参考值）；④M蛋白–阳性；⑤其他（CEA，CA199，SCCAg等）≥ 2倍参考标准。

（4）其他甲状腺功能 TSH≤ 0.05mU/L或TSH下降伴FT3，FT4升高；TSH≥ 10.0mU/L或TSH升高伴FT3，FT4下降。

4.细胞学和分子诊断

（1）宫颈癌筛查TCT/LCT ①鳞状上皮细胞异常：不典型鳞状细胞伴HPV异常、不能排除高级别鳞状上皮内病变不典型鳞状细胞（ASC-H）、低级别鳞状上皮内病变（LSIL）、高别鳞状上皮内病变（HSIL）、鳞状细胞癌；②腺上皮细胞异常：不典型腺上皮细胞（AGC）、腺原位癌（AIs）、腺癌；③其他恶性肿瘤。

（2）宫颈人乳头状瘤病毒检测（HPV）　HPV16、HPV18型阳性。

（3）尿液LCT　发现可疑肿瘤细胞。

二、分层管理流程

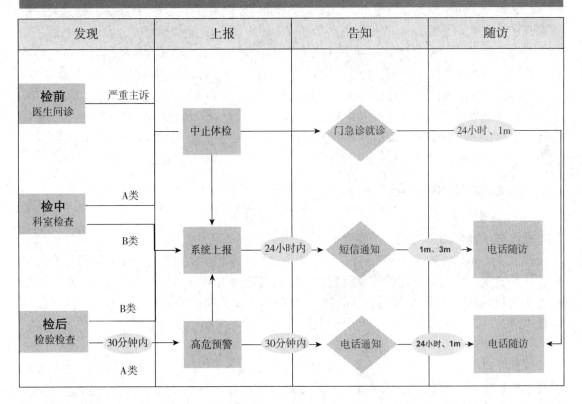

健康体检中重要异常结果管理流程

为了及时发现并处理重要异常结果，对体检各环节中A、B类高危异常值的发现和上报都做了明确的规定，具体的流程及时间限制见下图。科室建立"高危异常值上报统计信息系统"及《高危异常结果报告登记记录》。无论信息系统还是手工记录，重要异常结果管理记录内容均应包括：日期、接收报告时间（具体到分钟）、受检者姓名、ID号、联系方式、重要异常结果、等级（A/B类）、发现人、通知时间和方式、质控负责人和管理员签名、被通知人姓名（本人或家属）、反馈结果、备注。

（一）检前

咨询医生检前问诊时，如发现需立即就诊的情况，告知受检者取消本次体检，并导诊到相应专科或急诊就诊。相关主诉包括但不局限于：不明原因发热、（来自疫区受检者）咳嗽/咳痰/咽痛等呼吸道症状、心前区疼痛或胸闷不适、呕血、咳血、黑便、新发头痛/头晕、新发意识障碍、急性腹痛/呕吐/腹泻等。

（二）检中

1. A类　体检过程中如发现A类异常结果，管理建议：①把异常结果告知受检者，并在导诊单上签字；②终止本次体检并导诊到急诊就诊；③完善检查结果录入并在高危系统中上报信息；④通知高危管理人员进行登记记录。

2. B类　体检过程中如发现B类异常结果，管理建议：①把异常结果告知受检者，并在导诊单上签字；②终止本次体检并导诊到相关专科或急诊就诊；③完善检查结果录入并在高危系统中上报信息。

（三）检后

1. A类　实验室检查和心电图、影像学等辅助检查中发现A类异常结果，立即进入高危预警流程。高危信息立即通过医院信息系统或专设电话向体检中心报警，接收者电话通知高危信息管理人员（30分钟内）。实验室标本管理建议：所有A类异常检验结果均应复检或校正检验，标本至少保留一周，特殊情况可通知实验室延长标本留置时间。

2. B类　①心电图、影像学等辅助检查异常结果：发现人（出具报告医生、总检医生）立即将异常结果录入高危信息系统并上报；②实验室检查异常结果：建议体检HIS系统根据预先拟定好的B类阈值，高危信息管理人员自动提取预警信息（24小时内至少1~2次）。实验室标本管理建议：实验室对B类异常检验结果进行复检或校正检验，标本至少保留一周。

三、受检者跟踪管理

（一）A类

立即进入高危预警流程：①高危信息管理员立即当面告知（检中）或电话通知受检者本人或家属（30分钟内），同时通过信息系统给受检者发出高危短信。②根据高危信息提出医疗干预建议：建议尽早急诊或专科就诊。③通知检后人员打印好检验、检查结果以备受检者查询和就诊时使用。④随访建议：第一次随访时间，建议24小时内，核实是否已就诊及诊治情况；第二次随访时间，建议体检后1个月，记录疾病诊断和转归。

（二）B类

跟踪管理流程：①管理人员通过信息系统每天定时收集受检者异常结果，24小时内由高危管理员进行评估，电话通知受检者或家属并把异常结果通过短信形式发给受检者。②根据检查结果提出医疗干预建议：尽早专科就诊，或经综合判断给予受检者合理化建议。③体检报告流程做加急处理。④随访建议：第一次随访时间，建议体检后1个月，核实就诊信息；第二次随访时间，建议体检后3个月，记录诊治经过、疾病诊断、病理诊断和转归。

第三篇

健康体检质量与控制

第十一章 体检质量与控制的基础

第一节 质量的概念

ISO 9000：2000 中对"质量"的定义为：一组固有特性满足要求的程度。这个定义，可以从以下几个方面来理解：质量是可以存在于不同领域或任何事物中的，对质量管理体系来说，质量的载体不仅针对产品，即过程的结果（如硬件设备、体检流程、消耗材料、统计服务软件和现场服务等），也针对过程和体系或者它们的组合（就是通过健康体检能不能够做到早期发现疾病线索，达到早期发现、早期治疗疾病的目的）。也就是说，所谓"质量"，既可以是零部件或服务等产品的质量，也可以是某项活动的工作质量或某个过程的工作质量，还可以指信誉、体系的有效性。定义中特性是指事物所特有的性质，固有特性是事物本来就有的，它是通过产品、过程或体系设计和开发及其后之实现过程形成的属性，而赋予的特性（如某一产品的价格），并非产品、体系或过程的固有特性。满足要求就是应满足明示的（如明确规定的）、通常隐含的（如惯例、一般习惯）或必须履行的（如法律、法规、行业规则）的需要和期望。

ISO 8402"质量"定义反映实体满足明确或隐含需要能力的特性总和。质量就其本质来说是一种客观事物具有某种能力的属性，由于客观事物具备了某种能力，才可能满足人们的需要，需要由两个层次构成。第一层次是产品或服务必须满足规定或潜在的需要，这种"需要"可以是技术规范中规定的要求，也可以是在技术规范中未注明，但用户在使用过程中实际存在的需要。它是动态的、变化的、发展的和相对的，"需要"随时间、地点使用对象和社会环境的变化而变化。因此，这里的"需要"实质上就是产品或服务的"适用性"。第二层次是在第一层次的前提下，质量是产品特征和特性的总和。因此，"质量"定义的第二个层次实质上就是产品的符合性即能够满足用户的需要。用户使用产品，总对产品质量提出一定的要求，而这些要求往往受到使用时间、使用地点、使用对象、社会环境和市场竞争等因素的影响，这些因素变化，会使人们对同一产品提出不同的质量要求。因此，质量不是一个固定不变的概念，它是动态的、变化的、发展的；它随着时间地点、使用对象的不同而不同。用户对产品的使用要求的满足程度，反映在对产品的性能、经济特性、服务特性、环境特性和心理特性等方面，质量是一个综合的概念。

《医疗质量管理办法》中明确定义：医疗质量是指在现有医疗技术水平及能力、条件下，医疗机构及其医务人员在临床诊断及治疗过程中，按照职业道德及诊疗规范要求，给予患者医疗照顾的程度。医疗质量管理是指按照医疗质量形成的规律和有关法律、法规要求，运用现代科学管理方法，对医疗服务要素、过程和结果进行管理与控制，以实现医疗质量系统改进、持续改进的过程。

健康体检质量控制与改进工作作为医疗质量管理的一部分，主要涉及四个方面：一是来自医疗卫生主管部门对医疗服务相关的法律、法规及对健康体检服务制定的各项规定；

二是来自卫生监督部门的执法监管；三是医疗机构本身对健康体检质量的控制和管理。四是来自社会、行业层面的监督监督。

第二节　依法执业是体检质量的基础

一、健康体检资质

医疗机构应根据《健康体检管理暂行规定》《健康体检中心基本标准（试行）》《健康体检中心管理规范（试行）》《北京市健康体检管理办法》等文件要求，应向核发执业许可证的卫生行政管理部门申请开展健康体检活动。通过卫生行政部门组织的现场审核和技术评估后，独立设置健康体检中心办理"医疗机构执业许可证"、医疗机构内设健康体检中心在其"医疗机构执业许可证"副本备注栏中予以登记，方可开展健康体检活动。

二、诊疗科目

1.开展健康体检的医疗机构执业许可证登记的诊疗科目至少包括：内科、外科、眼科、耳鼻咽喉科、口腔科、妇科、医学影像科和医学检验科。医学影像科至少含X线诊断、心电图诊断及超声诊断专业。医学检验科所含专业需满足卫生部《健康体检基本项目目录》的要求。

2.医疗机构开展健康体检应根据原卫生部《健康体检基本项目目录》，制定本单位《健康体检项目目录》，并向登记机关备案。不设住院床位或住院床位在99张以下的医疗机构还应当向登记机关的上一级卫生行政部门备案。

3.医疗机构要依据当地卫生行政部门关于特殊检查项目准入的相关规定，结合本机构专业技术条件和医疗服务水平制定《健康体检项目目录》，确保医疗服务的安全性。

三、体检场所

1.医疗机构开展健康体检应当具有相对独立的与就医人群分开的健康体检场所及候检场所。健康体检区域应布局得当、流程合理、环境整洁、通风良好。

2.健康体检场所及候检场所建筑面积不少于400m²，每个独立的检查室使用面积不少于6m²。

3.独立设置健康体检中心，要求医疗用房面积不少于总面积75%，分区设置候检与咨询区、体检区、辅助功能区、管理区。体检区域应当有空气调节设备，保持适宜温度和良好通风，各物理检查科室和辅助仪器检查项目独立设置并有规范、清晰、醒目的标识导向系统。设置医疗废物暂存处，实行医疗废物分类管理。

4.对执业地点或原执业地点建筑布局发生重大变化的机构，需重新进行现场审核。

四、人员资质

1.医师要求

（1）从事健康体检的医师应具有"医师执业证书"，按照"医师执业证书"注册的执业地点、执业类别、执业范围执业，参加执业医师定期考核，并考核合格。

（2）医疗机构开展健康体检至少应配备两名内科或外科副主任医师以上专业技术职务任职资格的执业医师，并经过卫生行政部门指定的机构培训考核合格，取得"健康体检主检医师证书"，健康体检主检医师取得证书后需每两年培训一次。

（3）每个体检专业科室至少配备1名相对固定的中级以上专业技术职务任职资格的执业医师从事健康体检工作。

（4）从事放射科检查的医师应持有"放射工作人员证"。

2.护士要求

（1）从事健康体检的护士应当具有"护士执业证书"，按照"护士执业证书"注册的执业地点执业，并按规定定期参加护士注册和继续医学教育。

（2）至少具有10名注册护士。

（3）独立设置健康体检中心，10名以上注册护士中至少有5名具有主管护师及以上专业技术职务任职资格。

3.其他人员要求

（1）具有能够满足健康体检需要的其他卫生技术人员。

（2）从事健康体检的医技人员应当具有专业技术职务任职资格及相关岗位的任职资格，按规定必须持有相关上岗合格证的岗位，必须持证上岗。

（3）从事放射影像检查的技师应持有"放射工作人员证"。

（4）从事艾滋病检测筛查的检验技师应持有"艾滋病检测培训合格证"，从事基因扩增检测的检验技师应经过相关培训并成绩合格。

（5）独立设置健康体检中心，质量安全管理、健康管理、医院感染管理、体检资料管理、信息、设备、消毒供应室等部门应当配备满足健康体检需要的相应人员。

五、仪器设备

1.医疗机构内设健康体检中心仪器设备，应符合《北京市健康体检管理办法》附件3"健康体检设备目录"相关要求。

2.独立设置健康体检中心仪器设备，应符合《健康体检中心基本标准（试行）》中对基本设备的要求。

3.血压计、眼压计、听力计、验光仪器、非数字化医用诊断X射线仪、心电图仪等设备，需按国家有关规定进行强制检定。

第三节　健康体检质量控制的实施

一、建立质量管理组织

医疗机构开展健康体检应该将体检质量放在首要位置来抓，医疗机构主要负责人是本机构医疗质量管理的第一责任人，应建立、健全健康体检的各级质量管理组织，明确并设专人负责健康体检的质量管理工作。组织实施医疗安全管理，确保健康体检质量控制并持续改进。建立健康体检风险预警机制、医疗纠纷及不良事件可追溯制度。应当按照原卫生部颁布的《医院投诉管理办法（试行）》及时受理、妥善处置健康体检工作中的医疗投诉。

设立健康体检院感组织，有专兼职人员负责健康体检中的院感工作。对健康体检中使用的医疗设备进行保养、维修和更新管理，确保医疗设备齐备、完好，检验试剂及急救药品应当在有效期内。

二、建立健全健康体检管理核心制度

1.建立健全健康体检管理的核心制度应包括以下内容。

（1）健康体检工作岗位和职责。

（2）健康体检操作信息查对制度。

（3）健康体检科室间会诊制度。

（4）健康体检疑难报告讨论制度。

（5）健康体检检验"危急值"报告制度。

（6）健康体检高危异常检查结果登记告知制度。

（7）健康体检信息资料管理制度。

（8）健康体检医疗纠纷处理制度。

（9）健康体检医疗安全责任追究制度。

（10）健康体检质量控制定期评估制度。

（11）健康体检传染病报告制度。

（12）健康体检医院感染管理制度。

（13）健康体检医护人员医学继续教育制度。

（14）健康体检放射卫生防护管理制度。

（15）健康体检医学影像质量保障、定期评估制度。

（16）健康体检实验室管理制度与生物安全管理制度。

（17）健康体检安全管理制度。

（18）健康体检医疗设备维修保养管理制度。

（19）健康体检医疗废物和污水管理制度。

2.独立设置健康体检中心的还应建立以下制度。

（1）受检者隐私保护制度。

（2）健康体检报告管理制度。

（3）设施与设备管理制度。

（4）医务人员职业安全防护管理制度。

（5）医疗废物处置管理制度。

（6）患者抢救与转诊制度。

（7）停电停水等突发事件的应急预案。

（8）消防制度。

三、明确健康体检基本岗位人员要求

1.登记和导检等服务岗位：具有中专以上学历，经医疗机构进行上岗专业培训并通过考核合格。

2.静脉采血、测血压、测视力、色觉等与医疗相关的岗位：注册护士或执业医师。

3.内科体检岗位：内科专业执业医师。

4.外科体检岗位：外科专业执业医师。

5.眼科体检岗位：眼科专业执业医师。

6.耳鼻喉科体检岗位：耳鼻喉科专业执业医师。

7.妇科体检岗位：妇产科专业执业医师。

8.口腔科体检岗位：口腔科专业执业医师。

9.放射科诊断岗位：放射医学影像专业执业医师。

10.放射科投照岗位：放射技师（士）或医学影像专业执业医师。

11.心电图诊断岗位：医学影像专业或内科执业医师。

12.心电图操作岗位：执业医师、注册护士或技师。

13.超声检查诊断岗位：在超声检查诊断岗位连续工作3年以上，取得超声医师任职资格证的医学影像执业医师。

14.实验室检测岗位：医学检验专业人员，开展特殊项目检测的专业技术人员应当取得相关上岗人员培训合格证。

15.信息网络管理岗位：具备计算机及网络相关技术职务任职资格的人员。

16.健康体检主检医师岗位：具有内科或外科副主任医师及以上专业技术任职资格，经过卫生行政部门指定的机构培训考核合格，并取得"健康体检主检医师资质"的执业医师。

17.健康体检质量控制管理岗位：健康体检质量控制相关部门负责人及健康体检主要负责人。

18.独立设置健康体检中心医疗质量安全管理人员应当由具有副高级及以上专业技术职务任职资格的执业医师担任，具备相关专业知识和管理工作经验。

四、明确健康体检主检医师职责

1.熟悉健康体检流程，掌握各科健康体检项目、检验结果和临床意义。

2.审核各科健康体检结果，对受检者个人病史、家族史、生活方式进行综合分析，做出健康体检的综合结论，出具健康体检报告并提出有关指导建议。

3.主持健康体检科室间的会诊工作，协调并及时纠正各科室健康体检工作中存在的问题。

4.负责健康体检医师的业务指导和专业培训，指导下级医师完成随访工作

5.开展健康管理咨询服务，解释健康体检结论，解答受检者提出的问题，并做好健康教育工作。

6.不断学习有关健康体检及相关医学专业知识，掌握先进的医学技术和医学理论进展情况。

7.定期参加健康体检主检医师的专业培训和考核。

五、细化体检工作管理

严格按照医学诊疗技术规范开展健康体检工作：制定《健康体检科室技术操作规范》，根据健康体检工作量的需要，合理配置人力资源，提高服务能力，保证每个受检者在检查科室合理的检查时间。加强医护人员的"三基三严"业务培训，提高专业技能水平。加强

医务人员的医疗卫生管理法律法规培训，提高依法执业的意识。定期检查、考核医疗卫生管理法律、法规、规章制度和临床医疗护理常规以及岗位职责的执行情况。

医疗机构从事健康体检的医师应当运用规范的检查方法及操作技术进行本专业的检查，如实记录检查结果并签名。遇有重大阳性体征应当及时通知受检者并进行登记、随访。对体检的检查结果要实事求是，不得弄虚作假。

医疗机构应当依法尊重受检者的知情同意权和隐私权，自觉维护受检者的合法权益。医疗机构开展健康体检应当按有关规定履行对受检者相应的告知义务。委托检验项目需进行公示，包括体检项目、外送单位名称和资质。做妇科检查或采用阴式方法做超声波检查前，应当告知受检者无性生活史者免做。胸部X射线摄影/胸片检查前应当明示放射线有害健康。对孕妇及未成年人等特殊人群应尽量避免进行放射线照射。对其他特殊健康检查项目，必须告知注意事项并履行告知程序。

健康体检检查室非单人间时应当设有遮挡设施。放射线检查应当为受检者提供更衣服务设施。男性医务人员为女性受检者进行检查时，应当有女性医务人员或家属在场。医疗机构不得擅自散布、泄露受检者个人的体检信息。

六、加强医学检验管理

医疗机构应当按照《医疗机构临床实验室管理办法》有关规定开展健康体检实验室检测并出具检验报告。加强医学检验科管理，建立待检样本管理和检验设备管理、定期校准等制度。医学检验科应参加室间质量评价活动。做好室内质量控制工作，有室内质量评价记录。加强医学检验科生物安全管理，建立相关危险因素控制预案和管理制度。医学检验诊断试剂须符合国家有关规定，建立索证和使用试剂批次登记制度。外送委托检验项目应符合《北京市健康体检管理办法》附件1《委托医学检验管理规范》的相关要求。

七、加强放射检查管理

医疗机构开展健康体检的医学影像检查，应严格执行有关诊疗技术规范并出具医学影像检查报告。放射工作场所应符合国家规定的标准，需经过专业机构的现场审核并达到合格。做好设备的日常稳定性检测，按照有关规定进行年度检测并取得合格证书。建立设备档案及管理制度。医用X射线检查应执行《医用X射线诊断受检者放射卫生防护标准》（GB16348-2010）。做好受检者的放射防护，确保辐射安全。应当完整保存受检者相关放射影像资料（包括数字化资料）。

八、强化医院感染控制

医疗机构应当设有专（兼）职人员负责健康体检医院感染防控的管理工作。严格执行医疗器械、器具的消毒工作技术规范。采血时应做到一人一针一带一巾，接触完整皮肤、黏膜的医疗器械、器具和物品必须达到消毒水平。使用的消毒药械、一次性医疗器械和器具应当符合国家有关规定。一次性使用的医疗器械、器具不得重复使用。无菌物品一经打开，使用时间不能超过24小时。严格执行《医务人员手卫生规范》，落实医务人员职业卫生防护，提供必要的防护物品。按照《医疗废物管理条例》要求，认真做好医疗废物的分类、收集、转运、贮存、交接等，并做好记录。

九、落实体检报告规范

健康体检报告是医疗机构提供给受检者的医疗文书，参照门诊病历进行规范管理。健康体检报告电子档案参照《电子病历应用管理规范（试行）》进行规范管理。医疗机构出具的健康体检报告应符合《北京市健康体检报告基本规范（试行）》的要求。应指定主管业务部门，全面加强健康体检报告管理，定期检查健康体检报告，抽检量不低于总体检人次的3%，对发现的问题及时予以纠正。

十、行风建设在质量控制中的重要作用

医德医风建设是医疗机构提高服务质量的有效手段，同样也是体检医疗机构提高服务水平、保证服务质量的有力保证。因此，体检医疗机构应当采取多种方式，广泛收集医疗机构内、外对健康体检工作的意见和建议，主动接受社会对健康体检工作的评价和监督。

不得以赢利为目的对受检者进行重复检查，不得诱导过度需求。不得以健康体检为名出售药品、保健品、医疗保健器械等。医疗机构严禁出具虚假健康体检报告。严禁违法发布健康体检的虚假广告，误导、欺骗受检者。

医疗机构应当在健康体检公共区域内公示以下内容：医疗机构依法执业登记的主要事项，包括医疗机构名称、地址、主要负责人、所有制形式、健康体检项目、健康体检科室的具体设置、健康体检流程示意图、健康体检项目收费标准；委托项目及受委托医疗机构的基本情况；健康体检投诉部门、地点、接待时间及其联系方式。

十一、健康体检质量控制与管理评价标准（参考标准）

1.健康体检质量管理制度工作人员知晓率（100%）：知晓人数/检查人数（现场检查）。

2.健康体检重大医疗缺陷和医疗事故报告率（100%）：报告数/发生数（查阅记录）。

3.健康体检法定传染病报告率（100%）：报告数/实际发生数（查阅记录）。

4.健康体检受检者体检信息核对率（100%）：核对人数/现场检查人数（现场检查）。

5.健康体检报告书写合格率（≥90%）：合格份数/抽查份数（现场抽查）。

6.健康体检医师、护士配备符合规定（100%）：

（1）健康体检主检医师≥2名。

（2）各专业科室至少配备1名中级以上专科医师。

（3）至少配备10名以上注册护士（独立设置健康体检中心，10名以上注册护士中至少有5名具有主管护师及以上专业技术职务任职资格）。

7.健康体检医护人员参加继续医学教育达标率（≥95%）：达标人数/应参加继教人数（现场抽查）。

8.健康体检主检医师专业培训合格率（100%）：培训合格人数/主检医师总数（现场检查）。

9.健康体检医师定期专业技术水平考核合格率（≥95%）：考核合格人数/医师总数（定期考核登记表）。

10.健康体检医师专业技术操作规范合格率（≥90%）：合格人次/检查人次（现场抽查）。

11.健康体检无菌操作合格率（100%）：合格人次/检查人次（现场抽查）。

12.健康体检高危异常结果告知率（≥99%）：追访例数/发生例数（查阅记录）。

13.健康体检重大阳性结果随访符合率（≥80%）：符合例数/发生例数（查阅记录）。

14.健康体检受检者特殊检查提示知晓率（100%）：知晓人数/抽查总人数（现场抽查）。

15.健康体检医疗设备完好率（100%）：完好台数/检查设备总台数（现场检查）。

16.健康体检医疗设备强检合格率（100%）：合格证数/规定强检医疗设备台数（现场检查）。

17.健康体检放射影像检查设备防护和影像质量合格率（100%）：（现场抽查）。

18.健康体检医疗器械消毒灭菌合格率（100%）：合格件数/抽查件数（现场抽查）。

19.健康体检医学实验室参加室间质评活动并成绩合格：查看反馈报告。

20.健康体检医学实验室室内质控情况：查看质控记录或质控图。

21.健康体检受检者体检服务自查满意率（≥90%）：查看问卷调查记录及问卷。

22.健康体检医务人员对医学检验科的满意率（≥90%）：查阅问卷调查记录及问卷。

23.健康体检医务人员对医学影像部门的满意率（≥90%）：查阅问卷调查记录及问卷。

第十二章　信息化管理在健康体检中的应用价值

信息化管理是利用现代信息技术改进业务流程和组织结构，通过信息资源的深入开发和广泛利用，将现代信息技术与先进的管理理念相融合，不断提高经营管理和决策的效率和水平，进而提高经济效益和竞争力的过程。综合性医院健康体检的"全程信息化管理模式"包括了在体检前受检者及受检单位的管理和维护；体检中健康体检系统与医院各个系统包括HIS、LIS、PACS及其他功能检查设备信息系统等之间各类信息的自动化采集，所有检验、检查项目的发送与结果接收均实现信息化，检中流程控制相关信息的采集与管理，体检后根据检查检验结果智能生成体检结论、提出健康指导建议及定期追踪随访的全程信息化管理模式。国家卫生健康委员会已经提出"以电子病历为核心的医院信息化建设作为公立医院改革试点工作的重要任务之一"。在健康体检中实行信息化管理可以从提高领导者的管理水平、提升员工办事效率、降低人员成本、提高经济效益、实现资源共享及增强机构的核心竞争力等几个方面获益。通过实行信息化管理可以实现健康体检的程序化、一体化、规范化、标准化、自动化，更可以使健康体检行业管理水平迈上一个新的台阶。

第一节　健康体检实行信息化管理的意义

一、从管理层面看

首先，对管理者来说，健康体检的信息化管理可以更加及时、便利地获取各种相关信息，并且所掌握的信息更加全面、细致，在汇总信息方面更加快速、准确，对每一位职工的岗位考核有据可查、一目了然，从而使得管理过程严谨缜密，有利于提高体检医疗机构整体的管理水平。

（一）获取信息更加便利、及时

通过信息化管理软件的使用，可以实时实地或者远程监控体检人数、实时结算体检收入、实时查询体检项目以避免遗漏，并进行科室工作量及医生工作量的单位时间统计。

（二）掌握信息更加全面、细致

信息化管理通过统计分析功能可实现管理者对科室内部信息的全面、细致的掌控，如当日或某一个时间段的收入情况、当日出报告情况（已出、未出、未出原因等）及所有与体检有关资料的收集、整理、提取。

（三）汇总信息更加快速、准确

对各岗位工作量统计汇总，月报、年报表统计汇总，受检者人群成分分析汇总，学术分析数据提取汇总等只需通过条件设置即可快速得到。

（四）控制环节更加严谨、缜密

信息化管理下的体检数据精准无误，检验数据的自动传输接收避免了人工录入可能出现的误差，每日体检人数统计、每日体检项目统计、各岗位医生工作量统计以及当日、当月收入支出数据等统计均完整可靠。

二、从员工层面看

体检的全过程如预约登记、收费标准、体检项目套餐、各类仪器检查、实验室检查项目发送接收、总检、审核、终审、打印等实现全程信息化使得员工工作标准相对统一、操作过程便捷、个人自律性增强。对应体检项目及价格的自动生成、辅助检查结果的自动收集、体检信息的自动分析、体检结论的自动生成、阶段工作量的批量统计、单位体检总结的自动生成等功能减少了主动差错，大大提高了员工的工作效率。

三、从受检者角度看

受检者从第一次体检开始，个人基本信息、体检综合信息、健康管理信息等都可以被收集存储，如果与医院诊疗部门联网，在因病就诊时上述信息还可以共享，避免了重复检查在时间和金钱上的浪费。连续几年的体检结果在计算机系统中纵向对比，可以清楚地描绘出体检者健康状况的走向。如果受检者平日工作或者学习繁忙，体检后可以利用互联网登录报告查询系统，浏览自己的体检信息。

第二节 健康体检信息化管理系统具备的功能

一、信息收集功能

应得到来自体检者、员工、全院各相关科室等反馈的所有信息，如体检者的姓名、性别、年龄、联系方式、生活方式问卷等的收集，可以通过人工录入、读码器录入直接点击录入等很多方式，再如各科体检项目及结果的数字化采集。

二、信息传输功能

要求达到系统内部环境与医疗机构的收费系统、检验科、影像中心及其他辅助科室连接，健康体检结果网上发布等。

三、信息加工功能

对录入的信息进行汇总、查询、数据分析、自动生成结论、通知、报告等，比如根据当次体检结果生成的健康指导建议、与上一年度的体检结果比对、团检总结分析报告等。

四、信息存储功能

对体检基础资料的存储如体检单位、项目、体检者各类信息、影像资料及日常医护人员工作情况等。体检结果应参照医疗文书管理，参照《医疗机构管理条例实施细则》第53条规定，医疗机构的门诊病历的保存期不得少于15年。

五、信息统计分析功能

在体检信息系统里有序存储的信息，是进一步提高健康管理服务的重要依据。一般应具备如下功能：

1.对个人体检者连续的体检数据进行的分析与图表说明的功能。

2.对群体样本的分类体检数据进行统计分析的功能。

3.满足行业组织或卫生行业管理部门定制的体检数据的汇总报表功能。

第三节　健康体检信息化管理在实践中的应用价值

一、为政府相关部门提供详实可靠的行业信息

2011年，旨在服务于北京市体检行业的综合性信息平台——"北京市体检信息平台"建成并正式投入使用。平台建成之后，在统一标准框架下，新建部分专项体检系统，整合已有的与体检相关的数据资源，形成可持续利用的体检信息数据库。对外面向社会大众提供公众健康信息服务；对内规范行业、提高体检质量、提供健康统计数据与决策信息。利用北京市卫生健康委的数据传输环境和机房，使目前较为分散的数据资源整合在一起，形成北京市体检行业的综合信息平台和数据中心。北京市目前各类体检医疗机构已有271家，年完成体检量在400万人次。如果每家体检医疗机构都能够按照规定要求定期将信息上传，将使政府相关部门掌握最直接的北京市民健康状况，为制定健康促进决策提供依据。同时连续的大样本量也对开展健康管理科研学术工作有很大帮助。

二、提高机构工作效率和领导管理水平

体检信息系统在实践中已经成为体检中心正常运转的业务支撑保障系统。从前台登记到完成各诊室检查项目，最后由主检医师为每一位体检者做出个性化的总检报告，通过信息系统，加快信息传递速度，提高数据处理的及时性和准确性，为管理决策、业务发展、资源调配、流程优化等提供依据，也为医院的医、教、研工作提供了有力的支持。

对于一线医技护人员，将信息化技术运用于日常体检工作的同时，通过实践操作还可以不断地发现问题、完善功能，提出更适合于体检工作的合理化建议，从而使信息化技术更有效地运用于健康体检的服务之中。

三、连续储存的体检数据对受检者健康管理的价值

日常体检业务中会产生大量数据，如个人基本信息、体检综合信息及发生的费用信息等，这些数据被实时采集汇总，长期积累后成为体检中心宝贵的健康医疗大数据资源。对于健康体检者，从健康体检之初到健康管理服务的全过程，从受检者信息的收集、汇总分析、健康风险因素的评估、健康保健计划的制订、随访干预等方面建立健康体检者的健康档案。在以上过程中信息化管理贯穿始终，使健康管理对象真正获益，从而也提升了体检中心的核心竞争力。

第四篇

健康管理相关内容

第十三章　健康管理概述

第一节　健康管理基本概念

一、健康管理概念

健康管理是在循证医学的基础上采用先进的医学技术，运用现代管理方法与手段，通过对个体或群体的生活方式，健康状况、健康危险因素进行监测、分析、评估、干预，以达到促进个体和群体身心健康，减少或延缓疾病的发生，提高生活与生存质量，延长健康寿命的目的。

健康管理的实质是预防医学与临床医学的结合，最终实现三级预防。一级预防，指通过健康教育、健康促进手段来改善健康状况，降低疾病的发生率；二级预防，指早发现、早诊断、早治疗，控制疾病的发展；三级预防，指预防各种疾病并发症的发生，降低患者的残疾率，提高病人的生活质量。

二、健康管理目标和特点

（一）健康管理的目标

健康管理的目标和健康的定义是密切相关的。1948年世界卫生组织（World Health Organization，WHO）宪章中首次提出三维的健康概念："健康不仅仅是没有疾病和虚弱，而是一种身体、心理和社会的完好（Well Being）状态"。1978年，WHO又在召开的国际卫生保健大会上通过的《阿拉木图宣言》中重申了健康概念的内涵，指出"健康不仅仅是没有疾病和痛苦，而是包括身体、心理和社会功能各方面的完好状态"。在《渥太华宪章》中提出："良好的健康是社会、经济和个人发展的重要资源"。1984年，在《保健大宪章》中进一步将健康概念表述为："健康不仅仅是没有疾病和虚弱，而是包括身体、心理和社会适应能力的完好状态"。1989年，WHO又进一步完善了健康概念，指出健康应是"生理、心理、社会适应和道德方面的良好状态"。

与健康管理相关的另一个概念就是管理。管理可分为五项职能：计划、组织、领导、协调、控制，这是一直被沿用至今的管理经典定义之一。管理的目的是使有限的资源得到最大化的利用，即以最小的投入获得最大的效用。健康服务领域中的管理可看作是以改善个人和人群健康状态以达到最大健康效益的过程。

根据以上健康管理发展的概念，健康管理的目标可总结为：

1.完善健康和福利。

2.减少健康危险因素。

3.预防疾病高危人群患病。

4.易化疾病的早期诊断。

5.增加临床效用、效率。

6.避免可预防的疾病相关并发症的发生。

7.消除或减少无效或不必要的医疗服务。

8.对疾病结局作出度量并提供持续的评估和改进。

（二）健康管理的特点

理想的健康管理应该是一个系统的、为国人提供从生到死无缝隙的健康呵护的医疗卫生服务体系。健康管理是中国古代"上医治未病"，新中国以"预防为主"以及西方"循证医学"思想在新时代的新体现和具体化措施。在循证医学的基础上，使用医学基础、医学临床、营养保健、中医养生、心理保健、康复医学、运动医学、流行病学、环境医学、行为科学、社会学以及安全用药等多方面知识，综合运用多种现代管理方法与手段，针对个体或群体的健康状况和健康危险因素，开展健康教育与健康维护，以达到促进个体和群体身心健康，减少或延缓疾病的发生，提高生活质量，延长健康寿命，同时降低医疗费用和整个社会的医疗成本的目的。

健康管理的具体服务内容和工作流程必须依据循证医学和循证公共卫生的标准和学术界已经公认的预防和控制指南及规范。健康评估和风险干预的结果既要针对个体和群体的特征和健康需求，又要注重服务的可重复性和有效性，强调多平台合作提供服务。因此，健康管理的特点主要体现在标准化、足量化、个体化和系统化。

三、健康管理的基本步骤

一般来说健康管理包含三个步骤。第一步：了解和掌握健康、开展健康信息收集和健康检查；第二步：关心和评价健康，开展健康风险评价和健康评估；第三步：干预和促进健康，开展健康风险干预和健康促进。

四、健康管理服务对象和提供者

1.健康管理的服务对象

（1）健康人群　健康人群指目前心身都处于健康状态并希望保持健康的群体。他们认识到健康的重要性，但健康知识不足，希望得到科学、系统化、个性化的健康教育与指导，并拟通过定期健康评价，保持低风险水平，尽享健康人生。

（2）高危人群　高危人群指已有明显的高危因素并需要立即改善健康状况的群体。他们需要定期得到健康与疾病危险性评估，并在健康管理师的指导下密切监控危险因素，降低风险，及时采取干预措施，预防疾病的发生。

（3）疾病人群　疾病人群指在临床治疗的同时希望积极参与自身健康改善的群体。他们需要在生活和行为方式上进行全面改善，采用综合性的健康管理方案，延缓疾病的发展进程，提高生活的品质和生命的质量。

2.健康管理的提供者

（1）健康管理机构

①提供健康管理的大型公立医疗机构：主要为大型综合或专科医院里设立的健康管理中心，由医生对人群进行体检和健康管理，其工作与临床诊疗工作相结合，主要依托医院强有力的医疗技术服务平台。

②社区卫生服务机构：社区卫生服务中心在本辖区内对高血压、糖尿病、冠心病、脑

卒中、高血脂、骨关节病、慢性支气管炎等慢性患者群和高危人群，提供体格检查、健康档案、健康咨询等服务，对其饮食和运动进行合理干预和引导，从而降低他们的发病风险与发病率，改善预后。

③专业体检机构：主要是民营企业创办的中小型医疗机构，以健康体检为基础，开展健康风险评估，健康教育等专项的健康管理服务。这类机构有敏锐的市场洞察力，能有效地捕捉客户需求，有很强的服务意识，并且有灵活的市场独立运作能力。毋庸置疑，这类机构为我国健康管理行业的兴起和发展起到了积极的作用。

④第三方服务模式——健康管理服务公司：根据健康管理服务内容各有侧重和不同，可以概括为8种：健康信息技术服务；网络信息技术服务；保健产品服务；健康检测服务.健康干预技术服分保健服务；增值服务；健康管家或私人医生服务。

对健康进行全面监测、分析、评估，对危险因素进行干预，需临床医学和预防医学相结合，非医疗机构缺乏医学技术和手段，医疗机构地需要在人力资源、、服务技能等尽快丰富和提高，要善于在互联网+时代和移动医疗时代应用先进的医疗技术。因此，多方通力合作更有前景。

（2）健康管理师　健康管理师是指从事群体或个人健康的监测、分析、评估以及健康咨询、指导和危险因素干预等工作的专业人员。一个合格的健康管理师，应同时是一个照顾者、管理者、指导者、协调者、咨询者和研究者，至少应该具备下列基本素质：

①有丰富的专业知识和技能，包括临床医学、预防医学、营养学、运动学、心理学、中医学、药学康复医学等多方面的知识和技能。

②具备较好的人际沟通能力和较强的适应能力。

③有团队协作的能力和精神。

④有以促进健康为己任的责任感。

⑤身心健康。

⑥必须能保守客户的隐私。

五、健康管理服务流程

健康管理常用服务流程包含：

1.健康调查与健康体检。

2.健康评估。

3.个人健康咨询。

4.个人健康管理后续服务。

5.专项健康及疾病管理服务。

六、健康管理的基本策略

健康管理的基本策略有以下6种，它们是生活方式管理，需求管理，疾病管理，灾难性病伤管理，残疾管理和综合的群体健康管理。

七、健康管理的服务类型

（一）按服务人群

分为群体健康管理（包括功能社区和居住社区）及个体健康管理（包括健康人和疾病

患者）。

（二）按服务内容

分为普通健康管理和精益健康管理。相对于普通健康管理，精益健康管理是根据个体健康状况，针对本人的健康要求，制定个性化的全方位的管理措施，督导追访管理计划的执行情况，以达到促进健康的目的，其服务内容更加细致，管理者和管理对象的关系更为密切，服务更加个性化。

（三）按服务时间

分为阶段性健康管理和持续性健康管理。前者是指针对个体及群体生活方式相关的健康危险因素，通过系统的检测、评估，进行短时间干预，实现某一具体的阶段性目标。而后者是指通过长时期的健康指导和管理，得到全面的持续的健康维护，实现促进健康的长期目标。

第二节　健康管理的发展前景和趋势

一、健康管理发展的历史沿革

在西方，健康管理经历了多年的发展，已经成为医疗服务体系中不可或缺的一部分。健康管理最早出现在美国，20世纪50年代末美国最先提出健康管理（managed care）的概念。

（一）国外健康管理的发展

20世纪70年代，随着美国医疗保险业与医疗模式的发展，健康管理作为一门学科和产业在西方国家迅速发展，其中美国职业和环境医学学会、杜克大学、梅奥医疗集团等对健康管理的模型开发、效果评价进行了一定的研究。当下美国健康管理服务的队伍有了较大的规模。医疗集团（医疗机构）、健康促进中心、大中型企业、社区服务组织等，都为大众提供各种形式、内容多样的健康管理项目及其相关服务，成为美国医疗保健系统中的一支重要力量。美国的健康管理也一直处于世界领先水平，其主要应用主要体现在四个领域：①全国健康管理计划："健康人民"；②企业、医疗机构和健康管理公司；③健康保险或医疗保险；④新药的研究和开发。

"健康人民"（Healthy People）是指导全民健康促进和疾病预防实践以改善美国全体国民健康的10年目标规划，也是国家战略。先后颁布了《健康人民1990：促进健康与预防疾病》《健康人民2000：促进健康与预防疾病》和《健康人民2010：了解和改善健康》。2010年前后，颁布了《健康人民2020》。美国健康管理研究中心提出的口号是：提倡健康的生活方式！提高生活质量！

日本的健康管理始于1959年。在20世纪80年代颁布健康管理法规，2007~2016年实施新健康开拓战略，即运动一生和从小普及健康知识，21世纪国民健康促进运动的健康日本21政策，要求日本全国各健康管理机构与医院皆全力配合。在日本，由行政机关和民间健康管理组织一起。对全体国民进行健康管理，并对登录的外国人提供健康管理服务。它使成千上万的患者摆脱了疾病的困扰，走向健康长寿的道路。健康管理成果：两亿人口，60万人做健康管理服务，直接效果为平均寿命逐年增加，1947年男性50岁，1947年女性50岁，

1992年男性平均76.09岁，女性82.22岁。2018年日本人均预期寿命创新高，女性为87.32岁，男性为81.25岁，仅次于香港。

（二）我国健康管理的发展

我国的健康管理完成了"学术理念传播引领体检行业兴起""学术组织与平台构建带动健康管理新学科创建""科技支撑驱动健康管理及促进服务业进步"的"三级跳"，形成一套适应我国实际情况的健康管理创新理论与学科体系，对指导和推动我国健康管理学科与产业发展具有重大的现实意义和长远意义。此外，定期开展的健康管理师培训、各个地方传统的体检中心逐步升级为健康管理中心以及健康医学学科发展都是我国健康管理发展的重要体现。

截止到目前，发展大事记有以下内容：

·1994年，《健康医学》首次提出了健康管理的概念。

·2001年，我国第一家健康管理公司成立。

·2005年，健康管理师纳入卫生行业特有职业范围。

·2007年，中华医学会健康管理学分会成立，《中华健康管理学杂志》创刊。

·2009年，中华健康管理学杂志上刊登了《健康管理概念与学科体系的中国专家初步共识》，初步形成健康管理创新理论与学科体系概念。

·2013年，《国务院关于促进健康服务业发展的若干意见》发布，健康管理正式成为国家大力发展健康服务业的重点发展方向和重要体系之一。

·2016年，中国健康促进基金会组织编写的《中华健康管理学》出版，书中定义了健康管理和健康管理学的概念，总结了健康管理的理论和学科体系。

·2018年，《中国健康管理与健康产业发展报告（ 2018 ）》正式出版，从综合发展、科技、产业、自然健康和调查5个方面呈现了新时代我国健康管理与健康产业发展的新趋向、新挑战与新策略。

二、健康管理的需求现状

健康管理在提高全民健康素质，控制医疗费用和提高费用的投入–产出效益等方面具有特有的优势和巨大的潜力。随着人民生活水平的提高，生活方式的转变，健康管理在中国具有很大的需求，主要表现在以下几方面。

第一，慢性病相关危险因素流行日益严重：超重肥胖、膳食不合理、身体活动不足、吸烟等导致慢病的危险因素在人群中普遍存在。

第二，慢性病已经成为威胁我国居民健康的主要因素：心脏病、恶性肿瘤、糖尿病、高血压、高脂血症等患病率显著攀升。其中，心脑血管的发病率居世界首位。

第三，老龄化趋势日渐严峻：老年人数量迅速增长但养老体系服务建设滞后。

所以，随着生活方式与行为变化、疾病谱变化、老龄化和城镇化，医疗模式必将转向"预防、保健、治疗、康复"相结合，人们愈加重视亚健康状态调节和恢复，因此，健康管理需求巨大，将有力地推荐健康管理的发展。

三、健康中国战略下的健康管理发展

健康中国是一个创新发展理念，是新时代中国特色社会主义思想的重要组成部分。

2016年，习近平总书记在全国卫生与健康大会上发表重要讲话，提出"要把人民健康放在优先发展的战略地位"。

2016年，中共中央、国务院印发了《"健康中国2030"规划纲要》。

2017年，习近平总书记在十九大报告中指出，实施健康中国战略。

2019年，国务院印发《国务院关于实施健康中国行动的意见》。国家层面成立健康中国行动推进委员会，制定印发《健康中国行动（2019–2030年）》

健康管理人才的培养也在蓬勃开展。全国开设"健康服务与管理"专业的高校达到109所。除西藏、青海外，已覆盖全国29个省（自治区、直辖市）。教育部公布了2019年度普通高等学校本科专业备案和审批结果，2019年新增"健康服务与管理"专业，建设高校23所，分别是北京第二外国语学院中瑞酒店管理学院、河北科技学院、河北中医学院、张家口学院、山西医科大学、山西中医药大学、吉林医药学院、上海建桥学院、中国药科大学、安徽三联学院、安徽医科大学临床医学院、皖江工学院、福州理工学院、江西应用科技学院、山东青年政治学院、广东医科大学、重庆师范大学涉外商贸学院、攀枝花学院、四川旅游学院、成都东软学院、贵州大学明德学院、贵州医科大学神奇民族医药学院、陇东学院。这都体现了国家对健康管理行业的重视。

健康中国以大健康为中心，习近平总书记强调，要树立"大卫生""大健康"的观念，把以治病为中心转变为以人民健康为中心，当前我国对健康的理解还停留在单一躯体健康层面，过分依赖医疗和药物来维持健康，"大卫生""大健康"观拓展了健康服务内涵和外延。"健康中国战略"不是停留在完善基本医疗卫生制度上，而是建立一个"覆盖全生命周期、内涵丰富、结构合理的，多层次、高质量、多样化的健康服务体系"。

政府和国家在健康中国的战略行动中发挥主导作用并给予政策支持，人民群众对健康的需求大幅增加，科学技术进步的巨大带动，健康检测与医学物联网快速发展及应用，使得健康产业市场显现出了前所未有的活力。有报告认为，从规划的市场目标来看，到2020年大健康行业市场规模可达8万亿元，到2030年达到16万亿元。健康产业可能成为支持中国经济中长期经济增长的重要基础产业之一。根据世界卫生组织统计，2014年全球健康的总支出占GDP的9.9%，中国仅为5.55%，而美国高达17.14%。以上数据表明，在中国，健康管理大有可为。

随着我国健康管理相关社团与学术交流平台的成立与发展壮大，我国健康管理凝聚了我国健康管理学科专家、学者和广大从业者的经验和智慧，健康管理学术交流水平与影响力进一步提高，"以学术引领产业，以产业推动学术和学科进步"将是我国健康管理学科发展的主流及核心驱动力，虽然，我国目前健康管理在健康风险评估和检后管理方面有待于进一步完善，但可以看到健康管理的发展趋势必将朝着规范化、专业化、信息化和智能化方向发展，健康管理学科的发展必将也必将推动健康中国战略的早日实现。

第十四章　健康管理路径

第一节　健康风险评估

一、健康风险评估的定义

健康风险评估是一种方法或工具，用于描述和估计某一个体未来发生某种特定疾病或因为某种特定疾病导致死亡的可能性，是对个人的健康状况及未来患病和（或）死亡危险性的量化评估。

二、健康风险评估的意义

健康管理是一种前瞻性的卫生服务模式。需要采集健康信息，评估和分析健康风险因素，制定个体化的健康管理计划和健康危险因素干预。其中，如何根据采集到的管理对象的健康信息，进行关于疾病甚至死亡危险性的恰当的、科学的评估，是健康管理的核心技能之一，是进行健康管理的基础和关键。只有适当的评估，才能制定更有针对性的健康管理计划并进行有效的干预。因此健康风险评估的意义可以概括为以下几点：

1.帮助个体综合认识健康危险因素。

2.促进和帮助人们修正不健康的行为。

3.为制定个性化干预措施提供依据。

4.可以用于评价干预措施的有效性。

慢病风险是评估罹患慢病的风险。常见慢性病包括高血压、2型糖尿病、冠状动脉粥样硬化性心脏病、脑卒中、恶性肿瘤、慢性阻塞性肺疾病以及超重、肥胖、骨质疏松等。因此，慢病风险评估主要针对个体未来发生慢性病并发症或死亡的风险进行预测。

以心脑血管疾病为例，2016年，我国心血管病死亡434.4万例，其中脑卒中死亡209.8万例，位列死因谱的第1位，冠心病死亡173.6万例；心血管病死亡率农村高于城市。同时，心血管病患病率持续上升，我国心血管病患者超过2.9亿例。此外，冠心病、脑卒中等重大心血管病也带来严重的社会经济负担。1980~2015年，我国心血管病患者出院人次和住院费用持续上升。2015年我国重大心血管病患者出院人次高达1887.72万，急性心肌梗死直接住院总费用为153.40亿元，脑梗死的直接住院总费用高达524.26亿元。因此，加强心血管病防控刻不容缓。《"健康中国2030"规划纲要》强调了"全民健康"的发展战略，坚持以基层为重点，预防为主的工作方针。要加强心血管病的一级预防和健康管理，开展心血管病风险评估和分层是重要基础。

三、常见的风险评估方法和工具

在进行风险评估的过程中，针对不同的人种和疾病会使用不同的评估方法和评估工具。而且随着医学科学的发展评估工具和方法也会得到不断的修正。

以慢病风险评估为例，主要包括指标法和模型法。

指标法是以慢性病主要危险因素作为筛查指标，明确各指标的判定标准，满足其中≥1种危险因素指标者，即判断为慢性病高危个体。单一慢性病高危个体的判断可在此基础上结合单病特点，增加特异判断指标，并确定是否为单病高危个体。

模型法是采用logistic回归模型、Cox比例风险模型、灰色模型等方法，利用队列研究或横断面调查数据构建预测模型，并计算个体慢性病的发病概率。模型纳入因素通常包括遗传因素、既往病史、生活方式及行为危险因素、体格测量指标、临床辅助检查指标和实验室检测指标等。心血管病风险评估是检出心血管病高风险个体的必要手段，也是临床医生制定个体化治疗方案的重要依据，有助于医务人员对高危个体进行健康教育和健康管理。

简要介绍几种常用评估模型：

1. 哈佛癌症风险指数（Harvard Cancer Risk Index） 哈佛癌症风险指数是哈佛癌症风险工作小组提出的，是基于生活方式及常规体检资料的癌症风险评估模型。

$$RR = \frac{RR_{11}*RR_{12}*\cdots RR_{1n}}{[P_1*RR_{c1}+(1-P_1)*1.0]*[P_2*RR_{c2}+(1-P_2)*1.0]*\cdots[P_n*RR_{cn}+(1-P_n)*1.0]}$$

通过查阅文献确立所评估癌症的主要危险因素及相对危险度。

根据上述公式计算出个体患病的相对风险。

相对风险乘以同性别年龄组一般人群某病的发病率，即可算出个体患病的绝对风险值。

2. 心血管疾病风险评估Framingham模型

第一步：评分

年龄（岁）	得分
35~39	0
40~44	1
45~49	2
50~54	3
55~59	4

收缩压（mmHg）	得分
<120	-2
120~	0
130~	0
140~	0
160~	3
>180	4

体重指数（kg/m²）	得分
<24	0
24~	1
≥28	2

总胆固醇（mmol/L）	得分
<5.20	0
≥5.20	1

吸烟	得分
否	0
是	1

糖尿病	得分
否	0
是	2

第二步：求和

危险因素	得分
年龄	____
收缩压	____
体重指数	____
总胆固醇	____
吸烟	____
糖尿病	____
总计	____

10年ICVD绝对危险参考标准

年龄（岁）	平均危险	最低危险
35~39	0.3	0.1
40~44	0.4	0.1
45~49	0.6	0.2
50~54	0.8	0.3
55~59	0.4	0.5

第三步：绝对危险

总分	10年ICVD 危险（%）
-2	0.1
-1	0.2
0	0.2
1	0.3
2	0.5
3	0.8
4	1.3
5	1.8
6	2.8
7	4.4
8	6.8
9	10.3
10	15.6
11	23.0
12	32.7
≥13	≥43.1

中国动脉粥样硬化性心血管疾病风险预测模型：为了积极应对我国心血管病防控的严峻挑战，进一步推动和强化基层心血管病的一级预防和健康管理工作，我国多学科专家组成联合委员会共同制定了《中国心血管病风险评估和管理指南》，旨在指导我国心血管病风

险评估工作，促进基层医务人员对心血管病危险因素的管理，加强个体自我风险评估的意识，为早期预防心血管病的发生、提高我国居民健康水平做出贡献。中国医学科学院阜外医院顾东风教授团队，开发出针对国人的新的风险预测工具——China-PAR风险预测模型（Prediction for ASCVD Risk in China，China-PAR），以评估10年内发生动脉粥样硬化性心血管病（ASCVD）的风险，该研究已在Circulation杂志发表。

通过网站（http：//www.cvdrisk.com.cn）或"心脑血管风险"手机App评估工具，可以方便、快捷地进行心血管病10年风险和终生风险评估。

第一步：　评分

年龄（岁）	得分
35~39	0
40~44	1
45~49	2
50~54	3
55~59	4

收缩压（mmHg）	得分
<120	-2
120~	0
130~	1
140~	2
160~	5
≥180	6

体重指数（kg/m²）	得分
<24	0
24~	1
≥28	2

总胆固醇（mmol/L）	得分
<5.20	0
≥5.20	1

吸烟	得分
否	0
是	2

糠尿病	得分
否	0
是	1

第二步：　求和

危险因素	得分
年龄	____
收缩压	____
体重指数	____
总胆固醇	____
吸烟	____
糖尿病	____
总计	____

10年ICVD绝对危险参考标准

年龄（岁）	平均危险	最低危险
35~39	1.0	0.3
40~44	1.4	0.4
45~49	1.9	0.5
50~54	2.6	0.7
55~59	3.6	1.0

第三步：　绝对危险

总分	10年ICVD危险（%）
≤-1	0.3
0	0.5
1	0.6
2	0.8
3	1.1
4	1.5
5	2.1
6	2.9
7	3.9
8	5.4
9	7.3
10	9.7
11	12.8
12	16.8
13	21.7
14	27.7
15	35.3
16	44.3
≥17	≥52.6

四、健康风险评估内容

健康风险评估涵盖的方面很多，为了便于理解健康风险评估内容，以缺血性心脏病及脑卒中为例进行介绍。

1.首先根据干预的可能性和证据的强度，对危险因素进行分类。

（1）不可干预的危险因素（如年龄、性别、出生体重低、人种/种族和遗传因素）。

（2）证据充分的可干预危险因素（如高血压、主动或被动吸烟、糖尿病、血脂异常、颈动脉狭窄、绝经后激素治疗、心房颤动和某些其他心脏病、不良饮食习惯、缺乏体力活动、肥胖和体脂分布等）。

（3）证据不太充分或潜在的可干预危险因素（如代谢综合征、酗酒、药物滥用、口服避孕药、睡眠呼吸障碍、高同型半胱氨酸血症、脂蛋白升高、高凝状态、精神压力等）。

2.进行缺血性心血管病未来10年发病风险及卒中风险的评估。

3.如果是已患病人群，需要做病情评估，包括：

（1）疾病确定诊断。

（2）并发症。

（3）合并症。

4.心理评估

（1）使用情绪、压力量表评测结果。

（2）使用焦虑、抑郁量表评测结果。

5.膳食、运动评估

（1）根据饮食调查结果，比对膳食宝塔，评价管理对象饮食结构是否合理。

（2）根据运动习惯调查，综合管理对象病情，评价管理对象运动量及运动形式是否合理。

6.总体健康状况评估：综合管理对象病情及心理等各种评测结果，给出管理对象目前健康状况评价。

五、健康风险评估流程

1.健康信息采集 通过问卷和健康体检收集健康信息，从中找出健康危险因素。

2.危险度计算 对未患病个体，通过目前国际或国内公认的各种疾病风险模型，评估疾病发病风险：如芬兰糖尿病风险评估成人10年糖尿病风险（FINDRISC）、国人缺血性心血管病总发病风险简易评估工具（ICVD）、改良弗明汉卒脑卒中险评估工具（FSP）等。对已患病个体，通过相应指南中的规定进行危险程度分级。如高血压病患者依据血压水平、心血管危险因素、靶器官损害、临床并发症和有无糖尿病，分为低危、中危、高危和极高危4个层次；血脂异常按照有无冠心病及其他危症、有无高血压，其他心血管危险因素的多少，结合血脂水平来综合评估心血管病的发病危险，进行危险性高低分类等。

3.评估报告进行阐述 需强调，人群中健康的风险值是连续分布的，并没有绝对的切点值，我们不能简单地认为超过切点值就符合用药指征或应该启动某种治疗措施，当低于此切点值时，也不能认为某些生活方式指导就没有必要。报告中提示风险分层后，应该向受检者获得相对准确而及时的风险，对不同风险的个体推荐不同强度的生活方式干预或药物治疗，合理利用公共卫生资源，使干预的获益最大。

第二节 团体健康管理

团体健康管理是指对某一特定人群的健康危险因素及慢病进行全面管理的过程。其宗旨是充分利用组织管理的优势，调动个人及集体的主观能动性，有效地利用有限资源达到最大的健康效果。团体健康管理遵循健康管理的基本步骤，包括健康信息采集、对信息进行分析和评估、制定健康干预方案、实施干预、评价干预效果。团体健康管理应基于个人健康管理的流程，并在此基础上增加团体信息采集及评估，完善团体功能建设，以促进被管理团体间的相互沟通、鼓励及督促。根据实际管理服务需求，它可以通过综合应用健康物联网、移动健康技术、云计算与服务技术等前瞻性信息技术的构建来帮助实现（图44）。

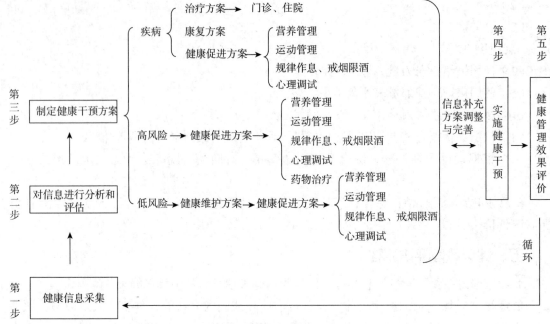

图44　团体健康管理路径图

一、对团体进行健康信息采集，建立健康档案

（一）访谈

向团体详细介绍健康管理服务的内容、范畴、对方预期获益等，以及对对方所应得到的服务或疑问解答等事务的受理。

（二）采集个人健康信息

通过上门体检或到院体检等方式为服务对象建档。收集服务对象的个人健康信息，包括一般情况（年龄、性别等）、生活方式（如吸烟、饮酒、膳食、体力活动、睡眠、精神及社会因素等）、既往史、现病史、手术史、家族史、体格检查、实验室、影像学检查等多项与健康相关的信息。

（三）采集团体信息

主要汇集该团体的自然属性、社会特点、共性问题等信息。

该团体总人数、性别分布、年龄分布、文化水平。

该团体职业类型、工作环境（包括有无职业伤害等）、生活特点。

该团体间的人际关系。

该团体存在的主要健康问题和健康风险因素流行情况。

该团体的工作或生活压力、集中存在的社会心理问题。

当地或所属地区、部门的相关政策法规。

该团体对健康管理服务的认知、接受度、需求及期望等，团体领导层的认知和重视程度对团体健康管理的实施和效果影响显著。

双方明确管理内容、管理时间、管理周期、管理方式、收费标准、管理双方的责任及义务等内容，并签订协议。

（四）建立健康档案

以健康信息采集为基础的健康档案的建立是健康管理的重要基础，可通过阶段性信息采集和连续性信息采集来共同形成动态的个人及团体健康档案。健康档案的内容可包括：健康档案首页、个人健康信息表、病史摘要、既往与最新健康体检报告（个人、群体）、健康检测与监测指标记录表、健康管理动态跟踪记录表、膳食管理日记表、运动管理日记表、健康咨询与反馈记录表、专家会诊与干预服务记录表等，并以问题为导向建立连续的数据积累，形成团体健康信息动态监测表。

二、对个人及团体信息进行分析和评估

团体健康评估除个人健康风险（对个人的健康状况及未来患病或死亡的危险性用数学模型进行量化评估）外，还应包括以下内容：

1.参加健康管理人员的自然情况分析，包括参加健康管理总人数、按年龄和性别分层情况和百分比。

2.总体健康状况分析，包括健康低风险人群的人数/百分比；健康高风险人群的人数/百分比；慢性病人群的人数/百分比。

3.各类多发疾病、常见慢病、重大疾病和异常阳性结果统计分析。包括疾病序位分析，分性别和年龄段统计等。

4.男性及女性专科疾病统计分析。

5.疑诊恶性疾病统计。

6.健康体检状况对比分析，包括与该群体历年体检数据对比、与相近人群、普通人群健康数据对比等。

三、制定团体健康干预方案

（一）制定健康管理阶段性目标

1.**初期管理目标**　首先管理改善问题的标的，即优先解决的问题，应是在短期内可得到改善的且效果显著的健康问题，针对主要问题提出具体实施计划和解决方案。

2.**中期管理实现目标**　对于重点问题改善的情况要进行效果评定，对于次要问题要综合调整，提出具体实施计划和解决方案。

3.**季度、年度管理目标与效果评价**　根据上述管理目标实施与执行情况的考核、身体状况重新全面复查进行前后效果对比评价。

（二）制定健康管理干预计划和实施方案

团体健康管理采取分层管理模式。对于有相近生活方式和共同危险因素或疾病的人群，可以通过健康风险评估后对其实施分层管理。这样，健康管理者可以根据各层管理人群的需求特点，按其需求实施重点干预管理，提高管理效率。

分层管理将团体通过风险评估分为低风险人群、高风险人群和明确诊断疾病人群（包括健康检查确诊疾病人群和既往诊断慢病人群），针对不同人群采取不同的策略和方法进行干预。

1.**低风险人群的管理**　低风险人群指经过健康评估未发现健康问题和低健康风险的群体。此类人群通常以青年人为主，有可能存在生活方式及心理压力问题等，因此需要积极开展健康教育工作，使该人群远离不良的行为方式，通过"零"级预防，减少或推迟患病危险因素的发生。

低风险人群健康管理措施主要包括：养成良好的作息习惯、调理饮食、均衡营养、保持健康体重、戒烟限酒、抛弃不良嗜好、调整心理状态等。

2.高风险人群的管理 高风险人群指经过风险评估存在明显的高危因素并需要立即改善健康状况的群体，如肥胖、高脂血症等。对于此类人群需要加强慢病预防性管理，即让该人群对潜在疾病的风险有明确深入的了解，积极配合干预方案的实施，已实现逆转疾病发生的可能。

高风险人群健康管理措施可以从饮食、运动、作息、心理及药物等方面进行干预。

3.健康检查确诊疾病人群的管理 通过健康管理中心检测发现已患疾病者，健康管理中心可及时与相关临床科室进行衔接并转诊亦或推荐专科就诊，从而达到预防和干预疾病发展的目的。

在转诊过程中，可通过表格的形式，对转诊处理的状态、处理的时间、临床响应的时间、临床的诊断和处理意见以及随后的处理效果等进行全程记录和监控，对负责管理的病人进行疾病康复指导和心理辅导。

4.慢病人群的管理 慢病人群指既往有明确的疾病诊断，需要通过健康管理得到有效控制、延缓疾病进展、减少并发症出现的人群。需要在专业指导下，使所患疾病得到有效控制，并对影响慢病控制的不良生活方式和行为方式进行全面纠正改善，采用综合性的健康管理方案，延缓疾病进展、减少并发症、降低医疗费用、提高生活品质和生命质量。

慢病人群的管理措施主要包括：明确疾病控制指标，要求并督促药物治疗，定期监测各项指标的变化，配合指导生活方式的调整等。

四、实施健康干预，进行健康促进

根据团体情况，可采取以下方法进行团体健康管理。

1.进行健康教育 健康教育是以提高团体的健康知识和健康素养为目标的，有组织、有计划开展的健康活动。可采取以下几种形式：

（1）举办健康讲座 需要定期或不定期为团体进行健康生活方式、慢病防治的知识讲座，并及时了解反馈信息，监督效果，并加以改进。

（2）提供健康资讯 通过纸媒或网络的方式为团体提供实用、丰富的健康资讯，使团体成员通过自觉学习提高健康素养。

（3）发放宣传资料 统一发放一般性宣传资料，如食物金字塔、合理运动指导等；根据个体差异性发放有针对性的宣传资料，如高尿酸血症饮食禁忌表、骨质疏松饮食注意事项、血压或血糖监测表及个体化饮食运动处方等；推荐健康书籍，帮助团体充实与健康有关的阅读资料等。

2.改善健康环境 团体环境包括生活环境、生产环境和社会环境，通常环境危害因素分为自然和人为两类。团体环境是影响健康的重要因素。健康管理服务方需明确影响团体健康的主要环境危害因素，并进行准确的分析和评估，做出相应的干预方案。

（1）食堂环境 对团体单位食堂的食品来源、食物储存方式（特别是冷荤食物）、生熟食物的摆放及加工方式、食物清洗、餐具消毒、食盐和食用油的消耗、菜品搭配等方面进行调查，再结合团体实际状况给予相应的配餐方案。

（2）运动环境 结合团体运动环境提出建设和改善方案，增设或改进运动设施、有效利用资源，组织开展健步走、登山、游泳、球类等丰富多样的健身活动。在组织健身活动前需要对该团体成员的身体状况、基础活动量大小、运动习惯是否合理等方面进行综合分析，并制定合理的健身计划。

（3）文化环境　协助团体创建健康文化环境，倡议开展丰富的文化生活，如组织诗歌朗诵、书法比赛，开展网络互动群等，增加团体人群的情感交流沟通，舒缓工作压力，促进心理健康，共同创建健康的和谐家园。

（4）工作环境　发现并减少可能引起职业危害的因素，提高生产安全性，减少职业伤害和职业病的发生。并对职业相关的健康风险因素进行有效干预，如办公室人群的颈椎病风险，推行颈椎操、工间操等措施。

3.举办健康促进活动

（1）健康生活方式体验营　健康生活方式体验营是一种新兴的度假式健康生活指导方案。它是集健康讲座、健康咨询、营养指导、运动指导、心理减压等多项内容于一体的集中式、强化式指导干预措施。

（2）健康俱乐部　组织团体中有共同兴趣爱好特长的个人参加健康生活俱乐部，俱乐部成员之间共同学习健康知识、共同参与健康活动，在团体凝聚力的作用下，促使俱乐部成员健康行为的形成和巩固。

（3）健康沙龙　组织团体中有相同健康问题的个人进行现场交流，分享在健康问题的改善和控制方面的经验和感受，并进行专家点评，使其他人借鉴，并对其他人起到鼓励和督促作用。

4.对团体核心人物进行重点管理　团体领导层或决策者在健康管理过程中起到重要的导向性作用。只有当行政领导充分认识到健康管理的重要性和必要性，认识到健康和生产力之间、团体价值之间的密切关系，改变传统的重治轻防观念，才能有利于团体健康管理的有效推行，有利于发动成员的广泛参与，带动成员意识的改变。

5.监督、指导健康管理方案的实施　在方案实施过程中，对已改善的健康问题继续维护、对新发生的健康问题应进行及时补充、修订调整管理干预计划、最终实现最大程度的健康改变和健康促进。

五、健康管理效果评价

对于健康管理的指导效果采用每3个月进行定期的跟踪评估，通过对被管理者进行以下内容的调查，并与之前数据进行统计分析对比，最后进行年度分析对比。

1.参与情况　参与健康管理项目的人数占总人数的比例；参与健康风险评估的人数占总人数的比例；参与体检筛查的人数占总人数的比例等。

2.健康风险变化　可以采用艾丁顿风险因素（Edington Risk Factors）衡量方法，对完成健康风险评估的被管理者进行前后评估对比。

3.健康知识提高、健康行为改变、健康状况及慢性病改善变化　具体可以从健康知识知晓率、吸烟减少率、戒烟率、运动锻炼强度改善率、慢性病（高血压、高血脂、高尿酸等）减少率等方面进行评价。

4.医疗利用率变化　住院和看急诊的数量变化、用药情况；人均医疗费用节省情况等。

5.团体生产力改善变化　单位时间工作量产出；单位时间团队效益计算等。

6.健康管理对团体凝聚力、团体文化的影响 可以采用团队协作评价表、团队文化评价表打分的方式进行前后对比。

第三节 个人健康管理

一、个人健康管理模式

健康管理是一种前瞻性的卫生服务模式，它以较少的投入获得较大的健康效果，从而增加了医疗服务的效益。一般来说，个人健康管理由三部曲构成：第一步，采集个人健康信息及建立健康档案；第二步，个人健康风险评估；第三步，健康风险干预和健康促进。这三个步骤可以通过互联网的服务平台及相应的用户端计算机系统和/或手机 APP 软件来帮助实施。健康管理是一个长期的、连续不断的、周而复始的过程，因此，在实施健康干预措施一定时间后，需要评价效果、调整计划和干预措施。只有周而复始，长期坚持，才能达到健康管理的预期效果（图45）。

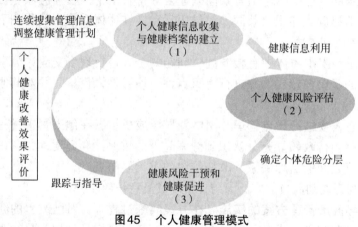

图45 个人健康管理模式

二、个人健康管理路径及流程

个人健康管理的实施路径可以分解为5个步骤完成，详见图46。

三、个人健康管理的实施

（一）个人健康信息的采集

以健康信息采集为基础的健康档案是记录个人健康状况和相关信息的系统化文件，它具有综合性、连续性、科学性的特征。完整的健康档案对健康管理非常重要。通常，健康信息的采集可通过和管理对象面谈、问卷调查及健康体检等方法来完成。

1.问卷调查 是进行信息搜集的重要手段，所得信息的准确性至关重要，它直接关系着后续的风险评估结果，因此，最好在健康管理专业人员指导下完成。根据评估的重点与目的的不同，所需的信息会有所差别，一般来讲，问卷的主要组成包括以下几个方面。

（1）一般情况 姓名、性别、出生日期、出生体重、身份证号、民族、婚育状况、职业、受教育程度、联系方式、通讯地址等。

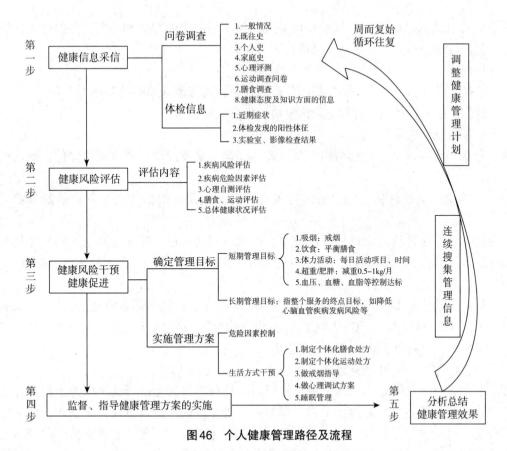

图46 个人健康管理路径及流程

（2）既往史 应包括已患有疾病史及治疗情况，手术史。

（3）个人史 吸烟（需记录每日吸烟支数、吸烟时间，是否戒烟以及戒烟时间等）；被动吸烟（需记录平均每周被动吸烟超过15分钟/日的次数）；饮酒（记录饮酒频次及饮酒量）；睡眠情况；睡眠呼吸障碍（记录是否打鼾、打鼾频率、打鼾有无憋醒及呼吸停顿等伴随情况）。

（4）家族史 家族中其他成员的患病情况，尤其是高血压、糖尿病等慢性疾病，以及早发缺血性心血管病家族史（男性一级直系亲属 <55岁，女性一级直系亲属 <65岁）。

（5）心理评测 抑郁自评量表、焦虑筛查量表，压力、情绪量表等。

（6）运动调查问卷 日常运动形式及时间。

（7）膳食调查 日常饮食习惯。

（8）健康态度及知识方面的信息 对导致疾病的主要危险因素、对自身疾病、对目前中国卫生保健系统的了解情况。

2.健康体检信息 主要指近期症状和体检中发现的阳性体征及实验室、影像学检查结果。如：身高、体重、血压等；血、尿实验室检查（血脂、血糖等）；仪器设备检查（颈动脉超声、动脉硬化检测等）。

（二）个人健康风险评估

个人健康风险评估是进行健康风险管理的基础和关键，它是根据所采集的个人健康信息，对个人的健康状况及未来患病或死亡的危险性用数字模型进行量化评估，其主要目的是帮助个人综合认识健康风险，鼓励和帮助人们纠正不健康的行为和习惯，并以此为依据制定个性化的健康干预措施并对其效果进行评价。

1. 评估内容

（1）疾病风险评估　是患某种疾病可能性的评估，是健康管理中极重要的环节。

（2）疾病危险因素评估　评估危险因素对疾病发生的权重。

（3）心理自测评估。

（4）膳食、运动评估　膳食结构合理性评估、运动量及运动形式合理性评估、运动安全性评估。

（5）总体健康状况评估　综合管理对象各种评测结果，给出管理对象目前健康状况评价。

2. 评估方法　在进行风险评估的过程中，针对不同的人种和疾病会使用不同的评估工具，而且随着医学科学的发展评估工具和方法也会得到不断的修正。目前常用的方法有：

（1）专家会诊法　多学科专家会诊。

（2）风险评估法　①单因素加权法如哈佛癌症风险指数。②多因素模型法如framingham冠心病模型。用统计学概率理论方法得出患病危险性与危险因素之间的关系模型（cox、logistic多元回归、模糊数学的神经网络方法等）。

（三）健康风险干预和健康促进

搜集健康信息、建立健康档案、评估健康风险的最终目的是进行健康风险干预及健康促进。健康风险干预是健康管理的关键，即通过分析个人的健康信息及健康需求，根据具体目标确定个性化的健康风险干预措施，对个人进行生活方式干预、心理支持、改变不良行为、进行健康教育等动态跟踪管理，达到降低个人健康风险、减少疾病发生的干预效果。主要包括以下内容：

1. 确定管理目标　根据管理对象当前的健康状况、健康需求、具有的问题和危险因素，制定拟在一定时间内应达到的管理目标，可根据管理服务期限制定短期和长期目标。

（1）短期管理目标　可以一个月或一个季度为标准设定短期目标。

①吸烟：戒烟，避免被动吸烟，强烈鼓励管理对象及家人戒烟。

②饮食：平衡膳食。

③体力活动：制定每天的体力活动项目和时间。

④超重/肥胖：每月减重0.5~1.0kg。

⑤高血压：使血压平稳降至正常水平。

⑥糖尿病：严格控制血糖水平，制定血糖及糖化血红蛋白控制目标。

⑦高脂血症：根据血脂结果及心血管病总体风险分层选择降脂靶目标。

（2）长期管理目标　指整个健康管理服务的重点目标，多为一年以上。如延缓动脉粥样硬化进展、降低心血管疾病的发病风险等。

2. 制定个性化管理方案　需要根据确定的管理目标，给出达到目标的具体方法，必须具有针对性和可操作性，管理方案需包含以下几个方面：

（1）危险因素的控制　针对主要危险因素进行干预，达到管理靶目标。

（2）生活方式干预　主要包括以下几方面

①制定个性化膳食处方：根据饮食调查结果给出指导，做到膳食中供给的能量和各种营养素充足适量、各种营养素之间比例平衡、各餐能量的分配要适应人体的生理状况和工作需要，三餐定时定量、比例合适。

②制定个性化的运动处方：根据运动调查给出运动指导，运动处方的内容包括运动类型、强度、持续时间、频率及运动方案的进展。制定运动处方要遵循安全性、科学性、长期性的原则。

③做戒烟指导：根据管理对象的吸烟状况及戒烟意愿，积极劝说吸烟者戒烟，明确、有力地反复提出个体化的戒烟建议，在戒烟过程中给予全程的个性化的帮助，如帮助确定戒烟日期、提供戒烟材料、明确戒烟支持、分析戒烟障碍、指导使用戒烟药物治疗及推荐戒烟门诊，并根据以上内容制定个性化的戒烟计划，促使吸烟者改变行为和环境，引导其建立健康的生活方式。

戒烟后维持阶段的重点任务是防止复吸，因此要通过随访管理对象，随时给予帮助和支持，对吸烟者在戒烟过程中遇到的包括戒断症状在内的各种戒烟障碍给予相应的帮助，必要时，转诊病人接受专科戒烟咨询与治疗。

④做心理调试方案：根据心理方面的调查结果给出心理和情绪管理的指导，包括询问、评价、建议、帮助和随访五个方面，每一部分的信息对指导下一步的工作都具有重要意义。

⑤睡眠管理：根据睡眠情况调查结果给出维持健康睡眠指导，建议保持良好睡眠，避免熬夜，保持人体生物钟节奏，睡眠障碍较重者转诊专科咨询及治疗。

（四）监督、指导健康管理方案的实施

制定个性化的管理方案后，进行实施指导，因为个人不一定做得很标准，也可能坚持得不好，所以要实施指导。具体要根据被管理者个人的需要，健康管理师以电话、微信、邮件、短信等方式定期与被管理对象联系，加强被管理者的依从性，促进健康管理方案的有效执行，随访中发现健康管理方案在实施中出现的问题时，要及时调整方案。

（五）分析总结健康管理效果

健康管理是一个长期的、连续不断的、周而复始的过程，即在实施健康干预措施一定时间后，需要进行总结评估，评估着重验证健康管理方案的正确性和可行性，对管理方案的目标完成情况进行阶段性评价，总结经验和不足，为后续的健康管理方案的制定和调整提供客观的依据，进一步修正完善干预计划和干预措施。只有周而复始，长期坚持，才能达到健康管理的预期效果。

第四节　健康科普教育

一、健康科普定义

科普是以公众易于理解、接受和参与的方式普及科学技术知识、倡导科学方法、传播科学思想、弘扬科学精神的长期性活动。健康科普就是以科普的方式将健康领域的科学技术知识、科学方法、科学思想和科学精神传播给公众的，旨在培养公众健康素养，学会自我管理健康的长期性活动。

健康科普教育属于科学知识的范畴，同时吸收了医学、文学、大众传播学、新闻学、心理学、社会学、教育学等诸多学科的知识。

二、健康科普科学和社会意义

当今的医学模式已经发生了深刻变化。医院不只是在治疗生物学意义上的病人，还要宣传健康知识和理念，预防疾病的发生，努力践行习近平总书记提出的"要把科技普及放在与科技创新同等重要位置上，要把普及科学知识、弘扬科学精神、传播科学思想、倡导科学方法作为义不容辞的责任"的重要指示，为国民提供更科学、更权威的防病治病知识和健康生活方式。

健康知识和技能的缺乏是影响公众健康的重要因素，《"健康中国2030"规划纲要》要求加强健康教育、塑造自主自律的健康行为，开展健康知识普及行动作为健康中国重大行动之一。公众健康科普教育是提高全民健康素养的重要举措，公众健康素养是一个多维度的概念，健康科普教育工作要取得好的效果，必须以改变行为为目的，采取信息传播和行为干预手段，同时要注意需求评估与效果评价。有效的健康科普教育需要政策环境支持、社会氛围营造、大众传媒配合、人才队伍培养、知识体系积累、方式方法创新等。医疗卫生人员是健康科普信息传播的主力军，要了解受众对健康信息需求的心理，了解媒介特性并用好媒介，培养将专业知识技能转化为科普进行传播的能力。社会进入互联网+时代，健康科普教育也必须进入互联网+时代。健康科普的意义有以下几点：

第一，健康科普可以帮助我们传播科学思想，弘扬科学精神，抵御伪科学对我国健康管理的干扰、误导和诋毁。

第二，医学科普教育是健康教育和预防医学的重要组成部分。健康知识普及行动作为健康中国行动的重要组成部分，对健康中国战略的实施有着重要意义。健康知识和技能的缺乏是影响公众健康的重要因素，《"健康中国2030"规划纲要》要求加强健康教育、塑造自主自律的健康行为，开展健康知识普及行动作为健康中国重大行动之一。

第三，健康科普可以帮助我们培养健康素养，提高在互联网+时代健康管理的能力。

进行健康科普教育工作中，新媒体对健康科普的发展既是机遇，也是挑战。其传播速度快、范围广、成本低，发展迅猛，让健康知识在最短的时间里得到广泛的宣传。自媒体时代下人人都是健康生活方式的"倡导者"，人人都是健康知识的"传播者"。新媒体既提升了权威信息的传播速度，另一方面，也放大了不负责任谣言的危害程度，为谣言提供了滋生和蔓延的土壤。因此，更应该主动去进行科普教育工作，使普通大众接触到真正的科学实用的知识。

三、健康科普的特点

第一是时效性。权威发布是最好的谣言粉碎机。当出现谣言时，应当做到第一时间回应，将谣言遏制在萌芽的状态中。作为权威部门要占领健康信息发布的"高地"，抢占"发声"先机，对社会广泛关注的公众健康问题给予正确的引导，使公众接受真实的、正确的健康信息，使新媒体在健康教育工作中最大限度地发挥正面引导作用。

第二是发散性。社会新闻注重新闻性，健康教育则是要透过新闻普及知识。比如，前段时间我区发生了高龄老人误吸香蕉进气管的事件。这是社会新闻，在宣传报道事件的同时，更要将健康知识普及贯穿其中，通过微博、微信等新媒体平台宣传如何防止"误吸"、一旦"误吸"如何处理。

第三是创新性。创新宣传手段，纯文字科普显得苍白，缺乏阅读的趣味。结合图片、视频、动画等显得生动有趣；以往的健康科普宣传都是以说理为主，受众往往感觉枯燥。如今在新媒体环境下要融入"感性的元素"，动之以情、晓之以理。

四、做好科普的关键

1.实用　科普的内容应有较强的实用性，科普的主题应短小精炼，切勿贪求大而全；主题切入点要尽可能具体，重点突出，这样才更容易留下深刻的印象。

2.贴心　医学科普的本质，应该是对患者像对待朋友一样的贴心帮助。所以，即使是大牌专家也要放下姿态，像朋友一样只讲他们最想听又听得懂的内容，使用最简单、直白、通俗的语言。

3.巧思　按照受众喜欢的思维准备，吸引兴趣。比如典型的小故事、老百姓的错误观点和民谣谚语、知名人物都可巧妙加以借用，以吸引观众。切忌照本宣科，尤其避免按照医学传统教学中的常规套路"定义—病因—诊断—治疗"去传授。

4.互动　可以增强受众的参与性，比如设置一些提问，或者互动的环节。

5.改变　影响和改变受众的想法和生活行为，是新闻传播者最高层次的追求，也是医学科普工作者应该努力达到的境界。

五、健康科普的形式

（一）科普讲座

一定要了解受众的构成，站在受众的角度进行分析。也就是要给谁进行科普宣传。进行选题和立意，科普要围绕一个中心，要讲的知识点不能太多，讲座方案要有逻辑性，设计出简明的架构，组织材料，写好发言稿件，即使是制作PPT也建议要写出稿件，或者是在备注中列出要点，正式讲座前多练习几次。科普讲座中要注意语言技能，表达需要口语化，准确精炼，科学无误，生动形象，并设立提问和互动环节，可以多用实例说明，多讲怎么做，适当加一些幽默的语言。语速不要太快，要有适当的肢体语言，注意眼神要和听众交流，可以准备简单的道具。注意穿着简单大方。如果有特殊的讲解需求，还可以邀请助手共同完成讲授工作。

（二）科普文章

书写能够吸引大家阅读的科普文章有以下几个窍门。首先是"蹭"热点，热点是最容易带动流量的一种方式，一个热点刚刚出来的时候常常会引起大家的关注，所以这个时候写这种热点文章，就会吸引大家的注意！但是热点带动的前提下，也要有"干货"，"干货"就是要有观点，就事件引出的观点越精辟，越深刻，越易得到传播。当然，观点要有科学理论或者数据事实进行支撑，要多"查资料"。还要能够"共情"，也就是带动读者情绪。如果科普文章作者能够写出自己最直接的情绪来表达，往往也能引发读者的共鸣！要避免做"标题党"。标题党可以骗点击，但是骗不了二次传播，人们点进来后发现被骗了，会影响科普信誉。但是题目如果太平庸，又会被海量信息淹没，所以，可以在题目中设置一些"矛盾点"，或者"疑问"，或者以辟谣的形式来吸引大家关注。如果题目吸引人，文章中又有足够的"干货"，那么慢慢就会形成品牌，增加大众的自发传播。总之，用心才能写出好文案！

（三）科普微视频

并不是所有的健康科普都需要用短视频的方式呈现，有些内容，短视频表达不清楚，比如一些复杂的医学数值。有的内容，比如急救CPR内容很直观，学了能有一些帮助，可以用短视频的方式呈现。但是要注意后期在视频里增加字幕提示，以方便各个年龄段人群观看。短视频的首要要求是需要说的很流畅，有些专家可以写出很好的文章，可以在讲台上谈笑风生，但是站在镜头前就比较拘谨，或者口头语太多，这就需要多多练习，精炼语言。在做短视频前，大多需要精心策划。比如跟热点事件相结合，是加入真实视频还是需要有人配合表演，另外后期的配音、字幕、剪辑，都需要专业的软件甚至专业团队帮忙才可以形成一个完整的视频。

六、健康科普的发展

在现阶，健康科普作品质量良莠不齐、信息来源鱼龙混杂是我国健康科普领域存在的主要问题之一。作为解决这一问题的重要手段，健康科普作品科学性评价是规范健康科普创作实践、形成科学的健康知识普及环境的前提和保证。"政府主导，多部门协作，全社会参与，专业机构指导，专群结合"的工作方针，联合医学界、文化艺术界、科普出版传播平台、健康促进机构及相关各方，搭建健康科普知识传播和转化的平台，针对不同受众群体的特点，以大众喜闻乐见的形式，传播权威科学的健康知识，将通过传承与新技术应用和管理机制创新，提升平台服务效率，鼓励更多的青年才俊投身到提高民众健康素养的队伍中来，让新生力量快速成长为健康科普事业的主力军，践行"健康中国行动"贡献力量。

第十五章　健康管理实用技能

第一节　营养与健康管理

一、合理营养与健康

（一）概述

1992年，维多利亚宣言提出健康生活方式由四大基石构成，即"合理膳食、适量运动、戒烟限酒、心理平衡"。其中，合理膳食居于四大基石的首位。（我担心四大基石在健康管理部分进行过相对详细的介绍。可以替换成 "民以食为天"，食物是维持人体生命与生活活动的基本条件，摄取食物是人及一切动物的本能，而正确合理的摄取和利用食物则是一门科学。

营养（nutrition）是指机体摄取、消化、吸收、代谢和利用食物或营养素（nutrients）以维持生命活动的整个过程。

食物（food）是维持人体生命和机体活动的基本物质条件之一。平衡膳食（balanced diet）是维持人体健康的基本物质条件之一。

营养素是机体为了维持生存、生长发育、生理功能、体力活动和健康以食物的形式摄入的一些需要的物质。人体每日需要的营养素超过40余种，可概括为七大类，即：蛋白质、脂肪、碳水化合物、维生素、矿物质（常量元素和微量元素）、水和膳食纤维。各种营养素都有其独特的生理功能，有些营养素可同时具有几种生理功能，但在代谢过程中又密切联系，共同推动和调节生命活动。总的来说，各种营养素的生理功能就是供给能量、构成身体组织和调节生理功能。

大量研究表明，人体慢性疾病的发生、发展与膳食选择行为存在密切联系。合理的膳食结构对于预防疾病、乃至促进某些疾病的康复都起着不可忽略的重要作用。现代医学已明确，采取包括医疗、护理、营养和心理等多方面密切结合的综合管理和治疗方案才能获得更好的效果。在预防层面，许多疾病的产生和发展与营养不均衡有密切关系；在治疗层面，诸多疾病或疾病的某些阶段，营养支持治疗是主要手段或综合性治疗的重要组成部分。已有大量高强度研究证据明确，临床营养支持治疗（clinical nutrition support therapy）可改善慢性疾病患者的营养状况和代谢状况，修补损伤组织，改善临床结局（clinical outcome），提高患者的生活质量（quality of life），并改善成本效果比（cost-effectiveness ratio）。可以说，营养工作的质量直接影响整体健康管理效果和临床治疗效果。

（二）中国居民膳食指南

2016年由国家卫生健康委（原国家卫生计生委）发布了由中国营养学会组织制定的《中国居民膳食指南（2016）》。该指南针对健康人群提出六条核心推荐，包括：食物多样，谷类为主；吃动平衡，健康体重；多吃蔬果、奶类、大豆；适量吃鱼、禽、蛋、瘦肉；少盐少油，控糖限酒；杜绝浪费，兴新食尚。其关键推荐包括：

1.每天的膳食应包括谷薯类、蔬菜水果类、畜禽鱼蛋奶类、大豆坚果类等食物。平均每天摄入12种以上食物，每周25种以上。每天摄入谷薯类食物250~400g，其中全谷物和杂豆类50~150g，薯类50~100g。食物多样、谷类为主是平衡膳食模式的重要特征。

2.各年龄段人群都应天天运动、保持健康体重。食不过量，控制总能量摄入，保持能量平衡。坚持日常身体活动，每周至少进行5天中等强度身体活动，累计150分钟以上；主动身体活动最好每天6000步。减少久坐时间，每小时起来动一动。

3.蔬菜水果是平衡膳食的重要组成部分，奶类富含钙，大豆富含优质蛋白质。餐餐有蔬菜，保证每天摄入300~500g蔬菜，深色蔬菜应占1/2。天天吃水果，保证每天摄入200~350g新鲜水果，果汁不能代替鲜果吃各种各样的奶制品，相当于每天液态奶300g经常吃豆制品，适量吃坚果。

4.鱼、禽、蛋、瘦肉摄入要适量。每周吃鱼280~525g，畜禽肉280~525g，蛋类280~350g，平均每天摄入总量120~200g优先选择鱼和禽吃鸡蛋不弃蛋黄。少吃肥肉、烟熏和腌制肉制品。

5.培养清淡饮食习惯，少吃高盐和油炸食品。成人每天食盐不超过6g，每天烹调油25~30g。控制添加糖的摄入量，每天摄入不超过50g，最好控制在25g以下。每日反式脂肪酸摄入量不超过2g。足量饮水，成年人每天7~8杯（1500~1700ml），提倡饮用白开水和茶水；不喝或少喝含糖饮料。儿童少年、孕妇、乳母不应饮酒。成人如饮酒，男性一天饮用酒的酒精量不超过25g，女性不超过15g。

6.珍惜食物，按需备餐，提倡分餐不浪费。选择新鲜卫生的食物和适宜的烹调方式。食物制备生熟分开、熟食二次加热要热透。学会阅读食品标签，合理选择食品。多回家吃饭，享受食物和亲情。传承优良文化，兴饮食文明新风。

（三）中国居民平衡膳食宝塔

中国居民平衡膳食宝塔（以下简称宝塔）是根据《中国居民膳食指南（2016）》的核心内容和推荐，结合在中国居民膳食的实际情况，把平衡膳食的原则转化为各类食物的数量和比例的图形化表示。

二、健康管理与体检中的营养关键性指标

营养学评价包括客观指标评价和主观指标评价，客观指标主要包括体格检查、人体测量和实验室检查所获得的结果，主观指标则主要通过病史、主诉的询问而获得。

（一）体重评价和能量计算

营养的核心原则是达到和维持合理体重及能量平衡。若能量入大于出，即能量正平衡，剩余部分转变为脂肪贮存于体内，可致超重或肥胖；若能量入不敷出，即能量负平衡，欠缺部分需动员体内脂肪燃烧供给，造成体重和蛋白质丧失。"过剩"和"低下"都是营养不良（malnutrition），均是某些慢性疾病的发生风险增高。体重状况是评价能量平衡的最佳指标。

中国居民平衡膳食宝塔（2016）

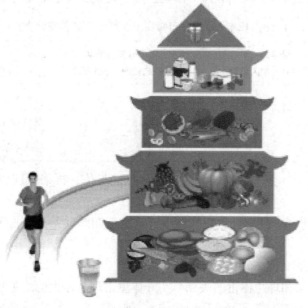

盐	<6g
油	25~30g

奶及奶制品	300g
大豆及坚果类	25~30g

畜禽肉	40~75g
水产品	40~75g
蛋 类	40~70g

蔬菜类	300~500g
水果类	200~350g

谷薯类	250~400g
全谷物和杂豆	50~150g
薯类	50~100g

水	1500~1700ml

每天活动6000步

1.体重测定及评价 体重（body weight，BW）是脂肪组织和非脂肪组织之和，可从总体上反映人体营养状况。体重测定须保持时间、衣着、姿势等方面的一致。对体检人员应禁食12小时以上，晨起空腹，排空大小便后，着内衣裤测定。体重计的感量不得大于0.5kg，测定前须先标定。

体重评价包括两个主要指标：理想体重和体重指数（body mass index，BMI）。

（1）理想体重

可根据性别分别由下列公式计算：

男性：理想体重（kg）= ［身高（cm）-100］×0.90。

女性：理想体重（kg）= ［身高（cm）-100］×0.85。

体重状况评价标准见表17。

表17　体重评价表

现实体重占理想体重比例（%）	体重评价
90%~110%	正常
110%~120%	超重
>120%	肥胖
80%~90%	偏轻
<80%	消瘦

（2）体重指数（BMI）

$BMI = 体重（kg）÷ [身高（m）]^2$。

2.能量计算　可根据体重状况和体力活动强度，确定每日总能量（表18）。

表18　成年人能量每日需要（以每kg理想体重计）

	轻体力活动 （如办公室人员等）	中等体力活动 （如教师、护士等）	重体力活动 （如职业舞蹈演员等）
体重正常	30 Kcal	35 Kcal	40 Kcal
超重/肥胖	20~25 Kcal	25~30 Kcal	30~35 Kcal
偏轻/消瘦	35 Kcal	40 Kcal	45 Kcal

根据体重状况和活动强度，确定相对应的单位能量值，再乘以理想体重，即为每日需要的总能量。

举例：某中年女性身高160cm，现实体重50kg，近期体重无明显改变。其每日所需能量可按照下述步骤计算：

（1）计算理想体重=（160–100）×0.85=51kg。

（2）比较实际体重和理想体重的关系　实际体重占理想体重的约93%，属正常范围。

（3）确定单位能量值为每日每公斤理想体重30kcal。

（4）用单位能量乘以理想体重得出总能量，即30kcal/kg×51kg，近似等于1500Kcal。

应注意的是，肥胖或消瘦者应相应降低或增高能量需要量。另外，老年人能量需要较中青年有所降低。一般的，超过60者，每增加10岁，总能量应减少10%，即：60~70岁，总能量较中年女性减少10%；70~80岁，总能量较中年女性减少20%；80~90岁，总能量较中年女性减少30%；依此类推。

3.三大产能营养素需要量　三大产能营养素包括蛋白质、脂肪和碳水化合物。根据我国膳食特点，蛋白质按每公斤体重1.0~1.2g提供，一般占总能量的10% ~15%。脂肪产能比不宜超过总能量的30%，其中，饱和脂肪、多不饱和脂肪酸和单不饱和脂肪酸约各占10%。对患有肥胖、糖尿病、心血管疾病、脂肪肝等疾病者，可适当减少饱和脂肪酸，增加单不饱和脂肪酸。碳水化合物产能量约占总能量的55% ~60%。建议增加多糖类食物（如淀粉等）比例，减少单糖、双糖（如蔗糖等）摄入。

（二）人体组成的测定

生物电阻抗分析法是20世纪80年代发展起来的一项技术，具有快速、简捷、成本低廉、无创和安全等特点，适于成人和儿童的测量。近十年来，多频生物电阻抗分析法（multi–frequency bioelectric impedance analysis，MF–BIA）的研究和临床应用有了较大进展，其准确性较单频生物电阻抗分析法有了显著提高，代表了人体组成分析领域的发展方向，已在广大体检中心广泛应用。测定指标包括总体脂肪（total body fat，TBF）、非脂肪组织（fat–free mass，FFM）、骨骼肌总量（total skeletal muscle，TSM）、腹部脂肪（abdominal fat，AF）、内脏脂肪（viscera fat，VF）及内脏脂肪面积（viscera fat area，VFA）。计算总体脂肪占体重百分比（TBF%）和骨骼肌身高指数（skeletal muscle height index，SMHI）等。

依据目前通用标准，男性体脂%≥25%体重，女性体脂%≥30%体重者为体脂过高。依据亚洲肌肉衰减症工作组（Asian Working Group for Sarcopenia，AWGS）标准，若男性SMHI<7.0 kg/m^2，或女性SMHI<5.7 kg/m^{2}可判定为骨骼肌质量减少。

（三）腰围和臀围的测定及腰臀围比值计算

腰围、臀围和腰臀围比值在一定程度上反映了体脂的分布。

腰臀围比值（waist-to-hip ratio，WHR）=腰围（cm）/臀围（cm）。

根据在中国进行的13项大规模流行病学调查（总计24万成人）数据汇总分析，男性腰围≥85cm，女性腰围≥80cm者，患高血压的危险因素是腰围低于此界值者的3.5倍，患糖尿病的危险约为2.5倍。

（四）握力的测定

握力（grip strength，GS）在一定程度上反映机体肌肉力量。

GS的测定方法为：将握力计指针调至"0"位置；被测者站直，放松，胳膊自然下垂，单手持握力计，一次性用力握紧握力计，读数并记录。然后，被测者稍作休息，重复上述步骤，测定2次取平均值。目前，依据亚洲肌肉衰减症工作组（Asian Working Group for Sarcopenia，AWGS）标准，若男性GS<26 kg，或女性GS<18 kg可判定为握力减弱。

（五）生化检查中的营养相关指标测定

利用生化及实验室检查可测定蛋白质、脂肪、维生素及微量元素的营养状况和免疫功能。因营养素在组织及体液中浓度下降，组织功能降低及营养素依赖酶活性下降等的出现均早于临床或亚临床症状的出现，故生化及实验室检查对及早发现营养素缺乏的类型和程度有重要意义。生化及实验室检查可提供客观营养评价结果，这是人体测量等方法所不具备的优势。

1.血浆蛋白　血浆蛋白水平可反映机体蛋白质营养状况，常用的指标包括白蛋白、前白蛋白、转铁蛋白和视黄醇结合蛋白。血浆蛋白浓度降低主要原因为肿瘤患者多伴有营养不良和消耗增加，如长期食物中摄入蛋白质含量不足或慢性肠道疾病所引起的吸收不良，使体内缺乏合成蛋白质的原料；再者若肿瘤患者肝功能严重受损时，导致蛋白质合成障碍，使蛋白质合成减少，蛋白下降严重；肿瘤外科手术创伤后或炎症引起的白蛋白分解代谢增加。

（1）血清白蛋白　白蛋白于肝细胞内合成，合成后进入血流，并分布于血管内、外空间。血管外的白蛋白贮存于瘦体组织中，分布于皮肤、肌肉和内脏等。白蛋白的合成受很多因素的影响，在甲状腺功能低下、血浆皮质醇水平过高、出现肝实质性病变及生理上的应激状态下，白蛋白的合成率下降。白蛋白半衰期约为14~20天。

在排除非营养因素影响后，持续低白蛋白血症被认为是判定营养不良的可靠指标。血浆白蛋白高的患者择期手术并发症相对低白蛋白血症者显著降低。

（2）血清前白蛋白　前白蛋白在肝脏合成，因在pH8.6条件下电泳转移速度较白蛋白快而得名。又因为前白蛋白可与甲状腺素结合球蛋白及视黄醇结合蛋白结合，而转运甲状腺素及维生素A，故又名甲状腺素结合前白蛋白。其生物半衰期短，约为1.9天。

与白蛋白相比，前白蛋白的生物半衰期短，血清含量少且体库量较小，故在判断蛋白质急性改变方面较白蛋白更为敏感。

应注意的是，很多疾病状态可对血清前白蛋白浓度产生影响，使其应用受到限制。其中，造成其升高的因素主要包括脱水和慢性肾功能衰竭。由于前白蛋白清除的主要场所是肾脏，故肾衰患者可出现血清前白蛋白升高的假象。降低血清前白蛋白的因素，包括水肿、急性分解状态、外科手术后、能量及氮平衡的改变、肝脏疾病、感染和透析等。机体在创伤、严重感染和恶性肿瘤等各种应激反应后的1~2天内，即可出现血清前白蛋白浓度的下降。这与急性期反应蛋白，如C-反应蛋白、铜蓝蛋白、纤维蛋白原和结合珠蛋白的血浆浓度升高的变化刚好相反。上述这种状态会伴随应激反应的持续进行而持续存在下去，故前白蛋白不适宜作高度应激状态下营养评价的指标。此外，由于前白蛋白在肝脏合成，各种肝脏疾病均可导致血清前白蛋白水平降低。并且，肝实质损害越严重，前白蛋白减低幅度越明显。故在对各类肝病患者进行营养评定时，应用前白蛋白须特别慎重。另外，由于前白蛋白的主要功能是转运甲状腺素和维生素A，因此，这些物质在体内的水平会影响前白蛋白的活性。

2.血电解质、微量元素及维生素　血液中钾、钠、钙、镁、磷等电解质水平，不仅一定程度反映了这些化学元素在机体的水平，也是维持机体水与电解质平衡、酸碱平衡，是维持机体生化反应的基本条件。微量营养素包括了铁、锌、碘、铜等多种微量元素，以及所有的维生素。这些微量营养素在体内参与多种功能蛋白的构成、参与多种生化反应，其缺乏可造成相应的营养素缺乏症。肿瘤患者的营养不良也包含宏量营养素的缺乏及微量营养素的缺乏。如肿瘤患者常见的维生素D的缺乏，肿瘤贫血患者常见的铁、叶酸、维生素B_{12}缺乏等。对于经过膳食调查及临床症状显示可能有缺乏者，建议进行针对性检测。

3.免疫功能及炎性分子　营养不良时，外周血T淋巴细胞的数量和比例下降。严重营养不良时细胞免疫功能、巨噬细胞功能、补体系统功能、抗体产生等均受影响。某些单一营养素如锌、硒、铁、维生素A、维生素C、维生素E等缺乏，也会引起免疫功能受损。放化疗过程中免疫功能亦可能受损，且影响放化疗的完成率，因而建议常规进行免疫功能检测。

应激状态下免疫细胞产生的细胞因子如肿瘤坏死因子-α（tumor necrosis factor-α，TNF-α）、白细胞介素6（interleukins 6，IL-6）、白细胞介素1（interleukins 1，IL-1）、干扰素-γ（interferon-γ，IFN-γ）等，是介导机体代谢异常引发恶液质的主要因素之一。多项研究显示C-反应蛋白（C-reactive protein，CRP）高水平与患者营养不良密切相关，同时是患者不良结局的危险因素。

（六）体格检查

通过体格检查可发现营养素缺乏的体征。

体格检查的重点在于：①膳食史，包括有无厌食、食物禁忌、吸收不良、消化障碍及能量与营养素摄入量等；②已存在的病理与营养素吸收或代谢影响因子，包括传染病、内分泌疾病、肿瘤、慢性疾病（如肝硬化、肺病及肾功能衰竭等）；③用药史及治疗手段，包括代谢药物、类固醇、免疫抑制剂、放疗与化疗、利尿剂、泻药等；④对食物的过敏及不耐受性等。

体格检查的重点在于发现下述情况，判定其程度并与其他疾病鉴别：①恶病质；②肌肉萎缩；③毛发脱落；④肝肿大；⑤水肿或腹水；⑥皮肤改变；⑦维生素缺乏体征；⑧必需脂肪酸缺乏体征；⑨常量和微量元素缺乏体征等。WHO专家委员会建议特别注意头发、面色、眼、唇、舌、齿、龈、面（浮肿）、皮肤、指甲、心血管系统、消化系统和神经系统等。

第二节　运动与健康管理

一、运动促进健康

运动是良医（Exercise Is Medicine）。大量循证医学数据表明，规律的体育活动能够预防或治疗多种慢性疾病和癌症，还可以缓解心理压力。运动是预防和治疗疾病不可缺少的一部分，是一种有效、低成本的干预策略，健康获益较大。

首先，研究证明运动可以改善心肺功能，心肺耐力水平与多种慢性疾病发病率和早期死亡率有非常显著的负相关关系。

其次，运动可以改善多种慢性疾病。研究表明运动可以降低安静时的收缩压和舒张压，一次10分钟以上、中等强度有氧运动可使收缩压降低10~25 mmHg，舒张压下降10~15mmHg；运动可以明显降低血脂，改善血脂代谢机能；可延缓糖尿病的发生，有规律的体育活动可以调节糖代谢，降低血糖，提高靶细胞对胰岛素的敏感性，有效地预防与治疗2型糖尿病，延缓其并发症的发生和发展。

再次，科学运动结合合理饮食可以降低体重。适量运动是控制体重最积极有效的手段，可以降低肥胖相关疾病发生的风险。

同时，积极的运动还有助于缓解焦虑与抑郁情绪，促进心理健康。

二、运动能力测试

体质（运动素质）与人整体健康状态存在密切关系，健康相关体适能是以能够精力充沛地完成日常生活活动为特征，且与慢性疾病、健康状况及其危险因素低流行率相关。体质（运动素质）和心肺耐力测试已应用到疾病预防和健康促进当中，并可通过规律地体力活动和结构性运动得到改善。

（一）运动前评估

运动前评估内容包括知情同意书、病史和心血管疾病危险因素评估、医学体检、知情同意书需要进行口头阐述和解释，而且在此过程中客户或病人可就相关步骤或内容进行咨询，签署运动测试知情同意书。运动前病史应包括既往及目前状况，可采用PAR-Q问卷。

（二）身体成分测试

身体成分可以用脂肪组织和非脂肪组织与体重的相对百分比来表示，即两种成分模式。目前多认为男性和女性体脂百分比分别在10%~22%和20%~32%范围内是比较健康的，目前多用双能X线（DEXA）和生物电阻抗分析技术（BIA）。

并应同时参考骨骼肌含量指标，用于指导后续运动建议，并评估运动锻炼中的潜在风险。

（三）体质测评（运动素质检测）

体质测评（运动素质检测）测试包括：心肺耐力、肌肉力量和耐力、柔韧性等方面。常用评价内容有：心肺耐力（次大强度或大强度功率车或跑台测试）、肺活量测试（反映人体肺的容积和扩张能力）、握力或卧推测试（反映人体手部及上肢肌肉力量）或蹬腿测试（反映腿部力量）、坐位体前屈（反映人体柔韧性）、选择反应时（反映人体神经与肌肉系统的协调性和快速反应能力）、闭眼单脚站（反应人体平衡能力）。

（四）心肺耐力测试（CRF）

心肺耐力与全身大肌肉群参与的，动力性中等到较大强度的长时间运动能力相关，进行中等至较大强度的体力活动有赖于呼吸、心血管、骨骼肌系统的生理及功能状态。

单位时间最大摄氧量（VO_2max）是心肺耐力的标准评价指标，它是由最大心输出量和最大动静脉氧差决定的，由于设备经费、场地及其他因素直接测量 VO_2max 并不是常用的方案，目前较为常用的方案为次大强度运动测试法，通过心率测试来推算 VO_2max，准确的心率是运动测试有效性的关键因素，运动时需要佩戴专业的心率监测设备进行心率监测。常用的测试方式包括场地测试、跑台测试、功率车测试和台阶试验。

（五）功能性运动检测（FMS）

可在体质测评（运动素质检测）的同时，增加人体完成整体动作时表现出的运动能力的评估。例如：功能性运动检测（FMS），FMS是用以检测运动者整体动作控制稳定性、身体平衡能力、柔软度、以及本体感觉等能力的检测方式。通过FMS检测，可简易识别个体的功能方面是否存在受限和功能水平发展的不对称现象。共包括深蹲、跨步、直线弓步蹲、肩关节灵活性、直腿主动上抬、躯干稳定俯卧撑、旋转稳定性在内的7个动作。

三、运动处方的制定

（一）制定运动处方的原则

1.安全有效原则　参与者应认真填写家族史、疾病史和体力活动水平问卷。

医务人员及运动健康师应结合医学数据及体质测评（运动素质检测）结果更为精准严谨的设计运动处方，从而降低运动风险，达到安全且有效的作用。

运动处方制定后，应进行运动监督，在运动管理师和/或健身教练指导下进行锻炼，运动管理师可对运动姿态、运动强度、运动方式进行指导，纠正错误动作，避免损伤提高效率。高危风险人群或疾病人群，应在医务人员的指导下进行医学监督。

2.循序渐进原则　科学合理地安排锻炼行为和运动强度，才能建立新的动态平衡，逐步提高健康水平。

运动锻炼应遵循人体生理机能变化以及自身发展规律，合理确定锻炼的量与强度。锻炼动作由易到难，由浅入深，优先训练大肌群同时兼顾小肌群。长期运动锻炼更应遵循科学方式逐步提高。

3.个性化原则　运动干预需考虑因人而异、因地制宜。将参与者的体检数据、体育知识素养、运动风险大小、体力活动水平、体质（运动素质）状况以及工作周围环境等因素进行综合整理评估，结合评估结果出具个性化的运动处方，并进行运动监督。

4.多层全面原则　制定运动处方时应兼顾生理和心理状态，使其身心平衡发展，还应针对个人的兴趣爱好推荐适合的运动类型。同时进行运动营养相关的饮食指导，运动锻炼与均衡营养相结合，确保干预更加安全有效。

5.可调整原则　运动处方不能一成不变，应是阶段性的、可调整的。运动处方的调整应根据个体近期的身体机能和周围环境等情况的变化而调整变化，以达到可持续促进健康和恢复的作用。

（二）制定运动处方的方法

1.运动处方遵循FITT-VP的基本原则　F即频率（Frequency），指多久运动一次；I即强度（Intensity），指运动时的费力程度；T即时间（Time），指运动持续时间；T即方式（Type），指运动方式或类型。V即总量（Volume），指运动量的总和；P即进阶（Progression），指运动进展。

完整的运动处方应包括有氧运动、力量练习、柔韧性练习及协调性、反应能力、敏捷性相关的练习处方四部分。

2.运动强度评估的常用方法

（1）HRR法公式

靶心率THR =（HR_{max} − HR_{rest}）× 期望强度% + HR_{rest}

（注释：HR_{max}指最大心率，HR_{rest}指安静心率，HRR指心率储备，THR指靶心率，即运动处方要达到的运动强度。）

（2）HR法公式

靶心率THR= $HR_{max/peak}$× 期望强度%

（$HR_{max/peak}$指最大心率或峰值心率，是在最大强度运动负荷试验中测得的最大值，或是公式推测得到。）

公式"220-年龄"被普遍用于推测HR_{max}，靶心率的推测常用180 −年龄（老年人采用170 −年龄）。对于长期久坐少动的人群，应根据自己的身体状况循序渐进地增加运动强度。

对于老年人群建议降低强度，强度范围可以控制在最大心率的55%~75%，在检测和监督的前提下分阶段逐步提高运动强度，遵循安全第一、循序渐进的原则。

（3）主观疲劳评估量表法　主观疲劳评估量表（RPE）是指在运动时机体对运动强度等感受的整体性疲劳情况所做的主观性评价。由瑞典著名生理心理学家加纳·博格（Gunnar Borg）于1970年代创立的，主要针对成年人。主观疲劳评估量表（RPE）把运动强度分成1~20个不同等级。"1"是不做任何努力，"20"是极度努力，一般使用的范围是从"6"开始。

运动时个人主观评价疲劳等级与运动强度相对应，RPE等级乘以10即为相对应的参考心率，此估算方式在年轻人中比较适用。最大心率随年龄的增加而下降，因此对于老年人存在较大误差。详情如下表：

RPE	主观运动感觉	对应参考心率
6	安静，不费力	静息心率
7	极其轻松	70
8		

RPE	主观运动感觉	对应参考心率
9	很轻松	90
10	轻松	
11		110
12		
13	有点吃力	130
14		
15	吃力	150
16		
17	非常吃力	170
18		
19	极其吃力	195
20	精疲力尽	最大心率

RPE所对应的运动强度：

中等强度：RPE 12~13，相当于60%~79%最大心率。

大强度：RPE 14~16，相当于80%~89%最大心率。

超大强度：RPE 16以上，大于90%最大心率。

3. 单次运动锻炼的组成

（1）热身活动　至少5~10分钟小到中等强度的心肺和肌肉耐力活动，并进行关节和肌肉等的拉伸活动。

（2）运动内容　20~60分钟有氧运动、力量练习、协调性、反应能力、敏捷性相关的练习和/或竞技类运动（有氧运动可以分为多次运动累计达到20~60分钟，每次运动不少于10分钟）。

（3）冷身活动　至少5~10分钟小到中等强度的心肺耐力和肌肉耐力活动，以及关节、肌肉的拉伸放松活动等。

（三）特殊人群的运动处方注意事项

1. 老年人群

（1）运动前进行健康体检及运动评估。

（2）循序渐进，逐渐增加运动强度。

（3）患病或身体不适期间停止锻炼。

（4）10分钟左右热身运动，避免运动损伤。

（5）必要的冷身运动。

2. 高血压患者

（1）高血压病人群应该避免在清晨和晚间运动。

（2）药物治疗和合理的运动相结合，锻炼不能代替药物。

（3）控制体重改变饮食习惯，低盐低脂低糖。

（4）运动前后监测血压情况，如锻炼后血压下降，应在医师指导下调整用药。

3.轻症冠心病患者

（1）应在医务监督下进行心肺运动测试。

（2）运动遵循循序渐进原则，从低、中强度开始。

（3）监控运动心率，注意监测血压、心电图变化。

4. 2型糖尿病患者

（1）糖尿病人运动时间应在餐后30~60分钟为宜。

（2）运动疗法必须和饮食疗法、药物疗法相结合，通常先实施饮食及必要的药物治疗，带血糖和尿糖得到适当控制后，开始运动疗法。

（3）运动量要适当，过度疲劳会引起酮症而使病情加重，尤其要避免短时间较剧烈的运动或能引起明显兴奋的运动。

（4）运动中易发生低血糖者，可将运动前的胰岛素剂量适当减少，或者在运动前适当增加食物摄入，在运动中宜随身携带饼干和糖果，以防低血糖的发生。

（5）避免在运动肢体上注射胰岛素。

（6）运动应该循序渐进，从小运动量开始并逐渐增加，运动应持之以恒。

四、运动干预流程

（一）具体实施流程

1.运动前评估　包括医学指标的检查、运动风险筛查和体质测评（运动素质检测）。医学指标检查用于明确需改善的指标，同时筛查运动禁忌的人群。通过PAR-Q问卷和体质测评（运动素质检测）掌握参与者运动风险和运动能力水平，为个性化运动处方的设计奠定基础。

（1）医学指标　包括检验指标（如血常规、尿常规、糖化血红蛋白、肝功、肾功、血糖、血脂、心肌酶、同型半胱氨酸、甲状腺功能等）。

（2）检查项目　包括人体成分检测、腹部B超（肝胆胰脾肾及肾上腺）、心电图、超声心动图、甲状腺B超、运动平板测试（针对有心血管风险因素的患者）。

（3）运动风险筛查　包括体力活动准备问卷（PAR-Q）、AHA/ACSM健康/体适能机构的运动前筛查问卷。

（4）运动能力测试　包括体质测评（运动素质检测）、运动心肺测试、FMS测试。

2.制定个性化运动处方　结合医学指标、运动能力情况，制定包括有氧运动、力量练习、柔韧性练习在内的，有运动强度、运动时间、运动类型等设定适合个人的运动处方。

应有明确的频率、强度、时间、方式，以及总量和进阶（FITT-VP原则）内容。

常用运动处方推荐：美国运动医学学会制定的《ACSM运动测试与运动处方指南》中的运动处方推荐，关于有氧运动、抗阻运动、柔软性练习、神经动作练习建议如表19~表22。

表 19　有氧运动（心肺耐力）处方推荐

FITT-VP	有氧运动推荐
（F）频率	中等强度运动每周不少于5天，或较大强度运动每周不少于3天，或中等强度加较大强度运动每周不少于3~5天
（I）强度	推荐大多数成人进行中等和（或）较大强度运动
	轻到中等强度运动可使非健康个体获益
（T）持续时间	推荐大多数成人进行每天30~60分钟的中等强度运动，或20~60分钟的较大强度运动，或中等到较大强度相结合的运动
	每天小于20分钟的运动也可使静坐少动人群获益
（T）类型	推荐进行规律的有目标的、能动用主要肌肉群、表现为持续有节律性的运动
（V）运动量	推荐的运动量每周应至少500~1,000MET-min
	每天至少增加2000步使每天的步数不少于7000步，可以获得健康益处不能或不愿意达到推荐运动量的个体进行小运动量的运动也可获得健康益处
（P）模式	运动可以是每天一次性达到推荐的运动量，也可以是每次不少于10分钟的运动时间的累计
每次少于10分钟的运动适用于健康状况差的病人	
（P）进度	对运动的持续时间、频率和（或）强度进行调整，逐步达到运动目标。循序渐进的运动方案可以促使锻炼者坚持锻炼，减少骨骼肌损伤和不良心血管事件

表 20　抗阻训练处方推荐

FIIT-VP	循证推荐
（F）频率	每周对每一个大肌群训练2~3次
（I）强度	初学者以60%~70% 1-RM（中等到较大强度）间歇训练提高力量
	有经验的力量练习者以80% 1-RM（较大到大强度）提高力量
	老年人以40%~0% 1-RM（低到较低强度）起始强度提高力量
	久坐人群以40%~50% 1RM（低到较低强度）为起始强度可能也对力量增加有益
	以<50% 1-RM（低到中等强度）增加肌肉时力
	老年人以20%~50% 1-RM提高爆发力
（T）时间	尚无明确的时间被证明是有效的
（T）类型	推荐进行包含所有大肌群的抗阻训练
	推荐所有人进行多关节，它不仅能动用超过一个大肌群，并且能针对主动肌和抗肌
	抗阻运动计划中也可包含针对主要肌群的单关节练习，通常安排在特定肌群的多关节练习之后
	可以使用多种体育器材和/或自身重量来完成上述运动
重复次数	推荐大多数成年人以8~12次重复的负荷提高力量和爆发力
	中老年人开始练习时，以重复10~15次的负荷有效提高力量
	建议使用重复15~20次的负荷高时力

续表

组数	推大多数成年人以2~4组重复提高力量和爆发力
	仅1组练习也是有效的，尤其是对老年人和初学者
	≤2组用来提高肌肉时力。
模式	有效的组间休息为2~3分钟
	建议一肌群练习之间应至少休息48小时
（P）进度	推着的进度是逐步增加阻力，和/或增加每组的重复次数，和/或增加每组的重复次数，和/或增加频率

表21　柔韧性练习处方推荐

FITT-VP	循证推荐
（F）频率	至少每周2~3次，每天练习，效果最好
（I）强度	拉伸达到拉紧或轻微不适状态
（T）时间	推荐大多数人静力拉伸保持10~30秒
	老年人拉伸保持30~60秒获益更多
	在进行PNF拉伸时，最好是先进行3~68的轻到中等强度收缩（即20%~75%最大随意收缩），紧接着进行10~30秒辅助拉伸
（T）类型	建议对所有主要肌肉肌腱单元进行一系列的柔韧性练习
	静力拉伸（即主动和被动拉伸）、动力拉伸、弹震拉伸以及PNF都是有效方法
（V）量	合理的练习量是每个柔韧性练习的总时间为60秒
（P）模式	建议每个柔韧性练习都重复2~4次
	肌肉温度升高时进行柔韧性练习的效果最好，通过主动热身或热敷、洗澡等被动方法都可以提高肌肉温度
（P）进展	尚无最佳进展计划建议

PNF：神经肌肉本体感觉促进法

表22　神经动作练习处方推荐

FITT-VP	循证推荐
（F）频率	建议每周至少2~3次
（I）强度	有效的神经动作练习强度还不清楚
（T）时间	可能需要每天至少练20~30分钟
	建议老年人通过适当的训练和多种体力活动（如：太极、瑜伽）来提高控制技能
（T）类型	如：平衡、灵活性、协调性和步态，这样可以保持身体机能，并且降低跌倒的风险
	中青年人进行神经动作练习的效果并不十分明确，但是可能也会为运动者带来益处
（V）量	最佳的运动量（如重复次数、强度）还不清楚
（P）模式	最好的运动模式尚不清楚
（P）进展	最适合的进展计划还不明确

3. 应用互联网+线上线下相结合的运动指导与医学监督　线上参与者应用运动软件APP，佩戴心率表/带等可穿戴设备进行有氧运动及力量练习；线下参加每周1~2次运动管

理师或健身教练指导下的现场运动。运动过程中的数据通过互联网传至管理系统，医生和运动管理师实时监测。运用群组管理的方式增加管理粘性，建立微信群，由参与者、医师、运动管理师组成。日常由参与者定时上传运动记录及运动感受，以便于实时监控其运动的依从性，不良反应及风险事件的发生。运动中，健康人群通过心率控制来监测运动强度，特殊人群（高血糖、高血压）除了心率，还需要监测相应血糖、血压等指标。

4. 复测指标及进阶运动处方 在运动干预周期结束后，再次测试医疗指标和体适能指标，医生和运动管理师根据想效果指标的变化设计进阶的运动处方。

1.医学检查	2.问卷填写	3.体适能测试	4.个性化运动处方	5.运动干预	6.运动监督与指导
·血压 ·空腹血糖 ·血脂 ·安静心电图 ·脂肪肝检测 ·超声心动图 ·运动平板	·基本信息调查 ·PARO问卷 ·运动风险评估	·最大摄氧量 ·握力 ·选择反应时 ·坐位体前屈 ·闭眼单脚站 ·体成分	·有氧运动处方 ·力量运动处方 ·柔韧性处方 ·平衡能力处方	·线上运动APP ·线下运动指导	·血压 ·血糖 ·运动中心率

5. 建立运动管理健康档案 建立表格管理，整理参与者个人信息、病史记录，收集参与者所有测评、文件、检查结果。订立长期运动规划、复诊复查计划，以便长期随访。

（二）人员配置与场地建议

1. 人员配置 建立运动管理团队，包括获得运动管理师资格的临床医师、护士、教练及营养师。

2. 场地建议 线下干预场地的安全是进行体育训练的基本前提，也是有效布置与利用场地器材的首要原则。

对线下干预场地的要求：

（1）场地宽敞、明亮，能容纳10~20人（根据实际需要调整），室温舒适，方便饮水及如厕，最好有一面镜子墙等。

（2）场地安全、环境整洁，能满足人们进行体育运动。

（3）场地可以摆放适量的器材设备，方便训练利用。

五、运动风险控制

（一）运动风险监测

1. 运动前准备 医师了解掌握参与者健康状况监控医疗风险，运动管理师把控运动风险。根据美国运动医学学会（ACSM）建议，经医师接诊后先进行医疗体检和健康体适能测试，填写风险评估问卷、确定运动风险等级、明确管理目标即需要改善的指标。根据测试结果和运动风险等级，制定个性化运动处方（有氧处方和力量处方）。

2. 运动中监控 由医师、运动管理师或运动教练共同监控运动处方的执行及运动风险。运动计划的进度取决于运动者的健康状况、体适能、训练反应和管理目标。在运动过程中，心率监控是衡量处方执行程度和适合程度的关键指标。在运动计划的开始阶段，逐渐增加运动持续时间（即每次运动锻炼的时间）。一般成年人的合理进度是在计划开始的4~6周中，每1~2周将训练课的时间延长5~10分钟。当运动者规律锻炼至少1个月之后，在后续的4~8

周（老年人和体适能较低的人应延长时间），逐渐增加负荷直到达到处方推荐的数量和质量。

运动处方FITT-VP原则中任何一项的提高都应遵循循序渐进原则，从而将肌肉酸痛、损伤、过度疲劳的发生以及过度训练的急慢性风险降到最低应该监控运动者客观指标及反应对运动处方进行调整，观察运动者是否发生因运动量增加而产生的不良反应，如运动后的呼吸急促、疲劳和肌肉酸痛，当运动者无法耐受调整后的计划时应及时调整降低运动量。

（二）运动中损伤的预防原则及基本方法

1. 重视预防运动损伤 运动健康管理人员和运动者均应高度重视运动损伤问题风险，遵守体育锻炼的一般原则。运动健康管理人员应在运动处方实施前向运动者普及运动损伤相关知识和技能，并在监督实施过程中不断实施提醒。运动者在锻炼中应密切注意身体反应，及早发现不适症状，第一时间向运动健康管理人员反馈，以便做到运动损伤的早发现、早治疗、早康复。

2. 重视身体状态调节

（1）锻炼前应充分热身 准备活动不仅能使基础体温升高、肌肉深部的血液循环增加、肌肉的应激性提高和关节柔软性增强，也能减少锻炼前的紧张感和压力感，较大程度上预防损伤的发生。

（2）锻炼后应注意冷身活动 冷身活动是指在锻炼后通过放松方法使体温、心率、呼吸、肌肉的应激反应恢复到锻炼前的正常水平。从预防损伤的角度来看，这同锻炼前的准备活动一样重要。根据不同的运动项目进行针对性的放松运动，可以防止锻炼后出现的肌肉酸痛，也有助于缓解精神压力。

3. 重视运动环境安全 锻炼前应严格检查体育器具、设备、场地等的安全。同时注意运动者自身的安全检查，例如，女性的项链、耳环等锐利物品在锻炼时应暂时摘去；同时指导运动者根据自身状态及运动的项目的需求，选择适当的运动服装等用品。

4. 注意科学锻炼 科学锻炼包括全面性、渐进性、个体化、经常性、意识性。全面性是指锻炼者应对体能进行全面训练，而不是单纯针对某一特定动作的反复练习。渐进性是指锻炼者应逐步提高运动负荷和增加锻炼时间，以防机体一时不能适应而导致运动损伤。个性化是指锻炼时必须因人而异，性别、年龄、体力、技术熟练程度不同，活动量和方法也应不同此三方面与预防损伤关系更为密切。

5. 加强易伤部位康复训练 根据各项检测结果及病史，发现易伤部位或薄弱部位，在专业人员的指导下，加强易伤部位和相对较弱部位的康复训练提高功能，是预防运动损伤的积极和必要的手段。例如，加强腰腹肌的训练，提高腰腹肌的力量，并增强其协调性和控制能力，可有效预防腰部损伤的发生，或避免已有伤病的发展。

第三节 心理健康与健康管理

一、心理健康与心理健康管理

关于心理健康的概念，目前学术界仍有争议。

第三届国际心理卫生大会（1946年）将心理健康定义为：心理健康是指身体、智能以及情感上与他人的心理健康不相矛盾的范围内，将个人心境发展成最佳的状态。

这次大会上认定心理健康的标准为：①身体、智力、情绪十分协调；②适应环境、人际关系中彼此能谦让；③有幸福感；④在工作和职业中，能充分发挥自己的能力，过着有效率的生活。

（一）心理正常与异常

心理正常指的是具备正常功能的心理活动，而心理异常指有典型精神障碍症状的心理活动。对应的是"有病"或"没病"等问题的一对范畴。"异常"和"正常"是标明和讨论"有精神障碍"或"无精神障碍"等问题的一对范畴。

正常心理活动和异常心理活动之间，有相互转化的可能性。

正常心理活动的三大功能：①能保障人顺利地适应环境，健康生存发展；②能保障人正常的人际交往，承担社会责任；③能保障人正常的反映、认识客观世界的本质及规律。

常见异常心理的症状：①认知障碍：感知障碍、思维障碍、注意力与智能障碍；②情绪障碍：情绪高涨、情绪低落、情绪迟钝、情绪淡漠、情绪倒错、焦虑、恐怖等；③意志行为障碍：意志增强、意志缺乏、意志减退、精神运动性抑制（木僵、违拗、蜡样屈曲、缄默、刻板动作、模仿动作、意向倒错、作态、强迫动作等）。

心理正常和心理异常的区分：①正常心理：具备正常功能的心理活动，不包含精神病症状的心理活动。②异常心理：有典型精神障碍（精神病性）症状的心理活动。

（1）标准化区分（李心天） 医学标准；统计学标准；内省经验标准（具有主观性）；社会适应标准。

（2）心理学的区分（郭念锋） 主观世界与客观世界的统一性原则（包括自知力）；心理活动的内在协调性原则；人格的相对稳定性原则。

（二）心理健康与不健康

心理健康与心理不健康是在心理正常范围内，用以讨论正常水平高低和程度的一对概念。即："健康"和"不健康"是在"正常"范围内，讨论"正常心理"水平高低和程度的如何。

心理健康可以定义为是一种持续高效而满意的心理状态，个体在这种状态下能够与环境有良好的适应，其生命具有活力并且能够充分发挥其潜能。

从静态的角度看：健康心理是一种心理状态，它在某一时段内，展现着自身的正常功能。从动态的角度看：健康心理是在常规条件下，个体为应对变化的内外环境，围绕某一群体的心理健康常模，在一定（两个标准差）范围内不断上下波动的相对平衡过程。"不健康心理活动"是一种处于动态失衡的心理过程。

评估心理健康的标准：

（1）心理健康水平的三标准（许又新，1988）：①体验标准：主观体验、内心世界。包括：良好的心情恰当的自我评价。②操作标准：观察、试验、测验方法心理活动的过程效应，关键是效率。心理活动的效率个人的社会效率或社会功能。③发展标准：纵向考察分析，有向较高水平发展的可能性，切实可行的行动措施。

心理健康水平的十标准（郭念锋，1986）：①周期节律性；②意识水平；③暗示性；

④心理活动强度；⑤心理活动耐受力；⑥康复能力；⑦心理自控力；⑧自信心；⑨社会交往；⑩环境适应能力。

从心理健康到心理不健康是一个连续带。每个人的心理健康水平可处于不同的等级，健康心理与不健康的心理直接难以分出明确的界限。现代社会很多人都处在"心理亚健康"的状态。在健康管理中，我们主要管理的对象即是心理健康和心理亚健康的人群，对于超出心理正常范围，存在典型精神症状的对象应及时识别并转诊至专科医院。

（三）健康心理学与心理健康管理

健康心理学是"保健、诊病、防病和治病的心理学"，是心理学的一个分支，主要研究心理因素对健康和疾病的影响，健康或疾病状态相应的心理反应，以及所指定的健康政策和健康干预措施的心理学起源及心理学影响等。

健康心理学的工作领域：

（1）躯体疾病的预防、治疗和康复过程中的心理学问题。

（2）促进和维护健康的心理学问题。

（3）疾病防御和治疗中的心理学问题。

（4）疾病患者的心理学问题。

（5）促进健康服务和健康服务政策的制定。

心理健康管理是在健康管理学和健康心理学的指导下，对个体或群体的心理健康状况进行管理的活动。

二、心理健康管理的主要手段

（一）心理测评

心理测评是实施心理干预的开始，通过心理测评可以了解慢病患者的心理健康状况，为实施心理干预提供指导和依据。常用心理量表主要有症状自评量表、抑郁自评量表、焦虑自评量表等。

1. 症状自评量表 90项症状量表又称SCL-90，主要用于反映精神病人和有躯体疾病病人的心理状况。共90道关于症状的题目。从感觉、情感、思维、意识、行为直至生活习惯、人际关系、饮食睡眠方面反映心理症状。

SCL-90测量的是某段时间内的症状水平，是反映一个人当时某段时间里自我感觉的心理状态，只能用作症状的了解而不能据此下结论。

适用对象：①心理门诊中、了解就诊者的心理卫生问题；②在综合医院，了解躯体疾病患者的精神症状；③不同职业群体的心理卫生问题。

2. 抑郁自评量表（SDS） 常用于抑郁状态的评估，不能用于诊断。另外，由于慢病患者本身会有一些躯体症状，所以在评估时要注意鉴别。

适用对象：具有抑郁症状的成年人。

3. 焦虑自评量表（SAS） 常用于躯体疾病患者焦虑状态的评估，不能用于诊断。

适用对象：具有焦虑症状的成年人。

（二）心理健康教育

心理健康教育通过普及心理健康知识,了解心理调节方法,认识心理异常现象，帮助被管理对象树立心理健康意识,掌握心理保健常识和技能，促进健康管理对象的身心健康。

1.面对面健康教育　主要包括专题讲座、健康咨询、个人访谈等形式。针对健康、亚健康人群，开展心理健康知识、身心调节方法等内容的讲座；针对慢病人群容易出现的心理问题，开展身心疾病相关的健康讲座；为存在心理困惑的求助者答疑解惑，帮助其了解科学知识，澄清错误观念等。

2.新媒体健康教育　随着信息互联网技术的发展，健康教育的手段也越来越丰富。新媒体主要包括移动数字电视、有线数字电视、网络广播、网络电视、手机电视、社交媒体如微博、微信等。

健康管理人员可以利用新媒体手段进行心理健康信息的传播，收集公众或患者的感受和建议，澄清或减少人们关于心理健康的错误认知，推送心理健康知识、放松指导视频、音频等活动，开展健康促进和健康教育。

（三）心理干预

心理干预是心理工作者运用心理学的理论和方法，对来访者描述的心理状态或可观测的异常行为进行有目的、有计划的干预，使之朝预期目标发生积极改变的过程。

按照心理干预的内容和形式，可以将心理干预分为三个级别：一级干预是针对普通人群开展健康促进，促使其具有健康和积极的行为；二级干预是针对可能发生心理疾患的高危人群进行预防性干预；三级干预是针对各类心理障碍所做的心理治疗。心理健康管理中的心理干预主要是一级干预和二级干预，也包括三级干预中的部分内容。常用的干预手段包括：

1.支持性心理治疗　又称一般性心理治疗，常用的技术为包括倾听、解释、指导、疏泄、保证、鼓励和支持等。良好的社会支持可以提高机体应对疾病的能力。

在进行支持性心理治疗的过程中，要积极了解来访者的症状表现与人格特征，结合其心理状态以及致病心理社会因素，确定相应的支持性心理治疗方案。

2.放松指导　放松指导有助于缓解焦虑紧张、悲观抑郁、烦躁易怒等情绪，对于心理亚健康人群及慢病患者均有好处。常用的放松方法有横膈膜呼吸放松、渐进式肌肉放松等。

横膈膜呼吸是最简单的放松训练。通过胃的下部或腹部进行有控制的深度呼吸，可以产生明显的放松效果。此处以"呼吸云"训练为例。

选择一个舒适放松的姿势，闭上眼睛，集中注意力在你的呼吸上，想象吸入肺部的是新鲜干净的空气，这些新鲜的空气能清洁和治愈我们的躯体。当你吸入这些干净、新鲜的空气时，想象并感觉空气进入你的鼻腔，由曲折的鼻腔直达头顶，然后沿着脊柱渗入全身各处。现在，当你呼气的时候，想象离开身体的空气时污浊，带着身体和心灵中的压力、疲劳一起离开身体。每呼吸一次，让干净新鲜的空气进入并在全身流动，给身体带来活力；然后在呼出污浊的气体，将压力和紧张排出体外。随着压力和紧张的排出，你的身体变得越来越放松。

3.箱庭治疗　箱庭疗法是在治疗者的陪伴下，来访者从玩具架上自由挑选玩具，在盛有细沙的特制箱子里进行自我表现的一种心理疗法。箱庭疗法为来访者创造一个"自由与受保护的空间"，来访者在沙箱中运用玩具表达自己的意识世界，起到舒缓情绪，疗愈自我的作用。

4.团体活动　团体活动是通过团体辅导、团体咨询、团体治疗等方式解决团体成员所遇问题的一种活动方式。通过团体讨论、游戏等活动创造良好的团体氛围，引导团体成员互相观察学习，从而促使参与者进一步探讨、认识和接纳自我，接受新的观点和行为方式，改变自身错误的态度及认知，以树立和发展良好的生活方式。

三、心理健康管理的流程

（一）建立心理健康档案

建立个人心理健康档案，包括个人基本资料、家族心理健康史、既往史、建档医生、建档日期等。

（二）进行心理健康评估

在建立心理健康档案时，应进行较全面的心理健康评估，包括人格测试、心理健康测试、压力测试、社会支持测试等。对个体的整体心理健康状况、应对压力的能力、心理疾病易感性等进行综合评估，使个体了解是否有发生某种心理问题的危险性，以及和其他人相比，危险性有多大。并根据评估结果为个人提供保持和改善健康的方法。

个体每年应进行至少一次心理健康测试。

（三）心理健康管理的内容与实施

心理健康管理的实施根据手段可以分为心理健康教育及心理干预。心理健康教育面向所有人群实施，帮助个体了解心理健康知识，提高心理健康素养。心理干预针对存在心理问题的人群，应由通过职业认证的专业心理人员实施，主要手段如认知行为治疗、支持性心理治疗、箱庭治疗等。

心理健康管理的实施根据服务对象可以分为儿童心理健康管理、青少年人群心理健康管理、中年人群的健康管理、老年心理健康管理等。

儿童期的心理保健应注意多让孩子感受家庭的温暖，和睦友爱、互相关心、和谐又温暖的家庭气氛有利于儿童的心理健康。正确对待孩子的过失和错误，耐心细致的进行教育，不可责骂体罚。

青少年期是身心发展的一个关键阶段，应当引导青少年树立合乎道德规范和法律的恋爱观和友谊观，尊重青少年在求学、就业、恋爱等方面的选择，培养良好的情绪控制能力和抗挫折的能力，促进健全人格的形成。

中年人处于生理和心理都较成熟的状态，但往往承担着家庭和社会的双重责任，因此中年人的心理冲突和压力较多较重。中年人的心理健康管理主要从加强心理健康知识、压力应对方式学习，改造不良的个性特征等方面入手，促进心理平衡。

老年人在生理功能衰退的同事，心理活动也会发生如反应迟钝、记忆力下降、抽象思维能力减退等变化，容易产生焦虑和抑郁的情绪。老年人的心理健康管理要和慢病管理、营养运动指导相结合，引导老年人多多参加社会活动，做些力所能及的工作或家务活动，创造愉快的心境。

第四节　功能医学与健康管理

一、功能医学的产生背景

20世纪中期以前，医学是在生物学发展的基础上形成的"生物医学模式"。它从生物学因素出发，着重于个体疾病的诊断和治疗，对疾病的认识、预防和治疗取得了显著的成就。疫苗接种和抗生素治疗大幅度降低了传染病的发生率和危害性，先进技术的广泛应用使创伤等威胁生命的急性疾病得到了有效治疗，寿命得以延长。但另一类疾病的重要性、严重性和破坏性却不断上升，这就是慢性病。20世纪70年代以后，主要威胁人类生命的疾病开始过渡成为与生活水平提高、平均期望寿命延长、不良生活方式泛滥以及心理行为和社会环境影响相关的各种慢性病，如心脑血管疾病、代谢性疾病、恶性肿瘤和其他一些老年期慢性疾病。

传统的"生物医学模式"日渐显露出它的局限性，尤其是对日益增多的慢性病只能治标而非治本。随着人群年龄结构、疾病谱和死因谱的改变，发达国家的医学理论模式已发生了深刻的变革，向"生物—心理—社会医学模式"转变，这种转变体现出医疗卫生工作从以疾病为主导，转变为以健康为主导。进入21世纪新纪元后，我们所面临的最大挑战便是转变我们的思维——我们要站在高处总览整个疾病的进程，全面的认识和了解疾病对我们的生理和机体功能活动所造成的影响，而不是一味的只关注病人患病后的状态和情况。科学家们开始更多地关注生活环境、生活方式对于个体差异的影响。随着化学、生物学以及其他人体科学的发展，人们对人体的功能以及相关的影响因素有越来越深刻的理解，开始向人体本身的功能变化寻找答案。功能医学作为一个理论体系被提出来是20世纪70年代，作为以科学为基础的健康保障的手段，功能医学强调人体的生化独一性，即每个人由于遗传和环境的不同所拥有的生理、生化代谢等方式是唯一的。它还强调功能医学诊疗要以患者为中心，而非以疾病为中心。人体与环境的关系要保持动态平衡，或者说内外平衡。功能医学理论认为人体器官功能的长期减退是导致人类患上慢性疾病的罪魁祸首，它主要通过纠正病人的生理生化障碍来改善病人的健康。功能医学是从遗传、环境、心理、生活方式和生理的联动关系入手，通过研究人体由功能下降到病理改变的发病过程，来判断功能变化的程度、疾病的发展进程，找出功能下降及疾病产生的原因。通过纠正病人的生理、生化功能障碍来改善病人的健康。

罗杰·威廉姆斯（Roger.J.William）和莱纳斯·鲍林（Linus.Pauling）是功能医学的最早理论创建者。罗杰·威廉姆斯的"生物化学个性化"理论认为个体之间是有差异的，所以我们需要个性化地治疗个别患者，以达到最佳的治疗效果。20世纪50年代，美国著名科学家、两次诺贝尔奖得主莱纳斯·鲍林博士提出：为什么不能从病因上寻找治疗、乃至预防疾病的方法？鲍林博士在1949年提出"分子矫正医学"的概念。随后的20年里，大量的基础医学科学研究揭示出人体器官、系统功能下降会导致众多疾病的发生，"功能医学"的概念随之而生。功能医学思维模式是医学发展的必然结果。1991年，美国华盛顿州成立了全美第一所应用功能医学模式的医学教育机构——功能医学研究院

（IFM），2009年，美国国会正式通过医改法案，把功能医学纳入现代主流医学；2012年，个性化生活方式医学研究院成立，旨在弥合医生、研究者、教育者、政策制定者和健康消费者之间的信息鸿沟，与IFM携手推动全球对功能医学的认可；2015年功能医学模式进入医疗机构，克利夫兰诊所功能医学中心成立。至今，美国功能医学院已培训医疗从业者超过15万人。

二、功能医学的定义

功能医学是治疗病因的医学，是从生活方式、环境、生理、心理与遗传基因相互作用的关系着手，研究人体功能下降到病理改变的发生、发展过程。由此寻找疾病的根源，运用整体观、个性化和网络化的思维进行机体功能障碍的分析和干预，调节失衡的机体功能，逆转或阻止机体功能下降，提高生命活力，使人回归健康态。

三、功能医学遵循的原则

1.了解每一机体基于遗传和环境因素而形成的生化个体差异性。
2.在治疗病患的过程中，我们要以病人为中心，而不是以疾病为中心。
3.病人的机体，心理和精神是一个内外动态平衡的有机整体。
4.人的机体就像是一张大网，连接着各个生理要素。
5.健康不等于没有疾病的状态，健康是指旺盛的生命力，积极的生理状态。

四、常见慢性病的功能医学诊疗方法

功能医学信息采集：功能医学的基本原则与中国传统中医药的哲学理论有着完美的契合。它是一个以系统、循证科学为基础的个性化医学方法。它的临床应用的特点是，当医生诊治一个患者的时候，他更关注的是这个人的整体功能的变化，而不是只针对这个患者的病，在临床医学诊断过程中，患者疾病之外的信息往往是很容易被忽视的。首先功能医学医生通过矩阵式的问诊方式，了解患者生活的方方面面，包括：病人的信仰，工作、家庭环境，社会关系以及体育运动习惯。根据患者提供的信息，了解患者的生活工作的环境、情感状况等；通过了解家族史，找寻到患者患病的家庭因素，包括基因和社会因素，这些因素都会持续不断的对患者的机体功能产生负面的影响，致使患者患病。

1.**功能医学诊断**　然后循着这些信息，设定功能医学检测方案，通过功能医学检测找出疾病表征背后的临床生理失衡要点。功能医学组织了一套核心的临床生理失衡要点，这些要点作为知识桥连接了基础医学阐明的疾病的生理、生化机制和临床研究，临床经验、临床诊断。这套核心的临床生理失衡要点包括：①激素和神经递质失衡。②氧化还原失衡和线粒体疾病。③解毒和生物转化失衡。④免疫和炎症失衡。⑤消化，吸收和微生物失衡。⑥作用于骨骼肌肉系统细胞膜的结构失衡。基本的生理过程包括细胞内外的信息沟通；生物能，或者食物转变成能量；从细胞到全身的结构完整性的复制、修复和保养；废物处理；保护和防御；物质运输和体内循环。通过分析这套临床生理失衡要点，功能医学医生便能找到潜在的机体功能障碍及患病的原因，形成功能医学诊断。功能医学的诊断是生理功能失衡的诊断，不是疾病诊断。引起这些失衡的原因是人体根据自己特定的易感基因，对于外来的因素，诸如饮食，营养物（包括空气和水），锻炼和创伤等在心理、生理上的处理方式不同。

2.功能医学干预 生理功能失衡是很多疾病的前兆，通过改善患者周围环境和人体基本的生理平衡是恢复健康的基础。正如中医所强调的整体观一样，功能医学干预理念也是典型的量身打造的个性化方案。任何对改善患者生理功能失调有益的治疗方法，包括自然疗法以及中医、西医等都可以作为功能医学的干预手段。这些治疗包括根据功能基因组学的结果及功能诊断教育患者，为患者提供生活方式的调整方案，饮食管理，营养素的补充以及其他的临床手段。通过功能医学干预为患者提供一个全方位的以改善患者功能状态、促进健康为目的的综合的干预方案，而不是针对某种疾病、某种症状为目的的对症治疗，是一种非常个性化，以去除病因改善机体功能失衡为目的的诊疗手段，其中生活方式调整是其他干预的基础，没有生活方式调整的功能医学干预好比空中楼阁，或许会有短暂的疗效，可以作为一个阶段的治疗，但如果没有生活方式的调整做基础不能从根本上解决患者的生理失衡问题。

3.常见慢性病功能医学的营养素治疗 营养素的治疗是功能医学不可或缺的重要干预手段，但同时要避免滥用营养素，误入西医治疗的惯性思维把营养素作为药物进行对症治疗。功能医学医生要通过矩阵问诊、体格检查结果、客观的实验检测（包括细胞营养水平、肠道有益菌群分析、抗氧化水平、激素代谢物等检测项目）结果以及个体环境对患者的健康状况进行综合评估。然后制定祛除对机体有害的因素、补充不足因素的个性化干预方案，帮助机体维持生理功能的平衡状态，真正做到个性化健康管理。在调整饮食方式结构补充身体不足的基础上，使用高品质的营养素补充。我国把营养补充剂称为保健食品。国家对保健食品的功能规定有27种，功能医学治疗要根据个性化的原则选择正规厂家生产的取得相应合法资质的高品质营养补充剂。

五、功能医学与临床医学的关系

临床医学对传染病、感染、创伤等威胁生命的急性疾病的治疗有无可替代的作用，功能医学对于上述疾病的处理就有些无能为力了。但对于机体功能失调及慢性病，只有当患者的疾病能够确诊，或者说当患者的症状足够严重的时候，临床医学才有能力给患者以临床干预，且多数情况下只能控制疾病的症状。相反，功能医学医生不仅可以在病患表现出疾病的时候帮助他们，也可以在机体出现异常的早期（或是以后相当长的时间内）就采取有效的手段来减轻疾病的危害和影响，且有可能从根本上去除患者的疾病状态。功能医学可以应对各种各样的情况，功能医学会通过维持机体基本生理过程来保障器官组织的功能平衡。这种初衷使得决定了功能医学坚持的是重塑机体健康和功能的治疗方法，而不是简简单单控制疾病的症状和表现。我们可以把功能医学称作"上游医学"或是把它看做是一个"回溯"的过程。功能医学会回顾病人病史，回到他们机体开始出现紊乱的那一刻，回到所有功能医学从业者的初衷——塑造健康的渴望上去。

临床医学与功能医学是相辅相成的。功能医学是临床医学的有力补充，功能医学为临床医学提供了更广泛更丰富的疾病治疗思路及治疗手段。功能医学的广泛开展可以有效地减少需要临床医学干预的患者。临床医学为传染病、感染、创伤等威胁生命的急性疾病的治疗及疾病发展到一定阶段的患者提供坚实的保障。

六、功能医学与健康管理

功能医学与健康管理既有联系又各有侧重，功能医学是深入的健康管理，是健康管理落地可以借助的重要手段。

功能医学与健康管理的共同点有：都以生活方式疾病为主要干预对象，有共同的理论基础，以生活方式干预为基本手段，用非药物的手段对疾病危险因素进行调控、干预。功能医学与健康管理共同点是有相同的路径，功能医学的诊疗过程就是健康管理的三部曲。功能医学通过全面系统的问诊、个性化有针对性的功能组学检测与分析相当于健康评估的过程；功能医学为患者制订科学的生活方式、健康的饮食方案、个性化的营养素调理、完备有效的综合性治疗措施相当于健康管理方案的制定；功能医学进行有效的健康干预，帮助人们提升与平衡功能，抵御疾病与衰老带来的功能下降，从而达到健康与长寿相当于健康管理的健康干预。

功能医学与健康管理区别在于：健康管理的侧重点是管理健康。健康管理是用管理学的理论、手段管理健康，更注重健康的管理，功能医学是一门以综合治疗手段为核心的预防医学，健康管理的内涵更广泛，生活方式管理是健康管理的核心，但不是全部，健康管理还包括其他五项内容。功能医学对生活方式疾病的原因探究有更丰富的检测、干预手段，而健康管理在健康风险评估方面有很成熟的经验，但在慢性病病因检测和干预方面没有成熟有效的方法。

功能医学与健康管理可以优势互补，互相借鉴。功能医学为健康管理提供了落地的方法，成熟的检测干预手段，功能医学可以借鉴健康管理的理论方法。

何健博士2007年10月在《中华健康管理学杂志》创刊号上发表的"功能医学是美国重要的健康管理工具"一文，是中国首篇全面介绍功能医学的学术文章，2014年功能医学在国内全面开花，目前功能医学在国内方兴未艾，特别是民营健康管理机构广泛开展，起步阶段难免良莠不齐。希望更多的健康管理同道积极投身到功能医学的学习及临床实践中，积极探索、完善、规范、发展功能医学理论及方法，相信掌握功能医学的健康管理师在其工作中一定会如虎添翼，能够更好的保障广大人民的健康。

第五节　治未病实用技能

一、治未病的概念与内涵

"治未病"一词源于《素问·四气调神论》："是故圣人不治已病治未病，不治已乱治未乱，此之谓也。夫病已成而后药之，乱已成而后治之，譬犹渴而穿井，斗而铸锥，不亦晚乎？"所谓"未病"，是指身体健康，没有疾病。而"治未病"即采取相应的措施，防止疾病的发生发展。最初内涵包括未病先防和已病防变两个方面，近些年来"治未病"内容又增加了既病早治、初瘥防复等，"治未病"的涵义也分为"治未病""治欲病""治已病""治愈病"四个层面。不难看出，"治欲病""治已病""治愈病"实际都是治疗已有疾病的范畴，如：

"治欲病"即"既病早治"，《素问·八正神明论》）："上工救其萌芽……下工救其已成，救其已败"。《金匮要略》："适中经络，未传于脏腑，即医治之。四肢才觉重滞，即导引吐纳，针灸膏摩，勿合九窍闭塞"。即是说"上工"善于早期治疗，切不可贻误病机，导致传变。

"治已病"即"已病防变（已病防传）"，也是提倡早期治疗，防止疾病转为危重，"传"与"变"多常互称为病情的进展。

"治愈病"即"初瘥防复"，疾病新瘥，宜采取一些防治措施以促进康复，防止疾病复发，其方法有两种一是非药物方法，譬如针灸、推拿、导引、食疗；而是药物疗法，予以扶正固本药品。二者目的均是调理五脏气血津液，促进早日完全康复，最终达到"正气存内，邪不可干"。

因此，只有"未病先防"，才真正的属于"治未病"的范畴。

二、治未病的实用技术

"治未病"有哪些实用的技能呢？这一问题依然需要求助于中医的经典——《黄帝内经》。《素问·上古天真论》："昔在黄帝……乃问于天师曰：余闻上古之人，春秋皆度百岁，而动作不衰；今时之人，年半百而动作皆衰，时世异耶？人将失之耶？岐伯对曰：上古之人，其知道者，法于阴阳，和于术数，食饮有节，起居有常，不妄作劳，故能形与神俱，而尽终其天年，度百岁乃去。……夫上古圣人之教下也，皆谓之虚邪贼风，避之有时，恬惔虚无，真气从之，精神内守，病安从来"。这些精妙的经文解答了"治未病"的两个法则法则和四种方法。

两个法则一是对外要适应自然界环境，避免六淫之邪的侵袭，即"虚邪贼风，避之有时"，二是对内要调养精神，避免精神刺激和情绪变化，即"精神内守""恬惔虚无"；四种方法分别是法于阴阳，和于术数，食饮有节，起居有常。

（一）法于阴阳

即自然界有春夏秋冬、昼夜晨昏等阴阳的变化，人体自己的养生也要顺应自然界的这种阴阳变化，来调养自己体内的阴阳。如：《素问·四气调神大论》："夫四时阴阳者，万物之根本也。所以圣人春夏养阳，秋冬养阴，以从其根……"。这里的"圣人春夏养阳，秋冬养阴"就是顺应自然阴阳消长寒暑变化规律，调养自身使人体适应自然界阴阳变化的适应能力。

1.艾灸 艾灸，是用艾叶制成的艾条、艾柱等产生的温热效应，刺激体表穴位或特定部位，从而激发人体经气，调整人体气血阴阳，达到防病治病目的的一种治疗方法。

（1）艾灸的适应证 艾疗主要是用于治疗寒症、痛症、虚证。《素问·异法方宜论》记载："北方者……风寒冰冽，其民乐野处而乳食，藏寒生满病，其治宜灸焫"。唐代王冰注："火艾烧的，谓之灸焫"。

（2）艾灸的方法与分类 目前临床使用的主要方法包括：艾条灸、艾炷灸、艾灸器灸。

艾条灸是将艾绒制作成圆柱形、长条状的艾卷，进行施术操作，常见的艾条灸方法包括：温和灸（悬灸）、雀啄灸、回旋灸。

艾炷灸是将艾绒做成圆锥形或其他形状的艾炷，进行施术操作，常见的方法包括：直接灸、间接灸；直接灸是将艾炷直接放于人体表面，点燃施灸，这种艾灸方法包括了：化脓灸、非化脓灸。间接灸也叫隔物灸，是将艾炷放置于隔离物之上进行艾灸的一种方法，常见的间接灸包括：隔姜灸、隔蒜灸、隔盐灸、隔饼灸、黄蜡灸、硫黄灸等。

艾灸器灸，指用特制的灸器盛放点燃的"艾绒"在穴位或特定部位上进行熨灸或熏灸的一种方法。常用的就有温筒灸、温盒灸、温架灸、温罐灸和温管灸等多种类型。

2.膏方　膏方又称膏滋，是中药加水煎煮后滤渣，将药液浓缩，再加蜂蜜或冰糖等加工而成的膏状剂型。膏滋药有滋补强壮、抗衰疗疾之效果。

《山海经》曾中说："言味好皆滑为膏"，膏：如指物，以油脂为膏；如指形态，以凝而不固称膏；如指口味，以甘姜滑腴为膏；如指内容，以为物之精粹，如指作用，以滋养膏润为长。

常见的膏方包括，补气的参芪膏、人参滋补膏等；补阳的参鹿补膏、鹿鞭膏等；补阴的琼玉膏、八仙长寿膏等。补血的养血膏、当归补血膏等。此外，还有调补气血阴阳的十全大补膏等。

膏滋疗法不仅医家喜用，而在人民群众中同样广泛受到青睐。

（1）膏滋的制作方法　古法工艺的膏方加工流程，主要有七个步骤：配方、浸药、提取、浓缩、收膏、分装、凉膏。

①配方：组方原则：膏方一般由20余味的中药组成。

②浸药：以饮片为主的处方要提前浸泡，把饮片放入大容器内，冷水浸泡一夜（12小时以上），使药物充分的溶出，贵重药品研粉，鲜果实取汁备用。胶类（阿胶、龟版胶、鹿角胶等），应先在浸饮片时，同时在另容器内把胶放入加半斤酒溶化，煎药时可先蒸化备用。

③提取：即"煎煮"，中药制剂学称之为热水浸提，用文火煎煮，待药得到充分膨胀，再加大火力煎沸1小时以上，过滤取汁，共反复三次以上。以药味淡薄为度。药汁共和，再把毛巾或四层纱布过滤（可重复）这叫除沙。再取澄清液备用。

④浓缩：将上备用的澄清液，先用武火煮沸，去上浮沫，改用文火。此叫蒸水法浓缩，直到表面结皮时，同时不断的搅动以防焦化。

⑤收膏：将冰糖或蜂蜜，加入浓缩药液中，边加边搅，再度浓缩，直至收膏。收膏要求：当搅拌棒上的膏汁下滴时成一条线时（像似拔丝），或把膏汁滴入冷水中成珠状时，即可离火。

⑥分装：将炼好的膏方，倒入已洗干净的容器中，可以存放在瓷罐（锅、钵）中，亦可以用搪瓷烧锅存放，但不宜用铝锅、铁锅作为盛器。

⑦凉膏：为了使膏方能在服用期间，保质而充分发挥药力以达到调补的目的，其存放方法，至关重要。一定是要在膏方制作后，让其充分冷却，才可加盖，收藏备用。

（2）膏滋的适用对象　膏滋的适用人群十分广泛，主要包括了原来患有慢性疾病的病人、亚健康患者、老年人、女性、儿童等人群，冬令季节，可以结合原有病症一边施补，一边治病，冬令进补还能增强体质，延缓衰老。

（3）膏滋的服用方式、时间与剂量　膏滋的服用方式包括：冲服、调服、噙化。

最常见的方法是，取适量膏滋，放在杯中，用白开水冲入搅匀服下。也可以将膏滋噙在口中，让药慢慢在口中溶化，发挥药效，亦称"含化"。

膏滋的服用时间：最好是在晨起空腹饭前服用，《本草经》谓："病在四肢血脉者宜空腹而在旦。"这种服用方法的优点是可使药物迅速入肠，并保持较高浓度而迅速发挥药效。如空腹时服用肠胃有不适感，可以改在半饥半饱时服用。镇静安眠的药物可以睡前服。

膏滋的服用剂量：服用剂量的多少，要根据膏方的性质以及服用者体质强弱等情况而决定。一般每次服用膏方取常用 15~20ml。

（4）膏滋的服用季节　膏方的服用季节主要包括了，冬令进补和实时调补，也就是说，冬天为封藏的季节，滋补为主的膏方容易被机体吸收储藏，所以冬令是服用膏方的最佳季节。治疗为主的调治膏方可视病情需要，根据不同时令特点随季节处方。

实时调补实际上就是根据患者病情需要，不在考虑季节因素，在应用辨证施治后服用膏方。如处在慢性损耗性疾病的过程中（大病后），手术后，患者身体非常虚弱时。

一般来说，服用膏方多由冬至即"一九"开始，至"九九"结束。由于膏方用药时间较长，时值冬季，膏方便于保存，能在服用期间，保质而充分发挥药力以达到调补的目的。

附：冬季调补气血八珍膏

处方：人参 10g，白术 20g，茯苓 30g，甘草 10g，当归 15g，川芎 15g，白芍 20g，熟地 20g，膏方制作方法制作。

（二）饮食有节

肾是先天之根，脾为后天之本，色欲不当伤根，饮食不当损本。合理的饮食能补益后天脾胃精气，达到养生的目的。"饮食有节"主要包括三个方面：首先指"洁净"，次指"节制"，三指"节律"。第一是防止"病从口入"，饮食不洁会导致多种胃肠道传染性疾病的发生，耗伤脾胃正气，因此干净的饮食是饮食有节的基础；第二是进食要适量适时，方法得宜，饮食结构要求五味调和，忌偏嗜。正如唐·孙思邈在《备急千金要方》中提出"饱中饥、饥中饱"，强调重视节制饮食，不可过饱，忌暴饮暴食。第三是指"节律"，饮食要定时，以适应机体消化食物的生理节律。此外，饮食的方法也要注意。如，"食勿多言，勿思虑，勿动情，坐而食，食伴乐，食则善意于食，不事其他事"等均应提倡。

1. 药膳　药膳是在中医学理论指导下，结合中国传统的饮食文化，将中药与某些具有药用价值的食材相相配，采用饮食烹调技术制作而成的具有一定治疗疾病作用的食品。

药膳历经数千年不断探索、积累，逐渐形成独具特色的一门中医实用学科，药膳既可治病，又可防病，这是有别于药物治疗。

据统计，中药材中可供做药膳的品种达 500 种之多，约为全部中药材的 1/10，目前我国卫生主管部门颁布的中药有 70 多种。最常见用的药、食两用的药材有：人参、黄芪、山药、白术、天麻、茯苓、甘草、当归、首乌、黄精、核桃、大枣、薏苡仁、莲子、枸杞子、银耳、龙眼肉等。药、食两用的食材包括：走兽类的羊肉、狗肉、猪脚、排骨等；河鲜海鲜类的鲫鱼、鲤鱼、龟肉、鳝鱼、鳖肉等；飞禽类的老鸭、乌鸡、乳鸽等。

运用药膳时，首先要全面分析患者的体质、季节时令、地理环境等多方面情况，给予适当的药膳。其中治未病药膳多参照季节时令，一般冬季多使用补气壮阳的温补药膳为主，春秋季节则以养阴增液的平补药膳为主，夏季则以醒脾化湿、清热去火的清补药膳为主。

2.药茶 茶的治疗作用，我国古代的先人很早就有了认识，战国时期的《神农本草》"茶味苦，饮之使人益思、少卧、轻身、明目。"唐代《本草拾遗》"茶久食令人瘦，去人脂。"详细的记载了茶的药性和作用。

药茶一般是指在茶叶中添加药食同源的药物，从而制作成具有一定疗效的特殊的饮品。广义的药茶还包括不含茶叶，直接冲泡、煎煮药物，制作而成的代茶饮品。药茶在广东客家地区最为流行，常见的广东药茶有民间的消暑去痧的"布惊仁茶"，去积止泄的"萝卜苗茶"，清热开胃的"拔子叶茶"。

（1）药茶的制作 药茶的制作并不复杂，最简单的就是将茶叶以及药物放入杯中，冲入沸水，浸泡5~10分钟，直接饮用，一般来说，冲泡3次即可；也可将药茶置于锅中煎煮（煎煮的目的主要是增温可以增加药物的溶解速度与溶解度），去渣取汁，煎煮2次，将药汁合并饮用。

（2）药茶的分类与选择 随着制茶工艺不断改进，我国茶叶主要形成了六大茶类，即绿茶、红茶、青（乌龙茶）、白茶、黑茶、黄茶，这种分类方法是当今我国茶叶主要的分类方法，不仅指导着我国茶叶的分类，也指导着我国饮茶的选择，如春秋季节适合饮用青茶白茶，夏季适合饮用绿茶黄茶，冬季适合饮用黑茶红茶。茶叶的选择是制备药茶的基础，根据一年四季春温、夏热、秋凉、冬寒的气候变化，选择适当的茶叶品种，在根据中医学中药寒热温凉的属性，选择适宜的中药，就能调配出各种适于四时养生的药茶。

（三）起居有常

无规律的起居习惯，是许多疾病的根源，内经中也早就提出，人的生活作息应当顺其节律，以保护和维持机体的生命力。如《素问·四气调神大论》："……春三月，此谓发陈。天地俱生，万物以荣，夜卧早起，广步于庭，被发缓形……夏三月，此谓蕃秀。天地气交，万物华实，夜卧早起，无厌于日……秋三月，此谓容平。天气以急，地气以明，早卧早起，与鸡俱兴……冬三月，此谓闭藏。水冰地坼，勿扰乎阳，早卧晚起，必待日光……"即是要求我们，适应四时阴阳消长特点，按季节调整作息时间，春、夏应晚睡早起，秋季应早睡早起，冬季应早睡晚起。

（四）和于术数

"术数"是说方法与技术，"和"就是符合，"和于术数"也就是正常地、合理地运用适当的方法和技术。最常见的有：太极拳，五禽戏，八段锦，易筋经。其中最实用简单易学，容易操作的方法当属八段锦。

八段锦功法起源于北宋，此功法分为八段，每段一个动作，故名为"八段锦"，练习无需器械，不受场地局限，作用显著，适合于男女老少。目前为大众所掌握的多为国家体育总局推荐的"养生气功八段锦"。

当然选择养生的方法与技术并不是局限于太极拳、五禽戏、八段锦、易筋经等，任何人都可以按照自己的兴趣爱好去选择不同的养生方法与技术，甚至一些养生的习惯与小窍门，如药王孙思邈的"养生十三法"、乾隆皇帝的养身之道"养生十六宜"。

药王孙思邈的"养生十三法"，即：发常梳、目常运、齿常叩、漱玉津、耳常鼓、面常洗、头常摇、腰常摆、腹常揉、摄谷道、膝常扭、常散步、脚常搓。

乾隆皇帝的"养生十六宜"，即：面宜常擦、心宜常静、发宜常梳、神宜常存、目宜常运、背宜常暖、耳宜常凝、腹宜常摩、齿宜常叩、胸宜常护、口宜常闭、囊宜常兜、津宜常咽、言语宜常缄默、气宜常提、皮肤宜常干沐。

"流水不腐，户枢不蠹"，运动养生虽然是"治未病"最实用的方法之一，但在我们采用各种方法与技术进行养生的时候，一定要注意避免"五劳损伤"，过度的锻炼一样会损伤我们的健康。

第十六章 健康管理发展探索

第一节 互联网与健康管理

当今社会是一个互联互通技术带动下信息爆炸式发展的社会，随着互联网应用不断迭代和创新，已经深入到社会各个角落，健康管理做为近几年来新兴的行业，对互联网技术的依赖与日俱增，互联网技术的支持，促进了健康管理的发展进步。同时互联网将大数据、可穿戴设备、AI有机结合起来，会极大带动并促进健康管理学科和相关产业的发展。

一、互联网技术在健康体检中的应用

健康体检经历了人工纸质、单机半自动化、全流程局域网等几个阶段后，现在进入了互联网时代，从业务联系、套餐制订、体检预约、登记录入、智能分诊、结果查询、检后随访等，已经渗透到健康体检的各个环节。目前多数健康管理中心（健康体检中心）基本均能实现上述功能，下一步随着大数据平台及AI技术应用，健康体检各个环节将与以前发生根本性改变，主要体现在以下几个方面。

（一）潜在客户遴选

在前端业务方面，通过大数据平台，筛选潜在客户，将客户单位的需求，结合距离、预算等各方面，对客户单位进行分类，为营销人员提供指导与参考。

（二）体检套餐定制

运用信息数据平台及AI技术，对客户单位员工历年体检结果进行对比分析，制定适合客户单位的体检套餐。同时也可以根据单位员工个体情况，评估患病风险，为员工提供套餐选择指导。同时通过大数据运算，结合瓶颈项目通过量等参考数据，制定每天饱和体检量，在保证工作量的基础上，同时也提高体检客户舒适度和体验感，以及改善工作效率。

（三）手机终端实现增值服务体验

对于个人体检客户，在选择体检项目时，可以在互联网WEB端、APP端及微信端等各种方式，网上进行患病风险评估，根据评估结果推荐适宜的体检项目，同时在网上完成缴费等，节省现场人工咨询选项、登记、缴费等环节，节约时间。

（四）智能化预约

客户根据可以个人工作安排，通过互联网灵活选择自己的体检时间。同时系统根据单位体检进度，适时提醒未到检客户及时安排体检计划。

（五）实现智能化导检服务

客户进入体检环节后，信息数据平台通过电子身份认证、身份证及人脸比对等技术手段，最大限度杜绝替检现象。客户在登记完成后，在智能分诊系统引导下，为客户规划最佳体检顺序，指引到相应检查科室，客户无需在诊室门口排队，避免了诊室门口"长龙"现象。同时也防止客户出现提早用餐及漏检项目。

（六）医患全过程语音存储

体检诊室间采用语音转录技术，可以提高工作效率。将客户检查影像、交谈语音等资料进行留存，在发生分歧时可以做为证据

（七）AI对可数字化数据进行分析

体检结束后，首先通过AI技术，对客户体检结果进行筛查，尤其是影像结果如超声、DR、CT、MR、心电等，进行初筛，帮助医生第一时间发现问题，缩短报告时间。

（八）检后结果智能查询

同时将体检结果与门诊住院等结果进行综合分析，给出个性化健康建议。避免了以往格式化建议，提高工作效率的同时，也尽可能的规避医疗风险。同时，客户第一时间通过互联网进行查询，减少了纸质报告流转环节，对于重大阳性结果及时提醒，并提供门诊转诊指导建议、协助挂号缴费等门诊流程。

二、互联网技术在健康管理应用

健康管理的环节包括：健康信息采集、风险评估、干预方案制订、干预方案实施、干预效果评估，其各环节都离不开互联网技术的参与支持。

（一）健康信息采集

首先通过互联网，可以更全面的收集客户个人信息，包括体检、就诊、检查、用药等各个方面，另外。随着高速无线网络的发展，各种可穿戴设备可以时时上传健康生理指标，目前常用的有手机APP，定制一体机，健康小屋，以及单项可穿戴设备，如运动手环、电子血压计、智能睡眠监测设备等。这些设备通过网络将数据汇集到健康管理中心，并进行分析归类，应用于健康评管理。

（二）健康风险评估的运算模型

评估模型是健康管理必备工具之一，只有运用大数据汇总，建立云端数据分析，从而获得权威有效的数据基础，建立科学的评估模型，才能让健康管理有据可依。

（三）制定健康管理指导方案

在详细个人健康信息资料的基础上，运用评估模型对客户进行风险评估，同时针对风险方向及个人生理数据，出具科学详细的干预方案，包括运动处方、饮食处方、心理指导等。

健康信息采集、风险评估、干预方案三个步骤完成后，系统根据被管理客户基本情况，自动将客户分成不同群组，通过大数据、云计算等手段，提供干预方案，健康管理师就可以通过互联网进行健康干预。

（四）健康咨询和健康教育

在互联网条件下，干预手段更丰富多样，发送健康指导建议、宣传视频、运动饮食计划等，甚至足不出户就可以通过视频通话的方式，对客户进行一对一指导，互联网让健康管理师的干预手段多样化，效率成倍提高，节约时间，节省人力成本，时效性进一步增强。

（五）健康干预和促进服务

通过健康干预，客户的健康状况通过互联网即时回传、回馈，健康管理师可以根据客户情况及时调整方案，还可以对客户出现的异常指标，结合历史数据，进行动态分析，给出合理化建议，同时对于重大异常数据进行分类，及时提醒医生和客户进行干预。对于出现紧急危险状况的客户，可以通过远程指导应急处理，甚至还可以协助呼叫紧急救护。

综上所述，互联网的介入，将大大提高健康管理师工作效率，扩大管理覆盖面，实现对人群组的管理。系同时进行大数据对比，AI智能分析，及时纠偏，更新知识结构，让健康管理工作更加及时、准确、有效，知识更加新颖，传播更加及时，以适应时代趋势发展要求。

三、应用互联网技术注意问题

互联网技术有先进性和便利性的一面，我们在享受其带来的方便的同时，也要尽量注意到规避风险。

（一）健康隐私保护

互联网是一个开放环境下运行的技术手段，个人健康信息具有一定的私密性，做好个人信息的安全保密工作，保证个人信息不泄露，必须提到重要位置，要确保系统安全可靠，对于可穿戴设备信息系统保密级别，严格把关，不符合要求者禁止接入系统。

（二）不断完善具备深度学习（DL）的智能化系统

互联网作为工作的辅助手段，功能作用有赖于人工的操作，要时刻注意观察并纠正系统出现的问题。系统问题一般具有相似性、批量化、不可预知等特点，使用者必须做到放手不放眼，让其在人的控制下发挥作用，服务于人，造福于人。

展望未来，大数据、云计算、互联网、人工智能、区块链等技术的创新和应用，将会为医疗健康行业注入新的生机和活力。未来，AI+健康管理技术广泛应用于健康管理的具体场景中，实现智能化风险识别、虚拟护士、精神健康、在线问诊、健康干预以及基于精准医学的健康管理。移动医疗，提供在线就诊服务和远程用药提醒服务。AI+医学影像技术可以综合运用图像识别、深度学习技术，模拟放射科医生阅片模式进行诊断，有效提高医学影像分析与诊断的效率和准确率，缓解放射科医生不足的问题。AI+辅助诊疗技术可以通过模拟人类医生的医疗诊断模型，提供快速、高效、精准的医学诊断结果和个性化治疗方案。AI+药物挖掘技术通过计算机模拟对药物活性等进行预测，有助于缩短新药研发周期、降低研发成本和失败风险。诸如此类信息技术的飞速发展为医疗健康产业打开了另一扇窗，使无数畅想成为可能，期待未来信息技术与医疗健康技术的融合发展更好地为人类健康造福。

第二节　健康管理的临床科学研究

一、循证医学定义

循证医学（Evidence-based medicine，缩写为EBM），又称实证医学或证据医学。循证医学强调慎重、准确和明智地应用当前所能获得的最好的研究依据，同时结合医生的个人专业技能和多年临床经验，考虑病人的价值和愿望，将三者完美地结合并制定出针对病人的治疗措施。

循证医学不同于传统医学。传统医学是以经验医学为主，即根据非实验性的临床经验、临床资料和对疾病基础知识的理解来诊治病人。循证医学并非要取代临床技能、临床经验、临床资料和医学专业知识，它只是强调任何医疗决策应建立在最佳科学研究证据基础上。

循证医学是有意识地、明确地、审慎地利用现有最好的研究证据制定关于个体病人的诊治方案。利用循证医学的思想方法解决病人群体及人群的卫生问题，即出现了循证保健（Evidence-based Health Care，EBHC）。EBHC强调对个人、群体的任何保健策略和措施的制定不仅要考虑资源和价值，还要以当前科学研究的最佳成果为依据。

二、循证医学证据级别

循证医学问世近20年来，其证据质量先后经历了"老五级""新五级""新九级"和"GRADE"四个阶段。前三者关注设计质量，对过程质量监控和转化的需求重视不够；而"GRADE"关注转化质量，从证据分级出发，整合了分类、分级和转化标准，它代表了当前对研究证据进行分类分级的国际最高水平，意义和影响重大（表23，表24）。

表23 老五级证据

级别	内容
Ⅰ级	收集所有质量可靠的RCT（RCT，Randomized Controlled Trial）后作出的系统评价或Meta分析结果；大样本多中心随机对照试验
Ⅱ级	单个大样本的RCT结果
Ⅲ级	设有对照但未用随机方法分组的研究；病例对照研究和队列研究
Ⅳ级	无对照的系列病例观察
Ⅴ级	专家意见、描述性研究、病例报告

表24 牛津大学EBM中心关于文献类型的新五级标准

牛津大学EBM中心关于文献类型的新五级标准

Oxford Centre for EBM Levels of Evidence

	Level	Therapy/Prevention,Aetiology/Harm
	等级	治疗/预防，病因学/危害
证据力强、设计严谨、偏差少	1a	Systematic review of RCTs
		随机对照的系统评价
	1b	Randomized controlled trial（RCT）
		随机对照
	1c	"ALL–or–none"
		全或无病案研究
并非所有临床问题都可找到最高等级文献，但应尽可能使用等级高的证据来源	2a	Systematic review of cohort studies
		队列研究的系统评价
	2b	Cohort study or poor RCT
		队列研究或较差随机对研究
	2c	"Outcomes" research；Ecological studies
		"结果"研究；生态学研究
	3a	Systematic review of case–control studies
		病例对照研究的系统评价
	3b	Systematic review of case–control studies
		病例对照研究

续表

证据力弱、设计薄弱、偏差多	4	Case series
		单个病例系列研究
	5	Expert opinion without critical appraisal,or based on physiology,bench research or "first principles"
		未经明确讨论或基于生理学、实验室研究或"第一原则"的专家意见

GRADE证据质量分级：GRADE证据质量分级方法中，无严重缺陷的随机对照试验成为高质量证据，无突出优势或有严重缺陷的观察性研究属于低质量证据（表25）。

表25　影响证据质量的因素

可能降低证据质量的因素	可能增加证据质量的因素
研究的局限性	效应值很大
结果不一致	可能的混杂因素会降低疗效
间接证据	剂量–效应关系
精确度不够	
发表偏倚	

三、PICOS 原则

在提一个临床问题时，我们可采用国际上常用的PICOS原则。P：特定的患病人群/临床问题（patient or population），即患者或人群；I/E：干预措施/暴露因素（intervention/exposure），如诊断治疗方法；C：对照措施或另一种可用于比较的干预措施（comparison/control），即比较因素；O：结局（outcome），即干预措施的诊疗效果；S：研究设计方案（study design）。

四、临床研究分类

临床研究可以分为：原始研究和二次研究两大类。二次研究是指基于文献的二次分析，Meta分析或荟萃分析。本章节重点讨论原始研究。

（一）观察性研究

观察性研究是指研究过程中的不存在研究人为措施干预。观察性研究根据是否存在对照组又分为描述性研究和分析性研究。

1.描述性研究　描述性研究没有对照组，研究形式主要包括病例个案报道（case report），病例系列分析（case series），横断面研究（cross-sectional study）。描述性横断面研究（cross-sectional study）是在某一特定时间点（或时间段）对某一定范围内的人群描述人群特征和疾病情况。横断面研究是一个一刀切的研究，可以得到某个疾病的患病率，因而横断面研究又称为患病率调查。描述性研究不能作为病因分析的直接证据，目的是提出病因假设，为进一步分析性研究提供参考。

2.分析性研究　分析性研究有对照组作为参照，研究形式主要包括：病例对照研究（case-controlstudy），队列研究（cohort study）。病例对照研究，又称回顾性研究（retrospective study），是将确诊为某疾病的患者和对照进行分组，如回顾性探索导致肝癌发生可能危险因素的暴露比例存在统计学差异。队列研究的是将某一特定人群按是否暴露于某可疑致病因素或暴露程度分为不同的亚组，追踪观察各组事件发生的情况，比较各组之间事件发生率的差异，从而判定暴露与是否为肝癌的致病因素。队列研究多为前瞻性，也有回顾性和双向性队列研究。

（二）干预性研究

干预性研究是通过人为设定某些干预因素，观察这些干预因素的改变所导致的结果，因而实验性研究是前瞻性研究。实验性研究的核心元素包括三大要素：对象、干预、结局；五大原则：对照、重复、随机，均衡、盲法。

干预性研究分为非随机对照研究（nRCT, non-randomized Controlled Trial）与随机对照研究（RCT），其中RCT是临床研究中的金标准。nRCT和RCT的区别在于分组是否随机。nRCT的分组是夹杂了人为因素，因而相对于RCT来说，存在选择偏倚，结果的客观性下降。

盲法（blinding或masking）是指为避免设计、资料收集或分析阶段容易出现信息偏倚在设计时可采用的方法，使研究者或研究对象不明确干预措施的分配，研究结果更加真实、可靠。分为单盲（single blind）、双盲（double blind）、三盲（triple blind）。并不是所有RCT研究都能采用盲法设计，例如外科手术和药物疗效对比研究，只能采用开放设计。

五、数据类型和统计分析方法合理选用

（一）数据的分类

数据是指对客观事件进行记录并可以鉴别的符号，是对客观事物的性质、状态以及相互关系等进行记载的物理符号或这些物理符号的组合。它是可识别的、抽象的符号。常见的数据类型包括计量资料、计数资料、等级资料。

1.计量资料 又称为数值变量，用仪器、工具等测量方法获得的数据。计量资料的特点：有计量单位，如患者的身高（cm）,体重（kg）,血压（kPa）等。

2.计数资料 又称无序分类变量按某种属性分类计数后得到的数据，有二分类和多分类两种情形。特点：无计量单位，如肤色（黑白）、血型（ABO）、职业（工农兵）、性别（1=男，2=女）等。

3.等级资料 又称有序分类变量，半定性或半定量的观察结果，有大小顺序。例如癌症分期、药物疗效和检测结果的阴性、可疑阳性、阳性、强阳性等。

（二）统计方法简介

1.统计方法 统计方法是指有关收集、整理、分析和解释统计数据，并对其所反映的问题作出一定结论的方法。医学统计是进行医学研究的重要工具，被广泛地应用于实验设计、资料收集及数据分析等方面，正确应用统计学方法对有效开展科学研究和提高医学科技论文学术质量有着极其重要的意义和作用。本章节对常用的统计方法进行概述。

2.定量资料的常用统计方法

（1）t检验 根据t分布原理建立起来的一种假设检验方法，常用于计量资料中2个小标本均数的比较。理论上，t检验的应用条件是要求标本来自正态分布的总体，两标本

均数比较时，还要求两总体方差相等。常用的 t 检验包括单个标本 t 检验、配对标本 t 检验和成组 t 检验。

（2）方差分析 方差分析适用于两组以上计量资料均数的比较，其应用条件是各组资料取自正态分布的总体且各组资料具有方差齐性。因此，在应用方差分析之前，需要对各组资料进行正态性检验、方差齐性检验。常用的方差分析包括完全随机设计的方差分析、随机区组设计的方差分析、析因设计的方差分析，还有正交设计、拉丁方设计等多种方差分析法。

t 检验只适用于推断 2 个小标本均数之间有无显著性差别，而采用 t 检验对多组均数进行两两比较，会增加犯 I 型错误的概率，即可能把本来无差别的 2 个总体均数判为有差别，使结论的可信度降低。对多个标本均数进行比较时，正确的方法是先进行方差分析，若检验统计量有显著性意义时，再进行多个标本均数的两两（多重）比较。

（3）卡方检验 χ^2 检验在医学研究中常用于分类计数资料的假设检验，即用于 2 个样本率、多个样本率、样本内部构成情况的比较，样本率与总体率的比较等。

常用的 χ^2 检验分为如下几类：

① 2 × 2 表 χ^2 检验：适用于 2 个样本率或构成比的比较，在应用时，当整个试验的标本例数 n ≥ 4 0 且某个理论频数 1 ≤ T < 5 时，需对 χ^2 值进行连续性校正。若标本例数 n < 4 0，或有某个 T 值小于 1，需要用确切概率检验法（Fisher 确切检验法）。

②配对资料 χ^2 检验：适用于配对设计的 2 个样本率或构成比的比较，即通过单一标本的数据推断两种处理结果有无显著性差别。在应用时，如果甲处理结果为阳性而乙处理结果为阴性的标本例数 n 1 与甲处理结果为阴性而乙处理结果为阳性的标本例数 n 2 之和 < 4 0，需要对计算的 χ^2 值进行校正。

③ R × C 表 χ^2 检验：适用于多个样本率或构成比的比较。如果是原因变量为有序变量的单向有序 R × C 表资料，可以将其视为双向无序的 R × C 表资料而选用一般的 χ^2 检验公式计算，但如果是结果变量为有序变量的单向有序 R × C 表资料，选用的统计分析方法有秩和检验、Radit 分析和有序变量的 Logistic 回归分析等。双向有序且属性不同的 R × C 表资料：对于这类资料采用的统计分析方法不能一概而论，应根据研究者的分析目而合理选择。如果研究者希望考察列联表中各行上的频数分布是否相同，此时宜选用一般的 χ^2 公式计算。如果研究者只关心原因变量与结果变量之间的差异是否具有统计学意义时，可将其视为结果变量为有序变量的单向有序 R × C 表资料进行分析。如果研究者希望考察原因变量与结果变量之间是否存在线性相关关系，此时需要选用处理定性资料的相关分析方法如 Spearman 秩相关分析方法等。如果两个有序变量之间的相关关系具有统计学意义，研究者希望进一步了解这两个有序变量之间的线性关系，此时宜选用线性趋势检验。双向有序且属性相同的 R × C 表资料：这类资料实际上就是配对设计 2 × 2 表资料的延伸，如果实验者的目的主要是研究两种处理方法检测结果之间是否具有一致性，因此常用的统计分析方法为一致性检验或 Kappa 检验。

（4）非参数检验 有些资料不是正态分布，或者分布情况未知，不能用有效的参数进行描述，此时需采用非参数法对总体的分布或分布位置进行检验。其优点是不考虑总体分布，适应性强，稳定性好，在临床研究中使用较多；缺点是损失了部分信息，检验效率较低，对于适合参数检验的资料，建议首选参数检验。常用的非参数统计方法有：符号检验、秩和检验、等级相关检验及 Ridit 分析等。

（5）相关或回归分析 相关是指自然与社会现象等客观现象数量关系的一种表现。客观现象之间的数量关系表现为两大类型：函数关系与相关关系。函数关系反映着现象之间存在着严格的依存关系，在这种关系中，对于某一变量的一个数值，都有另一变量的确定的值与之对立，如：$S=\pi r^2$ 圆的面积 S 与半径 r 是函数关系，r 值发生变化，则有确定的 S 值与之对应。相关关系是指现象之间确实存在的一定的联系，但数量关系表现为不严格相互依存关系，即对一个变量或几个变量定一定值时，另一变量值表现为在一定范围内随机波动，具有非确定性。

根据自变量的多少划分，相关可分为单相关和复相关；根据相关关系的方向划分，可分为正相关和负相关；根据变量间相互关系的表现形式划分，线性相关和非线性相关；根据相关关系的程度划分，可分为不相关、完全相关和不完全相关。

相关分析是研究变量之间关系的紧密程度，并用相关系数或指数来表示。其目的是揭示现象之间是否存在相关关系，确定相关关系的表现形式以及确定现象变量间相关关系的密切程度和方向。计算相关系数时，两个变量哪个作为自变量，哪个作为因变量，对于相关系数的值大小没有影响。相关系数指标只能用于直线相关程度的判断，当其数值很小甚至为 0 时只能说明变量之间直线相关程度很弱或者不存在直线相关关系，但不能就此判断变量之间不存在相关关系。对于相关系数的绝对值大与 0.8 时，变量之间存在高度线性相关关系，通常还需要进行相关系数的显著检验。

回归是对具有相关关系的两个或两个以上变量之间的数量变化的一般关系进行测定，确立一个相应的数学方程式，描述变量变动的相互关系，以便从一个已知量来推测另一个未知量，为估计预测值提供一个重要的方法。相关分析是回归分析的基础，而回归分析则是认识变量之间相关程度的具体形式。回归分析是研究两变量之间的因果关系，所以必须通过定性分析来确定哪个是自变量，哪个是因变量；相关分析则是两变量之间的关系，没有自变量和因变量之分。按照自变量的个数：一元回归与多元回归。按照回归的表现形式：线性回归与非线性回归。医学常用非线性多元回归模型有 Logistic 回归和 Cox 回归。

第三节 健康管理与健康保险的发展现状及趋势

2019 年 11 月 12 日银保监会正式发布新修订的《健康保险管理办法》，这一新规出台使得健康保险迎来新的发展机遇。纵观全球，追溯健康管理起源于健康保险，且对健康保险的发展充当"助推器"作用。本文将对国内目前健康管理与健康保险的发展现状及趋势进行粗浅阐述分析，仅供参考。

1.健康管理 健康管理是对健康人群、亚健康人群、疾病人群的健康危险因素进行全面监测、分析、评估、预测、预防和维护的全过程。

2.健康险 健康险，是健康保险的中文简称，是指保险公司通过疾病保险、医疗保险、失能收入损失保险和护理保险等方式对因健康原因导致的损失给付保险金的保险。与其相关法律有《健康保险管理办法》等。

3.社会保障体系 社会保障体系是指国家通过立法而制定的社会保险、救助、补贴等一系列制度的总称。现代国家最重要的社会经济制度之一。作用在于保障全社会成员基本生存与生活需要，特别是保障公民在年老、疾病、伤残、失业、生育、死亡、遭遇灾害、面临生活困难时的特殊需要。由国家通过国民收入分配和再分配实现。由社会福利、社会保险、社会救助、社会优抚和安置等各项不同性质、作用和形式的社会保障制度构成整个社会保障体系。

4.重大疾病险 重大疾病险是指由保险公司经办的以特定重大疾病，如恶性肿瘤、心肌梗死、脑出血等为风险发生时，当被保人达到保险条款所约定的重大疾病状态后，由保险公司根据保险合同约定支付保险金的商业保险行为。

5.长期护理险 长期护理险主要是为被保险人在丧失日常生活能力、年老患病或身故时，侧重于提供护理保障和经济补偿的制度安排。全球有社会保险和商业保险两种形式。

6.医疗意外险 主要是保障被保险人在保险期限内因保险合同约定的意外事故导致产生合理且必要的医疗费用，保险公司将在约定的保障范围与保障金额范围内，依据保险合同约定承担相应的保险金给付责任。在之前，意外医疗保险是作为意外保险的附加险形式存在的。2019年新版《健康保险管理办法》将医疗意外险纳入了"健康保险"，不再属于"意外保险"。

一、健康管理的由来及背景

健康管理是对健康人群、亚健康人群、疾病人群的健康危险因素进行全面监测、分析、评估、预测、预防和维护的全过程。实施健康管理是实现由被动治疗疾病转为主动管理健康的过程，以达到控制疾病出险发生、并发症过早出现、节约医疗费用支出、维护健康和提升生命质量的目的。它是一个不断改善的闭环动态，即对健康危险等级预警（罹患疾病危险等级）- 风险评估（筛查主要致病因素）- 干预促进（改善健康状态促进手段）- 效果评价（管理结果）的循环管理过程。其核心是干预健康危险因素。

20世纪中期，美国经济繁荣发展，人们对生活质量要求提高，期望能得到心理、生理以及社会等方面的体系保障。同时，期望生存寿命延长，人口老年化结构加快，慢性病发病率增高以及全国缺乏统一协调的医疗服务，成为美国政府提供医疗服务的难题。美国保险业于20世纪60年代最先提出了健康管理的概念，医疗保险机构与医疗服务提供方合作，采用确认有效管理手段，如：对高危人群筛查、慢病进展期管理、心理干预和支援、重大疾病康复促进等，可以降低医疗费用，控制保险公司赔付支出风险，形成了在卫生经济学上有价值的健康管理体系基础。

1978年，美国密歇根大学成立了全世界第一个健康管理研究中心，将健康管理真正发展成为一门多学科综合而成的学科。在成立初期，健康管理的范畴是做风险评价、方案指导、群体管理等非临床医学工作内容。20世纪90年代初，健康管理开始由美国保险业的经验逐渐被其他国家引入，逐渐完善了理论和实践体系，形成风险因素干预和慢病管理的理念。本世纪初，健康管理开始由发达国家向发展中国家发展趋势，其含义已经成为全面的健康状态与健康风险预测、干预与跟踪管理。2002年左右，以体检为主要形式的健康管理行业开始在我国兴起。2003年"非典"后，健康管理概念逐步进入中国健康服务业，并且越来越深入人心。

二、国外健康管理的现状

（一）美国

健康管理的概念最初出现在美国的保险业，依据多年发展经验，美国公共健康领域认为，最有效的健康管理是通过维护健康人群保持持续健康状态，是最符合卫生经济学的，对于基础人群投入10%的健康管理经费，可以节省整体人群90%的医疗支出。在美国过去的近100年里，平均寿命增加30年，其中25年的贡献来源于公共卫生和预防，而医疗服务仅占5年。当前美国健康保险的大部分市场是整合医疗和保险资源的健康管理组织，它们拥有各自的医疗服务系统，以综合管理模式提供全面的健康管理服务。

（二）日本

日本的健康管理始于 1959 年的八千穗村《全面健康手册》村民管理模式，明显降低了发病率和死亡率，因此被大力推广。日本的健康管理与社区医疗机构合作贯穿各个环节，分机于各市、町、村政府行政机关进行健康流行病学数据调查，重点实施针对性的健康教育，提升居民健康观念和行为，特别是日本国民健康维护法的出台，健康管理在日本有法律保护和依据，既是权利也是义务，有效保障健康管理的实施。

（三）德国

德国实行健康管理与医疗保险紧密结合，在2008 年商业保险公司已经开始实施慢性病护理管理方案，根据各种慢性病危险因素和影响个人健康的不良生活行为，对全人群进行健康管理。德国最大商业健康险公司还将保险保障、健康管理服务和预防医疗服务集一体，充分发挥三者相互促进的作用。

（四）英国

英国是免费医疗的福利性国家，其国家卫生服务体系保障范围覆盖全民，但医疗基金短缺和候诊时间过长等低效方式，使国民开始转向私人医疗机构。据统计，1979~2010 年，英国个人或团体形式自主选择商业健康保险得人数由300 万增长到720 万（含家属），占总人口的比例由6.39%上升到11%。英国健康保险公司根据客户需求设计各种健康保险计划，并提供自有医疗机构的健康管理服务和医疗服务，从根本上解决了客户健康管理和医疗的难题，缓解了部分矛盾，满足了不同层次的需求。

（五）芬兰

芬兰的健康管理源于1972 年心血管疾病高发的干预项目，通过改变人们的生活方式和行为，提升居民健康状况，后来也被应用到其他流行病的管理中。芬兰健康管理的主要特点与社区紧密合作，并定期由国家组织健康管理项目评估，并制定相应健康管理政策。

三、国内商业健康险的发展及现状分析

我国的商业健康险是随着社会保障体制的不断改革而发展起来的。在建立基本医疗保险制度以前,商业健康保险的发展比较缓慢,商业健康保险的发展与职工医保等社会基本医疗保险呈现同步发展状态。2008年以前,我国商业健康保险的发展状况基本上处于自发推动阶段,整体发展水平不高。这主要是由于当时我国公民的保险参与意识还不是很强,商业险

市场化手段有限。随着新医改的全面启动实施,国家战略上积极鼓励商业健康保险作为社会保障体系的重要补充,通过各种新政策颁布实施, 鼓励商业健康保险在大病医疗、长期护理等各个领域的实践发展和探索,有效促进了商业健康保险的发展。

在我国现阶段社会保障制度及医疗体系改革大背景下, 商业健康险自2011年开始迎来了快速发展期, 基本上是以保险市场整体增速的2.5~3倍的速度实现增长, 而且增速呈现明显的逐年大幅上扬趋势。根据银保监会的统计, 2018年, 商业健康保险在大幅压缩长期护理保险的情况下保费收入达5448亿元, 2019年上半年, 健康险保费收入已近4000亿元, 同比增长32%, 超过车险的3966亿元, 成为保险业第二大险种。

在快速发展的同时, 商业健康险也存在一些问题。首先, 商业健康险发展时间短, 在社会保障体系中所占份额还比较小;其次, 健康险数据基础薄弱, 经验数据较缺乏, 风险管控能力不强;第三, 产品种类较为单一, 长期以来占据我国商业健康险的主流产品主要是重疾险, 其他险种则发展较慢。

四、健康管理在我国商业健康险中应用及价值

"健康保险"一般是指商业保险机构按照商业化原则经营的健康保险产品, 即通常所说的"商业健康保险"。美国于1973年, 时任总统尼克松颁布了《健康维护法案》, 鼓励发展健康维护组织(Health Maintenance Organizations, HMOs), 将传统的医疗保险模式逐步转化为管理式医疗, 将健康管理融入医疗保险。商业健康保险机构对利润的追求使其更有动力为被保险人开展健康管理。

现阶段我国的商业健康保险机构已有一些健康管理实践,为被保险人提供比较简单和初级的健康管理服务。目前比较多的是"外包模式", 即商业健康保险机构将所需的健康管理服务(保险合同规定的向被保险人提供的健康管理服务)向完全独立的第三方健康管理机构购买。健康管理的宗旨是调动个体和群体及整个社会的积极性, 有效地利用有限的资源来达到最大的健康效果, 其对商业健康险的价值体现在以下几个方面:

(一)控制赔付保险金的支出

人口预期寿命的延长和慢性病的高发, 给健康保险的运行带来巨大赔付风险。通过开展健康教育、健康促进和健康干预等减少健康危险的发生、减缓健康危险的等级, 可以降低保险金支出, 提高保险金使用效率。

(二)提高健康险机构竞争力

现阶段我国商业健康保险机构对健康险市场的开发不足, 更热衷于相互模仿同行盈利性较好的产品, 导致产品同质化严重, 低水平竞争较为激烈。而当前社会被保险人对于健康保险的需求已远超出了获得医疗费用补偿的范围, 更多的是希望获得更多、更好的预防保健等增值服务。这正是健康管理能够提升商业健康保险机构竞争力及全行业服务提升的机会。

(三)降低健康险机构运营风险

商业健康保险机构以经营健康风险为其核心技术, 风险选择能力的强弱是其盈利的关键保证。借助健康管理相关工具和技术可以很好地进行风险控制。同时还可以做好被保险人接受诊疗过程中的事中风险管理, 即通过前述的诊疗干预, 引导被保险人的诊疗行为,

降低被保险人就医过程中不合理的费用支出。

五、新健康险管理办法的主要突破

2019年11月12日银保监会正式发布新修订的《健康保险管理办法》，与2006年颁布实施《健康保险管理办法》相比，增加了创新性的改革政策，加强保障消费者权益。

1.健康保险成为国家医疗保障的重要组成部分，并且将医疗意外险纳入了健康保险，不再属于"意外保险"。

2.首次将健康保险与健康管理相衔接，规定保险公司提供健康管理服务既可以纳入健康保险合同，并规定健康保险产品提供健康管理服务，其分摊的成本最高不超过净保险费的20%。

3.明确长期医疗险费率可调整，并要求保险公司对费率调整的触发条件作明确规定，如调整频率、调整幅度、保险公司内部流程等。

4.对保险公司销售健康保险产品提出不得强制搭配其他产品销售；明确保险公司不得要求投保人提供或非法收集、获取被保险人除家族病史之外的遗传信息或基因检测资料；针对贫困人口给予倾斜支持，推动健康扶贫工作。

5.保险公司、相关保险组织开展健康保险必须成立专门健康保险事业部，能够独立核算，推进健康保险专业化经营。

6.鼓励健康保险产品针对新药品、新医疗器材和新诊疗方法的应用，支持医学进步所增加的保险保障费用支出；鼓励采用大数据等新数字技术加强风险管理，优化健康保险合同的履行。

六、健康管理与健康险深度融合的趋势分析

当前，我国人口老龄化加剧、慢病高发，使得国民对健康和医疗的需求进一步扩大。自2009年以来，我国政府一直高度重视商业健康险的发展壮大，各项政策频频出台，商业健康险行业春风劲吹、利好政策不断。2014年《国务院办公厅关于加快发展商业健康保险的若干意见》鼓励保险公司加大医疗险、疾病险、失能收入险等险种产品的研发力度，与社会基本医疗保险实现衔接互补。中共中央、国务院《"健康中国2030"规划纲要》提出丰富健康保险产品，鼓励开发与健康管理服务相关的健康保险产品，促进商业保险公司与医疗及健康管理等机构合作，发展健康管理整合模式等新型组织形式。《国务院关于加快发展现代保险服务业的若干意见》和《国务院办公厅关于加快发展商业健康保险的若干意见》均提出鼓励商业保险机构积极推进健康管理服务。2019年11月，新的《健康保险管理办法》出台，更是明确并提高了健康管理在健康险产品中所占比重。

社会需求和政策导向表明，健康管理和健康保险的融合是一种必然的趋势。在新形势下，健康保险公司应该抓住机遇，在重大疾病预防、慢病管理、病后康复等降低健康险赔付风险上创新实践，借助预防医学新技术，通过互联网技术实现健康教育和健康行为管理，利用大手段优化和创新服务模式，实现商业健康保险与健康管理深度融合，满足人民群众多样化和个性化的健康服务需求，助力"健康中国"，提高健康险在社会保障体系中所承担的重要历史责任，为实现中华民族的伟大复兴贡献更大的力量。

第十七章 职业健康

《中华人民共和国职业病防治法》分别于2001年10月27日、2011年12月31日、2016年7月2日、2017年11月4日和2018年12月29日先后经历了立法、修订、再修订的过程，为配合《职业病防治法》有效执行，国家卫生健康委员会、原国家安全生产监督管理总局、中国疾病预防控制中心还先后出台多项法律、法规以及技术规范指导和要求职业病防治工作正规、有效开展。因此，我国的职业健康监护工作必须按照《职业病防治法》等相关法律法规严格执行。

健康监护（Health surveillance）是预防医学的基本概念和二级预防重要措施，主要是对慢性疾病的高危人群制定并开展有针对性的医学监护，从而做到对个体病例早期发现，并对相应高危人群提出警示和预防措施。职业健康监护（Occupational health surveillance，worker's health surveillance）是将健康监护的概念和方法专门用于在职业活动中接触职业病危害因素的职业人群，以预防为目的，根据劳动者的职业史，通过系统定期或不定期的医学健康检查和健康相关资料的收集，连续监测劳动者的健康状况，分析劳动者健康变化与所接触的职业病危害因素的关系，并及时将健康检查和资料分析结果报告/告知给用人单位和个人，以便及时采取干预措施，保护劳动者健康。职业健康监护包括职业健康检查、离岗后健康检查、应急健康检查和职业健康监护档案管理等内容。因此，职业健康监护的着眼点是群体，即某一特定职业病暴露人群，通过收集职业病暴露群体健康相关资料，分析其健康是否有变化，如果有健康损害，这种健康损害和职业病危害因素暴露是否相关以及相关的程度和强度，进一步分析职业病危害因素引起劳动者健康损害的原因，进而提出改善作业环境或生产工艺，加强个人防护的建议和措施，预防职业暴露对劳动者健康损害。

职业健康监护具体目标可分为：

1.早期发现职业病、职业健康损害和职业禁忌证。

2.跟踪观察职业病及职业健康损害的发生、发展规律及分布情况。

3.评价职业健康损害与作业环境中职业病危害因素的关系及危害程度。

4.识别新的职业病危害因素和高危人群。

5.进行目标干预，包括改善作业环境条件，改革生产工艺，采用有效的防护设施和个人防护用品，对职业病患者及疑似职业病和有职业禁忌人员的处理与安置等。

6.评价预防和干预措施的效果。

7.为制定或修订卫生政策和职业病防治对策服务。

根据《职业健康检查技术规范》GBZ188-2014的规定，职业健康监护人群的界定原则为：①接触需要开展强制性健康监护的职业病危害因素的人群，都应接受职业健康监护。②在岗期间定期健康检查为推荐性的职业病危害因素，原则上可根据用人单位的安排接受健康监护。③虽不是直接从事接触需要开展职业健康监护的职业病危害因素的作业，但在工作环境中受到与直接接触人员同样的或几乎同样的接触，应视同职业性接触，需和直接接触人员一样接受健康监护。④根据不同职业病危害因素暴露和发病的特点及剂量-效应关系，主要根据工作场所有害因素的浓度或强度以及个体累计暴露的时间长度和工种，确定需要开展健康监护的人群；可参考GBZ/T 229等标准。⑤离岗后健康检查的时间，主要根据有害因素致病的流行病学及临床特点、劳动者从事该作业的时间长短、工作场所有害因素的浓度等因素综合考虑确定。

对有毒有害作业工人开展职业健康监护是职业病防治工作的重要内容之一，也是世界上大多数国家法律明确规定的雇主（用人单位）应尽的义务。《中华人民共和国职业病防治法》第三十五条明确规定，"对从事接触职业病危害的作业的劳动者，用人单位应当按照国务院卫生行政部门的规定组织上岗前、在岗期间和离岗时的职业健康检查，并将检查结果书面告知劳动者。职业健康检查费用由用人单位承担。用人单位不得安排未经上岗前职业健康检查的劳动者从事接触职业病危害的作业；不得安排有职业禁忌的劳动者从事其所禁忌的作业；对在职业健康检查中发现有与所从事的职业相关的健康损害的劳动者，应当调离原工作岗位，并妥善安置；对未进行离岗前职业健康检查的劳动者不得解除或者终止与其订立的劳动合同。职业健康检查应当由取得《医疗机构执业许可证》的医疗卫生机构承担。卫生行政部门应当加强对职业健康检查工作的规范管理，具体管理办法由国务院卫生行政部门制定。"由国务院相关政府部门颁布的《职业健康检查管理办法》《职业病危害因素分类目录》《职业病分类和目录》、职业卫生标准《职业健康监护技术规范》GBZ188、《放射工作人员职业健康监护技术规范》GBZ235，以及相关职业病诊断标准和职业卫生标准等，都是开展职业健康监护工作必须严格遵守和执行的法律、法规和技术标准。因此，开展职业健康监护必须按照相关法律、法规规定开展相关工作，开展职业健康监护工作的医疗卫生机构必须从守法意识上理解和执行职业健康监护工作。

第一节　职业健康检查

一、职业健康检查定义及其目的

职业健康检查（Occupational medical examination）是职业健康监护的主要方法，也是职业健康监护资料的主要来源。职业健康检查是通过医学手段和方法，针对劳动者所接触的职业病危害因素可能产生的健康影响和健康损害进行临床医学检查，了解受检者健康状况，早期发现职业病、职业禁忌证和可能的其他疾病和健康损害的医疗行为。职业健康检查是职业健康监护的重要内容和主要的资料来源。职业健康检查作为职业健康监护的主要方法，是一种预防性的健康检查，即在劳动者出现明确的临床症状并寻求医治之前进行的健康检查，是用人单位应尽的责任和义务，在多数情况下是强制性的。作为职业健康监护的主要内容和方法，《职业健康监护技术规范》GBZ188-2014规定：职业健康监护主要包括职业健康检查、离岗后健康检查、应急健康检查和职业健康监护档案管理等内容。职业健康检查包括上岗前、在岗期间、离岗时健康检查。

职业健康检查是为保护劳动者健康权益，是法律规定的企业和用人单位应尽的责任和义务，因此其意义不同于一般的健康检查或企业（社会）福利性的健康检查。为有效地开展职业健康监护，每个健康监护项目应根据劳动者所接触（或拟从事接触）的职业病危害因素种类和所从事的工作性质，规定监护的目标疾病。《职业健康监护技术规范》GBZ188-2014规定，职业健康检查目标疾病分为职业病和职业禁忌证。

确定职业健康监护目标疾病应根据以下原则：

1.目标疾病如果是职业禁忌证，应确定监护的职业病危害因素和所规定的职业禁忌证的必然联系及相关程度。

2.目标疾病如果是职业病，应是国家职业病分类和目录中规定的疾病，应和监护的职业病危害因素有明确的因果关系，并要有一定的发病率。

3.有确定的监护手段和医学检查方法，能够做到早期发现目标疾病。

4.早期发现后采取干预措施能对目标疾病的转归产生有利的影响。

二、职业健康监护的种类和周期

根据《职业健康监护技术规范》GBZ188的规定，职业健康监护包括职业健康检查、离岗后健康检查、应急健康检查。

（一）职业健康检查

职业健康检查分为上岗前职业健康检查、在岗期间职业健康检查、离岗时职业健康检查三类。

1.上岗前职业健康检查　上岗前健康检查的主要目的是发现有无职业禁忌证，建立接触职业病危害因素人员的基础健康档案。上岗前健康检查均为强制性职业健康检查，应在开始从事有害作业前完成。下列人员应进行上岗前健康检查。

（1）拟从事接触职业病危害因素作业的新录用人员，包括转岗到该种作业岗位的人员。

（2）拟从事有特殊健康要求作业的人员，如高处作业、电工作业、职业机动车驾驶作业等。

（3）《放射工作人员职业健康监护技术规范》GBZ235-2011要求，主检医师对受检者的放射工作提出如下适应性意见之一：①可从事放射工作；②在一定限制条件下可从事放射工作（例如，不可从事需采取呼吸防护措施的放射工作，不可从事涉及非密封源操作的放射工作）；③不应（或不宜）从事放射工作。

2.在岗期间职业健康检查　长期从事规定的需要开展健康监护的职业病危害因素作业的劳动者，应进行在岗期间的定期健康检查。定期健康检查的目的主要是早期发现职业病病人或疑似职业病病人或劳动者的其他健康异常改变；及时发现有职业禁忌的劳动者；通过动态观察劳动者群体健康变化，评价工作场所职业病危害因素的控制效果。定期健康检查的周期应根据不同职业病危害因素的性质、工作场所有害因素的浓度或强度、目标疾病的潜伏期和防护措施等因素决定。

《放射工作人员职业健康监护技术规范》GBZ235-2011要求，上岗后定期职业健康检查中，对受检者的放射工作适应性意见，需由主检医师提出下列意见之一：

（1）可继续原放射工作。

（2）在一定限制条件下可从事放射工作（例如，不可从事需采取呼吸防护措施的放射工作，不可从事涉及非密封源操作的放射工作）。

（3）暂时脱离放射工作。

（4）不宜再做放射工作而调整做其他非放射工作。

3. 离岗时职业健康检查 劳动者在准备调离或脱离所从事的职业病危害作业或岗位前，应进行离岗时健康检查；主要目的是确定其在停止接触职业病危害因素时的健康状况。

如最后一次在岗期间的健康检查是在离岗前的90日内，且该岗位工艺流程、使用原辅材料、操作方式无变化的，可视为离岗时检查。

（二）离岗后健康检查

一般来说，脱离接触职业病危害因素后不会再发生职业病，但部分职业病危害因素有长期慢性蓄积性作用，对健康的影响有一定潜隐期和累积效应，故在脱离接触后仍有可能发生慢性职业病或职业肿瘤，对于上述职业病危害因素和接触劳动者需要进行离岗后健康检查。

下列情况劳动者需进行离岗后的健康检查：

（1）劳动者接触的职业病危害因素具有慢性健康影响，所致职业病或职业肿瘤常有较长的潜伏期，故脱离接触后仍有可能发生职业病。

（2）离岗后健康检查时间的长短应根据有害因素致病的流行病学及临床特点、劳动者从事该作业的时间长短、工作场所有害因素的浓度等因素综合考虑确定。

（三）应急健康检查

应急健康检查是在发生职业病危害因素意外事故和职业性传染病时，对遭受或者可能遭受急性职业病危害的劳动者或和传染源（病人）有接触的人群，采取及时组织救治、隔离、进行健康检查和医学观察。应急健康检查包括：

1. 当发生急性职业病危害事故时，根据事故处理的要求，对遭受或者可能遭受急性职业病危害的劳动者，应及时组织健康检查。依据检查结果和现场劳动卫生学调查，确定危害因素，为急救和治疗提供依据，控制职业病危害的继续蔓延和发展。应急健康检查应在事故发生后立即开始。

2. 从事可能产生职业性传染病作业的劳动者，在疫情流行期或近期密切接触传染源者，应及时开展应急健康检查，随时监测疫情动态。

三、职业健康检查目标疾病

（一）职业禁忌证

职业禁忌证（Occupational contraindication）是指劳动者从事特定职业或者接触特定职业病危害因素时，比一般职业人群更易于遭受职业病危害和罹患职业病或者可能导致原有自身疾病病情加重，或者在作业过程中诱发可能导致对他人生命健康构成危险的疾病的个人特殊生理或病理状态。《职业健康监护技术规范》GBZ188中规定了应进行职业健康检查的职业病危害因素种类和项目，并规定了相应职业病危害因素的目标疾病。在确定职业禁忌证时，必须以充分保证劳动者就业权为原则。从这个意义上讲，考虑职业禁忌证首先是禁忌证的存在可以导致职业病危害因素更易于吸收或影响人体，从而诱发相关疾病，或存在某些生理或病理状况使劳动者在相同的暴露情况下，有禁忌证者对职业病危害因素更敏感，反应更强烈；其次是考虑接触特定职业病危害因素可能导致原有职业禁忌证加重或复发。因此，职业禁忌证多数为针对慢性职业健康损害而言，急性职业健康损害常为偶发的低概率事件，原则上不应归为职业禁忌证。应该强调有职业禁忌证人员在从事相关职业病危害因素作业时更易导致健康损害的必然性。确定职业禁忌证还应该注意疾病转归，短期或一定时期内可以治愈的疾病原则上也不应列为职业禁忌证。职业禁忌证是评定"是否适合"某一特定工作的结论，随着劳动者作业环境和工作条件的改善及健康状况变化，禁忌证可以有变化，故评定职业禁忌证并非是"一次性"的。特种作业对作业人员的特殊健康条件的要求与职业健康检查范畴的职业禁忌证概念不同。

（二）职业病

职业病（Occupational disease）是企业、事业单位和个体经济组织等用人单位的劳动者在职业活动中，因接触粉尘、放射性物质和其他有毒、有害因素而引起的疾病。接触特定的职业病危害因素引起特定的职业病，二者存在明确的因果关系，因此职业病是职业健康监护的目标疾病之一。根据健康监护目标疾病的确定原则，可以作为职业健康监护目标疾病的职业病主要是慢性职业病及职业肿瘤。大多数慢性职业病是逐渐发展加重的，多有明确的特征性临床表现，可伴有生物标志物或效应生物标志物的异常。更重要的是，早期发现职业病并采取正确干预措施，对疾病转归非常有利。通过改善作业环境，加强预防控制，可防治职业病再发生。职业病应以现行有效的《职业病分类和目录》为准，在职业病诊断中应以相应职业病危害因素的职业病诊断标准为依据。

三、职业健康检查周期

职业健康监护是连续性的收集健康相关资料的过程，其中主要内容是职业健康检查资料。作为健康监护的项目，必须考虑合理科学的健康检查时机，其中包括对从事接触职业病危害因素的劳动者开展第一次职业健康检查的时间，确定职业健康检查的周期。如果接触的职业病危害因素需要开展离岗后的健康检查，则包括随访时间的长短和随访周期。比如接触游离二氧化硅粉尘作业的劳动者，《职业健康监护技术规范》GBZ188-2014规定在岗期间职业健康检查周期为：①生产性粉尘作业分级Ⅰ级，2年1次；生产性粉尘作业分级Ⅱ级及以上，1年1次；②X射线胸片表现有尘肺样小阴影改变的基础上，至少有2个肺区小阴影的密集度达到0/1，或有1个肺区小阴影密集度到达1级，每年检查1次，连续观察5年，若5年内不能确诊为矽肺患者，按1执行；③矽肺患者原则每年检查1次，或根据病情随时检查。离岗后健康检查周期（推荐性）检查时间：接触矽尘工龄在10年（含10年）以下者，随访10年，接触矽尘工龄超过10年者，随访21年，随访周期原则为每3年1次。若接触矽尘工龄在5年（含5年）以下者，且接尘浓度达到国家卫生标准可以不随访。

影响职业健康检查周期的因素很多，主要决定因素是职业病危害因素的种类、性质以及其毒理学特征，作业场所有害因素的浓度或强度，以及其所致职业病的特点如疾病潜伏期、病程自然发展规律（转归）等，当然还有个体因素甚至遗传因素的影响。因此，在决定职业病危害因素开展健康监护的周期时，不应该是简单地只考虑某一个因素，更不应该完全采用一个标准，必须综合考虑各方面因素，就某种具体职业病危害因素做出具体符合实际情况的规定。在确定开展第一次职业健康检查时间时，需要考虑疾病潜伏期，对某些危害因素来说，还需要考虑个体易感性。在岗期间定期职业健康检查周期，要结合作业场所职业病危害因素监测结果，作业场所职业病危害因素浓度或强度决定其累积暴露量，与疾病发生有密切关系，特别是对剂量–效应关系非常肯定的职业病尤为重要；同时，应该鼓励用人单位在作业场所防护设施和管理上做出更多努力，使工作场所职业病危害因素浓度达到国家规定的职业卫生标准限值。应该认识到，健康监护是二级预防，任何健康监护都不能代替工程设计的防护设施作为一级预防的重要性。

第二节　职业健康检查工作的医疗机构及主检医师要求

根据2019年2月修订后的《职业健康检查管理办法》（国家卫生健康委员会令第2号）要求，医疗卫生机构开展职业健康检查，应当在开展之日起15个工作日内向省级卫生健康主管部门备案。备案的具体办法由省级卫生健康主管部门依据本办法制定，并向社会公布。省级卫生健康主管部门会及时向社会公布备案的医疗卫生机构名单、地址、检查类别和项目等相关信息，并告知核发其《医疗机构执业许可证》的卫生健康主管部门。核发其《医疗机构执业许可证》的卫生健康主管部门应当在该机构的《医疗机构执业许可证》副本备注栏注明检查类别和项目等信息。

一、承担职业健康检查的医疗卫生机构（以下简称职业健康检查机构）应当具备以下条件

1. 持有《医疗机构执业许可证》，涉及放射检查项目的还应当持有《放射诊疗许可证》。

2. 具有相应的职业健康检查场所、候检场所和检验室，建筑总面积不少于400平方米，每个独立的检查室使用面积不少于6平方米。

3. 具有与备案开展的职业健康检查类别和项目相适应的执业医师、护士等医疗卫生技术人员。

4. 至少具有1名取得职业病诊断资格的执业医师。

5. 具有与备案开展的职业健康检查类别和项目相适应的仪器、设备，具有相应职业卫生生物监测能力；开展外出职业健康检查，应当具有相应的职业健康检查仪器、设备、专用车辆等条件；《放射工作人员职业健康监护技术规范》GBZ235-2011要求从事放射工作人员职业健康检查的机构应具有辐射细胞遗传学检验设备和用生物学方法估算受照射人员剂量的能力。

6. 建立职业健康检查质量管理制度。

7. 具有与职业健康检查信息报告相应的条件。

医疗卫生机构进行职业健康检查备案时，应当提交证明其符合以上条件的有关资料。开展职业健康检查工作的医疗卫生机构对备案的职业健康检查信息的真实性、准确性、合法性承担全部法律责任。当备案信息发生变化时，职业健康检查机构应当自信息发生变化之日起10个工作日内提交变更信息。北京市卫生健康委员会已于2019年12月17日发布《北京市职业健康检查机构备案管理办法》的通知（京卫职健字（2019）17号），于2020年正式开展北京市职业健康检查机构备案工作。

二、职业健康检查机构具备的职责

1.在备案开展的职业健康检查类别和项目范围内，依法开展职业健康检查工作，并出具职业健康检查报告。

2.履行疑似职业病的告知和报告义务。

3.报告职业健康检查信息。

4.定期向卫生健康主管部门报告职业健康检查工作情况，包括外出职业健康检查工作情况。

5.开展职业病防治知识宣传教育。

6.承担卫生健康主管部门交办的其他工作。

三、职业健康检查主检医师需具备的条件

职业健康检查机构应当指定主检医师，主检医师应具备以下条件：

1.具有执业医师证书。

2.具有中级以上专业技术职务任职资格。

3.具有职业病诊断资格。

4.从事职业健康检查相关工作三年以上，熟悉职业卫生和职业病诊断相关标准。

此外，《放射工作人员职业健康监护技术规范》GBZ235-2011要求从事放射工作人员职业健康检查的主检医师还应熟悉和掌握放射医学、放射生物学、辐射剂量学和辐射防护专业知识；熟悉和掌握职业性放射性疾病诊断标准和处理原则；熟悉放射工作场所的性质、操作方式、可能存在的职业健康危险和预防控制措施；有评价放射工作人员的健康状况与其所从事的特定放射工作的关系、判断其是否适合从事该工作岗位的能力。

四、主检医师职责

主检医师负责确定职业健康检查项目和周期，对职业健康检查过程进行质量控制，审核职业健康检查报告。

第三节　职业健康检查质量控制管理

为规范职业健康检查质量管理和质量控制工作，依据《中华人民共和国职业病防治法》《职业健康检查管理办法》《放射工作人员职业健康管理办法》等法律法规、规章，中国疾病预防控制中心于2019年5月发布《关于印发职业健康检查质量控制规范（试行）的通知》（中疾控公卫发〔2019〕45号），制定职业健康检查质量控制规范（试行）（以下简称规范）。规范中明确规定了职业健康检查机构的质量管理要求，规范要求职业健康检查机构应建立职业健康检查质量管理体系，健全各项规章制度，对职业健康检查工作进行全过程质量管理并保持质量管理体系持续有效运行。职业健康检查质量管理体系建设包括组织架构、资源配置、内部质量管理、档案管理、信息化建设、外部质量管理等方面的内容。职业健康检查全过程质量管理应当包括职业健康检查前、检查中、检查后等工作环节。外出职业健康检查进行医学影像检查和实验室检测，职业健康检查机构必须保证检查质量并满足放射

防护和生物安全的管理要求。

一、职业健康检查机构应当按照以下要求开展质量管理工作

1.设置或指定质量管理部门，职责明确，运行有效；具有专门的职业健康检查科室建制，岗位设置合理。

2.职业健康检查场所、候检场所和检验室符合《职业健康检查管理办法》的要求；职业健康检查仪器、设备等与备案开展职业健康检查类别、项目和检测能力相适应，并按照有关法律法规、标准要求进行计量、校准和检定；开展外出职业健康检查，有相应的职业健康仪器、设备、专用车辆等。职业健康检查和实验室检测能力应当符合《职业健康监护技术规范》（GBZ188）、《放射工作人员职业健康监护技术规范》（GBZ235）等标准和技术规范的要求。

3.在建立健全职业健康检查质量管理总制度的基础上，对职业健康检查技术服务合同、报告审核、授权签发、专用章使用、实验室管理、仪器使用、人员培训、档案管理、安全与环境管理、疑似职业病报告等重要环节分别制定详细的质量管理分项制度以及相关的标准化操作程序。

4.技术负责人、质量负责人应为本医疗机构在册的执业医师、具有副高级以上卫生专业临床技术职务任职资格、熟悉职业病诊断相关法律法规、标准、技术规范。质量管理部门应配有专职或兼职的质量监督员和档案管理人员。

执业医师、护士等医疗卫生技术人员与备案开展的职业健康检查类别和项目相适应；主检医师符合《职业健康检查管理办法》的要求；承担职业健康检查的实验室检测人员应当至少有一名具有中级以上专业技术职称。

5.制定并落实各类人员的培训计划，使其具备与备案开展的职业健康检查类别、项目相关的专业知识和技能。建立人员专业知识更新、专业技能维持与培养的继续教育制度和记录。

6.对职业健康检查过程和样品检测过程中的相关记录应当妥善保存，确保可溯源。

7.建立完善的职业健康检查信息管理系统，不断提升质量管理信息化水平。

8.建立完善的职业健康检查总结报告、个体结论报告审核机制，并满足相关职业健康监护技术规范的要求。

9.应针对职业健康检查各环节制定质量目标，并根据目标要求进行检查，对重点环节和影响职业健康检查质量的高危因素进行监测、分析和反馈，提出持续改进措施，并做好培训、执行、分析及改进记录。

此外，职业健康检查机构应当按照《职业健康检查管理办法》的有关要求，参加职业健康检查质量控制机构组织开展的实验室间比对和职业健康检查质量考核，并在规定时间内独立完成实验室间比对和职业健康检查质量考核内容及相关整改工作。

职业健康检查机构及其工作人员应当关心、爱护劳动者，尊重和保护劳动者的知情权及个人隐私。

省级卫生健康主管部门应当指定机构负责本辖区内职业健康检查机构的质量控制管理工作，组织开展实验室间比对和职业健康检查质量考核。

第四节　职业健康检查报告与告知

《职业健康监护技术规范》GBZ188规定了职业健康检查结果的报告与评价。放射工作人员职业健康检查同时需要按照《放射工作人员职业健康监护技术规范》GBZ235及《放射工作人员健康要求》GBZ 98-2017执行。

一、职业健康检查报告的种类

职业健康检查机构应根据相关规定和与用人单位签订的职业健康检查委托协议书，按时向用人单位提交职业健康检查报告。职业健康检查结果报告分为总结报告、个体结论报告和职业健康监护评价报告三种。职业健康检查报告和评价应遵循法律严肃性、科学严谨性和客观公正性。

（一）职业健康检查总结报告

体检总结报告是健康体检机构给委托单位（用人单位）的书面报告，是对本次体检的全面总结和一般分析，内容应包括：受检单位、职业健康检查种类、应检人数、受检人数、检查时间和地点，体检工作的实施情况，发现的疑似职业病、职业禁忌证和其他疾病的人数和汇总名单、处理建议等。个体体检结果可以一览表的形式列出花名册。

职业健康检查机构应当在职业健康检查结束之日起30个工作日内将职业健康检查结果，包括劳动者个人职业健康检查报告和用人单位职业健康检查总结报告，书面告知用人单位，由用人单位将劳动者个人职业健康检查结果及职业健康检查机构的建议等情况以书面形式如实告知劳动者。

职业健康检查机构发现疑似职业病病人时，应当告知劳动者本人并及时通知用人单位，同时向所在地卫生健康主管部门报告。发现职业禁忌的，应当及时告知用人单位和劳动者。

（二）职业健康检查个体体检结论报告

每个受检对象的体检表，应由主检医师审阅后填写体检结论并签名。个体体检结论报告应一式两份，一份给劳动者或受检者指定的人员，一份给用人单位。

《职业健康监护技术规范》GBZ188-2014规定，根据职业健康检查结果，对劳动者个体的体检结论可分为以下5种：

1.**目前未见异常**　本次职业健康检查各项检查指标均在正常范围内。

2.**复查**　检查时发现与目标疾病相关的单项或多项异常，需要复查确定者，应明确复查的内容和时间。

3.**疑似职业病**　检查发现疑似职业病或可能患有职业病，需要提交职业病诊断机构进一步明确诊断者。

4.**职业禁忌证**　检查发现有职业禁忌的患者，需写明具体疾病名称。

5.**其他疾病或异常**　除目标疾病之外的其他疾病或某些检查指标的异常。

（三）职业健康监护评价报告

职业健康监护评价报告是根据职业健康检查结果和收集到的历年工作场所监测资料及职业健康监护过程中收集到的相关资料，通过分析劳动者健康损害和职业病危害因素的关系，以及导致发生职业危害的原因，预测健康损害的发展趋势，对用人单位劳动者的职业健康状况做出总体评价，并提出综合改进建议。职业健康检查机构可根据受检单位职业健康监护资料的实际情况及用人单位的委托要求，共同协商决定是否出具职业健康监护评价报告。

（四）职业健康检查结果的汇总和报告

2019年6月为贯彻落实《办法》，进一步做好职业健康检查工作，国家卫生健康委办公厅发布《关于贯彻落实<职业健康检查管理办法>的通知》（国卫办职健函〔2019〕494号），通知要求职业健康检查机构向用人单位出具职业健康检查报告后15日内，应当填写并通过"职业病和职业卫生信息监测系统"上报职业健康检查信息（含外出职业健康检查信息）报告卡（附件4），同年度4月、7月、10月和下一年度1月10日之前完成上一个季度数据的审核、汇总统计与报告，并尽快实现职业健康检查信息的网络直报。

职业健康检查机构发现疑似职业病病人时，应当告知劳动者本人并及时通知用人单位，同时向所在地卫生健康主管部门报告。发现职业禁忌的，应当及时告知用人单位和劳动者。

自2015年《职业健康检查管理办法》发布实施已开始对从事职业健康检查的主检医师提出具体要求，职业健康检查医师应首先尊重接受检查的劳动者，实施职业健康检查之时，有责任和义务将检查目的、意义、检查结果等向劳动者进行必要的解释和说明。此外，在职业健康检查中要尊重劳动者的隐私，还要保证其就业权、知情权；同时在发现职业禁忌证、疑似职业病时还应告知用人单位，这里的"告知"并非"告之"，并提出正确的医学建议，使其尽快让劳动者脱离职业病危害因素，避免进一步发生健康损害而成为职业病病人。如果用人单位使用以下方式"告知"，则均为错误方式，包括：①公布所有人体检结果；②公布体检异常人员名单；③公布正常人员名单；④公布复查人员名单；⑤仅向体检异常人员出示体检结果；⑥仅向需复查人员出示体检结果。

同时，《中华人民共和国职业病防治法》第五十条用人单位和医疗卫生机构发现职业病病人或者疑似职业病病人时，应当及时向所在地卫生行政部门报告。确诊为职业病的，用人单位还应当向所在地劳动保障行政部门报告，接到报告的部门应当依法作出处理。

第五节　职业健康监护档案管理

健康监护档案是健康监护全过程的客观记录资料，是系统地观察劳动者健康状况变化，评价个体和群体健康损害的依据。职业健康监护档案应该是具有重要法律意义的资料，不仅要保证档案资料的完整性、连续性和科学性，还必须建立科学的管理制度。职业健康监护档案应包括：历次职业健康检查的文书，包括委托协议书、职业健康检查总结报告、评价报告和告知材料；用人单位提供的相关资料；其他有关材料。

《职业健康检查管理办法》第二十条规定职业健康检查机构应当建立职业健康检查档案。职业健康检查档案保存时间应当自劳动者最后一次职业健康检查结束之日起不少于15年。

职业健康检查档案应当包括下列材料：

1.职业健康检查委托协议书。

2.用人单位提供的相关资料。

3.出具的职业健康检查结果总结报告和告知材料。

4.其他有关材料。

用人单位应当依法建立职业健康监护档案，并按规定妥善保存。劳动者或劳动者委托代理人有权查阅劳动者个人的职业健康监护档案，用人单位不得拒绝或者提供虚假档案材料。劳动者离开用人单位时，有权索取本人职业健康监护档案复印件，用人单位应当如实、无偿提供，并在所提供的复印件上签章。

职业健康检查机构应当建立职业健康检查档案，并按规定妥善保存。

职业健康监护档案应有专人管理，管理人员应保证档案只能用于保护劳动者健康的目的，并保证档案的保密性。

第六节　特殊情况职业健康检查规定

对遭受或可能遭受急性职业病危害的劳动者进行健康检查和医学观察。

一、《职业健康监护技术规范》GBZ188-2014规定的应急健康检查内容

1.当发生急性职业病危害事故时，根据事故处理的要求，对遭受或者可能遭受急性职业病危害的劳动者，应及时组织健康检查。依据检查结果和现场劳动卫生学调查，确定危害因素，为急救和治疗提供依据，控制职业病危害的继续蔓延和发展。应急健康检查应在事故发生后立即开始。

2.从事可能产生职业性传染病作业的劳动者，在疫情流行期或近期密切接触传染源者，应及时开展应急健康检查，随时监测疫情动态。

发生急性职业病危害事故后，用人单位应及时组织救治遭受急性职业病危害的劳动者，同时应对可能遭受急性职业病危害的劳动者进行健康检查和医学观察。可能遭受急性职业病危害的劳动者是指在发生急性职业病危害事故现场工作的、直接或间接接触了职业病危害因素的劳动者，或者是参与急性职业病危害事故应急救援而接触了职业病危害因素但未出现危害后果或危害后果不明显的劳动者。所需费用由用人单位承担，应急检查的结果应存入职业健康监护档案。

二、对接触有慢性毒性化学品的劳动者开展医学随访

用人单位发现本单位生产所使用的化学品有慢性毒性，尤其是有致畸性、致癌性、致突变性等时应积极对劳动者开展医学随访。

三、离退休人员定期健康监护

用人单位应组织接触需要进行离岗后健康检查的离退休人员定期进行健康监护（医学随访）。

第五篇

常见慢性病的健康管理

第十八章　超重和肥胖

第一节　超重、肥胖的定义

体重指数（body mass index，BMI）是一种计算身高及体重（weight for height）的指数，即 BMI=体重/身高^2（kg/m^2）。中国肥胖问题工作组提出对中国成人判断超重和肥胖程度的界限值：体重正常者BMI=18.5~23.9kg/m^2；BMI在24.0~29.9kg/m^{2}为超重，BMI≥30kg/m^{2}为肥胖。男性腰围≥85cm、女性腰围≥80cm为腹型肥胖。

肥胖症指体内脂肪堆积过多和（或）分布异常、体重增加，表现为脂肪组织和与其他组织失去正常比例的一种状态。它是包括遗传和环境因素在内的多种因素相互作用所引起的慢性代谢性疾病。

按发病机制和病因，肥胖症可分为单纯性和继发性两大类：无明显内分泌、代谢疾病因者为单纯性肥胖，根据发病年龄，分为幼年型和成年型。继发于神经—内分泌—代谢紊乱基础上的肥胖症称为继发性肥胖，包括下丘脑病、垂体病、胰岛病、甲状腺功能减退症、肾上腺皮质功能亢进症、性腺功能减退症及水钠潴留型肥胖等。

第二节　超重、肥胖的流行病学概况

中国营养与健康状况调查首次调查并公布我国全人群超重和肥胖的现患率，并据此估算出我国现有超重和肥胖者共2.8亿人，其中超重者为2.15亿人，肥胖者为6844万人；成年人为2.6亿人，其中超重者为2亿人，肥胖者为6000万人，肥胖是高血压、糖尿病、血脂异常、冠心病、心肌梗死、卒中等多种疾病发生的主要危险因素，控制好肥胖人数可以减少疾病的发生率。

第三节　超重、肥胖的发生因素与危害

超重和肥胖症是能量的摄入超过能量消耗以致体内脂肪过多蓄积的结果。

一、超重肥胖发生因素

《中国成人超重和肥胖症预防控制指南》指出，超重肥胖发生的因素主要有以下几点：

（一）遗传因素

多项研究表明单纯性肥胖具有遗传倾向，人群的种族、性别不同和年龄差别对致肥胖因子的易感性不同。研究表明遗传因子对肥胖形成的作用约占20%~40%。

（二）环境和社会因素进食过量

尤其是高蛋白、高脂肪食物摄入过多，谷类食物过少，富含膳食纤维和微量营养素的新鲜蔬菜和水果摄入减少，能量总摄入量超过消耗量，不良的进食行为如不吃早餐，进食过快，暴饮暴食、夜间加餐，喜欢零食等均可导致肥胖的发生。

（三）体力活动过少

由于职业性体力劳动和家务劳动量减轻，人们静态生活的时间增加，体力活动或运动减少均可导致肥胖的发生。

（四）社会因素经济发展和现代化生活方式对进食模式产生影响

如在外就餐，快餐、加工食品等

二、超重肥胖的危害

1.超重肥胖相关性疾病 高血压、2型糖尿病、血脂异常、冠心病和其他动脉粥样硬化性疾病、脑卒中、某些癌症、其他疾病（如睡眠呼吸暂停症、内分泌及代谢紊乱、胆囊疾病及脂肪肝、骨关节疾病及痛风）等。

2.超重肥胖导致的社会和心理问题 如社会和环境的偏见及歧视，过分注重形体、暴饮暴食、厌食症、自卑感、社交困难等问题。

第四节 超重、肥胖的健康管理目标

体重管理主要针对超重肥胖人群进行科学有效的管理，采取综合措施预防和控制肥胖症。积极改变人们的生活方式包括改变膳食，增加体力活动，矫正引起过度进食或活动不足的行为和习惯。可依据被管理者自身情况，设定短期目标及长期目标，最终达到健康体重的目的。

第五节 超重、肥胖的健康体重管理路径

一、强化管理期

1.个体信息采集 信息采集内容包括以下几方面。

（1）基础信息 性别、年龄、种族、婚姻状况等。

（2）体检信息 身高体重、腰围臀围、血压等阳性体征及实验室、影像学资料。

（3）生活方式调查

①吸烟：每日吸烟支数、吸烟时间、是否戒烟及戒烟时间等。

②饮酒：饮酒量、饮酒时间、是否戒酒等。

③膳食调查：食物频率表法调查平时的饮食习惯。

④运动调查：平日运动形式及运动时间。

⑤睡眠、生活习惯、生活环境调查：包括睡眠时间、睡眠质量及工作生活环境等。

⑥疾病史：患病情况及治疗情况。

⑦家族史：家族中其他成员患病情况。

⑧手术史。

2.高危人群的筛查 根据体格检查结果，以BMI≥24为指标，结合不良生活方式筛选超重肥胖人群。

3.营养状况评估 通过生活调查问卷调查参与者的基础信息，疾病概述，膳食习惯，24小时详细饮食清单等内容，由营养师比对膳食宝塔等，评价管理对象的饮食结构是否合理。

4.运动能力评估 通过运动习惯及运动风险问卷的调查、健康体适能测评，由运动管理师评价管理对象的运动习惯及运动形式的合理性，并进行运动风险分级评估。

5.制定管理方案

（1）确定管理目标 根据管理对象的身体状况，制定短期及长期管理目标。

（2）制定管理方案

① 成立由医生、健康管理师、运动管理师、营养师共同组成的体重管理团队，根据个人意愿，签订体重管理知情同意书。

② 测定包括心肺耐力、柔韧性、反应时、握力、平衡力等国民体质监测项目，根据管理对象的膳食结构及运动习惯等制定营养及运动方案，采用手机APP形式制定线上运动方案及膳食方案，线下统一授课及个别指导的形式进行体重管理，以3个月为一个体重管理周期。

③ 监督执行：利用网络、微信、电话的形式进行监督执行，体重管理团队每周都会进行营养知识、运动知识的推送，并进行总结，监督管理对象进行体重、腰围的自测，每月进行一次知识问答并对每月的体重、腰围及运动持续时间、营养膳食配比进行评估，根据个人的情况进行运动及营养方案的调整。

6.常见膳食方案推荐

（1）地中海膳食模式 脂肪供能比例为（20%~30%）；蛋白质供给比例（10%~15%）；根据蛋白质、脂肪的摄入量来确定碳水化合物的供给量（40%~55%）；补充维生素D和钙；以植物食品为基础，包含大量水果、蔬菜、五谷杂粮、豆类、坚果等；烹饪时以橄榄油为主；适量吃一些低脂或脱脂的牛奶、酸奶及奶酪。

（2）5+2轻断食膳食 在地中海膳食的基础上，每周选择2天进行轻断食，断食日摄入能量为平常的1/4能量（女性约500kcal/d，男性600kcal/d）。

（3）限制能量平衡膳食（低GL膳食）：脂肪供能比例应与正常膳食（20%~30%）一致；蛋白质供给量比例（1.2~1.5g/kg，或15%~20%）；根据蛋白质、脂肪的摄入量来确定碳水化合物的供给量（40%~55%）；补充维生素D和钙可以增强减重效果。

7.常见运动方案推荐 采用有氧运动与力量练习相结合的形式开展运动干预。

（1）有氧运动 可选用快走、慢跑、健身操、游泳、球类等不同形式进行。按照最大脂肪氧化强度，即最大心率40%~60%的心率范围进行有氧运动，频率为每周3~5次，每次30~60分钟，达到减脂效果。

（2）力量练习 以核心力量训练为主，建议采用静力性练习、增阻力练习等方便易行的方式进行。增阻力练习主要应用弹力带进行。如平板支撑、仰卧起坐、俯卧撑等多个肌肉群共同参与的力量联系为主。每周3~5次，每次5~10组为宜。

8.体重管理效果评价及随访 三个月为强化管理周期，对比管理目标进行效果评价。

进行自评、体格检查、实验室检查、体适能测定项目等内容进行全面评估。

二、效果维持期

在完成三个月的强化管理后，通过跟踪随访监督的形式，帮助被管理者维持已建立的良好生活方式，维持健康体重。

三个月的强化管理结束后，可以进行六个月、一年的随访。随访内容：了解饮食及运动习惯的维持情况，体重是否发生反弹等。

三、案例分析

李某，男，45岁，已婚，公司高管，平日生活忙碌，极少运动，经常加班，熬夜，平日爱吃肉类食物。身高176cm，体重87kg，血压120/80mmHg，血糖5.2mmol/L，血脂在正常范围内。既往无高血压等病史，吸烟10年，每天5支，无饮酒史，如何进行体重管理。

（一）建立个人健康管理档案

1.基本信息的采集　本案例中：男性，45岁，已婚。

2.体检信息　本案例中：身高176cm，体重：87kg，计算BMI=28.1，为超重，血压：120/80mmHg，血糖5.2mmol/L，血脂在正常范围内。

3.生活方式调查　本案例中：吸烟10年，每天5支，无饮酒史，平日爱吃肉类食物，平日生活忙碌，极少运动，经常加班，熬夜，既往无高血压等病史。

（二）评定是否为高危人群

本案例中BMI指数已达到超重，有不良的生活习惯：加班、熬夜、极少运动、平日爱吃肉类食物、吸烟。故可以进行体重管理。

（三）营养状况评估

将本案例中的人员由营养师详细询问一日三餐及一周的膳食摄入的具体情况，包括肉类、奶类、蔬菜水果、碳水化合物等营养素的具体摄入量，根据具体情况制定膳食方案，本案例中最终采用了5+2轻断食膳食法。

（四）运动能力评测

运动管理师进行体力活动调查问卷、健康与体力活动信息采集问卷及PAR-Q问卷调查，进行体适能检测，评估运动能力，出具运动处方建议。

（五）制定管理方案

本案例中，李某为超重人士，有不良的生活方式：吸烟、经常加班熬夜，极少运动，爱吃肉食，既往无病史。

成立健康管理团队，建立微信群，确定一名医生、一名健康管理师、一名营养师及一名运动管理师共同负责李某的管理。

营养师根据李某的情况制定了5+2轻断食模式：周二和周五食物摄入量为600kcal/d，其余五天每日摄入量为2400kcal/d，食物以植物食品为基础，包含大量水果、蔬菜、五谷杂粮、豆类、坚果等；烹饪时以橄榄油为主；适量吃一些低脂或脱脂的牛奶、酸奶及奶酪。

每日李某需向营养师汇报每餐的饮食状况，可以发图片征求营养师意见，营养师根据李某发的图片评价营养素的构成比例是否合理，不合理需要增加或减少营养素的构成，从而协助李某管理膳食。

运动管理师根据李某的情况制定运动计划，包括月训练计划、周训练计划、日训练计划，包括训练时间、训练强度、有氧运动及力量训练时间形式，采用线上APP指导及线下现场指导的方式进行运动。

医生会针对李某的情况进行相应的健康宣教及解答李某提出的医疗问题，督促李某监测血压、体重、腰围等指标并记录入李某的健康管理档案中。

健康管理师是微信群的群主，主要负责每日跟踪李某的情况，总结李某汇报用餐及运动情况。协调医生、营养师及运动管理师和李某的各项事宜。

每三个月为一个管理周期，每一个管理周期结束后会进行相应的体格检查、实验室检查、体适能复测、膳食营养再次评估，健康管理团队分析所有数据，形成健康管理报告，评价体重管理效果。

（六）追踪随访

可以进行六个月、一年的跟踪随访，监督帮助李某维持已建立的良好生活方式，维持健康体重。

第十九章　高血压

第一节　高血压的定义、分类和分层

一、高血压的定义

在未使用降压药物的情况下，非同日3次测量诊室血压，SBP ≥ 140 mmHg 和（或）DBP ≥ 90 mmHg。SBP ≥ 140 mmHg 和 DBP<90 mmHg 为单纯收缩期高血压。

二、高血压的分类

目前高血压按照血压水平进行分类：正常血压（SBP<120 mmHg 和 DBP<80 mmHg）、正常高值［SBP 120~139 mmHg 和（或）DBP 80~89mmHg］和高血压［SBP ≥ 140mmHg 和（或）DBP ≥ 90mmHg］。根据血压升高水平，又进一步将高血压分为 1 级、2 级 和 3 级。以上分类适用于 18 岁以上任何年龄的成年人，具体分类详见表26。

表26　血压水平分类和定义

分类	SBP（mmHg）	DBP（mmHg）
正常血压	<120 和	<80
正常高值	120~139 和（或）	80~89
高血压	≥140 和（或）	≥90
1级	140~159 和（或）	90~99
2级	160~179 和（或）	100~109
3级	≥180 和（或）	≥110
单纯收缩期高血压	≥140 和	<90

注：当SBP和DBP分属于不同级别时，以较高的分级为准

三、按心血管风险分层

1. **高血压的心血管危险分层**　高血压患者的诊断和治疗不能只根据血压水平，必须对患者进行心血管综合风险的评估并分层。高血压患者的心血管综合风险分层，有利于确定启动降压治疗的时机，优化降压治疗方案，确立更合适的血压控制目标和进行患者的综合管理。2018中国成人高血压指南将高血压患者按心血管风险水平分为低危、中危、高危和很高危 4 个层次，详见表27。

表27　血压升高患者心血管风险水平分层

其他心血管危险因素和疾病史	血压（mmHg）			
	SBP 130~139 和（或）DBP85~89	SBP 140~159 和（或）DBP 90~99	SBP 160~179 和（或）DBP 100~109	SBP ≥ 180 和（或）DBP ≥ 110
无		低危	中危	高危
1~2 个其他危险因素	低危	中危	中/高危	很高危
≥ 3 个其他危险因素，靶器官损害，或 CKD3 期，无并发症的糖尿病	中/高危	高危	高危	很高危
临床并发症，或 CKD ≥ 4 期，有并发症的糖尿病	高/很高危	很高危	很高危	很高危

CKD：慢性肾脏疾病

2. 影响高血压患者心血管危险分层的重要因素　2018《中国高血压防治指南》对影响风险分层的内容作了部分修改，增加了 130~139/85~89mmHg 血压范围；将心血管危险因素中高同型半胱氨酸血症的诊断标准改为 ≥ 15 mol/L；将心房颤动列入伴发的临床疾病；将糖尿病分为新诊断与已治疗但未控制两种情况，分别根据血糖（空腹与餐后）与糖化血红蛋白的水平诊断，详见表28。

表28　影响高血压患者心血管危险分层的重要因素

心血管危险因素	靶器官损害	伴发临床疾病
高血压（1~3级） 男性>55 岁；女性>65 岁	左心室肥厚 心电图：Sokolow–Lyon 电压>3.8mV 或 Cornell 乘积>244 mV·ms 超声心动图 LVMI：男 ≥ 115g/m², 女 ≥ 95g/m²	脑血管病 　脑出血 　缺血性脑卒中 　短暂性脑缺血发作
吸烟或被动吸烟		心脏疾病 　心肌梗死史 　心绞痛 　冠状动脉血运重建 　慢性心力衰竭 　心房颤动
糖耐量受损： 2 小时血糖 7.8~11.0 mmol/L）和（或）空腹血糖异常（6.1~6.9 mmol/L）	颈动脉超声 IMT ≥ 0.9 mm 或动脉粥样斑块	
	颈–股动脉脉搏波速度 ≥ 12 m/s（*选择使用）	
血脂异常： TC ≥ 6.2 mmol/L 或 LDL–C ≥ 4.1 mmol/L 或 HDL–C<1.0 mmol/L	踝/臂血压指数 <0.9 （*选择使用）	肾脏疾病 　糖尿病肾病 　肾功能受损：包括 eGFR<30 ml/min/1.73 ㎡ 血肌酐升高：男性 ≥ 133 mol/L 女性 ≥ 124 mol/L 蛋白尿（ ≥ 300 mg/24 h）
	估算的肾小球滤过率降低：［eGFR 30~59 ml/（min·1.73 m²）］或血清肌酐轻度升高： 男性 115~133 mol/L, 女性 107~124 mol/L	
早发心血管病家族史： 　一级亲属发病年龄 <50 岁	微量白蛋白尿：30~300 mg/24 h 或 白蛋白/肌酐比：≥ 30 mg/g（3.5 mg/mmol）	外周血管疾病

续表

心血管危险因素	靶器官损害	伴发临床疾病
腹型肥胖： 腰围：男性 ≥ 90 cm， 女性 ≥ 85 cm 或肥胖（BMI ≥ 28kg/m²）		视网膜病变 　出血或渗出 　视乳头水肿
高同型半胱氨酸血症： ≥ 15 mol/L		糖尿病 　新诊断：空腹血糖：≥ 7.0 mmol/L餐后血糖： 　≥ 11.1 mmol/L 　已治疗但未控制：糖化血红蛋白：（HbA1c） 　≥ 6.5%

注：TC：总胆固醇；LDL-C：低密度脂蛋白胆固醇；HDL-C：高密度脂蛋白胆固醇；LVMI：左心室重量指数；IMT：颈动脉内膜中层厚度；BMI：体重指数

第二节　高血压的流行病学概况

一、我国人群高血压患病率及其流行趋势

中国高血压调查最新数据显示，2012~2015年我国18岁及以上居民高血压患病粗率为27.9%（标化率23.2%），与以往5次全国范围内的高血压抽样调查相比，患病率总体呈增高的趋势。我国人群高血压患病率随年龄增加而显著增高，我国人群高血压流行有两个比较显著的特点：①从南方到北方，高血压患病率递增；②不同民族之间高血压患病率存在差异。如藏族、满族和蒙古族高血压的患病率较汉族人群高，而回、苗、壮、布依族高血压的患病率均低于汉族人群。

二、我国高血压患者的知晓率、治疗率和控制率

高血压患者的知晓率、治疗率和控制率是反映高血压防治状况的重要评价指标。2015年调查显示，18岁以上人群高血压的知晓率、治疗率和控制率分别51.5%，46.1%和16.9%，虽然近年来有明显提高，但总体仍处于较低的水平。不同人口学特征比较，知晓率、治疗率和控制率均为女性高于男性，城市高血压治疗率显著高于农村；与我国北方地区相比，南方地区居民高血压患者的知晓率、治疗率和控制率较高；不同民族比较，少数民族居民的高血压治疗率和控制率低于汉族。

第三节　高血压的危险因素与危害

一、我国人群高血压发病重要危险因素

高血压危险因素包括遗传因素、年龄以及多种不良生活方式等多方面。人群中普遍存在危险因素的聚集，随着高血压危险因素聚集的数目和严重程度增加，血压水平呈现升高的趋势，高血压患病风险增大。

1.高钠、低钾膳食　高钠、低钾膳食是我国人群重要的高血压发病危险因素。国际盐与高血压研究（INTERSALT 研究）是对32个国家的52个人口样本，共10074名年龄在20~59岁人群的标准化横断面研究，以评价24h尿钠浓度与个体血压的关系。研究发现，24小时尿钠排泄量中位数增加 2.3g（100mmol/d），收缩压（SBP）/舒张压（DBP）中位数平均升高 5~7/2~4mmHg。该研究结果证实了减少盐摄入量对预防和控制血压的作用。现况调查发现 2012年我国 18岁及以上居民的平均烹调盐每日摄入量为 10.5g，较推荐的盐摄入量水平依旧高75.0%，而钾盐摄入量明显不足，且中国人群普遍对钠敏感，这种状况导致我国目前高血压的发病率处于较高水平。

2.超重和肥胖　超重和肥胖是高血压患病的重要危险因素。近年来，随着人们生活水平的提高、日常饮食习惯和生活方式的改变，我国人群中超重和肥胖的比例明显增加。35~64岁中年人的超重率为 38.8%，肥胖率为 20.2%，其中女性高于男性，城市、人群高于农村，北方居民高于南方。中国成年人超重和肥胖与高血压发病关系的随访研究结果发现，随着体重指数（BMI）的增加，超重组和肥胖组的高血压发病风险是体重正常组的1.16~1.28倍。内脏型肥胖与高血压的关系较为密切，随着内脏脂肪指数的增加，高血压患病风险增加。

3.过量饮酒　过量饮酒包括危险饮酒（男性 41~60g，女性 21~40g）和有害饮酒（男性60g以上，女性 40g以上）。我国饮酒人数众多，18岁以上居民饮酒者中有害饮酒率为 9.3%。限制饮酒与血压下降显著相关，酒精摄入量平均减少 67%，SBP 下降 3.31mmHg，DBP 下降2.04mmHg。目前有关少量饮酒有利于心血管健康的证据尚不足，相关研究表明，即使对少量饮酒的人而言，减少酒精摄入量也能够改善心血管健康，减少心血管疾病的发病风险。

4.长期精神紧张　长期精神紧张是高血压患病的危险因素之一，长期精神紧张会诱发心理应激反应，提高交感神经的兴奋性，导致自主神经功能异常和激素分泌紊乱，是血压升高的促发因素。高血压也是一类身心疾病，在病情的发展过程中，焦虑、紧张、愤怒、恐惧等不良情绪同血压升高有密切的关系。近年来，随着生活节奏的加快，社会生存压力的增大，医学领域对心理因素在高血压发病过程中的影响越来越重视。研究表明，对高血压人群在进行降压治疗的同时实施心理情绪干预，能有效改善患者焦虑、不安等不良情绪，有效降低血压水平，促进患者血压达标。

5.其他危险因素　除了以上高血压发病危险因素外，其他危险因素还包括年龄、高血压家族史、缺乏体力活动以及糖尿病、血脂异常等。近年来大气污染也备受关注。有研究显示，暴露于 PM2.5、PM10、SO_2 和 O_3 等污染物中均伴随高血压的发生风险和心血管疾病的死亡率增加。

二、高血压与心血管风险

1.血压水平与心血管风险呈连续、独立、直接的正相关关系，SBP 每升高 20mmHg 或DBP 每升高 10mmHg，心、脑血管病发生的风险倍增。

2.我国高血压人群心血管风险的特点：我国人群监测数据显示，心脑血管疾病死亡占总死亡人数的 40% 以上，脑卒中的年发病率为 250/10 万，冠心病事件的年发病率为 50/10 万，脑卒中发病率是冠心病事件发病率的 5倍。因此，脑卒中仍是目前我国高血压人群最主要的并发症，冠心病事件也有明显上升，其他并发症包括心力衰竭、左心室肥厚、心房颤动、终末期肾病。

第四节 高血压的健康管理目标

高血压健康管理的根本目标是降低高血压的心脑肾与血管并发症发生和死亡的总危险。降压治疗的获益主要来自血压降低本身。鉴于高血压是一种心血管综合征，即往往合并有其他心血管危险因素、靶器官损害和临床疾病，应根据高血压患者的血压水平和总体风险水平，决定给予改善生活方式和降压药物的时机与强度；同时干预可纠正的危险因素、靶器官损害和并存的临床疾病。

一、血压控制目标

1.**一般患者** 血压目标需控制到 140/90 mmHg 以下。

2.**老年患者** 65~79 岁的老年人，首先应降至 <150/90 mmHg；如能耐受，可进一步降至 <140/90 mmHg；≥80 岁的老年人应降至 <150/90mmHg。

3.**高血压伴脑卒中** 病情稳定的脑卒中患者，降压目标为 <140/90mmHg。

4.**高血压伴冠心病** 推荐 <140/90 mmHg 作为合并冠心病的高血压患者的降压目标，如能耐受，可降至 <130/80mmHg，应注意舒张压不宜降至 60mmHg 以下。

5.**高血压合并心力衰竭** 推荐的降压目标为 <130/80mmHg。

6.**高血压伴肾脏疾病** 慢性肾脏病（CKD）患者的降压目标：无白蛋白尿者为 <140/90 mmHg，有白蛋白尿者为 <130/80mmHg。

7.**高血压合并糖尿病** 建议糖尿病患者的降压目标为 <130/80mmHg。

8.**高血压合并外周动脉疾病** 下肢动脉疾病伴高血压的患者血压应控制在 <140/90mmHg。

二、降压达标的方式

除高血压急症和亚急症外，对大多数高血压患者而言，应根据病情，在 4 周内或 12 周内将血压逐渐降至目标水平。年轻、病程较短的高血压患者，降压速度可稍快；老年人、病程较长，有合并症且耐受性差的患者，降压速度则可稍慢。

三、生活方式干预的目标和措施

生活方式干预可以降低血压、预防或延迟高血压的发生、降低心血管病风险。根据我国成人高血压指南，生活方式干预包括提倡健康生活方式，消除不利于身体和心理健康的行为和习惯。生活方式干预应该连续贯穿高血压治疗和管理的全过程，主要管理目标和措施如下。

1.**减少钠盐摄入，增加钾摄入** 为了预防高血压和降低高血压患者的血压，钠的摄入量应减少至 2400mg/d（6g氯化钠）。所有高血压患者均应采取各种措施，限制钠盐摄入量。主要措施包括：①减少烹调用盐及含钠高的调味品（包括味精、酱油）；②避免或减少含钠盐量较高的加工食品，如咸菜、火腿、各类炒货和腌制品；③建议在烹调时尽可能使用定量盐勺，以起到警示的作用。增加膳食中钾摄入量可降低血压，主要措施为：①增加富钾食物（新鲜蔬菜、水果和豆类）的摄入量；②肾功能良好者可选择低钠富钾替代盐。不建议服用钾补充剂（包括药物）来降低血压。

2.合理膳食 建议高血压患者和有进展为高血压风险的正常血压者，饮食以水果、蔬菜、低脂奶制品、富含食用纤维的全谷物、植物来源的蛋白质为主，减少饱和脂肪和胆固醇摄入。

3.控制体重 推荐将体重维持在健康范围内（BMI：18.5~23.9 kg/m^2，男性腰围 <90cm，女性<85cm）。建议所有超重和肥胖患者减重。控制体重，包括控制能量摄入、增加体力活动和行为干预。在膳食平衡基础上减少每日总热量摄入，控制高热量食物（高脂肪食物、含糖饮料和酒类等）的摄入，适当控制碳水化合物的摄入；提倡进行规律的中等强度的有氧运动、减少久坐时间。此外，行为疗法，如建立节食意识、制定用餐计划、记录摄入食物种类和重量、计算热量等，对减轻体重有一定帮助。减重计划应长期坚持，速度因人而异，不可急于求成。建议将目标定为一年内体重减少初始体重的 5%~10%。

4.戒烟 戒烟虽不能降低血压，但戒烟可降低心血管疾病风险。健康管理医师应强烈建议并督促高血压患者戒烟。询问每位患者每日吸烟数量及吸烟习惯等，并应用清晰、强烈、个性化方式建议其戒烟；评估吸烟者的戒烟意愿后，帮助吸烟者在 1~2 周的准备期后采用"突然停止法"开始戒烟；指导患者应用戒烟药物对抗戒断症状；对戒烟成功者进行随访和监督，避免复吸。

5.限制饮酒 建议高血压患者不饮酒。如饮酒，则应少量并选择低度酒，避免饮用高度烈性酒。每日酒精摄入量男性不超过 25g，女性不超过 15g；每周酒精摄入量男性不超过 140g，女性不超过 80g。白酒、葡萄酒、啤酒摄入量分别少于 50 ml、100ml、300ml。

6.增加运动 运动可以改善血压水平。因此，建议非高血压人群（为降低高血压发生风险）或高血压患者（为了降低血压），除日常生活的活动外，每周 4~7 天，每天累计 30~60 分钟的中等强度运动（如步行、慢跑、骑自行车、游泳等）。运动形式可采取有氧、阻抗和伸展等。以有氧运动为主，无氧运动作为补充。运动强度需因人而异，常用运动时最大心率来评估运动强度，中等强度运动为能达到最大心率［最大心率（次/分钟）=220 - 年龄］的 60%~70% 的运动。高危患者运动前需进行评估。

7.减轻精神压力，保持心理平衡 精神压力增加的主要原因包括过度的工作和生活压力以及病态心理，包括抑郁症、焦虑症、A型性格、社会孤立和缺乏社会支持等，精神紧张可激活交感神经，从而使血压升高。健康管理医师应该对高血压患者进行压力管理，指导患者进行个体化认知行为干预。必要情况下可建议患者到专业医疗机构就诊，采取心理治疗联合药物治疗缓解焦虑和精神压力，避免由于精神压力导致的血压波动。

四、降压药物治疗的时机

降压药物治疗的时机取决于心血管风险评估水平，在改善生活方式的基础上，血压仍超过 140/90mmHg 和（或）目标水平的患者应给予药物治疗。高危和很高危的患者，应及时启动降压药物治疗，并对并存的危险因素和合并的临床疾病进行综合治疗；中危患者，可观察数周，评估靶器官损害情况，改善生活方式，如血压仍不达标，则应开始药物治疗；低危患者，则可对患者进行 1~3 个月的观察，密切随诊，尽可能进行诊室外血压监测，评估靶器官损害情况，改善生活方式，如血压仍不达标可开始降压药物治疗。

第五节 高血压的健康管理路径

高血压防治要采取面对全人群、高血压易患（高危）人群和患者的综合防治策略，一级预防、二级预防与三级预防相结合的综合一体化的干预措施。

一、针对全体人群提倡健康的生活方式

积极开展健康教育的同时，早期识别高血压的易患人群，早期发现可能导致高血压的易患因素并加以有效干预，预防高血压的发生。

1.高血压易患人群的筛选 高血压易患因素主要包括正常高值血压、超重和肥胖、酗酒和高盐饮食。

2.高血压易患人群的防治策略 ①健康体检：健康体检要包括一般询问、身高、体重、血压测量、尿常规、测定血糖、血脂、肾功能、心电图等；②控制危险因素的水平：对体检出的高危个体进行随访管理和生活方式指导。

二、针对高血压患者监测及管理流程，见图47。

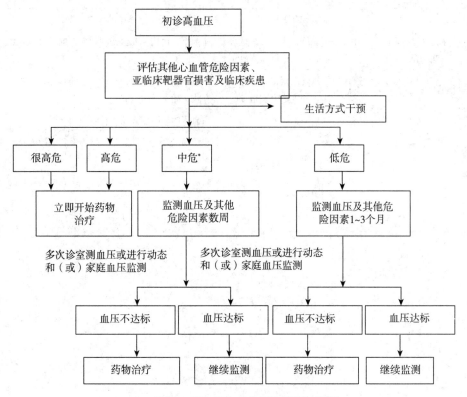

图47 高血压患者监测及管理流程图

注：动态血压的高血压诊断标准为白昼平均SBP≥135 mmHg或DBP≥85 mmHg，夜间平均SBP≥120mmHg或DBP≥70mmhg或24小时平均SBP≥130 mmHg或DBP≥80 mmHg；家庭血压平均SBP≥135 mmHg或DBP≥85 mmHg。
*中危且血压≥160/100mmHg应立即启动药物治疗

三、高血压患者的管理和随访内容

初诊	随访
判断是否有靶器官损害	血压水平及有关的症状和体征
判断是否有继发性高血压的可能	生活方式改善和危险因素控制情况
对高血压患者进行心血管综合危险度评估，确定是否要干预其他心血管危险因素	是否存在治疗的副作用和影响生活方式改变及药物治疗依从性的障碍
给予生活方式指导，必要时加药物治疗	根据患者存在的危险因素、靶器官损害及伴随临床疾病，可定期进行血糖、血脂、肾功能、尿常规、眼底、心电图等检查
制定下一次随访日期	
建议并指导家庭血压监测	

四、高血压患者的健康教育

高血压患者的健康教育是高血压管理的重要组成部分，应根据不同的人群，开展不同程度、形式多样的健康教育工作，主要包括以下内容。

正常人群	高血压的高危人群	已确诊的高血压患者
什么是高血压，高血压的危害，健康生活方式，定期监测血压	什么是高血压，高血压的危害，健康生活方式，定期监测血压	什么是高血压，高血压的危害，健康生活方式，定期监测血压
高血压是可以预防的	高血压的危险因素，有针对性的行为纠正和生活方式指导	高血压的危险因素，有针对性的行为纠正和生活方式指导
		高血压的危险因素及综合管理
		非药物治疗与长期随访的重要性和坚持终身治疗的必要性
		高血压是可以治疗的，正确认识高血压药物的疗效和副作用
		高血压自我管理的技能

第二十章　冠状动脉粥样硬化性心脏病

在冠心病的临床类型中，主检医师主要面对的是稳定冠心病（以下简称SCAD），应具备评估相应危险指标并给出合理建议的能力，并指导进一步控制危险因素、进行慢病管理，以减少心血管病的进展以及再住院和死亡风险。本章主要对稳定冠心病的定义、危险因素进行概述，分析稳定冠心病二级预防即慢病管理中的生活方式干预及危险因素控制目标，实现疾病的有效管理。

一、定义和分类

本节所指的SCAD包括3种情况，即慢性稳定性劳力型心绞痛、缺血性心肌病和急性冠状动脉综合征（acute coronary syndrome，ACS）之后稳定的病程阶段。慢性稳定性劳力型心绞痛是在冠状动脉固定性严重狭窄基础上，由于心肌负荷的增加引起的心肌急剧的、短暂的缺血缺氧临床综合征，通常为一过性的胸部不适，其特点为短暂的胸骨后压榨性疼痛或憋闷感（心绞痛），可由运动、情绪波动或其他应激诱发。缺血性心肌病指由于长期心肌缺血导致心肌局限性或弥漫性纤维化，从而产生心脏收缩和/或舒张功能受损，引起心脏扩大或僵硬、慢性心力衰竭、心律失常等一系列临床表现的临床综合征。ACS之后稳定的病程阶段，通常无症状，表现为长期、静止、无典型缺血症状的状态。

二、危险因素（表1）

1961年，Kannel等在Framingham发表的心脏研究报告中首次提出了冠心病危险因素（risk factor）的概念。传统危险因素包括：高龄、男性、早发冠心病家族史（发病年龄男<55岁，女<65岁）、高血压、高胆固醇血症、糖尿病、吸烟、肥胖、缺乏体力活动等。并非所有的危险因素都可干预，如年龄、性别，也不是所有的干预一定都能降低心血管事件风险，如强化降糖治疗对降低心血管事件风险的效果不肯定。

冠心病患者仅80%伴有传统危险因素，一部分患者尤其是年轻的冠心病患者完全没有或极少伴有传统危险因素。新发现的一些危险因素，如高同型半胱氨酸血症，纤维蛋白原，脂蛋白（a）[Lp（a）]，小而致密的低密度脂蛋白（LDL）颗粒，C反应蛋白等，有助于冠心病事件的预测（表29）。

表29　冠心病危险因素分类

分类	危险因素
传统危险因素	吸烟，高血压，高胆固醇血症，低高密度脂蛋白胆固醇血症，糖尿病
易患因素	超重和肥胖，缺乏体力活动，男性，早发冠心病家族史，社会经济因素，行为习惯因素，胰岛素抵抗
可能危险因素	高同型半胱氨酸血症，纤维蛋白原，脂蛋白（a），小而致密的低密度脂蛋白胆固醇颗粒，高甘油三酯血症，C反应蛋白

三、筛查及诊断

（一）高危人群

加拿大心血管病学会（CCS）将SCAD心绞痛分为4级。Ⅰ级：一般体力活动（如步行和登楼）不受限，但在强、快或持续用力时发生心绞痛；Ⅱ级：一般体力活动轻度受限。快步、饭后、寒冷或刮风中、精神应激或醒后数小时内发作心绞痛。一般情况下平地步行200m以上或登楼一层以上受限；Ⅲ级：一般体力活动明显受限，一般情况下平地步行200m以内，或登楼一层引起心绞痛；Ⅳ级：轻微活动或休息时即可发生心绞痛。

如果出现以下情况应考虑临床情况不稳定，建议尽快就诊：长时间（>20分钟）静息性心绞痛；新发心绞痛，表现为自发性心绞痛或劳力型心绞痛（CCS ⅠⅠ或Ⅲ级）；稳定性心绞痛最近1个月内症状加重，且具有至少 CCSⅢ级的特点（恶化性心绞痛）；心肌梗死后1个月内发作心绞痛。 典型胸痛的特征是胸骨后压榨性疼痛，并且向 左上臂（双上臂或右上臂少见）、颈或颌放射，可以是间歇性或持续性。不典型表现包括上腹痛、类似消化不良症状和孤立性呼吸困难，常见于老年人、女性、糖尿病和慢性肾脏疾病或痴呆症患者。临床缺乏典型胸痛、特别是当心电图正常或临界改变时，常易被忽略和延误治疗，应注意连续观察。服硝酸酯类药物能缓解不是心绞痛的特异表现，因为部分其他原因的急性胸痛应用硝酸酯也有效。心绞痛发作时伴低血压或心功能不全，常提示预后不良。

（二）筛查路径

有冠心病病史的SCAD患者，其病情可能长期稳定，也可能出现变化，如病程中发生不稳定性心绞痛、心肌梗死、心力衰竭等。在病程的某个阶段，部分患者可能需要进行血运重建治疗。对首次评估为低危，但其危险程度可能发生了变化的患者，建议到心内科定期进行专业的评估，以便准确掌握其病情变化。

四、健康管理路径

1.非药物干预方法 治疗型生活方式改变（therapeutic lifestyle change，TLC）对冠心病多种危险因素的控制起重要作用，是冠心病二级预防的基石。生活方式干预的内容主要包括：戒烟，限制酒精摄入，适当体力活动，合理膳食。

（1）戒烟 戒烟应采取咨询与药物治疗相结合的方式。中美欧就关于冠心病患者戒烟问题制定的指南。医生应对冠心病患者采取5A策略，即询问吸烟史（Ask）、劝告戒烟（Advise）、评价戒烟（Assess）、帮助戒烟（Assist）、安排戒烟（Arrange）。心脏事件的发生会使患者意识到吸烟的严重危害，因此心脏事件发生后是督促患者戒烟的合适时机，同时避免被动吸烟，如必要时行辅助戒烟的药物治疗。目前，可供选择的一线戒烟药物有：伐尼克兰（Varenicline酒石酸盐）、安非他酮缓释片（bupropion SR）、尼古丁咀嚼胶（nicotine gum）、尼古丁贴（nicotine patch）、尼古丁吸入剂（nicotine inhaler）、尼古丁喷鼻剂（nicotine nasal spray）、尼古丁锭剂（nicotine lozenge）。

（2）限酒 饮酒对心血管疾病的影响比较复杂，饮酒是心血管疾病的保护因素还是危险因素取决于饮酒量。研究显示，大量饮酒可增加总死亡率和心血管死亡率，少量饮酒与心脏事件、缺血性脑卒中、周围血管疾病、心源性猝死、心血管死亡的发生可能呈负性相关。我国在2010年发布的《心血管疾病一级预防中国专家共识》指出，不建议任何人出于预防心脏病的考虑开始饮酒或频繁饮酒。

2018中国稳定冠心病指南建议：酒精对心血管系统的影响尚有争议，故不推荐；对于有饮酒史的SCAD患者，如对酒精无禁忌，建议非妊娠期女性每天饮用酒精不超过15g（相当于50度白酒30ml），男性每天不超过25g（相当于50度白酒50ml）。

（3）体力活动 推荐所有冠心病患者均应保持体力活动。"运动处方"的内容包括：尽量每天坚持30~60分钟有氧运动，如行走、散步、骑自行车、游泳等，在日常生活中增加体力活动作为补充，如上楼时尽可能走楼梯。力量训练可带来额外的心血管益处。制订运动计划有助于提高治疗的长期依从性，常见日常活动的运动强度见表30。适宜我国冠心病患者的体育锻炼项目有：①步行：每次散步45~60分钟，或每日步行1000~2000m，中间穿插快速步行（每分钟100步以上的快速步行，可使心率达100~110次/分）；②慢跑：应先做好准备运动，慢跑中也可交叉步行，跑步结束后可缓步慢行；③骑自行车：锻炼时应将车座高度和车把弯度调好，宜在运动场内锻炼。如有条件可应用功率自行车在室内进行运动锻炼，它的优点是运动量标准化，便于观察比较；④游泳：体力较好的有条件者可以长期坚持。其他锻炼项目还有太极拳、体操及气功等，可根据具体情况适当选择。

表30 常见日常活动的运动强度

强度	日常活动
轻度（<3 METs 或 <4 kcal/min）	穿衣，刮胡子，洗碗，开车；散步，慢走（1.6~3.2 km/h）；缓慢匀速骑车；游泳，慢速上楼；运动前准备活动，伸展运动；乘坐助力船；家务劳动，清扫地毯
中度（3.0~6.0 METs 或 4~7 kcal/min）	铺床，擦窗，搬东西（6~12 kg）；散步，快走（4.8~6.4 km/h）；骑车休闲郊游或运货（≤16.1 km/h）；中速游泳；体操；球拍类运动如网球；悠闲地用手划船（3.2~6.3 km/h）；家务劳动
重度（>6.0 METs 或 >7 kcal/min）	上坡，负重行走；郊游或自行车赛（>16.1 km/h）；快速游泳；快速上楼梯，滑雪，网球单打，壁球；快速划船（≥6.4 km/h）；搬动家具

注：MET为代谢当量，1 MET = 3.5 kcal/（kg·min）；1 kcal=4.184 kJ

（4）合理膳食 合理膳食主要包括减少钠盐、增加钾盐的摄入，限制脂肪特别是饱和脂肪酸的摄入，增加蔬菜和水果的摄入。具体包括：①强烈建议饮食和体重管理使BMI<24kg/m^2，男性腰围<90cm，女性腰围<80cm，建议所有患者减少总脂肪和饱和脂肪酸的摄入，每天总脂肪的摄入应小于每天总热量的30%。严格限制饱和脂肪酸的摄入（应低于每天总热量的10%）。避免摄入含有反式脂肪酸的食物。每日摄入的脂应以多不饱和脂肪酸（<10%总热量）或单不饱和脂肪酸（10%~15%总热量）为主。②所有患者应减少目前饮食中盐摄入量的1/3，尽可能做到每日盐摄入量<5g。③每日至少摄入400g蔬菜或水果，鼓励使用全麦食品。高脂饮食膳食控制方案详见表31。

表31 高脂饮食膳食控制方案

食物类别	限制量	选择品种	减少或避免品种
肉类	75 g/d	瘦肉、牛、羊肉、去皮畜肉、鱼	肥肉、畜肉片、加工肉制品（肉肠类）、鱼子、鱿鱼、动物内脏：肝、脑、肾、肺、胃、肠
蛋类	3~4个/周	鸡蛋、鸭蛋、蛋清	蛋黄

续表

食物类别	限制量	选择品种	减少或避免品种
奶类	250g/d	牛奶、酸奶	全脂奶粉、奶酪等奶制品
食用油	20g（2平勺）/d	花生油、菜籽油、豆油、葵花籽油、色拉油、调和油、香油	棕榈油、猪油、牛羊油、奶油、鸡鸭油、黄油
糕点、甜食	建议不吃	—	油饼、油条、炸糕、奶油蛋糕、冰淇淋、雪糕
新鲜蔬菜	400~500g/d	深绿叶菜、红黄色蔬菜	—
新鲜水果	50g/d	各种水果	加工果汁、加糖果味饮料
盐	6g（半勺）/d	—	黄酱、豆瓣酱、咸菜
谷类	500g/d（男） 400g/d（女）	米、面、杂粮	—
干豆	30g/d	黄豆、豆腐、豆制品（或豆腐150g，豆腐干45g等）	油豆腐、豆腐泡、素什锦

（5）控制体重　弗明汉研究（Framingham Study）结果提示，肥胖是冠心病患者再次发生冠心病事件的危险因素，肥胖尤其是腹型肥胖与冠心病、脑卒中、2型糖尿病发病危险强相关。磁共振测定腹腔内脂肪面积表明：和欧美人群相比，国人更易发生内脏脂肪聚集，即"苹果型"肥胖；欧美人群脂肪堆积首先发生在臀部和大腿，即"梨型"肥胖。

减轻体重需要采取综合措施从多方面进行干预，包括合理膳食、增加运动、行为改变、心理社会支持等。某些患者可能需要药物或手术治疗。

2.临床干预原则　大量循证医学证据显示，阿司匹林、氯吡格雷、他汀类药物、β受体阻滞剂、肾素-血管紧张素-醛固酮系统阻断剂（包括血管紧张素转换酶抑制剂（ACEI）和血管紧张素受体拮抗剂（ARB））等药物可减少冠心病患者心血管事件的发生，上述药物的合理应用也属于冠心病二级预防的重要内容。

国内外指南一致建议将冠心病治疗药物分为改善心绞痛和改善预后两类。改善心绞痛的药物包括β受体阻滞剂、钙离子拮抗剂（calcium channel blockers，CCB）、硝酸酯类、伊伐布雷定和心肌代谢药物曲美他嗪。改善预后的药物包括阿司匹林（如不能耐受选择氯吡格雷）、他汀类药物、血管紧张素转换酶抑制剂（如不能耐受，可选择血管紧张素Ⅱ受体拮抗剂替代）、β受体阻滞剂等。指南建议冠心病患者清醒时静息心率应控制在55~60次/min之间。若无禁忌，应长期使用他汀类药物；如使用他汀类药物后LDL-C没有达到目标值，或不能耐受他汀类药物，可联合使用依折麦布。LDL-C的控制目标：根据2016年中国成人胆固醇教育计划血脂异常防治专家建议，动脉粥样硬化性心血管病、糖尿病合并高血压或其他1项心血管危险因素时，LDL-C<1.8mmol/L（70 mg/dl）。坚持控制血压和血糖达标：血压控制目标为≤130/80mmHg（1mmHg=0.133 kPa）；血糖控制目标为糖化血红蛋白≤6.5%。

3.随访　冠心病患者应终生随访，随访内容包括全面的临床病史和体检评估、心电图、实验室检查、HbA1c、超声心动图检查、基于既往情况和运动试验的体力康复等。有SCAD患者，应指导其随时观察病情变化。对首次评估为低危，但其危险程度可能发生了变化的患者，建议定期再次评估。所有稳定冠心病患者均应在非药物干预基础上应用有循证医学证据的药物，控制危险因素达标，具体见表32。

表32　稳定冠心病危险因素的控制目标

危险因素	控制目标及相关药物
血脂异常	LDL–C <1.8mmol/L（70 mg/dl）（极高危患者，包括ACS或冠心病合并糖尿病） TG<1.7mmol/L（150 mg/dl） 非HDL–C <3.3mmol/L（130 mg/dl）（高危患者）；<2.6mmol/L（100 mg/dl）（极高危患者） 他汀类药物是降低胆固醇的首选药物，应用中等强度他汀类LDL–C未达标时，可加用依折麦布5~10 mg/d口服
高血压	理想血压：120/80mmHg 血压控制目标值：<140/90mmHg，如耐受，可进一步将血压控制到<130/80mmHg，体弱老年人放宽到150/90mmHg 所有患者接受健康生活方式指导，注意发现并纠正睡眠呼吸暂停；冠心病或心力衰竭合并高血压患者首选β–受体阻滞剂、ACEI或ARB，必要时加用其他种类降压药物
糖尿病	控制目标：糖化血红蛋白≤7.0%
心率控制	冠心病患者静息心率应控制在55~60次/min 控制心率的药物首选β–受体阻滞剂美托洛尔、比索洛尔、卡维地洛，伊伐布雷定适用于应用β–受体阻滞剂后窦性心律>70次/min的慢性稳定性心绞痛患者
体重和腰围	体重指数维持在18.5~23.9 kg/m²；腰围控制在男≤90cm、女≤85cm

注：LDL–C为低密度脂蛋白胆固醇；ACS急性为冠状动脉综合征；TG为甘油三酯；HDL–C为高密度脂蛋白胆固醇；ACEI为血管紧张素转化酶抑制剂；ARB为血管紧张素受体拮抗剂；1mmHg=0.133 kPa

4.心脏康复　目前已有大量临床研究证据支持心脏康复获益。20世纪80年代的随机对照试验证明，心脏康复能降低心肌梗死后患者全因死亡率8%~37%和心血管病死率7%~38%。同时，心脏康复能够延缓动脉粥样硬化发展进程，降低急性缺血性冠状动脉事件的发生率和住院率，接受心脏康复治疗的急性心肌梗死患者1年内猝死风险降低45%。指导患者学会自我管理是心脏康复的终极目标，并能使其提高生活质量、回归社会、职业。

第二十一章 卒 中

卒中（Stroke，也称脑卒中）属于急性脑血管病，是急性发生的局灶性血管源性神经功能缺损综合征，症状持续24小时以上或死亡，排除其他非血管病因。卒中分为缺血性卒中和出血性卒中，缺血性卒中占卒中的60%~70%；出血性卒中又分为脑出血和蛛网膜下腔出血。缺血性卒中在健康体检人群中更为常见

一、卒中筛查和预防的意义

脑血管病目前对我国居民的健康危害严重。卒中是单病种致残率最高的疾病，本病的高发病率、高死亡率和高致残率给社会、家庭和患者带来沉重的负担。卒中是我国的第一位死因和致残病因，因此预防卒中具有重要的意义。

二、卒中首次发病风险评估

卒中首次发病风险评估是卒中一级预防的重要内容和手段。通过评估有助于识别卒中高危人群，建立基于卒中发病风险的个体化卒中预防策略，提高被评估者及医师的卒中的风险意识，自觉采取预防措施。国内外已建立了一些卒中发病风险的评估工具，常用的风险评估工具见附件，可根据个人的条件或方便程度选择。卒中首次发病风险评估的意义在于：提高中/高危个体的重视程度，改变不良生活方式，按照指南积极控制危险因素，必要时进行头颅MRA/CTA等专科检查评估及诊治，缩短再次风险评估的时间。由于不同量表或工具评估低危、中危、高危的标准不同，中/高危个体需要依据具体的危险因素采取针对性的干预措施。

三、不可干预危险因素

（一）年龄

年龄增长导致及卒中危险因素的增加，显著提高了缺血性卒中和脑出血的发病风险或发病率。年龄每增长1岁，卒中的风险增长10%左右。

（二）性别

男性缺血性卒中患病率、发病率和死亡率高于女性。中国死因监测结果显示，男性和女性卒中死亡率均呈下降趋势。

（三）种族

卒中风险存在种族差异已得到流行病研究的支持。非裔和西班牙裔/拉美裔美国人所有类型卒中发病率和死亡率均高于白色人种。与白种人相比，中国人的卒中的发病率稍高，并且出血性卒中比例也相对较高。

（四）遗传因素

卒中是复杂的多基因遗传病，由遗传、环境和血管等共同因素引起的神经系统疾病。根据遗传机制，卒中可分为单基因和多基因遗传相关两大类疾病。阳性卒中家族史可增加近30%的卒中风险。少数影响卒中风险或卒中易感的等位基因突变，通过基因检测实现

个体化医疗有望对提高一级预防药物治疗的安全性。此外，几个单基因疾病也与卒中有关，包括镰状细胞病（Sickle cell disease）等。颅内动脉瘤是一些特定遗传疾病的特征性表现，这些特定遗传疾病包括常染色体显性遗传性多囊肾病、关节松弛皮肤脆弱综合征Ⅳ型（EDS-Ⅳ，即所谓的血管型先天性结缔组织发育不全综合征）。询问家族史可有助于识别卒中风险高的个体。对于一级亲属中有≥2例患蛛网膜下腔出血或颅内动脉瘤的患者，考虑应用CTA或MRA等非侵袭性筛查未破裂的颅内动脉瘤。

（五）出生体重

低出生体重与晚年卒中风险相关。低出生体重婴儿在50岁前发生卒中、心肌梗死或心脏病风险率为2倍。另有研究显示高出生体重组发生成年人肥胖的风险是正常出生体重组的2倍，且高出生体重与年轻成年人颈动脉壁厚度增加相关。

四、可干预危险因素

1. 高血压　高血压是卒中最重要的危险因素，在我国73%的卒中负担与高血压有关。血压和卒中之间存在强烈的、连续的、逐级的、一致的、独立的、预测性的以及因果的相关性。我国高血压的知晓率、治疗率和控制率呈升高趋势，2015年的高血压知晓（粗）率为51.5%，治疗率为45.1%，控制率为16.9%。高血压控制率的提高可能是得益于对高血压的认识和治疗的加强，高血压的药物治疗可减少卒中风险。一篇荟萃分析纳入了16项随机试验，共70664例高血压前期患者，和服用安慰剂的患者相比，接受积极降压治疗的患者的卒中风险显著性地降低22%。卒中一级预防应该使用的一线降压药物包括利尿剂、血管紧张素转换酶抑制剂（angiotensin-converting enzyme inhibitor，ACEI）、血管紧张素受体拮抗剂（angiotensin receptor blocker，ARB）和钙离子通道拮抗剂（calcium channel blockers，CCB）。目前尚无明确的证据证明何种降压药物能对卒中起到特殊的预防作用。研究表明中国高血压患者在控制血压基础上补充叶酸，可显著降低首发卒中风险。老年人的强化降压是否获益，目前尚无定论。推荐采用家庭自测血压。

2. 糖尿病　糖尿病是卒中的独立危险因素，使缺血性卒中的风险增加2~4倍。糖尿病前期（包括空腹血糖受损或糖耐量受损）与卒中风险增加相关（RR分别是1.17和1.20）。但强化降糖治疗并没有降低全因死亡或卒中的风险。糖尿病患者生活方式管理是治疗的基石，糖尿病患者有效管理血压能减少卒中事件。糖尿病患者进一步强化降压能否降低卒中风险，尚待更多研究证据。糖尿病患者进行血脂管理以减少卒中风险的研究中，高风险患者在现有治疗方案基础上联合他汀类药物，能使严重心血管事件发生率降低20%左右。推荐意见：有脑血管病危险因素的人应定期检测血糖，必要时测定糖化血红蛋白或糖耐量试验，及早识别糖尿病和糖尿病前期。糖尿病患者应改进生活方式，首先控制饮食，增加体力活动，必要时增加降糖药物。推荐血糖控制目标值为糖化血红蛋白≤7.0%（Ⅰ类推荐；A级证据）。糖尿病合并高血压患者应严格控制血压在140/90mmHg以下，可依据个体耐受性进一步降低。糖尿病患者在严格控制血糖、血压的基础上，联合他汀类调脂药可有效降低卒中的风险。

3. 血脂异常　总胆固醇升高是缺血性卒中的危险因素。总胆固醇每升高1mmol/L，缺血性卒中的风险增加25%。降低血浆胆固醇水平不能降低卒中的风险。甘油三酯和缺血性卒中风险间的关系尚不明确。饮食治疗和改善生活方式是血脂异常治疗的基础措施。他汀类药物（3-羟基-3-甲基戊二酰辅酶A还原酶抑制剂）治疗能够降低既往无卒中病史但存在高脂血症患者的卒中风险。推荐临床上根据动脉粥样硬化性心血管疾病（ASCVD）危险程度，决定是否启动药物调脂治疗。将降低LDL-C水平作为防控ASCVD危险的首要干预靶点。调脂治疗需要设定目标值：极高危者LDL-C<1.8mmol/L（70mg/dl），高危者LDL-C<2.6mmol/L（100mg/dl），将中等强度他汀作为中国血脂异常人群的一线起始治疗方案；他汀不耐受或胆固醇不达标者或严重混合型高脂血症者应考虑调脂药物的联合应用；注意观察调脂药物的不良反应。非他汀类降脂药物（主要包括烟酸、贝特类、依折麦布及PCSK9抑制剂）的有效性和安全性有待更多的证据。依折麦布显著降低卒中及心血管事件的风险，但对全因死亡率和心血管死亡率无影响。前蛋白转化酶枯草溶菌素9（PCSK9）抑制剂是一类针对PCSK9的单克隆抗体，是一种降脂新药，高危患者能从治疗中获益。

4. 心房颤动　心房颤动（Atrial fibrillation，AF）患者缺血性卒中（ischemic stroke，IS）风险增加4~5倍，且合并AF的IS患者神经系统功能缺损严重，死亡率更高。70%的AF无明显相关症状，IS可能是AF的首个合并症，AF早期诊断仍是挑战。一项采用远程心电监测装置联合智能移动设备筛查AF的RCT研究结果提示，新方法AF检出率是传统方法的4倍。AF确诊后，下一步需要评估AF的IS风险，进而评估抗栓药物治疗的风险获益。推荐基于美国房颤国家登记数据库（the National Registry of Atrial Fibrillation，NRAF）的$CHADS_2$评分，总分为6分，0分对应低危（0.5%/年~1.7%/年），1分代表中危（1.2%/年~2.2%/年），≥2分表明高危（1.9%/年~7.6%/年）。CHA_2DS_2-VASc评分总分9分，改进了心房颤动患者的卒中风险分层评价。推荐所有CHA2DS2-VASc评分≥2分的男性AF患者口服抗凝剂治疗用于预防血栓塞（证据等级A）。推荐所有CHA2DS2-VASc评分≥3分的女性AF患者口服抗凝剂治疗用于预防血栓塞。根据风险分层选择抗栓药物是减少AF患者卒中风险的安全有效治疗。调整剂量的华法林（目标INR 2-3）可使非瓣膜病心房颤动（Non-valvular atrial fibrillation，NVAF）患者卒中的相对危险度降低，全因死亡率显著降低。NOAC用于非瓣膜性心房颤动患者抗凝治疗具有明确的特点，比如固定剂量、不需要化验监测、无肝素相关血小板减少症和比华法林少的药物相互作用等。最值得关注的是每一种新型口服抗凝剂颅内出血的发生率均比华法林低，这是抗凝药物长期安全性最具决定性的一点。左心耳封堵术（Left atrial appendage closure，LAAC）被认为是预防非瓣膜性心房颤动患者发生卒中的一种选择。

5. 其他心脏病　除心房颤动外，与卒中相关的其他类型心脏疾病包括急性心肌梗死，心力衰竭，瓣膜性心脏病，主动脉粥样硬化、卵圆孔未闭和房间隔瘤等。

6. 无症状颅内外动脉狭窄　无症状颈动脉狭窄：颈动脉狭窄在血流动力学方面的重要性表现为可导致病变周围压力下降，病变远端血流量下降，或者两者兼有。颅外段颈内动脉或颈动脉球动脉粥样硬化性狭窄与卒中风险增加相关。阿司匹林单独抗血小板治疗仍是无症状颈动脉狭窄的一线治疗方式。此外荟萃分析发现阿司匹林可降低卒中严重程度，并与卒中后良好功能预后相关。建议无症状颈动脉狭窄（狭窄≥50%）患者每日服用阿司匹林。建议无症状颈动脉狭窄（狭窄≥50%）患者筛查其他可治疗的卒中风险，进行合理的治疗并改变生活方式，如戒烟、健康饮食、适当的身体活动。无症状颈动脉狭窄（狭窄60%~99%）患者，预期寿命大于5年的情况下，在有条件的医院（围手术期卒中和死亡发生率<3%的医院）可行CEA（Ⅱa类推荐；B级证据）。行CEA的患者，如无禁忌证，围手术期与手术后均建

议服用阿司匹林（Ⅰ类推荐；C级证据）。CEA手术风险较高的无症状颈动脉狭窄（狭窄60%~99%），预期寿命大于5年的情况下，在有条件的医院（围手术期卒中和死亡发生率<3%的医院）可以考虑行预防性CAS（Ⅱb类推荐；B级证据），但CAS与单纯药物治疗相比的有效性尚未得到充分证实。不推荐对低危人群进行无症状颈动脉狭窄筛查（Ⅲ类推荐；C级证据）。具有2个以上危险因素症状的颈动脉狭窄患者，建议在有条件的医院定期进行超声筛查和随访，评估狭窄的进展和卒中风险（Ⅱa类推荐；C级证据）。

无症状颅内动脉狭窄：无症状颅内动脉狭窄多于门诊因头痛头晕等非特异性症状就诊的患者行TCD和/或MRA发现。推荐在无明显禁忌情况下，可应用抗血小板聚集及他汀治疗。

7.吸烟 吸烟是缺血性卒中的重要独立危险因素。吸烟可使缺血性卒中的相对危险增加90%。研究证实被动吸烟同样也是卒中的一个重要危险因素，调整卒中其他危险因素后，被动吸烟可使所有卒中发生风险增加30%。推荐已吸烟者应戒烟，采用综合性控烟措施对吸烟者进行干预，包括：心理辅导、尼古丁替代疗法、口服戒烟药物等（Ⅰ类推荐；A级证据）。不吸烟者应避免被动吸烟（Ⅰ类推荐；B级证据）。继续加强宣传教育，促进各地政府部门尽快制定公共场所禁止吸烟法规。

8.饮酒 大多数研究表明，饮酒和总卒中及缺血性卒中风险呈一种"J"形关系。也就是说，轻、中度饮酒可能有一定保护作用，而过量饮酒则会使卒中风险升高。大量饮酒的高血压患者血压难以控制，并因此增加卒中风险。适量饮酒可减少卒中发生风险。男性每日较适宜的饮酒量为高度白酒不超过50ml（酒精含量<25g），啤酒不超过640ml，葡萄酒不超过150ml（女性酒精量需减半）可能会减少心脑血管病发生。饮酒者应减少酒精摄入量或戒酒（Ⅰ类推荐；A级证据）。饮酒者的量应适度，男性每日饮酒的酒精含量不应超过25g，女性减半（Ⅱb类推荐；B级证据）。

9.超重与肥胖 《中国成人超重和肥胖症预防控制指南》中规定的体重相关标准为：超重：BMI 24.0~27.9kg/m²、肥胖：BMI≥28kg/m²；腹型肥胖定义为：男性腹围>85cm以及女性腹围>80cm；或腰臀比：男性≥0.9，女性≥0.85，腰围身高比≥0.5321。大量证据表明，卒中与肥胖之间存在等级正相关，且独立于年龄、生活方式或其他心血管危险因素。推荐超重和肥胖者可通过健康的生活方式、良好的饮食习惯、增加身体活动等措施减轻体重（Ⅰ类推荐；C级证据）。超重和肥胖者应减轻体重，可使血压下降（Ⅰ类推荐；A级证据）；可减少卒中风险（Ⅰ类推荐；B级证据）。

10.饮食和营养 饮食中的一些营养素与卒中风险相关。推荐每日饮食种类应多样化，使能量和营养的摄入趋于合理；采用包括全谷、杂豆、薯类、水果、蔬菜和奶制品以及总脂肪和饱和脂肪含量较低的均衡食谱（Ⅰ类推荐；A级证据）。建议降低钠摄入量和增加钾摄入量，有益于降低血压，从而降低卒中风险。推荐的食盐摄入量≤6g/d（Ⅰ类推荐；A级证据）。强调增加水果、蔬菜和各种各样奶制品的摄入，减少饱和脂肪和反式脂肪酸的摄入（Ⅰ类推荐；A级证据）；每日总脂肪摄入量应小于总热量的30%，反式脂肪酸摄入量不超过2g；摄入新鲜蔬菜400~500g；水果200g~400g；适量鱼、禽、蛋和瘦肉，平均摄入总量120~200g；各种奶制品相当于液态奶300g；烹调植物油<25g；控制添加糖（或称游离糖，即食物中添加的单体糖，如冰糖、白砂糖等）摄入，每日<50g，最好<25g。

11.缺乏身体活动 增加规律的日常身体活动可降低卒中风险，且不受性别或年龄的影响。推荐个体应选择适合自己的身体活动来降低卒中风险（Ⅰ类推荐；B级证据）。建议老年人、卒中高危人群应进行最大运动负荷检测后，制订个体化运动处方进行锻炼。健康成人每周应至少有 3~4 次、每次至少持续 40 分钟中等或以上强度的有氧运动（如快走、慢跑、骑自行车或其他有氧运动等）（Ⅰ类推荐；B级证据）。推荐日常工作以静坐为主的人群每静坐 1 小时站起来活动几分钟，包括那些每周已有推荐量的规律运动者（Ⅰ类推荐；C级证据）。

五、证据不充分或潜在的可干预危险因素

包括代谢综合征、睡眠呼吸暂停综合征、偏头痛、高同型半胱氨酸血症、脂蛋白 Lp（a）升高、高凝状态、感染和炎症、毒麻药物成瘾、口服避孕药物、绝经后替代治疗等。有研究显示上述因素增加卒中的发病风险，但证据尚不充分。

六、抗血小板治疗在卒中一级预防中的应用

常用抗血小板药物包括阿司匹林、氯吡格雷、西洛他唑等，鉴于主要研究证据来源于阿司匹林。不建议脑血管病低风险人群预防性应用阿司匹林（Ⅲ类推荐；A级证据）。不建议阿司匹林用于患有糖尿病和无症状外周动脉疾病患者（定义为无症状的踝肱指数 ≤ 0.99 的情况下）的卒中一级预防（Ⅲ类推荐；B级证据）。在 10 年心脑血管事件风险为 6%~10% 的个体中，可以使用阿司匹林预防脑血管病（Ⅱa类推荐；A级证据）。对于 10 年心脑血管事件风险 >10% 的个体，使用阿司匹林预防脑血管病是合理的，其获益远超过风险（Ⅰ类推荐；A级证据）。65 岁以上的女性患者，包括患有糖尿病的女性，建议应用阿司匹林（100mg/隔日）进行卒中一级预防（Ⅱa类推荐；B级证据）。阿司匹林用于慢性肾脏疾病患者的卒中一级预防或许是合理的［即，估计肾小球滤过率 <45ml/（min·1.73 m²）］（Ⅱb类推荐；C级证据）。但不建议用于严重的肾脏疾病患者［肾功能不全 4 期或 5 期；估计肾小球滤过率 <30 ml/（min·1.73 m²）］。

第二十二章　糖尿病

第一节　糖尿病的定义

一、糖尿病的定义

糖尿病（diabetes mellitus，DM）是一组由多病因引起以慢性高血糖为特征的代谢性疾病，是由于胰岛素分泌和（或）利用缺陷所引起。长期碳水化合物以及脂肪、蛋白质代谢紊乱可引起多系统损害，导致眼、肾、神经、心脏、血管等组织器官慢性进行性病变、功能减退及衰竭；病情严重或应急时可发生急性严重代谢紊乱，如糖尿病酮症酸中毒（DKA）、高渗高血糖综合征（HHS）。

二、糖尿病的分型

糖尿病按照病因可分为1型糖尿病、2型糖尿病、特殊类型糖尿病和妊娠期糖尿病（GDM）四个主要类型。1型糖尿病、2型糖尿病和GDM是临床常见类型，在我国主要以2型糖尿病为主，2型糖尿病与1型糖尿病的鉴别见表33。

表33　2型糖尿病与1型糖尿病的鉴别

	2型糖尿病	1型糖尿病
起病方式	缓慢而隐匿	多急剧，少数缓慢
起病时体重	多超重或肥胖	多正常或消瘦
三多一少症状	不典型或无症状	常典型
酮症或酮症酸中毒	倾向小	倾向大
C肽释放试验	峰值延迟或不足	低下或缺乏
自身免疫标记*	阴性	阳性，阴性不能排除
治疗	生活方式、口服降糖药或胰岛素	依赖外源性胰岛素

注：*自身免疫标记包括谷氨酸脱羧酶抗体（GADA）、胰岛细胞抗体（ICA）、人胰岛细胞抗原2抗体（IA-2A）、锌转运体8抗体（ZnT8A）等

三、糖尿病的诊断

糖尿病的临床诊断依据静脉血浆血糖检测结果，目前国际通用的诊断标准和分类是WHO（1999年）标准（表34），如果空腹血糖≥6.1mmol/L或任意点血糖≥7.8mmol/L时，建议行口服葡萄糖耐量试验（OGTT）检查以提高糖尿病的诊断率。空腹血糖受损（IFG）和糖耐量异常（IGT）统称为糖调节受损，也称糖尿病前期。

1.糖代谢状态分类

表34　糖代谢状态分类（WHO 1999）

糖代谢分类	静脉血浆葡萄糖（mmol/L）	
	空腹	OGTT2h
正常血糖	<6.1	<7.8
空腹血糖受损（IFG）	6.1~<7.0	<7.8
糖耐量异常（IGT）	<7.0	7.8~<11.1
糖尿病	≥7.0	≥11.1

2.糖尿病的诊断标准　具有典型糖尿病症状（烦渴多饮、多尿、多食、不明原因的体重下降）且随机静脉血浆葡萄糖≥11.1mmol/L或空腹静脉血浆葡萄糖≥7.0mmol/L或口服葡萄糖耐量试验（OGTT）2h血浆葡萄糖≥11.1mmol/L。

3.糖化血红蛋白（HbA1c）与糖化白蛋白比值（GA）

（1）糖化血红蛋白（HbA1c）是血红蛋白与葡萄糖非酶化结合而成的产物，红细胞在血液循环中的寿命为120天，因此HbA1c反应的是过去6~8周的平均血糖水平，正常参考值为4%~6%。2011年WHO建议在条件具备的国家和地区采用HbA1c诊断糖尿病，诊断切点为HbA1c≥6.5%。

（2）糖化白蛋白比值（GA）是血浆蛋白与葡萄糖非酶化结合反应而形成，白蛋白在血液中的半衰期为19天，因此GA能反映糖尿病患者检测前2~3周的平均血糖水平，正常参考值为11%~17%。GA可用于糖尿病筛查，也是评价患者短期糖代谢控制情况的良好指标。

第二节　糖尿病的流行病学概况

糖尿病是严重危害人类健康的全球性疾病，截止2019年，全球糖尿病成人数已达4.63亿，中国是世界上糖尿病患病人数最多的国家，目前患病人数已达1.164亿，每年在中国因糖尿病而导致的死亡人数约为83.4万。2013年我国慢性病及其危险因素监测显示，18岁及以上人群糖尿病患病率为10.4%，未诊断糖尿病比例高达63%。

第三节　糖尿病的危险因素与危害

一、糖尿病的危险因素

在成年人（>18岁）中，具有下列任何一个及以上的危险因素者属于糖尿病高危人群：

1.年龄≥40岁。

2.有糖尿病前期（IGT、IFG或两者同时存在）史。

3.超重（BMI≥24kg/m²）或肥胖（BMI≥28kg/m²）和（或）中心型肥胖（男性腰围≥90cm，女性腰围≥85cm）。

4.静坐生活方式。

5.一级亲属中有2型糖尿病家族史。

6.有妊娠期糖尿病史的妇女。

7.高血压［收缩压≥140mmHg（1mmHg=0.133kPa）和（或）舒张压≥90mmHg］，或正在接受降压治疗。

8.血脂异常［高密度脂蛋白胆固醇（HDL-C）≤0.91mmol/L和（或）甘油三酯（TG）≥2.22mmol/L］，或正在接受调脂治疗。

9.动脉粥样硬化性心血管疾病（ASCVD）患者。

10.有一过性类固醇糖尿病病史者。

11.多囊卵巢综合征（PCOS）患者或伴有与胰岛素抵抗相关的临床状态（如黑棘皮征等）。

12.长期接受抗精神病药物、抗抑郁药物治疗和他汀类药物治疗的患者。

上述各项危险因素中，糖尿病前期及中心型肥胖是2型糖尿病最重要的高危人群，其中IGT人群每年约有6%~10%的个体进展为2型糖尿病。

二、糖尿病的危害

在我国糖尿病是导致成人失明、非创伤性截肢、终末期肾病的常见原因，也是心脑血管疾患的独立危险因素。

（一）糖尿病慢性并发症

1.**糖尿病肾病**　我国约20%~40%的糖尿病患者合并糖尿病肾病，现已成为慢性肾脏疾病（CKD）主要原因，糖尿病肾病根据尿白蛋白/肌酐比值（UACR）增高或eGFR下降、同时排除其他CKD而做出临床诊断，UACR30~300mg/g称为微量白蛋白尿，UACR>300mg/g称为大量白蛋白尿。确诊2型糖尿病后每年应至少进行一次肾脏病变筛查。

2.**糖尿病视网膜病变**　主要有糖尿病视网膜病变和糖尿病黄斑水肿两种表现。2型糖尿病在诊断后应进行首次综合性眼检查，1型糖尿病在诊断5年内进行综合性眼检查，如无糖尿病视网膜病变患者推荐每1~2年行一次检查，中度及中度以上的非增殖期视网膜病变患者应由眼科医师进行进一步分级诊断。

3.**糖尿病神经病变**　多累及周围神经，导致肢体疼痛、麻木、感觉异常；所有2型糖尿病患者确诊时和1型糖尿病患者诊断5年后，应进行糖尿病神经病变筛查，以后至少每年筛查一次。

4.**糖尿病性下肢血管病变**　通常是指下肢动脉粥样硬化性病变（LEAD），常累及股深动脉及胫前动脉等中小动脉，表现为下肢动脉的狭窄或闭塞。对于50岁以上的糖尿病患者，常规进行LEAD的筛查，伴有LEAD发病危险因素（如合并心脑血管病变、血脂异常、高血压、吸烟或糖尿病病程5年以上）的糖尿病患者应该每年至少筛查一次。

5.**糖尿病足**　是糖尿病患者因下肢远端神经异常和不同程度的血管病变导致的足部感染、溃疡和（或）深层组织破坏。应对所有的糖尿病患者的足部进行定期检查。

（二）糖尿病急性并发症

包括糖尿病酮症酸中毒和高血糖高渗状态（HHS），体检人群中仅有酮症而无酸中毒表现的糖尿病酮症并不少见。

第四节　糖尿病的健康管理目标

糖尿病健康管理的目标是对糖尿病高危人群和糖尿病前期人群并进行有效管理，早发现、早诊断、早治疗，在已诊断的患者中预防糖尿病并发症的发生发展。

一、一级预防

一级预防目标是控制危险因素，预防2型糖尿病的发生。在一般人群中开展健康教育，提高糖尿病防治的知晓度和参与度，倡导健康的生活方式。

二、二级预防

二级预防的目标是早发现、早诊断、早治疗。在高危人群中开展糖尿病筛查及健康干预，指导进行自我管理。糖尿病前期患者应给予生活方式干预，降低糖尿病的发生风险。在已诊断的患者中预防糖尿病并发症的发生，每年评估心血管病变风险，调整血脂治疗；注意引起低血糖的诱因，预防和及时治疗低血糖，2型糖尿病患者合并阻塞性睡眠呼吸暂停低通气综合征（OSAHS）发生率高、知晓率低，建议对2型糖尿病患者进行OSAHS的常规筛查。

三、三级预防

三级预防的目标是延缓已发生糖尿病并发症的进展、降低致残率和死亡率，改善患者的生活质量，继续控制血糖、血脂、血压，对已出现糖尿病慢性并发症者，推荐至相关专科治疗。

第五节　糖尿病的健康管理路径

一、收集体检者信息

1.问卷　有无糖调节受损史及糖尿病家族史；有无长期服用类固醇类药物、长期接受抗精神病药物、抗抑郁药物治疗和他汀类药物治疗；生活方式（饮食习惯、运动情况、吸烟饮酒史）；有生产史妇女询问有无妊娠期糖尿病；糖尿病患者要详细询问糖尿病并发症、既往治疗方案和血糖控制情况、了解既往高血压、心脑血管疾病、血脂异常等合并症情况。

2.糖尿病人群心理健康评估。

3.体格检查

（1）体重、BMI、腰围、腹围、血压、人体成分分析，有条件可以进行体适能检测，以进行运动指导。

（2）足外观检查（足有否畸形、胼胝、溃疡、皮肤颜色变化等）、周围神经评估（踝反射、针刺痛觉、震动觉、10g尼龙单丝压力觉、温度觉）、周围血管评估（足背动脉搏动）。

（3）听力、视力和眼底（眼底镜或眼底照相）检查。

4.实验室和影像学检查

（1）实验室检查　血糖、糖化血红蛋白、糖化白蛋白、血脂、肝肾功能、血尿酸、尿常规、尿微量白蛋白/肌酐；1型糖尿病患者、血脂异常和年龄>50岁的妇女测定甲状腺功能；糖尿病肾病建议增加维生素D、血红蛋白、钙磷代谢、甲状旁腺激素等。

（2）影像学检查心电图、下肢动脉超声、心脏超声、动脉硬化检测。

二、糖尿病的风险评估

1.根据基本数据判定是否属于糖尿病高危人群（见第三节高危人群的界定）。

2.采用中国糖尿病风险评分表，对20~74岁普通人群进行糖尿病风险评估，评分值的范围为0~51分，总分≥25分者应进行OGTT（表35）。

表35　中国糖尿病风险评估

评分标准	分值
年龄（岁）	
20~24	0
25~34	4
35~39	8
40~44	11
45~49	12
50~54	13
55~59	15
60~64	16
65~74	18
收缩压（mmHg）	
<110	0
110~119	1
120~129	3
130~139	6
140~149	7
150~159	8
≥160	10
体质指数（kg/m^2）	
<22.0	0
22.0~23.9	1
24.0~29.9	3
≥30.0	5

续表

评分标准	分值
腰围（cm）	
男性<75.0，女性<70.0	0
男性75.0~79.9，女性70.0~74.9	3
男性80.0~84.9，女性75.0~79.9	5
男性85.0~89.9，女性80.0~84.9	7
男性90.0~94.9，女性85.0~89.9	8
男性≥95.0，女性≥90.0	10
糖尿病家族史（父母、同胞、子女）	
无	0
有	6
性别	
女	0
男	2

三、糖尿病的健康管理

根据评估结果将体检人群分为糖尿病高危人群、糖尿病无并发症及糖尿病有并发症三类人群进行分类管理，综合体检者的年龄、心血管疾病史等情况，确定个体化的血糖控制目标，控制危险因素，制定运动营养处方以及生活方式干预，并定期进行随访和效果评价。

（一）糖尿病教育管理

通过各种方式对高危人群及糖尿病人群进行糖尿病知识的宣传。

1.糖尿病的自然进程及临床表现。

2.糖尿病的危害及如何防治急慢性并发症、低血糖的应对措施。

3.个体化的治疗目标、生活方式干预措施和饮食计划、规律运动和运动处方。

4.掌握血糖监测具体操作技巧。

5.口腔护理、足部护理、皮肤护理的具体技巧。

6.糖尿病患者的社会心理适应。

（二）糖尿病生活方式干预

生活方式干预是2型糖尿病的基础治疗措施，贯穿治疗始终。干预的内容及目标见表36。

表36　糖尿病生活干预的内容及目标

内容	目标
控制体重	超重/肥胖减重目标是3~6个月减轻体重5%~10%，消瘦者通过合理营养计划达到并长期维持理想体重
合理膳食	营养均衡，兼顾微量营养素。膳食能量：碳水化合物占总能量的50%~65%、脂肪占20%~30%、肾功能正常者蛋白质占总能量的15%~20%，优质蛋白质比例超过三分之一
适量运动	成人2型糖尿病患者每周至少150分钟（如每周运动5天，每次30分钟）中强度（50%~70%最大心率）有氧运动（如快走、骑车、打太极等）；增加日常身体活动，减少坐姿时间。血糖控制极差且伴有急性并发症或严重慢性并发症时，不应采取运动治疗

续表

内容	目标
戒烟、限酒	科学戒烟，避免被动吸烟。不推荐糖尿病患者饮酒，每日饮酒量女性不超过15g*，男性不超过25g，每周不超过2次
限盐	食盐摄入量限制在每天6g以内
心理平衡	减轻精神压力，保持心情愉悦

注：*15g酒精相当于350ml啤酒，150ml葡萄酒，50g 38度白酒，30g 52度白酒。

（三）人群分类管理

1.糖尿病高危人群 及早开始通过OGTT进行糖尿病筛查，首次筛查结果正常者，宜每3年至少重复筛查一次；已处于糖尿病前期的患者应至少每年监测1次血糖，通过饮食控制和运动以降低糖尿病的发生风险，确保患者的生活方式改变能够长期坚持；定期监测血糖及其他心血管危险因素（如吸烟、高血压、血脂异常等）。

2.糖尿病无并发症人群 严格控制血糖、血压、血脂，降低并发症发生的风险，每年评估心血管病变的风险因素，包括心血管病现病史及既往史、年龄、吸烟、高血压、血脂紊乱、肥胖特别是腹型肥胖、早发心血管疾病的家族史、肾脏损害（尿白蛋白排泄率增高等）、心房颤动（可导致卒中）。病程5年以上患者每年进行糖尿病并发症相关检查。2型糖尿病综合控制目标见表37。

表37 中国2型糖尿病综合控制目标

指标	目标值
血糖（mmol/L）	
空腹	4.4~7.0
非空腹	<10.0
糖化血红蛋白（%）	<7.0
血压（mmHg）	<130/80
总胆固醇（mmol/L）	<4.5
高密度脂蛋白胆固醇（mmol/L）	
男性	>1.0
女性	>1.3
甘油三酯（mmol/L）	<1.7
低密度脂蛋白胆固醇（mmol/L）	
未合并动脉粥样硬化性心血管疾病	<2.6
合并动脉粥样硬化性心血管疾病	<1.8
体重指数（kg/m²）	<24.0

3.糖尿病有并发症人群 采取降糖、降压、调脂（主要是降低LDL-C）、应用阿司匹林治疗等综合管理措施，以降低心血管疾病及微血管并发症的风险，合并严重慢性并发症者，推荐至相关专科进一步治疗。

（四）糖尿病健康管理效果评价

定期对体检者进行追踪随访，调查管理对象对糖尿病相关知识的了解程度、行为方式改善情况，糖尿病患者各项指标控制是否达标，督导控制不满意者专科调整治疗，健康管理中心应与社区医院全科、三甲医院内分泌科形成科学的管理体系。

（五）糖尿病健康管理路径（图48）

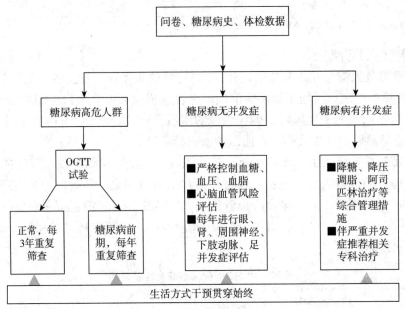

图48　糖尿病健康管理路径图

第二十三章　慢性阻塞性肺疾病

第一节　慢性阻塞性肺疾病的定义及诊断

一、慢性阻塞性肺疾病的定义

慢性阻塞性肺疾病（chronic obstructive pulmonary disease，COPD）简称慢阻肺，是一种以持续气流受限为特征的可以预防和治疗的常见疾病，气流受限多呈进行性发展，与气道和肺对有毒颗粒或气体的慢性炎症反应增强有关。

慢性支气管炎是指在除外慢性咳嗽的其他已知病因后，患者每年咳嗽、咳痰3个月以上，并连续2年以上者；肺气肿是指肺部终末细支气管远端气腔出现异常持久的扩张，并伴有肺泡壁和细支气管破坏而无明显的肺纤维化。当慢性支气管炎和肺气肿患者的肺功能检查出现持续气流受限时，则可诊断为慢阻肺

支气管哮喘（哮喘）与慢阻肺都是慢性气道炎症性疾病，哮喘的气流受限具有显著的可逆性，这是其不同于慢阻肺的一个关键特征。慢阻肺和哮喘可以发生于同一患者。

支气管扩张症、肺结核、弥漫性泛细支气管炎和闭塞性细支气管炎等均不属于慢阻肺。

二、慢性阻塞性肺疾病的诊断

慢阻肺的诊断应根据临床表现、危险因素接触史、体征及实验室检查等资料，综合分析确定，肺功能检查是诊断慢阻肺的金标准，吸入支气管扩张剂后FEV1/FVC<0.7提示气流受限，且除外其他疾病，胸部影像检查（胸片、CT）有助于确定肺过度充气的程度及与其他肺部疾病鉴别。

第二节　慢性阻塞性肺疾病的流行病学概况

慢阻肺是一种严重危害人类健康的常见病和多发病。2018年中国成人肺部健康研究（CPHS）对10个省市50991名人群调查显示20岁及以上成人的慢阻肺患病率为8.6%，40岁以上则高达13.7%，首次明确我国慢阻肺患者人数近1亿，慢阻肺已经成为与高血压、糖尿病"等量齐观"的慢性疾病，构成重大疾病负担。据统计2013年中国慢阻肺死亡人数约91.1万人，占全世界慢阻肺死亡人数的1/3，远高于中国肺癌年死亡人数。据全球疾病负担研究项目估计，2020年慢阻肺将位居全球死亡原因的第3位。世界银行/WHO的资料表明，至2020年慢阻肺将位居世界疾病经济负担的第5位。

第三节　慢性阻塞性肺疾病的危险因素与危害

一、慢阻肺的危险因素及高危人群

（一）慢阻肺的危险因素

慢阻肺的发病是遗传与环境因素共同作用的结果。主要危险因素包括：

1.遗传因素　已知的遗传因素为 α_1-抗胰蛋白酶缺乏。α_1-抗胰蛋白酶是一种蛋白酶抑制剂，重度 α_1-抗胰蛋白酶缺乏与非吸烟者的肺气肿形成有关。

2.吸烟　吸烟是慢阻肺最重要的发病因素。吸烟者的肺功能第1秒用力呼气容积（FEV1）年下降率更快，被动吸烟也可能导致慢阻肺的发生。

3.空气污染　空气中的烟尘、二氧化硫、木材、动物粪便、农作物残梗、煤炭等，以明火或在通风功能不佳的火炉中燃烧、大气中直径2.5~10μm的颗粒物（PM2.5、PM10）水平的升高是导致慢阻肺的重要危险因素。

4.职业性粉尘和化学物质　职业性粉尘及化学物质（烟雾、过敏原、有机与粉尘、工业废气等）、某些特殊物质、刺激性物质、有机粉尘及过敏原也可使气道反应性增加。

5.感染　呼吸道感染是慢阻肺发病和急性加重的另一个重要因素，病毒和（或）细菌感染与气道炎症加剧有关，是慢阻肺急性加重的常见原因。

6.社会经济地位　低社会经济状态与室内及室外空气污染暴露、拥挤、营养状态差或其他因素有关。

（二）慢阻肺的高危人群

符合以下1个及以上特征的人群均属于慢阻肺的高危人群。

1.年龄≥35岁。

2.吸烟或长期接触"二手烟"污染。

3.患有某些特定疾病，如支气管哮喘、过敏性鼻炎、慢性支气管炎、肺气肿等。

4.直系亲属中有慢阻肺家族史。

5.居住在空气污染严重地区，尤其是二氧化硫等有害气体污染的地区。

6.长期从事接触粉尘、有毒有害化学气体、重金属颗粒等工作。

7.在婴幼儿时期反复患下呼吸道感染。

8.居住在气候寒冷、潮湿地区以及使用燃煤、木柴取暖。

9.维生素A缺乏或者胎儿时期肺发育不良。

10.营养状况较差，体重指数较低。

二、慢性阻塞性肺疾病的危害

慢阻肺初期起病隐匿，临床上为渐进性发展、气流受限具有不可逆性，多于肺功能明显受损并出现活动耐力下降后才被发现。慢阻肺可导致全身不良效应，包括骨质疏松、肌肉萎缩、焦虑和抑郁、肺癌、感染、代谢综合征等，严重者丧失劳动能力，甚至导致日常生活不能自理，生活质量显著下降。慢阻肺患者可因肺气肿并发自发性气胸，呼吸功能严重受损时可出现呼吸衰竭，当病变进行性加重时，可合并慢性肺源性心脏病和右心衰竭。

慢性缺氧引起红细胞代偿性增多，从而引起头痛、头晕、耳鸣、乏力等症状，易并发肺血栓栓塞。

第四节　慢性阻塞性肺疾病的健康管理目标

慢阻肺起病隐匿，多数患者早期症状不突出，出现咳嗽时通常不被患者重视，待到出现明显咳嗽、咳痰、气短症状时多属于中晚期。因此，通过对体检人群慢阻肺早期筛查可以早期发现慢阻肺患者，增强体检人群对慢阻肺的知晓率、针对人群风险程度进行监测、追踪、分层干预，使危险因素得以控制，降低慢阻肺发病率，有效预防和规范治疗慢阻肺，积极开展慢阻肺三级预防。

1.一级预防　针对普通人群，开展健康教育，提高人群对慢阻肺防治的知晓度和参与度，戒烟、减少危险因素的接触、进行预防接种以避免反复的下呼吸道感染。

2.二级预防　针对高危人群进行筛查，做到早发现、早诊断、早治疗。

3.三级预防　对慢阻肺患进行定期检查、规范治疗，防止伤残，促进功能恢复。

第五节　慢性阻塞性肺疾病的健康管理路径

一、信息采集

（一）个人信息

一般情况（性别、年龄、职业等），有无呼吸道疾病史或家族史，有无吸烟史、有害气体或粉尘颗粒接触史，有无反复的下呼吸道感染史，并填写慢性阻塞性肺疾病筛查问卷。

这是一份有关您最近呼吸状况和活动能力的问卷，请您回答问卷时选择最能描述您实际情况的答案。

1.过去的一个月内，您感到气短有多频繁？

从未感觉气短	很少感觉气短	有时感觉气短	经常感觉气短	总是感觉气短
□0	□0	□1	□2	□2

2.您是否曾咳出"东西"，例如黏液或痰？

从未咳出	是的，但仅在偶尔感冒或胸部感染时咳出	是的，每月都咳几天
□0	□0	□1

是的，大多数日子都咳	是的，每天都咳
□1	□2

3.请选择能够最准确地描述您在过去12个月内日常生活状况的答案。因为呼吸问题，我的活动量比从前少了。

强烈反对	反对	不确定	同意	非常同意
□0	□0	□0	□1	□2

在您的生命中，您是否已至少吸了100支烟？		

否　　　　　　是　　　　　　不知道

□0　　　　　　□2　　　　　　□0

5.您今年多少岁？

35~49岁　　　　　50~59岁　　　　　60~69岁　　　　　≥70岁

□0　　　　　　　□1　　　　　　　□2　　　　　　　□2

问卷评估办法：

在下面的空白处，写上每个问题的答案旁边的数字。将这些数字相加，得到总分。

总分为0~10分。

_____+_____+_____+_____+_____+= _____

　#1　　　#2　　　#3　　　#4　　　#5　　　　　总分

如果您的总分≥5分，说明您的呼吸问题可能是慢性阻塞性肺疾病（COPD）导致。

慢阻肺通常被称为慢性支气管炎和/或肺气肿，是一种缓慢进展的严重肺病。虽然慢阻肺不能治愈，但它是可以控制的。

请将填好的问卷拿给医生看。您的得分越高，说明您有慢阻肺的可能性越大。医生可以做一个简单的呼吸测试（也称为肺功能测定），帮助评价您的呼吸状况。

如果您的总分在0~4分，而且您有呼吸问题，请将这份文件拿给医生看。医生会帮助评估您呼吸问题的类型。

（二）体格检查

包括是否存在口唇、甲床发绀、颈静脉怒张、桶状胸、呼吸次数、呼吸音、啰音、心率、心律、双下肢浮肿、杵状指（趾）等。

（三）辅助检查

包括血常规、肺通气功能检查（含支气管舒张试验）、X线胸片、心电图；有条件建议胸部高分辨率CT检查、超声心动图、双下肢静脉超声、经皮 SpO_2 检测、运动心肺功能等

二、慢阻肺的评估

根据患者的临床症状、肺功能气流受限的严重程度及合并症进行综合评估。

1.**肺功能评估**　应用气流受限的程度进行慢阻肺早期筛查功能评估，即以 FEV1 占预计值的百分比为分级标准。慢阻肺患者气流受限的肺功能分级分为4级（表38）。

表38　慢性阻塞性肺疾病气流受限严重程度的肺功能分级

（基于吸入支气管扩张剂后的FEV1）

肺功能分级	气流受限程度	FEV1 占预计值（%）
GOLD 1级	轻度	≥80%
GOLD 2级	中度	50%~79%
GOLD 3级	重度	30%~49%
GOLD 4级	极重度	<30%

注：GOLD：慢性阻塞性肺疾病全球创议；FEV1：第1秒用力呼气容积。

2.症状评估

（1）改良版英国医学研究委员会呼吸问卷（mMRC）对呼吸困难严重程度进行评估（表

39）。mMRC仅反映呼吸困难程度，0~1分为症状少，2分以上为症状多。

表39 改良版英国医学研究委员会呼吸问卷（mMRC）
（对呼吸困难严重程度的评估表）

评价等级	严重程度
mMRC 0级	只在剧烈活动时感到呼吸困难
mMRC 1级	在快走或上缓坡时感到呼吸困难
mMRC 2级	由于呼吸困难比同龄人走得慢，或者以自己的速度在平地上行走时需要停下来呼吸
mMRC 3级	在平地上步行100m或数分钟需要停下来呼吸
mMRC 4级	因为明显呼吸困难而不能离开房屋或者换衣服时也感到气短

（2）慢阻肺患者自我评估测试（CAT）问卷（表40）进行评估。CAT评分为综合症状评分，分值范围0~40分（0~10分：轻微影响；11~20分：中等影响；21~30分：严重影响；31~40分：非常严重影响），10分以上为症状多。

表40 慢性阻塞性肺疾病患者自我评估测试问卷（CAT）

症状	评分（分）					症状
我从不咳嗽	1	2	3	4	5	我总是咳嗽
我一点痰也没有	1	2	3	4	5	我有很多很多痰
我没有任何胸闷的感觉	1	2	3	4	5	我有很严重的胸闷感觉
当我爬坡或上1层楼梯时，没有气喘的感觉	1	2	3	4	5	当我爬坡或上1层楼梯时，感觉严重喘不过气来
我在家里面能够做任何事情	1	2	3	4	5	我在家里做任何事情都很受影响
尽管我有肺部疾病，但对外出很有信心	1	2	3	4	5	由于我有肺部疾病，对离开家一点信心也没有
我的睡眠非常好	1	2	3	4	5	由于我有肺部疾病，睡眠相当差
我精力旺盛	1	2	3	4	5	我一点精力都没有

注：数字0~5表示严重程度，请标记最能反映你当前情况的选项，在数字上打钩，每个问题只能标记1个选项

3.慢性合并症的评估 常发生于慢阻肺患者的合并症包括心血管疾病、骨骼肌功能障碍、代谢综合征、骨质疏松、抑郁、焦虑和肺癌等。体检中心可根据条件选择相应的检查进行慢阻肺合并症评估。

三、慢阻肺的健康管理

（一）人群分类管理
分为慢阻肺高风险人群和慢阻肺患者管理。前者主要用于早期筛查识别，后者主要用于减轻慢阻肺症状，减少急性加重，降低住院率和死亡率。

（二）慢阻肺的干预策略和步骤
慢阻肺的干预策略旨在减轻症状，改善运动耐力和健康状况；预防急性加重和疾病进展，减少病死率。采用健康教育和自我管理、随访管理、药物治疗和非药物治疗相结合的

策略。

1.健康教育

（1）教育与督促患者戒烟。

（2）了解慢阻肺的危险因素及常见症状。

（3）正确使用吸入装置的指导和培训。

（4）学会自我控制病情的技巧，如腹式呼吸及缩唇呼吸等。

（5）掌握慢阻肺急性加重的自我管理及赴医院就诊的时机。

2.药物治疗　稳定期优先选择支气管扩张剂吸入药物，坚持长期规律治疗和个体化治疗，定期专科门诊复诊。

3.非药物治疗

（1）减少危险因素暴露监督慢阻肺患者戒烟，减少室外空气污染暴露，减少生物燃料接触，使用清洁燃料，改善厨房通风，减少职业粉尘暴露和化学物质暴露。

（2）疫苗　推荐慢阻肺患者注射流感疫苗。年龄≥65岁的患者推荐注射肺炎链球菌疫苗。

（3）康复和自我管理　肺康复包括运动训练、教育和自我管理干预。肺康复方案最好持续6~8周，推荐每周进行2次指导下的运动训练，包括耐力训练、间歇训练、抗阻/力量训练。此外还包括合理膳食，保持营养均衡摄入，保持心态平和。

（4）其他治疗　慢性呼吸衰竭的患者进行长期氧疗（每日吸氧15小时以上）可以提高静息状态下严重低氧血症患者的生存率。

4.随访与评估

（1）戒烟情况（一有机会就提供戒烟疗法、常有五步戒烟方法）。

（2）定期肺功能（FEV1占预计值%）检查。慢阻肺高危人群建议每年进行一次肺通气功能检测。一旦确诊慢阻肺，即纳入慢阻肺患者分级管理，重度以上慢阻肺（FEV1占预计值%<50%）患者每6个月检查1次，对轻度/中度慢阻肺（FEV1占预计值%≥50%）患者每年检查1次。

（3）支气管扩张剂吸入方法方法是否正确。

（4）以下情况推荐转诊呼吸专科　急性加重频率每年≥2次为频繁加重，吸入空气血氧饱和度<92%，出现肺源性心脏病等并发症。

（5）运动耐量　mMRC呼吸困难分级3级或以上，转诊进行肺疾病康复。

（6）BMI　过高或过低，或随时间变化，为不良预后指标，考虑营养干预。

（7）疾病的心理影响采用量表工具量化焦虑或抑郁程度，并提供治疗。

5.健康管理效果评价　通过对管理对象的定期随访，了解其对慢阻肺相关知识和自身疾病以及治疗方案的知晓程度、是否通过改变行为方式远离危险因素（如戒烟）、药物的规律应用及用法的掌握度、患者的病情变化规律，以期达到满意的治疗效果，改善患者的症状，延缓病情的发展，提高患者的生活质量。

第二十四章　其他代谢性疾病

第一节　血脂异常

一、血脂异常定义

（一）血脂
血脂是血清中的胆固醇（CH）、甘油三酯（TG）和类脂（如磷脂）等的总称。

（二）血脂异常
临床上血脂检测的基本项目为总胆固醇（TC）、TG、低密度脂蛋白胆固醇（LDL-C）和高密度脂蛋白胆固醇（HDL-C）。与临床密切相关的血脂主要是CH和TG，血脂异常通常指血清TC、TG、LDL-C水平升高，HDL-C水平降低。

（三）血脂异常的分类
可以按照病因及临床分类，最常用的是临床分类。

1.临床分类　分为高CH血症、高TG血症、混合型高脂血症和低HDL-C血症。

2.病因分类

（1）原发性血脂异常　原发性血脂异常占血脂异常的绝大多数，由遗传基因缺陷和环境因素相互作用引起。

（2）继发性血脂异常　继发性高脂血症是指由于其他疾病或药物所引起的血脂异常。

二、血脂异常的流行病学概况

中国成人血脂异常总体患病率高达40.4%。人群血清胆固醇水平的升高将导致2010~2030年期间我国心血管病事件约增加920万。我国儿童青少年高胆固醇血症患病率也有明显升高，预示未来中国成人血脂异常患病及相关疾病负担将继续加重。

三、血脂异常的危险因素与危害

（一）血脂异常的危险因素
原发性血脂异常原因不明，主要是遗传与环境因素相互作用的结果。大部分原发性血脂异常存在单一或多个基因突变，环境因素包括不良饮食习惯、运动不足、肥胖、年龄、吸烟及酗酒等。

（二）血脂异常的危害
LDL-C或TC水平对个体或群体ASCVD发病危险具有独立的预测作用，ASCVD总体危险并不是胆固醇水平和其他危险因素独立作用的简单叠加，而是胆固醇水平与多个危险因素复杂交互作用的共同结果。2007年版血脂指南中，提出用"缺血性心血管病"（冠心病和缺血性卒中）发病危险来反映血脂异常及其他心血管病主要危险因素的综合致病危险。2016年的血脂指南增加了进行ASCVD余生危险评估的建议。

1. 10年间ASCVD总体发病危险的评估　在进行危险评估时，已诊断ASCVD者直接列为极高危人群；符合如下条件之一者直接列为高危人群：①LDL-C≥4.9mmol/L（190mg/dl）或TC≥7.2 mmol/L。②1.8mmol/L（70mg/dl）≤LDL-C<4.9mmol/L（190mg/dl）或3.1mmol/L≤TC<7.2mmol/L且年龄在40岁及以上的糖尿病患者。不具有以上3种情况的个体，应进行未来10年间ASCVD总体发病危险的评估。2016年指南修订的危险分层按照LDL-C或TC水平、有无高血压及其他ASCVD危险因素个数分成21种组合，并根据不同组合ASCVD的10年发病平均危险按<5%，5%~9%和≥10%分别定义为低危、中危和高危。

2. ASCVD余生危险评估　2016年指南修订建议对ASCVD 10年发病危险为中危且年龄低于55岁的人群进行ASCVD余生危险的评估，对于ASCVD 10年发病危险为中危的人群，如果具有以下任意2项及以上危险因素者，其ASCVD余生危险为高危。这些危险因素包括：①收缩压≥160mmHg或舒张压≥100mmHg；②非-HDL-C≥5.2mmol/L（200mg/dl）；③HDL-C<1.0mmol/L（40mg/dl）；④体重指数（BMI）≥28kg/m²；⑤吸烟。

ASCVD发病危险分层的评估流程参见图49。

符合下列任意条件者，可直接列为高危或极高危人群

极高危：ASCVD患者

高危：①LDL-C≥4.9 mmol/L (190 mg/dl)或TC≥7.2 mmol/L

　　　②糖尿病患者1.8 mmol/L≤LDL-C<4.9 mmol/L或3.1 mmol/L≤TC<7.2 mmol/L且年龄≥40岁

不符合者，评估10年ASCVD发病危险

危险因素个数[注]		血清胆固醇水平分层 (mol/L)		
		3.1≤TC<4.1(或) 1.8≤LDL-C<2.6	4.1≤TC<5.2(或) 2.6≤LDL-C<3.4	5.2≤TC<7.2(或) 3.4≤LDL-C<4.9
无高血压	0~1个	低危(<5%)	低危(<5%)	低危(<5%)
	2个	低危(<5%)	低危(<5%)	中危(5%~9%)
	3个	低危(<5%)	中危(5%~9%)	中危(5%~9%)
有高血压	0个	低危(<5%)	低危(<5%)	低危(<5%)
	1个	低危(<5%)	中危(5%~9%)	中危(5%~9%)
	2个	中危(5%~9%)	高危(≥10%)	高危(≥10%)
	3个	高危(≥10%)	高危(≥10%)	高危(≥10%)

ASCVD10年发病危险为中危且年龄小于55岁者，评估余生危险

具有以下任意2项及以上危险因素者，定义为高危；

①收缩压≥160mmHg或舒张压≥100 mmHg

②非-HDL≥5.2mmol/L(200mg/dl)

③HDL-C<1.0mmol/L(40 mg/dl)

④BMI≥28kg/m²

⑤吸烟

图49　ASCVD发病危险分层的评估流程

注：危险因素包括吸烟、低HDL-C及男性≥45岁或女性≥55岁

四、血脂异常的健康管理目标

血脂异常治疗的宗旨是防控 ASCVD，降低心肌梗死、缺血性卒中或冠心病死亡等心血管病临床事件发生危险。降低 LDL-C 是防控的首要干预靶点，非-HDL-C 作为次要干预靶点。分为药物干预和生活方式干预。

（一）降脂治疗

临床应根据个体 ASCVD 危险程度，设定调脂治疗干预靶点的达标值，并决定是否启动药物调脂治疗（表41）。

表41 不同 ASCVD 危险人群降 LDL-C/非-HDL-C 治疗达标值

危险等级	LDL-C（mmol/L）	非-HDL-C（mmol/L）
低危、中危	＜3.4	＜4.1
高危	＜2.6	＜3.4
极高危	＜1.8	＜2.6

（二）治疗性生活方式干预

饮食治疗和生活方式改善是治疗血脂异常的基础措施。无论是否进行药物调脂治疗，都必须坚持控制饮食和改善生活方式。

1. **饮食控制** 无论是否选择药物调脂治疗，都必须坚持控制饮食和改善生活方式。建议每日摄入胆固醇小于300mg，摄入脂肪不应超过总能量的20%~30%。高 TG 血症者更应尽可能减少每日摄入脂肪总量，每日烹调油应少于30g。

建议每日摄入碳水化合物占总能量的50%~65%。

2. **控制体重** 肥胖是血脂代谢异常的重要危险因素。维持健康体重（BMI：20.0~23.9kg/m²），有利于血脂控制。

3. **身体活动** 建议每周5~7天、每次30分钟中等强度代谢运动。对于 ASCVD 患者应先进行运动负荷试验，充分评估其安全性后，再进行身体活动。

4. **戒烟** 有利于预防 ASCVD，并升高 HDL-C 水平，限制饮酒。

中等量饮酒（男性每天20~30g乙醇，女性每天10~20g乙醇）能升高 HDL-C 水平。但即使少量饮酒也可使高 TG 血症患者 TG 水平进一步升高。饮酒对于心血管事件的影响尚无确切证据，提倡限制饮酒。

（三）特殊人群的血脂管理

高血压、糖尿病、代谢综合征及老年人等人群的血脂管理，遵循在 ASCVD 发病危险评估基础上，结合伴随疾病特点开展血脂个性化管理。

1. **糖尿病** 糖尿病合并血脂异常主要表现为 TG 升高，HDL-C 降低，LDL-C 升高或正常。糖尿病患者血脂异常的处理原则按照 ASCVD 危险评估流程图进行危险分层干预管理。

2. **高血压** 高血压合并血脂异常者，调脂治疗应根据不同危险程度确定调脂目标值。中等危险的高血压患者均应启动他汀治疗。

3. **代谢综合征** 代谢综合征直接促进 ASCVD 的发生，也增加2型糖尿病的发病危险。积极持久的生活方式干预是达到治疗目标的重要措施。原则上应先启动生活方式治疗，如果不能达到目标，则应针对各个组份采取相应药物治疗。

4.高龄老年人 ≥80岁高龄老年人常患有多种慢性疾病且多有不同程度的肝肾功能减退，要注意药物间的相互作用和不良反应；调脂药物剂量的选择需要个体化。对高龄老年人他汀类药物治疗的靶目标不做特别推荐。

五、血脂异常的健康管理路径

1.进行健康体检，建立健康档案 健康体检是检出血脂异常患者的重要途径。建议20~40岁成年人至少每5年测量1次血脂40岁以上男性和绝经期后女性每年检测血脂；ASCVD患者及其高危人群，应每3~6个月测定1次血脂。

2.健康评估 包括生活方式评估及ASCVD总体危险分层评估。

3.健康教育 通过教育加深个人对血脂异常的认识，强化控制血脂异常的信心，激发接受干预的动力，增加依从性。

4.健康干预 根据ASCVD危险程度评估设定调脂治疗干预靶点的达标值，依据此决定是否启动药物调脂治疗。

5.干预效果评估

（1）饮食与非药物治疗者，开始3~6个月应复查血脂水平，如血脂达到建议目标，则继续非药物治疗，之后每6个月~1年复查，长期达标者可每年复查1次。

（2）服用调脂药物者，需要进行更严密的血脂监测。首次服用调脂药者，应在用药6周内复查血脂及转氨酶和肌酸激酶。如血脂能达到目标值且无药物不良反应，改为每6~12个月复查1次；如血脂未达标且无药物不良反应者，每3个月监测1次。

第二节 高尿酸血症

一、高尿酸血症定义

（一）定义

高尿酸血症是嘌呤代谢紊乱引起的代谢异常综合征。无论男性还是女性，非同日2次血尿酸水平超过420 μmol/L，称之为高尿酸血症（Hyperuricemia，HUA）。血尿酸超过其在血液或组织液中的饱和度可在关节局部形成尿酸钠晶体并沉积，诱发局部炎症反应和组织破坏，引起痛风；可在肾脏沉积引发急性肾病、慢性间质性肾炎或肾结石，称之为尿酸性肾病。高尿酸血症与痛风是一个连续、慢性的病理生理过程，无症状高尿酸血症患者，关节超声、双能CT或X线发现尿酸钠晶体沉积和（或）痛风性骨侵蚀定义为亚临床痛风。

（二）分型

通过测定24小时尿尿酸排泄量和肾脏尿酸排泄分数（FEua）分为三型：肾脏排泄不良型、肾脏负荷过多型、混合型。

二、HUA流行病学概况

近十年来的流行病学数据显示，我国HUA的患病率可达5.0%~23.5%，成为仅次于糖尿病的第二大代谢性疾病。由于血尿酸水平受年龄、性别、种族、遗传、饮食习惯、药物、环境等多种因素的影响，不同地区的患病率存在较大的差别，沿海地区高于内地，城市高于农村，可能与摄入过多的嘌呤含量高的海产品、动物内脏、肉类食品以及大量饮用啤酒等因素有关。男性患病率9.2%~26.2%，高于女性0.7%~10.5%。

三、HUA 危险因素与危害

（一）HUA 危险因素

尿酸生成增加或排泄异常均可引起血尿酸水平升高，富含嘌呤的食物主要包括动物内脏、海产品等。机体内源性嘌呤的产生也引起尿酸升高，包括重新合成嘌呤速率增加（如先天性嘌呤代谢缺陷）或嘌呤核苷分解代谢增加（如恶性肿瘤化疗放疗后、溶血及横纹肌溶解等）。

约90%持续HUA的病人存在肾脏排泄尿酸减少。肾小球滤过率减低是慢性肾功能不全时引起HUA的原因。某些药物引起肾小管重吸收尿酸增多（如阿司匹林、烟酸、乳酸、β-羟丁酸等）。酒精既可以通过肝脏分解ATP增多而促进尿酸的形成，又可以降低肾脏尿酸排泄而引起HUA。

（二）HUA 的危害

高尿酸血症和痛风是一种慢性、全身性疾病，可导致多个靶器官的损伤，高尿酸血症与痛风、肾结石和慢性肾病有明确的因果关系。HUA是多种代谢性疾病和心脑血管疾病、慢性肾病的独立危险因素，血尿酸水平升高被认为是高血压、高脂血症和糖尿病"三高"之后的第4个危险因素，并且有高患病率、年轻化的流行趋势。

四、HUA 健康管理目标

对HUA患者普及防治知识，提高患者知晓率、治疗依从性及自我管理能力、提高治疗达标率是高尿酸血症人群健康管理的重要目标。无合并症者，建议血尿酸控制<420μmol/L；伴合并症者，建议血尿酸控制<360μmol/L。

五、HUA 健康管理路径

（一）收集患者健康信息

1. 基本信息　患者性别、年龄、家族HUA病史、家族早发心血管病史、患者既往病史（有无合并心脑血管疾病、高血压、糖尿病/糖耐量异常、肾功能不全等）、既往长期用药史等。

2. 生活习惯　包括饮食习惯（包括是否高脂饮食、高嘌呤饮食，饮食结构等），身体活动情况调查以及烟酒嗜好、心理情况调查等。

3. 体格检查　身高、体重指数（BMI）、腰臀比、血压。

4. 实验室及特殊检查　血尿酸、血脂、血糖、肝肾功能、尿常规、尿微量白蛋白；特殊检查包括动脉硬化检查（PWV、ABI）、眼底检查、颈动脉超声、肾脏超声、超声心动图、有条件建议进行关节超声、双能CT或X线等检查。

（二）HUA 的风险评估

肥胖、高嘌呤高脂饮食、久坐缺乏体力活动、吸烟酗酒（特别是啤酒）、长期口服影响尿酸代谢的药物均属于可能引起HUA的不良生活方式。

一级亲属中有HUA或痛风患者，或具有以上不良生活方式，存在代谢异常性疾病（如糖耐量异常、糖尿病、血脂异常、非酒精性脂肪肝等）、心脑血管疾病（如高血压、冠心病、心力衰竭、卒中等）以及慢性肾病的人群均为HUA高危人群。

（三）高尿酸血症人群健康管理内容

1. 保持健康的生活方式 包括控制体重、规律运动；戒烟、限制酒精及高嘌呤、高果糖饮食的摄入；鼓励奶制品和新鲜蔬菜的摄入及适量饮水；不推荐也不限制豆制品（如豆腐）的摄入（表42，表43）。

表42 高尿酸血症和痛风患者的饮食建议

饮食建议	内容
避免摄入	动物内脏
	甲壳类
	浓肉汤和肉汁
	酒（急性发作期和慢性痛风石者）
限制摄入	红肉
	鱼
	含果糖和蔗糖的食品
	酒（尤其是啤酒和烈性酒），乙醇总量：男性＜28g/d，女性＜14g/d
鼓励摄入	脱脂或低脂奶制品（300ml/d）
	每天1个鸡蛋
	新鲜蔬菜500g/d
	低升糖指数谷物（粗粮、豆类）
	饮水＞2000ml/d（包括茶和咖啡）

2. 建议无症状高尿酸血症患者出现下列情况时起开始降尿酸药物治疗 血尿酸水平 $\geq 540\mu mol/L$（2B）或血尿酸水平 $\geq 480\mu mol/L$ 且有下列合并症之一：高血压、脂代谢异常、糖尿病、肥胖、脑卒中、冠心病、心功能不全、尿酸性肾石病、肾功能损害（$\geq CKD2$ 期）。无合并症者，建议血尿酸控制在 $<420\mu mol/L$；伴合并症时，建议控制在 $<360\mu mol/L$。

3. 健康教育 知晓并终生关注血尿酸水平的影响因素，血尿酸水平升高是高尿酸血症和痛风及其相关合并症发生、发展的根本原因。血尿酸长期达标可明显减少痛风发作频率、预防痛风石形成、防止骨破坏、降低死亡风险及改善患者生活质量，是预防痛风及其相关合并症的关键。定期筛查与监测靶器官损害和控制相关合并症，早期发现、早期治疗。

（四）健康管理效果评价

对高危人群及HUA患者进行健康管理是控制HUA患病率增长的关键手段，对于健康管理的效果同样应当定期进行效果评价，以便及时改进管理措施。

1.管理对象对于HUA相关知识的了解程度，以及自身患病风险的知晓情况。

2.健康行为改变的情况，包括饮食结构、运动习惯、烟酒控制情况、体重。

3.控制的程度。

4.用药管理，包括药物剂量调整、副作用监测、坚持长期用药等方面。

5.监测血尿酸水平，了解HUA患者尿酸控制达标情况。

6.HUA合并症及并发症的监测。

表43　常见食物嘌呤含量表

食物嘌呤含量 （mg/100g可食部）	食物举例
<50 （低嘌呤饮食）	1.主食类：米、麦、面及其制品（馒头、面条、面包）、马铃薯、甘薯、山芋等 2.奶类及制品：鲜牛奶、奶粉、奶酪、羊奶等 3.各种蛋类：鸡蛋、鸭蛋、鹌鹑蛋、鸽蛋、动物血、海参、海蜇皮等。蛋类的嘌呤主要在蛋黄中，蛋白几乎不含嘌呤 4.蔬菜类：青菜、卷心菜、芹菜、胡萝卜、黄瓜、茄子、番茄、萝卜、莴笋、豆芽菜、菜花等，大部分蔬菜属于低嘌呤食物，可放心食用 5.水果类：大部分水果属于低嘌呤食物，可放心食用 6.饮料：苏打水、茶、果汁、咖啡、麦乳精、巧克力、可可等 7.菌菇类：蘑菇、金针菇 8.其他：酱类、蜂蜜、油脂类（瓜子、植物油、黄油、奶油、杏仁、核桃、榛子）、薏苡仁等
50~150 （中嘌呤饮食）	1.豆类及其制品：豆制品（豆腐、豆腐干、豆奶、豆浆）、干豆类（绿豆、红豆、黄豆、黑豆、蚕豆、豌豆）、豆苗 2.蔬菜类：菠菜、笋（冬笋、芦笋、笋干）、部分豆类（四季豆、青豆、菜豆、豇豆、豌豆）、海带、银耳 3.肉类：家禽家畜肉 4.部分水产类：草鱼、鲤鱼、鳕鱼、比目鱼、鲈鱼、螃蟹、鳝鱼、香螺、鲍鱼、鱼翅 5.油脂类及其他：花生、腰果、芝麻、栗子、莲子
150~1000 （高嘌呤饮食）	1.部分豆类及蔬菜：黄豆、扁豆、紫菜、香菇 2.动物内脏：家禽家畜的肝、肠、心、胃、肾、肺、脑、胰等脏器，肉脯、肉馅 3.部分水产类：鲢鱼、白鲳鱼、鱼皮、鱼卵、鱼干及沙丁鱼、凤尾鱼等海鱼，贝壳类、虾类等 4.各种浓荤汤汁：火锅、肉汤、鸡汤、鱼汤等 5.酵母粉、酒类尤其是啤酒

注：以上数据来源于《中国食物成分表2012修正版》

第三节　脂肪性肝病

一、脂肪性肝病的定义

（一）定义

脂肪性肝病（fatty liver disease，FLD）是以肝细胞脂肪过度贮存堆积和脂肪变性为特征的临床病理综合征。临床上分为非酒精性和酒精性脂肪性肝病，本文中的脂肪性肝病是指非酒精性脂肪性肝病（non-alchoholic fatty liver disease，NAFLD）。酒精性脂肪性肝病将放到特殊人群脂肪性肝病进行阐述。

（二）非酒精性脂肪性肝病

是一种与胰岛素抵抗和遗传易感密切相关的代谢应激性肝损伤，疾病谱包括非酒精性肝脂肪变、非酒精性脂肪性肝炎、肝硬化和肝细胞癌。

二、脂肪性肝病流行病学概述

NAFLD是全球最常见的慢性肝病，普通成人NAFLD患病率在6.3%~45%，包括中国在内的多数亚洲国家NAFLD发病率＞25%。50~55岁以前患病率男性高于女性，其后女性患病率增长迅速甚至高于男性。NAFLD现已取代慢性乙型肝炎成为我国最常见的慢性肝病，和肥胖症、2型糖尿病及代谢综合征的流行趋势相平行，并互为因果，对人民健康和社会发展构成严重危害。

三、脂肪性肝病危险因素与危害

肝脏是脂类代谢的主要器官，任何可能干扰脂类的消化吸收、运输、分解和合成代谢的因素，均可使脂肪在肝脏过量堆积，引起脂肪肝。

（一）常见的主要危险因素

肥胖、2型糖尿病、血脂异常（特别是高甘油三酯血症）、代谢综合征、高热量膳食结构，以及久坐少动不健康的生活方式等。

另外高尿酸血症、红细胞增多症、甲状腺功能减退、垂体功能减退、睡眠呼吸暂停综合征、多囊卵巢综合征等也是NAFLD发生和发展的独立危险因素。

（二）NAFLD危害

NAFLD是一种多系统受累的代谢性疾病，研究表明与对照人群相比，NAFLD患者全因死亡率显著增高，主要死因是心血管疾病和肝外恶性肿瘤，NASH患者肝病死亡排名第3。所以NAFLD特别是NASH不仅可以导致肝病残疾和死亡，还与代谢综合征、2型糖尿病、动脉硬化性心血管病、骨质疏松、慢性肾脏疾病、结直肠肿瘤、乳腺癌等慢性病的高发密切相关。

四、脂肪性肝病健康管理目标

筛查高危人群，控制危险因素，阻止或延缓疾病发展，改善患者的生活质量并延长寿命。

（一）健康管理目标

1. 首要目标　减肥和改善胰岛素抵抗，预防和治疗代谢综合征、糖尿病及其相关并发症。

2. 次要目标　减少肝脂肪沉积，避免出现NASH、阻止肝硬化、肝癌及并发症的发生。

（二）实施方法

1. 改变不良的生活方式　减少体重和腰围是预防和治疗NAFLD最为重要的措施。同时还要养成健康饮食和加强锻炼的生活方式。

（1）饮食指导应兼顾限制能量摄入、调整膳食结构和避免不良膳食行为。

（2）要限制饮酒量，并严格避免过量饮酒，喝咖啡和茶可能有助于NAFLD患者康复。

（3）避免久坐少动，建议根据患者兴趣并以能够坚持为原则选择体育锻炼方式。

（4）已经达到短期体质量减轻目标的肥胖相关NAFLD患者，应该实施长期（≥1年）体重逐渐下降和维持计划。

（5）建议密切观察患者的生活方式、体质量、腰围和动脉血压变化，每隔3~6个月复查血清生物化学指标和糖化血红蛋白，6~12个月复查上腹部B型超声。

2. 治疗相关的疾病 对于3~6个月生活方式干预未能有效减肥和控制代谢危险因素的NAFLD患者，建议根据相关指南和专家共识应用1种或多种药物治疗肥胖症、高血压病、T2DM、血脂紊乱、痛风等疾病。

五、脂肪性肝病健康管理路径

（一）筛查高危人群

1. 曾做超声检查发现有脂肪肝或肝脂肪浸润。

2. 不明原因的肝功能酶学异常。

3. 肥胖症、高甘油三酯（TG）血症、2型糖尿病（T2DM）、高血压、高尿酸血症以及长期饮酒者。

（二）建立健康档案

1. 问卷调查

（1）既往史 包括体重变化、烟酒嗜好、病毒性肝炎、血脂异常、高血压病、痛风、T2DM、心脏病等疾病及其家族史和相关药物治疗史。

（2）饮食（总量和膳食结构）和运动习惯。

（3）当怀疑有过量饮酒或酒精滥用时，可以采用酒精使用障碍筛查量表（AUDIT）、计算日均饮酒量［乙醇摄入量（g）=饮酒量（ml）×酒精度数%×0.8］和饮酒持续时间，并重点询问12周内有无过量饮酒。

（4）其他长期服药史，如他莫昔芬、乙胺碘呋酮、丙戊酸钠、甲氨蝶呤、糖皮质激素、奥氮平等。

（5）可导致肝脂肪变的特殊情况 全胃肠外营养、甲状腺功能减退症、炎症性肠病、库欣综合征、乳糜泻、无β脂蛋白血症、脂质萎缩性糖尿病、莫里阿克（Mauriac）综合征、垂体前叶功能减退、性腺功能减退、多囊卵巢综合征（PCOS）等；以及HCV感染、原发性血色病、α1-抗胰蛋白酶缺乏症和肝豆状核变性等引起的继发性脂肪肝。

2. 体格检查

（1）测量身高、体重、腰围、臀围，计算体重指数（BMI）和腰臀比。

（2）常规实验室检测项目 全血细胞计数；肝功能、血脂、空腹血糖、糖化血红蛋白、血尿酸等生化指标。

（3）影像学检查 腹部B型超声可初步评估肝脂肪变范围和程度。

（三）NAFLD诊断和评估

诊断需要有弥漫性肝细胞脂肪变的影像学或组织学证据，并且要排除酒精滥用等可以导致肝脂肪变的其他病因。评估包括定量肝脂肪变和纤维化程度，判断有无代谢和心血管危险因素及并发症、有无肝脏炎症损伤以及是否合并其他原因的肝病。

1. NAFLD诊断

（1）"非酒精性"界定 "非酒精性"是指无过量饮酒史（男性饮酒折合乙醇量＜30g/d，女性＜20g/d）和其他可以导致脂肪肝的特定原因。

饮酒过量或酒精滥用的诊断标准：有长期饮酒史，一般超过5年，折合乙醇量男性≥40g/d，女性≥20g/d；或2周内有大量饮酒史，折合乙醇量＞80g/d。但应注意性别、遗传易感性等因素的影响。

（2）肝脂肪变诊断　　常规的上腹部影像学检查可以做出弥漫性脂肪肝、局灶性脂肪肝、不均质性脂肪肝的影像学诊断，B 型超声在临床应用最广泛，但对轻度肝脂肪变诊断的敏感性低。CT 和 MRI 检查诊断脂肪肝的准确性不优于 B 型超声，主要用于弥漫性脂肪肝伴有正常肝岛以及局灶性脂肪肝与肝占位性病变的鉴别诊断。

（3）非酒精性脂肪性肝炎（NASH）诊断　　肝活组织病理检查是诊断金标准。血清转氨酶升高至正常值上限 2~3 倍的 NAFLD 患者提示可能存在 NASH，但仅靠 ALT 和 AST 检测会低估 NASH 患病率。

（4）肝纤维化无创评分系统　　NAFLD 纤维化积分（NFS）［－1.675 ＋ 0.037 × 年龄（岁）＋ 0.094 × BMI（kg/m^2）＋ 1.13 × 空腹血糖受损（IFG）/糖尿病（是 =1，否 = 0）＋ 0.99 × AST/ALT 值 +0.013 × PLT（× 10^9/L）－0.66 × Alb（g/dl）］＜ －1.455，有助于排除 NAFLD 患者进展性肝纤维化。

2. NAFLD 诊断　　一旦确定，应及时进行代谢紊乱和心血管风险的评估。

（1）对无糖尿病病史的 NAFLD，应筛查糖尿病及糖代谢异常。

（2）"瘦人"脂肪肝如果存在 IR，即使无代谢性危险因素亦可诊断为 NAFLD。人体成分分析有助于发现常见于"瘦人"的隐性肥胖［体脂含量和（或）体脂占体质量百分比增加］和肌少症。

（3）应结合年龄、吸烟史、动脉硬化和心脑血管疾病的家族史，对 NAFLD 患者的心血管风险进行全面评估，如超声检查颈动脉内中膜厚度（IMT）和斑块；常规或动态心电图，必要时运动平板试验、冠脉 CT 或造影等。

（四）NAFLD 健康管理

1. 健康教育　　了解 NAFLD 的危险因素和危害，加深对 NAFLD 和多种疾病密切相关的认识，积极主动参与到对 NAFLD 的管理中。

2. 改变不良的生活方式　　减少体重和腰围是预防和治疗 NAFLD 最为重要的措施。养成健康饮食和加强锻炼的生活方式。

3. 治疗　　肥胖症、高血压病、T2DM、血脂紊乱、痛风等相关疾病的治疗。

4. 药物干预　　NASH 特别是合并显著肝纤维化需要应用保肝抗炎药物保护肝细胞、抗氧化、抗炎和抗肝纤维化。

（五）部分特殊人群脂肪性肝病管理

1. 酒精性肝病的管理　　完全戒酒是酒精性肝病最主要和最基本的治疗措施。高蛋白、低脂饮食，并注意补充维生素 B、维生素 C、维生素 K 及叶酸等营养支持非常重要，减轻酒精性肝病，改善已存在的继发性营养不良和对症治疗酒精性肝硬化及其并发症。建议每 3 个月要做常规生物化学检测，每半年进行 1 次超声波和甲胎蛋白检查，每年做 1 次 CT 或 MRI 扫描，筛查酒精相关的其他终末期器官损伤的证据。

2. 非肥胖和"瘦人"的脂肪性肝病　　改变生活方式为一线治疗措施，适当减肥并防治肌肉减少症即可获益。

第二十五章　骨质疏松症

第一节　骨质疏松症的定义及分类

一、骨质疏松症的定义

骨质疏松症（osteoporosis，OP）是最常见的骨骼疾病，是一种以骨量低，骨组织微结构破坏，导致骨脆性增加，易发生骨折为特征的全身性骨病。2001年美国国立卫生研究院（National Institutes of Health，NIH）指出骨质疏松症是以骨强度下降和骨折风险增加为特征的骨骼疾病，骨强度涵盖骨量和骨质量两大要素。

二、骨质疏松症的分类

骨质疏松症分为原发性和继发性两类。

（一）原发性骨质疏松症

含绝经后骨质疏松症（Ⅰ型，多于女性绝经后5~10年内发生）、老年骨质疏松症（Ⅱ型，多于70岁以后发生）和特发性骨质疏松症（多发生于青少年时期）。

（二）继发性骨质疏松症

指由影响骨代谢的疾病和/或药物及其他明确病因导致的骨质疏松。

第二节　骨质疏松症的流行病学概况

骨质疏松症发病率随年龄增长而逐渐增高。2018年始，我国开展首次国民骨质疏松症流行病学调查，低骨量、骨质疏松症、骨质疏松性骨折、骨质疏松症知晓率的调查结果如下。

一、低骨量的流行病学

低骨量指以双能X线骨密度仪测量结果为依据，$-2.5 < T$ 值 < -1，是骨质疏松症的高危人群。调查显示，我国40~49岁人群低骨量率达到32.9%，其中男性34.4%，女性为31.4%，城市地区为31.2%，农村地区为33.9%。50岁以上人群低骨量率为46.4%，其中男性为46.9%，女性为45.9%，城市地区为45.4%，农村地区为46.9%。

二、骨质疏松症的流行病学

骨质疏松症是中老年人群的常见问题，指：①以双能X线骨密度仪检查结果为依据，中轴骨（第1~4腰椎、股骨颈或全髋）骨密度或桡骨远端1/3处骨密度T值 ≤ -2.5；②双能X线骨密度仪检查结果 $-2.5 < T$ 值 < -1.0，合并肱骨近端、骨盆或前臂远端等部位发生的脆性骨折；③发生椎体脆性骨折（临床或无症状）或髋部脆性骨折者。

调查显示，我国40~90岁人群骨质疏松症患病率为3.2%，其中男性为2.2%，女性为4.3%，城市地区为3.5%，农村地区为3.1%。50岁以上骨质疏松症患病率为19.2%，其中男性为6.0%，女性为32.1%，城市地区为16.2%，农村地区为20.7%。65岁以上人群骨质疏松症患病率达到32.0%，其中男性为10.7%，女性为51.6%，城市地区为25.6%，农村地区为35.3%。显而易见，骨质疏松症已成为我国面临的重要公共健康问题，且日趋严重。

三、骨质疏松性骨折的流行病学

骨质疏松性骨折（或称脆性骨折）指受到轻微创伤或日常活动中即发生的骨折，常见部位是椎体、髋部、前臂远端、肱骨近端和骨盆等，最常见的是椎体骨折。

我国基于影像学的流行病学调查显示，50岁以上女性椎体骨折患病率约为15%，且患病率随年龄增加而渐增，80岁以上女性椎体骨折患病率可高达36.6%。据估计，2015年我国主要骨质疏松性骨折（腕部、椎体和髋部）约为269万例次，2035年约为483万例次，到2050年约达599万例次。男性和女性一生发生骨质疏松性骨折的危险性（男13%，女40%）分别高于前列腺癌，乳腺癌、子宫内膜癌和卵巢癌的总和。

四、国民对骨质疏松症知晓率低

调查表明，20岁以上人群骨质疏松症相关知识知晓率仅为11.7%，其中男性为10.5%，女性为13.0%，城市地区为17.8，农村地区为8.1%；骨质疏松症患者中，40~49岁骨质疏松症患者知晓率为0.9%，50岁以上患者的患病知晓率为7.0%，均较低。20岁以上人群中，接受过骨密度检测的比例为2.8%，其中男性为2.5%，女性为3.2%，城市地区为5.0%，农村地区为1.5%。50岁以上人群中，接受过骨密度检测的比例为3.7%，其中男性为3.2%，女性为4.3%，城市为7.4%，农村为1.9%。提高国民对骨质疏松症认知及重视势在必行。

第三节　骨质疏松症的危险因素与危害

一、危险因素

骨质疏松症受遗传、环境因素等多方面因素影响，大致分为可控因素与不可控因素。

（一）可控危险因素

1.不健康的生活方式　如体力活动少、吸烟、过量饮酒、过多饮用含咖啡因的饮料、营养失衡、蛋白质摄入过多或不足、高钠饮食、体质量过低等。

2.影响骨代谢的疾病　包括性腺功能减退症等多种内分泌系统疾病、风湿免疫性疾病、胃肠道疾病、血液系统疾病、神经肌肉疾病、慢性肾脏及心肺疾病等。

3.影响骨代谢的药物　如糖皮质激素、抗癫痫药物、芳香化酶抑制剂、促性腺激素释激素类似物、抗病毒药物、噻唑烷二酮类药物、质子泵抑制剂和过量甲状腺激素等。

骨质疏松可控危险因素详见表44。

表44　骨质疏松可控危险因素表

不健康生活方式		
体力活动少	过量饮酒	吸烟
饮过多含咖啡因的饮料	营养失衡	蛋白质摄入不足

续表

钙和/或维生素D缺乏	高钠饮食	低体质量
内分泌系统疾病		
甲状腺功能亢进症	垂体前叶功能减退症	早绝经（绝经年龄<40岁）
库欣综合征	性腺功能减退症	糖尿病（1型及2型）
甲状腺功能亢进症	神经性厌食	雄激素抵抗综合证
高钙尿症		
胃肠道疾病		
炎性肠病	胃肠道旁路或其他手术	原发性胆汁性肝硬化
胰腺疾病	乳糜泻	吸收不良
血液系统疾病		
多发性骨髓瘤	白血病	淋巴瘤
单克隆免疫球蛋白病	血友病	镰状细胞贫血
系统性肥大细胞增多症	株蛋白生成障碍性贫血	
风湿免疫性疾病		
类风湿关节炎	系统性红斑狼疮	强直性脊柱炎
其他风湿免疫性疾病		
神经肌肉疾病		
癫痫	卒中	肌萎缩
帕金森病	脊髓损失	多发性硬化
其他疾病		
慢性代谢性酸中毒	终末期肾病	器官移植后
慢性阻塞性肺病	充血性心衰	结节病
特发性脊柱侧凸	抑郁	肠外营养
淀粉样变	艾滋病	
药物		
糖皮质激素	抗癫痫药	芳香化酶抑制剂
促性腺激素释放激素类似物	肿瘤化疗药	质子泵抑制剂
甲状腺激素	噻唑烷二酮类胰岛素增敏剂	抗凝剂（肝素）
铝剂（抑酸剂）	选择性5-羟色胺再摄取抑制剂	抗病毒药物
环孢霉素A	他可莫司	

注：上表来自《原发性骨质疏松症诊疗指南（2017）》。

（二）不可控危险因素

种族（患骨质疏松症的风险：白种人高于黄种人，而黄种人高于黑种人）、老龄化、女性绝经、脆性骨折家族史等。

二、危害

骨质疏松性骨折是老年患者致残和致死的主要原因之一，发生髋部骨折后1年之内，20%患者会死于各种并发症，约50%患者致残，生活质量明显下降。同时，骨质疏松症及骨折的医疗和护理需投入大量的人力、物力和财力，造成沉重的家庭和社会负担。

第四节　骨质疏松症的健康管理目标

一、提高患者依从性

依从性差是骨质疏松症治疗中普遍存在的问题，有效的医患沟通、密切监测、及早发现存在的问题等是提高骨质疏松症患者治疗依从性的有效途径。

1.树立患者接受有效治疗可降低骨折风险、缓解疼痛等不适的信念。

2.及时告知患者骨转换生化标志物和骨密度结果，并解释其与骨折风险下降相关。

3.应用简便的治疗方案。

二、缓解临床症状

脊柱变形、驼背、身高变矮、腹部突出、急性和慢性疼痛、呼吸困难、胃食管反流和其他消化系统症状、抑郁、生活质量降低等。

三、预防骨质疏松性骨折

骨质疏松性骨折是骨质疏松症最严重的并发症，跌倒是其独立危险因素，跌倒的危险因素包括环境因素和自身因素等。

（一）环境因素

包括光线昏暗、路面湿滑、地面障碍物、地毯松动、卫生间未安装扶手等。

（二）自身因素

包括年龄老化、肌少症、视觉异常、感觉迟钝、神经肌肉疾病、缺乏运动、平衡能力差、步态异常、既往跌倒史、维生素D不足、营养不良、心脏疾病、体位性低血压、抑郁症、精神和认知疾患、药物（如安眠药、抗癫痫药及治疗精神疾病药物）等。

四、改善骨质量

骨质疏松症药物治疗的目的是显著提高骨强度，从而降低骨折风险。临床上，对疗效的监测受限于缺少直接检测"骨强度"的临床工具，必要时可用骨密度和骨转换标志物及脊椎影像学检查作为替代指标。

第五节　原发性骨质疏松症的健康管理路径流程

国务院办公厅于2017年印发的中国防治慢性病中长期规划（2017—2025年）提到，将骨密度检测项目纳入40岁以上人群常规体检内容。根据原发性骨质疏松症诊疗指南（2017）的骨质疏松症诊断流程（图50），采用骨折风险预测工具（fracture risk assessment tool，FRAX）将骨质疏松症人群分为高风险和原发性骨质疏松症人群、中风险人群、低风险人群，以下分别对其相应健康管理路径进行介绍。

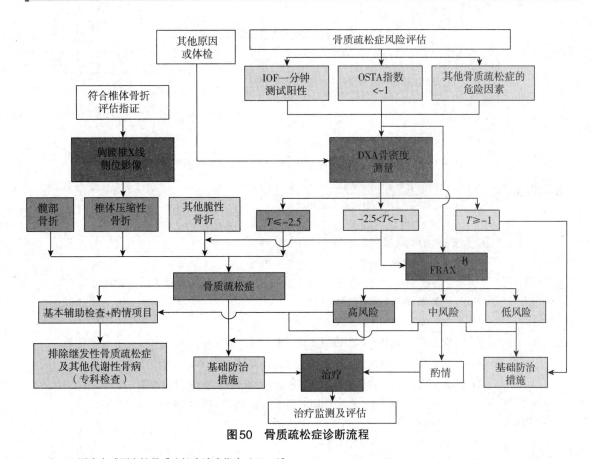

图50　骨质疏松症诊断流程

注：上图来自《原发性骨质疏松症诊疗指南（2017）》

一、骨折风险预测工具（fracture risk assessment tool，FRAX）评估为高风险和原发性骨质疏松症人群健康管理路径

（一）进入及退出路径标准

1.进入路径标准

（1）FRAX评估为高风险或原发性骨质疏松症人群；

（2）当患者同时具有其他疾病诊断时，且不影响第1条的健康管理路径实施时，可以进入路径。

2.退出路径标准　经检查发现继发性骨质疏松病因或其他骨骼疾病，则退出该路径。

（二）FRAX高风险/原发性骨质疏松症评估依据

1.FRAX高风险评估依据　指南推荐的原发性骨质疏松症风险评估工具包括：国际骨质疏松基金会（International Osteoporosis Foundation，IOF）骨质疏松风险1分钟测试题、亚洲人骨质疏松自我筛查工具（Osteoporosis Self-assessment Tool for Asians，OSTA）、骨折风险预测工具（fracture risk assessment tool，FRAX）等。

（1）国际骨质疏松基金会（International Osteoporosis Foundation，IOF）骨质疏松风险1分钟测试题　表45中不可控因素及生活方式中任何一题回答结果为"是"，即为骨质疏松风险评估阳性。

表45 IOF骨质疏松风险1分钟测试题

	编号	问题	回答
不可控因素	1	父母曾被诊断有骨质疏松或曾在轻摔后骨折	
	2	父母一人有驼背	
	3	实际年龄超过60岁	
	4	是否成年后因为轻摔后发生骨折	
	5	是否经常摔倒（去年超过一次），或因为身体较虚弱而担心摔倒	
	6	40岁后的身高是否减少超过3cm以上	
	7	是否体质量过轻（BMI直少于19kg/m^2）	
	8	是否曾服用类固醇激素（例如可的松，泼尼松）连续超过3个月（可的松通常用于治疗哮喘、类风湿关节炎和某些炎性疾病）	
	9	是否患有类风湿关节炎	
	10	是否被诊断出有甲状腺功能亢进或是甲状旁腺功能亢进、1型糖尿病、克罗恩病或乳糜泻等肠胃疾病或营养不良	
生活方式（可控因素）	11	女士回答：是否在45岁或以前就停经	
	12	女士回答：除怀孕、绝经或子宫切除外，是否曾停经超过12个月	
	13	女士回答：是否在50岁前切除卵巢又没有服用雌/孕激素补充剂	
	14	男性回答：是否出现过阳痿、性欲减退或其他雄激素过低的相关症状	
	15	是否经常大量饮酒（每天饮用超过两单位的乙醇、相当于啤酒1斤、葡萄酒3两或烈性酒1两）	
	16	目前习惯吸烟、或曾经吸烟	
	17	每天运动量少于30分钟（包括做家务、走路和跑步等）	
	18	是否不能食用乳制品，又没有服用钙片	
	19	每天从事户外活动时间是否少于10分钟，又没有服用维生素D	
结果判断		上述问题，以"是"或"否"如实回答，只要其中有一题回答结果为"是"，即为阳性，提示存在骨质疏松症的风险，并建议进行骨密度检查或FRAX风险评估	

注：上表来自《原发性骨质疏松症诊疗指南（2017）》。

BMI：体质量指数；FRAX：骨折风险评估工具

（2）亚洲人骨质疏松自我筛查工具（Osteoporosis Self-assessment Tool for Asians，OSTA） 此项筛查仅适用于绝经后女性，通过年龄和体质量两项指标计算得到的OSTA指数筛查骨质疏松症风险。其中，OSTA指数＝[体质量（kg）－年龄（岁）]×0.2，风险级别评定为中高危时（表46），建议完善骨密度检查。也可以通过图51根据年龄和体质量进行快速查对评估。

表46 OSTA指数评价骨质疏松风险级别

风险级别	OSTA指数
低	>-1
中	-1~-4
高	<-4

注：上表来自《原发性骨质疏松症诊疗指南（2017）》。

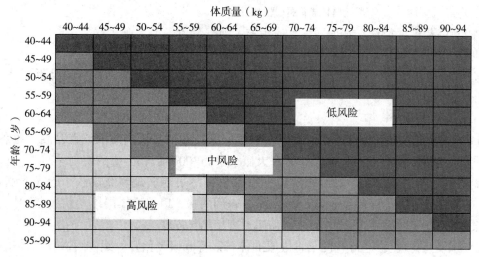

注：上表来自《原发性骨质疏松症诊疗指南（2017）》。

图51 年龄、体质量与骨质疏松风险级别的关系（OSTA）

（3）骨折风险预测工具（fracture risk assessment tool，FRAX） 上述两种风险评估任何一项均表明需进一步完成骨密度检查且不能获取双能X线骨密度仪器时，建议完善FRAX（可通过以下网站获得：www.shef.ac.uk/FRAX/），并采用美国指南对结果的判断。

①骨质疏松性骨折高风险：FRAX预测的髋部骨折概率≥3%或任何主要骨质疏松骨折概率≥20%。

②骨质疏松性骨折中风险：FRAX预测的任何主要骨质疏松性骨折概率为10%~20%。

③骨质疏松性骨折低风险：FRAX预测的任何主要骨质疏松性骨折概率＜10%。

2.原发性骨质疏松症评估依据 当排除其他继发性原因前提下，满足下列两条中任何一条即可诊断为骨质疏松症。

（1）双能X线骨密度仪检查结果：T值≤-2.5。

（2）双能X线骨密度仪检查结果：-2.5＜T值＜-1.0，合并肱骨近端、骨盆或前臂远端等部位发生的脆性骨折。

（3）发生椎体脆性骨折（临床或无症状）或髋部脆性骨折者。

（二）健康管理期间的检查项目

1.必需检查的项目

（1）血，尿常规。

（2）肝肾功能，血钙、磷，碱性磷酸酶，24小时尿钙、磷，血清蛋白电泳，骨转换标志物。

（3）胸、腰椎、骨盆及可疑骨折部位X线检查。

（4）双能X线骨密度仪测定腰椎和髋部骨密度。

2.根据患者情况可选择的检查项目

（1）甲状旁腺激素，血总皮质醇水平及昼夜节律，尿游离皮质醇或小剂量地塞米松抑制试验，甲状腺功能，性腺激素，血清泌乳素等。

（2）血/尿免疫固定电泳，骨髓形态学检查等。

（3）类风湿因子，抗核抗体谱，HLA-B27等。

（4）25-羟维生素D，血沉，C-反应蛋白，血气分析等。

（四）选择干预措施

包括基础防治措施、药物干预及康复干预，其中基础防治措施需终身或长期持续。

1.基础防治措施

（1）调整生活方式

①加强营养，均衡膳食：建议摄入富含钙、低盐和适量蛋白质的均衡膳食，推荐每日蛋白质摄入量为0.8~1.0g/kg体质量，并每天摄入牛奶300ml或相当量的奶制品。

②充足日照：建议上午11：00至下午3：00间，尽可能多地暴露皮肤于阳光下晒15~30分钟（取决于日照时间、纬度、季节等因素），每周两次，以促进体内维生素D的合成，尽量不涂抹防晒霜，以免影响日照效果。但需注意避免晒伤皮肤。

③规律运动：建议进行有助于骨健康的体育锻炼和康复治疗。运动可改善机体敏捷性、力量、姿势及平衡等，减少跌倒风险。运动还有助于增加骨密度。适合于骨质疏松症患者的运动包括负重运动及抗阻运动，推荐规律的负重及肌肉力量练习，以减少跌倒和骨折风险。肌肉力量练习包括重量训练，其他抗阻运动及行走、慢跑、太极拳、瑜伽、舞蹈和乒乓球等。运动应循序渐进、持之以恒。骨质疏松症患者开始新的运动训练前应咨询临床医生，进行相关评估。

④戒烟、限酒、避免过量饮用咖啡、避免过量饮用碳酸饮料、尽量避免或少用影响骨代谢的药物等。

（2）骨健康基本补充剂

①钙剂：成人钙推荐摄入量为800mg/d（元素钙），50岁及以上人群每日钙推荐摄入量为1000~1200mg；尽可能通过饮食摄入充足的钙，饮食中钙摄入不足时，可给予钙剂补充。营养调查显示我国居民每日膳食约摄入元素钙400mg，故尚需补充元素钙约500~600mg/d。不同种类钙剂中的元素钙含量见表47。其中碳酸钙含钙量高，吸收率高，易溶于胃酸，常见不良反应为上腹不适和便秘等。枸橼酸钙含钙量较低，但水溶性较好，胃肠道不良反应小，且枸橼酸有可能减少肾结石的发生，适用于胃酸缺乏和有肾结石风险的患者。

表47　不同钙剂元素钙含量

化学名	元素钙含量（%）
碳酸钙	40.00
磷酸钙	38.76
氯化钙	36.00
醋酸钙	25.34
枸橼酸钙	21.00
乳酸钙	18.37
葡萄糖酸钙	9.30
氨基酸整合钙	-20.00

注：上表来自《原发性骨质疏松症诊疗指南（2017）》。

②维生素D：充足的维生素D可增加肠钙吸收、促进骨骼矿化、保持肌力、改善平衡能力和降低跌倒风险。同时补充钙剂和维生素 D 可降低骨质疏松性骨折风险。维生素D不足还会影响其他抗骨质疏松药物的疗效。

成人推荐维生素D摄入量为400IU（10μg）/d；65岁及以上老年人推荐摄入量为600IU（15μg）/d；可耐受最高摄入量为2000IU（50μg）/d；维生素D用于骨质疏松症防治时，剂量可为800~1200IU/d。有研究建议老年人血清25OHD水平应达到或高于75nmol/L（30μg/L），以降低跌倒和骨折风险。

2.药物干预　药物干预时间由患者骨折风险和药物最长使用证据决定，治疗骨质疏松症药物包括以下几类。

（1）骨吸收抑制剂　双膦酸盐、降钙素、雌激素、选择性雌激素受体调节剂、RANKL抑制剂。

（2）骨形成促进剂　甲状旁腺激素类似物。

（3）其他机制类药物　活性维生素D及其类似物、维生素K_2类、锶盐。

（4）中药　骨碎补总黄酮制剂、淫羊藿苷类制剂、人工虎骨粉制剂。

3.康复干预　包括运动疗法、物理因子治疗、作业疗法及康复工程等。

（五）健康管理期间的临床评估和监测方法

包括基础随访、新发骨折评估、骨代谢评估等。

1.基础随访

（1）不良反应　如双膦酸盐存在胃肠道不良反应、一过性"流感样"症状、肾脏毒性、下颌骨坏死、非典型股骨骨折等；使用降钙素类少数患者可出现面部潮红、恶心等不良反应；雌孕激素补充治疗可增加子宫内膜癌、乳腺癌等疾病患病率。

（2）患者依从性　提高患者依从性是提高原发性骨质疏松症等慢性疾病治疗效果的重要措施。有效的医患沟通、密切监测及应用简便的治疗方案等，均是提高患者依从性的有效办法。

（3）心理疏导　骨质疏松症及其相关骨折可引起恐惧、焦虑、抑郁、自信心丧失等心理异常，尤其在老年人群中。应重视和关注骨质疏松症患者的心理异常，必要时专科门诊就诊。

（4）防跌倒意识。

2.新发骨折评估　抗骨质疏松治疗的最终目标为降低骨折风险。当存在下表所列情况，或出现新的腰背痛，形体变化等情况时，建议行相应的影像学检查，以了解是否存在新发骨折（表48）。

表48　进行椎体骨折评估指征

符合以下任何一条，建议胸腰椎X线侧位影像及其骨折判定
·女性70岁以上和男性80岁以上，椎体、全髋或股骨颈骨密度T–值≤–1.0
·女性65~69岁和男性70~79岁，椎体、全髋或股骨颈骨密度T–值≤–1.5
·绝经后女性及50岁以上男性，具有以下任一特殊危险因素： √成年期（≥50岁）非暴力性骨折 √较年轻时最高身高缩短≥4cm √1年内身高进行性 缩短≥2cm √近期或正在使用长程（>3个月）糖皮质激素治疗

注：上表来自《原发性骨质疏松症诊疗指南（2017）》。

3.骨密度（bone mineral density，BMD）测量和骨转换生化标志物（bone turnover markers，BTM）检测

（1）BMD的检测方法和时间间隔　中轴骨DXA或腰椎松质骨QCT可用于骨质疏松疗效监测，建议使用同一台机器行BMD监测，且检测时的检察人员、扫描条件及区域与之前保持一致。

治疗开始后可每年检测1次BMD，在BMD达到稳定后可以适当延长间隔，1~2年监测1次。典型的BMD升高程度依次为腰椎＞全髋＞股骨颈＞前臂远端，治疗开始后的前6~12个月升高最快，随后趋于缓慢。

（2）BTM的选择及检测时间间隔　BTM不仅有助于鉴别和诊断骨质疏松症，而且有助于判断治疗效果及患者用药依从性。

目前推荐血清学指标为骨形成指标是血清1型原胶原N端前肽（procollagen type 1 n-terminal propeptide，PINP），骨吸收指标是血清1型原胶原C末端肽（serum C-terminal telopeptide，S-CTX），建议开始治疗前检测基线值，应用促形成药物治疗后3个月、应用抑制吸收药物治疗后3~6个月时进行检测。若使用抗骨吸收药物的患者骨吸收指标降低＞50％，使用促骨形成药物的患者骨形成指标升高＞30％，说明治疗有效。

（六）健康管理路径结束标准

症状消失且骨密度保持稳定甚至改善，无骨质疏松相关并发症，可于专科医生指导下停用抗骨质疏松症药物，停药后需规律随访（有无新发骨折、BMD下降），可于停药1~2年后进行再评估，评估内容包括临床风险因素（年龄、身高、新发骨折、其他新的风险因素），BMD以及椎体形态等，依据评估结果判断是否需重新开始治疗。

二、骨折风险预测工具（fracture risk assessment tool，FRAX）评估为中风险人群健康管理路径

（一）进入及退出路径标准

1.进入路径标准

（1）FRAX评估为中风险人群。

（2）当患者同时具有其他疾病诊断时，且不影响第1条的健康管理路径实施时，可以进入路径。

2.退出路径标准　经检查发现继发性骨质疏松病因或其他骨骼疾病，则退出该路径。

（二）FRAX中风险评估依据

FRAX预测的任何主要骨质疏松性骨折概率为10%~20%时，为骨质疏松性骨折中风险。

（三）健康管理期间的检查项目

参照FRAX评估为高风险和原发性骨质疏松症人群健康管理路径。

（四）选择干预措施

包括基础防治措施（FRAX评估为高风险和原发性骨质疏松症人群健康管理路径）。对于是否需抗骨质疏松药物治疗仍存在争议，以下标准供参考。

1.对于绝经后女性

（1）对于"骨量减少"范围上限（-1.8<T值<-1.0）的绝经后女性　若不存在骨质疏松

性骨折风险因素［主要风险因素包括个人成年骨折史、一级亲属有脆性骨折史、低体重、目前吸烟和使用皮质类固醇治疗（每天剂量相当于≥5mg泼尼松）超过3个月；其他风险因素有视力受损、早发（45岁前）雌激素缺乏、痴呆、健康状况差或虚弱、近期摔跤、钙摄入量低、体力活动少和每天饮酒量大于2份（1份相当于葡萄酒150ml，啤酒350ml，白酒30ml］，建议给予基础防治措施。

（2）对于"骨量减少"范围下限（–2.5<T 值≤–1.8）的绝经后女性　若无骨折风险因素，根据个体情况，酌情给予低或超低剂量雌激素、雷洛昔芬或者口服双膦酸盐等预防药物。

2.国内相关专家推荐使用骨密度丢失百分率指标作为中国人骨质疏松症诊断及干预标准，见图52。

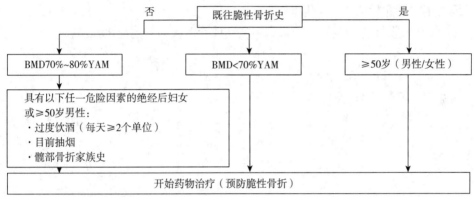

注：上图来自季颖（综述）《低骨量要不要干预治疗？讨论（二）》

图52　药物治疗预防脆性骨折的起始标准（YAM：年轻成人平均值）

（五）健康管理期间的临床评估和监测方法

FRAX评估为骨质疏松性骨折低风险始：

1.对于"骨量减少"范围上限（–1.8<T值<–1.0）的绝经后女性，应每年监测骨密度，若随访期间出现骨折危险因素或骨量进行性减少，应给予药物干预。

2.对于"骨量减少"范围下限（–2.5<T 值≤–1.8）的绝经后女性：需更短间隔的监测BMD。

（六）健康管理路径结束标准

骨密度保持稳定甚至改善，无疾病进展及相关并发症，需规律随访（有无新发骨折、BMD下降），1~2年复查骨密度及评估临床风险因素、椎体形态等，必要时专科就诊。

三、骨折风险预测工具（ fracture risk assessment tool，FRAX）评估为低风险人群健康管理路径

（一）进入及退出路径标准

（1）进入路径标准

①FRAX评估为低风险人群。

②当患者同时具有其他疾病诊断时，且不影响第1条的健康管理路径实施时，可以进入路径。

（2）退出路径标准　经检查发现继发性骨质疏松病因或其他骨骼疾病，则退出该路径。

（二）FRAX低风险评估依据

FRAX预测的任何主要骨质疏松性骨折概率＜10%时，为骨质疏松性骨折低风险。

（三）健康管理期间的检查项目

参照FRAX评估为高风险和原发性骨质疏松症人群健康管理路径。

（四）选择干预措施

参照FRAX评估为高风险和原发性骨质疏松症人群健康管理路径中基础防治措施。

（五）健康管理期间的临床评估和监测方法

FRAX评估为骨质疏松性骨折低风险始，对于复查时间，有文献指出，男性40~54岁时5年检查1次，55~64岁3年检查1次，女性47~54岁1年半检查1次，55岁~74岁3年检查1次。

（六）健康管理路径结束标准

经检查发现继发性骨质疏松性骨折病因或其他骨骼疾病，则退出该路径。

第二十六章　常见肿瘤疾病

第一节　防癌体检总论

一、相关概念

（一）人群筛查

人群筛查也称自然人群筛查或无症状人群筛查，是采用标准化设计的筛查方案，进行以人群为基础的筛查。多由国家或地区相关部门统一组织，统一投入，以各种手段督促符合筛查条件的全体人群，在规定的、相对集中的时期内参与筛查。在检出早期癌的同时发现并干预癌前病变，目的在于降低该人群或地区的结直肠癌死亡率和发病率。

（二）伺机筛查

伺机筛查也称机会性筛查或个体筛查，是一种基于临床，针对就诊者或体检个体的筛查。依托现有医院、体检中心、社区门诊实施，无需额外资源支持，根据个体情况灵活选择筛查方式，目前体检中心为基础的防癌体检属于这个范畴。

（三）高风险人群

通过评分、问卷等结直肠癌风险评估方法和/或常用初筛试验可将人群区分为高风险人群和一般风险人群。

（四）防癌体检的概念

防癌体检是在常见癌症的高风险人群中应用有效检查手段发现早期的恶性肿瘤或癌前病变，并对高风险人群及发现异常的人群进行有效干预管理的体检方式，属于机会性筛查的范畴。

二、筛查目标

提高早期率，即提高早期肿瘤在体检发现的总体恶性肿瘤中所占的比例；提高人群参与率。

三、早诊原则

（一）防癌体检涵盖的癌症

防癌体检涵盖的癌症首先是发病率较高，并且能被体检早期查出、可有效预防的癌症。本版纳入的是处于国内恶性肿瘤发病率前几位的肺癌、乳腺癌、胃癌、结直肠癌、肝癌、甲状腺癌及女性高发的宫颈癌、男性前列腺癌及地方高发的鼻咽癌。根据国家肿瘤登记中心的数据，这几种恶性肿瘤占所有新发癌症病例的65%以上，并且都具备比较成熟的防癌体检手段。

（二）防癌体检应针对高风险人群开展

高风险人群的确定主要以年龄为基础，也可以通过防癌体检调查问卷，在充分了解体检人群的自然资料、既往病史、既往体检情况、生育史、家族史和自觉症状的基础上，确定各类癌症高风险人群。

（三）防癌体检应采用确切的检查手段

对于符合年龄标准的癌症高风险人群，应采用有效的癌症检查手段，如符合年龄标准的肺癌高风险人群的防癌体检应采用低剂量螺旋CT检查。

（四）防癌体检应尽可能选择安全微创的检查项目

防癌体检针对的对象是具有癌症高危因素的健康人群，并且可能需要长期重复，因此检查手段安全微创是重要原则，要避免过度检查，尽可能减少对受检者健康的影响。

（五）防癌体检应有合理的时间间隔

防癌体检需要长期进行，不同癌症高风险人群体检间隔是不一样的，应根据本次体检发现问题的严重程度，确定后期检查的时间间隔。如乙型肝炎患者的肝癌防癌体检的时间间隔为半年，结直肠癌高风险人群肠镜检查阴性者可以5~10年复查。

第二节　甲状腺癌

一、甲状腺癌的定义

甲状腺癌是一种起源于甲状腺滤泡上皮或滤泡旁上皮细胞的恶性肿瘤，也是头颈部最为常见的恶性肿瘤。根据肿瘤起源及分化差异，甲状腺癌又分为：甲状腺乳头状癌（PTC）、甲状腺滤泡癌（FTC）、甲状腺髓样癌（MTC）以及甲状腺未分化癌（ATC），其中PTC最为常见，约占全部甲状腺癌的85%~90%，而PTC和FTC合称分化型甲状腺癌（DTC）。

二、甲状腺癌的流行病学概况

近年来，全球范围内甲状腺癌的发病率均增长迅速，据全国肿瘤登记中心的数据显示，我国城市地区女性甲状腺癌发病率位居女性所有恶性肿瘤的第4位。我国甲状腺癌将以每年20%的速度持续增长。1990~2013年甲状腺癌的标化发病率升高了65.60%，其中女性更是上升了72.86%；而甲状腺癌标化死亡率则下降了14.29%，其中女性下降了22.00%。

三、甲状腺癌的危险因素与危害

1.童年期头颈部放射线照射史或放射性尘埃接触史。

2.全身放射治疗史。

3.有分化型甲状腺癌、甲状腺髓样癌或多发性内分泌腺瘤病2型、家族性多发性息肉病、某些甲状腺癌综合征的既往史或家族史。

4.结节病史：生长迅速；伴持续性声音嘶哑、发音困难，并可排除声带病变（炎症、息肉等）。

DTC生物行为温和，大部分DTC进展缓慢，近似良性病程，10年生存率很高。ATC的恶性程度极高，中位生存时间仅7~10个月。MTC的预后居于两者之间。

四、甲状腺癌的健康管理目标

甲状腺癌是头颈部体检查体的主要目标肿瘤。大多数甲状腺癌患者体征主要为甲状腺肿大或结节，并没有临床症状，通常在体检时通过甲状腺触诊和颈部超声检查而发现甲状腺小结节，因此体检中心面对的多为"甲状腺结节"。

甲状腺结节是指甲状腺细胞在局部异常生长所引起的散在病变。5%~15%的甲状腺结节为恶性。虽能触及，但在超声检查中未能证实的"结节"不能诊断为甲状腺结节。

因为大部分DTC进展缓慢，因此其健康管理目标是确定甲状腺结节的观察终点，就是何时转诊临床，进行手术或者穿刺。五 甲状腺癌的健康管理路径

1.筛查方法 颈部触诊是甲状腺癌筛查的基本手段之一。甲状腺癌体征主要为甲状腺肿大或结节，结节形状不规则、与周围组织粘连固定，质地硬，可随吞咽运动上下移动。若伴颈部淋巴结转移，可触诊颈部淋巴结肿大。

（1）甲状腺结节的实验室检查 所有甲状腺结节患者均应检测血清促甲状腺激素（TSH）水平。甲状腺结节患者如伴有TSH水平低于正常，其结节为恶性的比例低于伴有TSH水平正常或升高者。

（2）影像检查 高分辨率超声检查是评估甲状腺结节的首选方法。颈部超声可证甲状腺结节是否真正存在，确定甲状腺结节的大小、数量、位置、质地（实性或囊性）、形状、边界、包膜、钙化、血供和与周围组织的关系等情况，同时评估颈部区域淋巴结的大小、形态和结构特点。。

对甲状腺结节及淋巴结的鉴别能力与超声医师的临床经验相关。甲状腺影像报告和数据系统（TI-RADS）对甲状腺结节恶性程度进行评估，有助于规范甲状腺超声报告（表49）。

表49 甲状腺影像报告和数据系统（TI-RADS）分类

分类	评价	超声表现	恶性风险
0	无结节	弥漫性病变	0
1	阴性	正常甲状腺（或术后）	0
2	良性	囊性或实性为主，形态规则、边界清楚的良性结节	0
3	可能良性	不典型的良性结节	<5%
4	可疑恶性	恶性征象：实质性、低回声或极低回声、微小钙化、边界模糊/微分叶、纵横比>1	5%~85%
4a		具有1种恶性征象	5%~10%
4b		具有2种恶性征象	10%~50%
4c		具有3~4种恶性征象	50%~85%
5	恶性	超过4种恶性征象，尤其是有微钙化和微分叶者	85%~100%
6	恶性	经病理证实的恶性病变	无

在评估甲状腺结节良恶性方面，CT和MRI检查不优于超声。单纯依PET显像不能准确鉴别甲状腺结节的良恶性。因此不建议将CT、MRI和PET作为评估甲状腺结节的常规检查。

2.诊断标准 甲状腺癌的诊断最终需要病理确诊。，细针穿刺抽吸活检（FNA）是敏感度和特异度最高的方法。凡直径>1cm的甲状腺结节，均可考虑FNA检查。但在下述情况下，FNA不作为常规：甲状腺核素显像证实为有自主摄取功能的"热结节"；超声提示为纯囊性的结节；根据超声影像已高度怀疑为恶性的结节。直径<1cm的甲状腺结节，不推荐常规行FNA。但如存在下述情况，可考虑超声引导下FNA：实性结节，有可疑的超声提示；童年期有颈部放射线照射史或辐射污染接触史；有甲状腺癌或甲状腺癌综合征的病史或家

族史；PET显像阳性。

3. 健康管理路径　甲状腺结节评估及处理流程见图53。

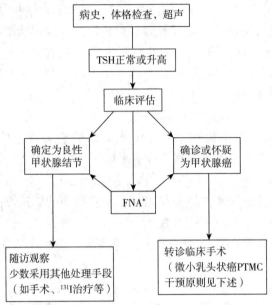

图53　甲状腺结节评估及处理流程图

（根据"NCCN2018指南""CATO甲状腺微小乳头状癌诊断与治疗中国专家共识（2016版）"及"中华医学会内分泌分会甲状腺结节和分化型甲状腺癌诊治指南2012"修改）

4. 转诊临床原则　TI-RADS分类4级及以上可转诊临床。

下述情况下，可作为相对适应证而转诊临床：①出现局部压迫症状；②合并甲状腺功能亢进；③肿物位于胸骨后或纵隔内；④因外观或思想顾虑过重影响正常生活而强烈要求手术者。

近年来，以甲状腺微小乳头状癌（PTMC）的增长为主且增速最快。PTMC指肿瘤最大直径≤1cm的甲状腺乳头状癌。由于甲状腺癌死亡率并无明显增加，PTMC是否需要手术治疗存在争议。根据中国抗癌协会甲状腺癌专业委员会"甲状腺微小乳头状癌诊断与治疗中国专家共识（2016版）"建议低危型PTMC（同时具备①~⑥属于低危PTMC）可以考虑密切观察：①非病理学高危亚型；②肿瘤直径≤5mm；③肿瘤不靠近甲状腺被膜且无周围组织侵犯；④无淋巴结或远处转移证据；⑤无甲状腺癌家族史；⑥无青少年或童年时期颈部放射暴露史；⑦患者心理压力不大、能积极配合。初始观察周期可设为3~6个月，后根据病情进行调整。

5. 甲状腺结节的随访　超声随访是未行手术治疗的甲状腺结节随访的主要方式。应注意原结节体积是否增大或出现前述恶性超声征象。明显生长指结节体积增大50%以上，或至少有2条径线增加超过20%（并且超过2mm），这时有FNAB的适应证。

第三节　肺　癌

一、肺癌的定义

原发性支气管肺癌简称肺癌（Lung Cancer），指的是原发于气管或支气管黏膜的上皮来源的恶性肿瘤，分为小细胞肺癌和非小细胞肺癌，后者常见的是鳞癌和腺癌。因为小细胞肺癌相对少见且生长转移非常迅速，目前尚无早诊及健康管理手段，因此本节健康管理所称的肺癌特指非小细胞肺癌。

二、肺癌的流行病学概况

在全球范围内肺癌都可称为第一大癌症，其发病率及死亡率在大多数国家均为第一位。在我国，肺癌是发病率男性第一、女性第二的肿瘤；死亡率排名上，肺癌的死亡率在男性、女性中均居于第一位。其中肺鳞癌近年来呈下降趋势，约占肺癌的30%左右，肺腺癌占比明显增加，约占肺癌的40%~55%。

三、肺癌的危险因素与危害

肺癌的危险因素主要指的就是吸烟、职业暴露、空气污染、辐射（氡气污染）、肺癌家族史、肺部疾病史（如COPD）等。肺癌高危人群应每年进行LDCT筛查，以早期诊断肺癌。

根据《肺结节诊治中国专家共识（2018年版）》，肺癌的高风险人群是年龄≥40岁且具有以下任一危险因素者：

1.吸烟≥20包/年（或400年/支），或曾经吸烟≥20包/年（或400年/支），戒烟时间<15年。

2.有环境或高危职业暴露史（如石棉、铍、铀、氡等接触者）。

3.合并慢肺阻、弥漫性肺纤维化或既往有肺结核病史者。

4.既往罹患恶性肿瘤或有肺癌家族史者。

四、肺癌的健康管理目标

肺癌健康管理的目标就是发现早期的肺癌。根据肺癌的早诊手段低剂量螺旋CT（LDCT）筛查发现的不确定结节或非钙化性结节是健康管理的主要目标人群，其中≥6mm的结节称阳性结节。阳性结节达到转诊临床标准就是我们健康管理的终点（见下述）。

五、肺癌的健康管理路径

1.肺癌防癌体检技术　胸部低剂量螺旋CT（胸部LDCT）。

要求使用16层或以上多层螺旋CT进行肺癌筛查。将第1次行LDCT筛查作为基线LDCT。基线CT扫描以后，每1~2年1次的LDCT肺癌筛查为年度筛查。

将LDCT发现的结节分为两类：

第一类：肯定良性结节或钙化结节。

第二类：性质不确定结节，通常指非钙化结节，包括实性结节、部分实性结节和非实性结节。

2.干预方案及路径（参考"城市癌症早诊早治项目"方案）

（1）实性结节干预方案

1）基线（第一次）LDCT检出的实性结节随诊方案见图54。

①是否抗感染治疗，应请呼吸科专家会诊后决定，如病灶无明显炎症征象，建议首选直接观察并1个月后复查CT。

②阳性指摄取值高于肺本底，阴性指代谢无增高。

③推荐活检，也可根据高年资临床医师经验判断直接进行临床干预。

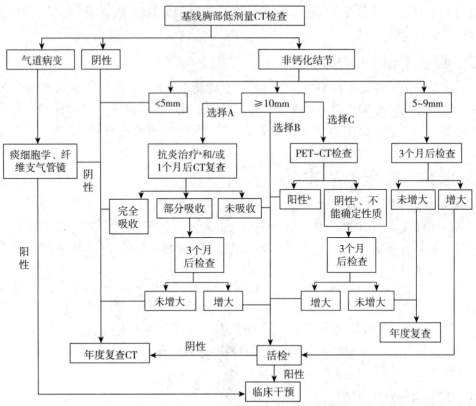

图54　基线LDCT检出的实性结节随诊方案

2）年度复查LDCT检出的实性结节随诊方案见图55。

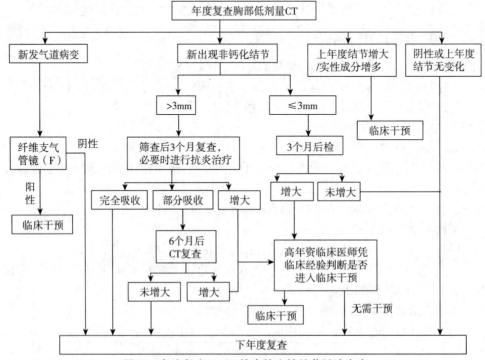

图55　年度复查LDCT检出的实性结节随诊方案

（2）非实性和部分实性结节处理方案（很多文献将这两者统称为亚实性结节）

1）孤立性、直径<6mm*的非实性结节，2年后LDCT随访，没有变化则4年后随访，见图56。

2）孤立性、直径≥6mm*的非实性结节，发现病变后3个月进行LDCT复查以确定病变是否持续存在见图56。

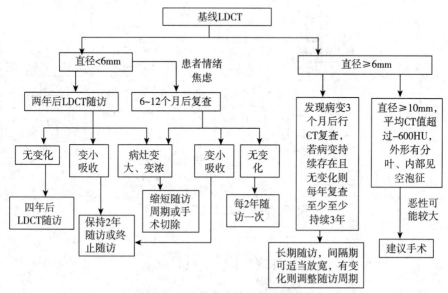

图56　孤立性非实性结节处理方案

*2015"中放"的标准是5mm，结合NCCN等指南及目前假阳性较高的背景下，编者定为6mm。

3）孤立性部分实性结节处理见图57。

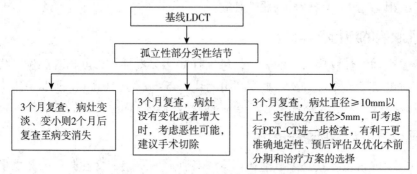

图57　孤立性部分实性结节处理方案

4）多发的、直径<6mm、边界清楚的非实性结节，应采取比较保守的方案，见图58。

5）多发非实性结节，至少1个病变直径≥6mm，但没有特别突出的病灶，推荐首次检查后3个月LDCT随访，如无变化，之后每年1次LDCT检查，至少3年，见图58。

6）有突出病灶的多发非实性或部分实性结节，在首次检查后3个月进行LDCT随访，如病灶持续存在，建议对较大的突出病灶给予更积极的诊断和治疗，见图58。

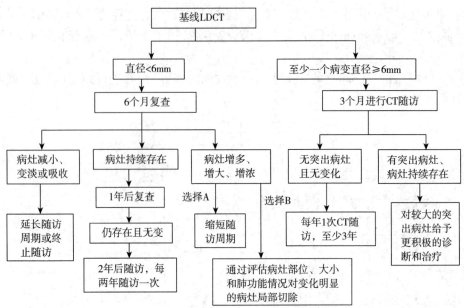

图58　多发非实性结节处理方案

第四节　乳腺癌

一、乳腺癌的定义

乳腺癌是发生在乳腺腺上皮组织的恶性肿瘤。乳腺癌中99%发生在女性，男性仅占1%。乳腺癌是比较容易全身转移的恶性肿瘤。

二、乳腺癌的流行病学概况

乳腺癌是全球女性发病第一的肿瘤，每年有30多万女性被诊断出乳腺癌。我国乳腺癌发病年龄相对更年轻，发病年龄从20岁开始上升，45~50岁达到高峰，而世界上大多数国家乳腺癌的发病高峰年龄是绝经后，比如美国乳腺癌发病高峰年龄是62岁左右。

三、乳腺癌的危险因素与危害

乳腺癌危险因素主要就是家族遗传因素、各种原因引起的女性激素刺激水平升高或时间延长、乳腺外伤史、儿童时胸部放射接触史等。

乳腺癌的高风险人群为女性年龄在35~69岁之间或具有以下因素之一的人群。

1.月经初潮时间早、绝经年龄晚者。

2.未婚、未育、未哺乳者。

3.绝经后肥胖者。

5.头胎足月产年龄超过35岁者。

6.雌激素替代治疗者、长期口服避孕药者。

7.乳腺手术或胸部放疗者。

8.有乳腺癌家族史者。

9.乳腺肿物或乳头溢液者。

10.有乳腺导管或小叶中重度不典型增生病史者、既往钼靶致密型乳腺者。

乳腺癌是综合治疗效果最好的肿瘤，也是早诊获益性最大的肿瘤。Ⅰ期乳腺癌90%以上能治愈，Ⅱ期及Ⅲ期效果就稍差，治愈率分别降至70%和50%左右。

四、乳腺癌的健康管理目标

乳腺癌健康管理的目标就是发现早期的乳腺癌或原位癌。根据乳腺癌的早诊手段，一般体检中无论乳腺超声还是乳腺钼靶发现BI-RADS 4级及以上的病变就要转诊临床进一步检查（多需进一步做乳腺核磁检查或穿刺），BI-RADS 3级者在体检中心观察即可（BI-RADS分级见下述）。

五、乳腺癌的健康管理路径

1.乳腺癌防癌体检技术　乳腺癌防癌体检技术以乳腺超声结合乳腺X线摄像检查（钼靶）为主要手段，辅以乳腺触诊。45岁以上（含45岁）的女性采用超声检查结合X线摄像检查（钼靶），并辅以临床乳腺触诊；45岁以下的女性采用超声检查并辅以临床乳腺触诊，如出现可疑结果，加用X线摄像检查（钼靶）。

超声及X线摄片检查（钼靶）检测均应按BI-RADS分级系统出具报告（表50）。

表50　BI-RADS分级判定标准

BI-RADS分级	结果
0级	现有影像未能完成评价，需要增加其他影像检查，包括加压点片、加压放大、加拍其他体位或行其他检查
1级	正常，乳腺摄片无异常发现。恶性可能性0%
2级	良性发现，存在明确的良性改变，无恶性征象，恶性可能性0%
3级	良性可能大的病灶。恶性可能性≤2%
4级	可疑恶性的病灶，但不具备典型的恶性征象，恶性可能性>2%但<95%
4A	低度疑似恶性，恶性可能性>2%但≤10%
4B	中度疑似恶性，恶性可能性>10%但≤50%
4C	高度疑似恶性，恶性可能性>50%但<95%
5级	高度提示恶性的病灶，有典型影像学特征。恶性可能性≥95%

2.干预方案及路径　路径图参考国家卫健委"城市癌症早诊早治项目"技术流程图，防癌体检路径建议见图59。

（1）BI-RADS 1级、2级　无需特殊处理，继续随诊。

（2）BI-RADS 3级　建议在此后6个月时对病灶复查，第12个月与24个月时对双侧乳腺复查，如果病灶保持稳定，则可继续随诊；若随诊过程中病灶有进展，应考虑活检。

（3）BI-RADS 4级、5级　建议转诊临床。

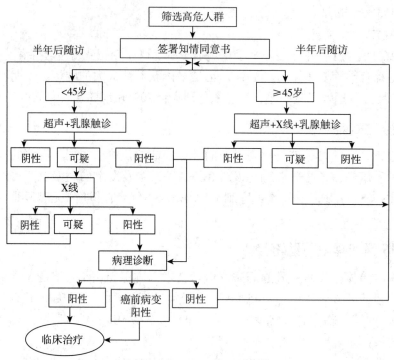

图59　乳腺癌防癌体检路径图

注：阴性：BI-RADS 1级和2级；可疑：BI-RADS 3级；阳性：BI-RADS 4级和5级

第五节　胃　癌

一、胃癌的定义

胃癌是指胃黏膜上皮来源的癌症，病理类型以腺癌为最常见。胃癌可发生于胃的任何部位，其中半数以上发生于胃窦部，胃大弯、胃小弯及前后壁均可受累。

二、胃癌的流行病学概况

胃癌是常见的上消化道肿瘤之一，发病率在全球仍高居男性肿瘤第5位，死亡率位居第3位。东亚地区是胃癌的高发区，胃癌发病率和死亡率位居国内所有恶性肿瘤高居第二位和第三位，目前我国每年胃癌预估新发病例为67.9万例，死亡病例为49.8万例，约占全球42.6%和45.0%。

三、胃癌的危险因素与危害

体检人群年龄≥40岁，且符合以下条件者建议进行胃癌筛查：

（1）胃癌高发地区人群。

（2）Hp（幽门螺旋杆菌）感染者。

（3）既往患有慢性萎缩性胃炎、胃溃疡、胃息肉、手术后残胃、肥厚性胃炎、恶性贫血等胃的癌前疾病。

（4）胃癌患者一级亲属；

（5）存在胃癌其他风险因素（如摄入高盐、腌制饮食、吸烟、重度饮酒等）。

目前我国发现的早期胃癌诊断率较低（不到10%），远低于日本（70%）和韩国（50%），因此,早筛查、早发现起着很关键的作用。

四、胃癌的健康管理目标

早期胃癌筛查的长期目标是降低人群胃癌死亡率和发病率。中期目标是提高早期癌在胃癌总体中所占的比例。筛查的短期目标着眼于提高人群筛查率,提高胃癌及重要癌前病变（大面积肠上皮化生及其他伴有高级别上皮内瘤变的病变）检出率和提高胃镜检查质量。

五、胃癌的健康管理路径

早诊手段：

1.胃镜检查是整个胃癌筛查流程的核心环节。推荐筛查周期为每3~5年1次高质量胃镜检查。应用内镜检查碘染色,并行指示性活检及病理诊断。早期胃癌的发现更依赖于检查者的内镜操作经验和电子、化学染色及放大内镜设备。进行规范的胃镜操作和精细耐心地镜下观察是降低病变漏诊率的重要措施（详见第八章第七节"胃镜检查"）。

2.胃镜检查依赖设备和内镜医师资源,且内镜检查费用相对较高、具有一定痛苦、患者接受度较差。因此,首先采用非侵入性诊断方法筛选出胃癌高风险人群,继而进行有目的的内镜下精查的序贯性伺机筛查是更为可行的筛查策略。以下检查方法是目前最普遍的镜前筛查技术。上消化道钡餐检查因其阳性率低,且X射线具有放射性而没有推荐使用。

（1）磁控胶囊胃镜（MCE）筛查　是将胶囊内镜技术和磁控技术成功结合的新一代主动式胶囊内镜。通过有效的胃准备和磁控操作技术,MCE对胃病变的诊断可达到与常规电子胃镜高度一致的准确性（详见第九章第六节）。

（2）新型胃癌筛查评分系统　在胃癌风险人群中,年龄、性别、血幽门螺旋杆菌抗体、胃蛋白酶原、G-17是与胃癌发生最相关的5个因素,分别予以不同的分值,可反映胃癌的发生风险。国家消化病临床医学研究中心（上海）建立了新的胃癌筛查评分系统,该系统包含5个变量,总分为0~23分,根据分值可将胃癌筛查目标人群分为3个等级：胃癌高危人群（17~23分）,胃癌发生风险极高；胃癌中危人群（12~16分）,有一定胃癌发生风险；胃癌低危人群（0~11分）,胃癌发生风险一般（表51）。

表51　新型胃癌筛查评分系统

变量名称	分值	变量名称	分值
年龄		性别	
40~49岁	0	女性	0
50~59岁	5	男性	4
60~69岁	6	幽门螺杆菌抗体	
>69岁	10	阴性	0
G-17（pmol/L）		阳性	1

变量名称	分值	变量名称	分值
<1.50	0	PGR	
1.50~5.70	3	≥3.89	0
>5.70	5	<3.89	3
总分			0~23

PGR：血清胃蛋白酶原（PG）Ⅰ与PGⅡ比值；G·17：胃泌素·17。

3.根据国家消化系统疾病临床医学研究中心、中华医学会消化内镜学分会等单位牵头发布的"中国早期胃癌筛查流程专家共识意见（2017，上海）"，胃癌高风险人群体检可选择的路径见图60。

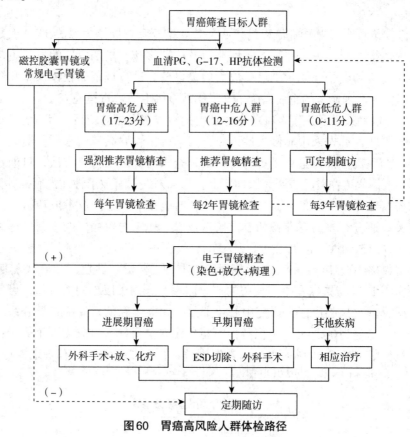

图60　胃癌高风险人群体检路径

4.检测结果及健康管理　所有病变的诊断及转归判定以内镜检查和病理检查结果为依据。

（1）需临床处理者　胃癌前病变及早期胃癌。

①胃高级别上皮内瘤变：胃高级别上皮内瘤变有60%~80%可能发展为胃癌。高级别上皮内瘤变并伴有中、重度肠上皮化生者3~6个月胃镜随访；萎缩性胃炎并伴有低级别上皮内瘤变和肠上皮化生者3个月。

②早期胃癌。

（2）需随访者　凡发现高危对象应按照表52要求进行胃镜随访，以便早发现胃癌。

表52　胃癌高危人群的随访要求

高危对象	随访间隔时
间中、重度萎缩性胃炎	6~12月
胃溃疡	常规治疗后常规复查
胃息肉	6~2月
胃良性疾病术后残胃（术后10年）	12月
胃癌术后残胃（术后6~12月）	6~12月
低级别上皮内瘤变	3~6月
高级别上皮内瘤变	再取活检或内镜下切除
中-重度肠上皮化生	12月

第六节　肝　癌

一、肝癌的定义

肝癌指的是肝脏内的细胞发生恶变。来源于肝细胞的叫肝细胞癌，来源于胆管细胞的叫肝内胆管细胞癌。

二、肝癌的流行病学概况

我国肝癌病例数约占世界肝癌总数的43.7%，男女比例约3:1，死亡率居恶性肿瘤死亡率的第3位，每年有11万人死于肝癌，占全世界肝癌死亡人数的45%。我国肝癌高发的趋势严峻，这是由于我国有1.2亿HBV携带者，黄曲霉毒素与饮水污染等对肝癌的发病亦起重要作用。

三、肝癌的危险因素与危害

肝癌的危险因素主要指的就是肝硬化、慢性病毒性肝炎、酗酒史，肝癌家族史、毒素暴露（黄曲霉毒素）。因此，肝癌的高风险人群是年龄在40~69岁之间或具有以下因素之一：

1.乙肝及丙肝现患或携带者。

2.肝硬化者。

3.酒精或非酒精性肝病者。

乙肝丙肝患者及携带者建议半年一次肝癌专科体检。

四、肝癌的健康管理目标

因为肝癌生长较快，预后很差，体检中发现肝部占位，除了比较肯定是肝囊肿和肝血管瘤外，都应该积极转诊临床进一步行核磁或增强CT明确病变性质，尤其是有乙肝或丙肝携带的中年人。

五、肝癌的健康管理路径

1.肝癌防癌体检技术 血甲胎蛋白（AFP）检测并做腹部超声检查。

当同时满足以下条件中的①+②a两项或者①+②b+③三项时，可以确立肝癌的临床诊断。

①具有肝硬化以及HBV和（或）HCV感染的证据。

②典型的肝癌影像学特征：同期CT和（或）动态MRI检查显示肝脏占位在动脉期快速不均质血管强化，而静脉期或延迟期快速洗脱。

a.如果肝脏占位直径≥2cm，CT和MRI两项影像学检查中有一项显示肝脏占位具有上述肝癌的特征，即可诊断HCC。

b.如果肝脏占位直径为1~2cm，则需要CT和MRI两项影像学检查都显示肝脏占位具有上述肝癌的特征，方可诊断肝癌。

③血清AFP≥400μg/L持续1个月或≥200μg/L持续2个月，并能排除其他原因引起的AFP升高，包括妊娠、生殖系胚胎源性肿瘤、活动性肝病及继发性肝癌等。

备注：目前国际公认有关肝癌防癌体检方案和防癌体检早治方案都不能够避免漏诊现象的出现，容易出现漏诊或者是"间期性肿瘤"（由于部分肝脏肿瘤的恶性程度较高，会在两次检查时间段短期内出现）。

2.干预方案及路径 肝癌高风险人群干预方案及路径见图61。

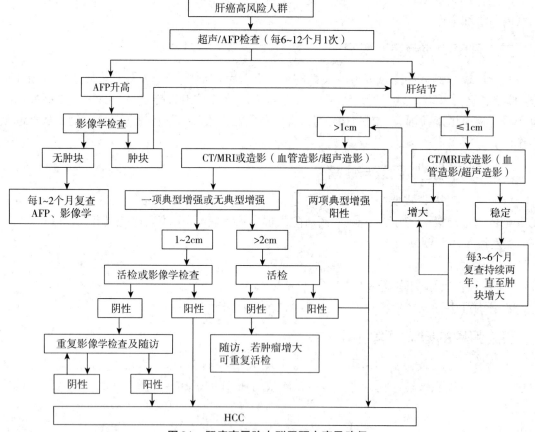

图61 肝癌高风险人群干预方案及路径

根据AFP检测结果以及超声结果综合进行诊断和复查方案的确定。

（1）超声未发现占位，AFP异常但<200μg/L先排除活动性肝炎、生殖系统肿瘤所致的AFP异常，建议进一步进行增强CT或MRI检查，或者密切随访，每2个月复查一次AFP及超声。

（2）超声未发现占位，AFP≥200μg/L先排除活动性肝炎、生殖系统肿瘤引起的AFP异常，建议进一步检查增强CT或MRI，或者密切随访，每月复查一次超声及AFP。

（3）超声发现肝内不典型病灶而AFP正常者转诊临床。

第七节　结直肠癌

一、结直肠癌的定义

结直肠癌（CRC）是指大肠上皮来源的癌症，病理类型以腺癌为最常见，发生在直肠、乙状结肠等部位最为常见。

左半结肠癌容易发生肠梗阻，便血少，早期容易出现症状而被发现；右半结肠癌不容易发生肠梗阻，容易发生贫血，腹痛及腹部肿块，容易和其他疾病混淆；直肠癌容易发生里急后重、便血、大便次数增多、大便形状改变等情况。

二、结直肠癌的流行病学概况

结直肠癌的发病率在全球居于恶性肿瘤第三位，死亡率高居第二位，是占全球发病和死亡首位的消化系统恶性肿瘤。我国结直肠癌发病率总体呈现上升趋势，已成为消化系统发病率第二位、患病率第一位的恶性肿瘤。2018年我国结直肠癌新发病例超过52.1万，死亡病例24.8万，新发和死亡病例均接近全世界同期结直肠癌病例的30%。

三、结直肠癌的危险因素与危害

结直肠癌的危险因素包括：①年龄，被诊断为大肠癌的人中约有91%的年龄超过50岁；②结肠炎病史；③高热量密度饮食；④息肉病史；⑤结直肠癌家族史；⑥糖尿病；⑦吸烟；⑧肥胖；⑨性别，男性结直肠癌患病风险高于女性。

因此，结直肠癌的高危人群是：①无症状且年龄在50~75岁的一般风险人群，②有症状或是有结直肠肿瘤风险的个体（见下述结直肠癌风险评估）年龄酌情放宽（2018年中国抗癌协会大肠癌专业委员会《中国结直肠癌肿瘤早诊筛查策略专家共识》建议40~74岁人群需要筛查）。中国结直肠癌早诊筛查的起始年龄应该更为年轻，是因为中国人的结直肠癌高峰发病年龄比与国际公开数据报道比较"更为年轻"。

在生存期方面，I期患者的5年生存率可达90%以上，而IV期患者只有略大于10%的生存率。因为绝大多数的结直肠癌都是由腺瘤样息肉发展而来，发病时间非常长，另外其早诊手段也比较丰富和效果确切，因此结直肠癌是最适合早诊早治的肿瘤。

目前我国结直肠癌5年生存率远低于美国及日韩，85%以上的结直肠癌发现即已属晚期，患者的5年生存率仍明显低于40%。现阶段我国早期结直肠癌的诊断率低于10%，明显落后于日本、韩国。

四、结直肠癌的健康管理目标

早期结直肠癌筛查的长期目标是降低人群结直肠癌死亡率和发病率。中期目标是提高早期癌在结直肠癌总体中所占的比例，降低筛查间期结直肠癌的发病率。短期目标着眼于提高人群筛查率，提高早期结直肠癌及重要癌前病变检出率和提高结肠镜检查质量。

五、结直肠癌的健康管理路径

1. 结肠镜检查 是整个结直肠癌筛查流程的核心环节。推荐筛查周期为每5~10年1次高质量结肠镜检查。

结肠镜下病理检查是结直肠癌确诊的金标准，镜下切除癌前病变可降低结直肠癌的发病率和死亡率（详见第八章第七节"结肠镜检查"）。

2. 镜前初筛 亚太结直肠癌筛查共识建议在发病率大于30/10万的国家或者地区开展人群筛查，目前我国大部分大中型城市已进入这个范围，由于结肠镜检查前需要进行严格的肠道清洁准备，有一定的有创性，而且有一定的并发症发生率导致患者的依从性不佳；另外我国大部分体检中心结肠镜资源匮乏。序贯性伺机筛查是将适龄人群进行有效分层和精准初筛，在充分浓缩的高风险人群中进行结肠镜检查并不断提高受检依从性，是符合中国国情的人群筛查策略。以下检查方法是目前最普遍的镜前初筛技术：

（1）粪便隐血试验 包括化学法（gFOBT）和免疫化学法（FIT）。荟萃分析提示FIT筛检出结直肠癌的敏感性和特异性均高于gFOBT，但两日法（一年两次）虽较一日法（一年一次）增加了敏感度，但因人群顺应性低，因此建议根据情况使用。另外，FIT定量检测因为准确性高，存储时间长，解决了体检人群取便率低的问题，并且可根据定量的检测结果进行健康管理，更适合体检中心在机会性筛查中应用。

（2）结直肠癌风险评估 FIT的主要不足是进展期腺瘤的检出率低，问卷可以部分弥补其不足。简单的评估方法是：基于无症状人群年龄、性别、吸烟、结直肠癌家族史、体重指数BMI和自诉糖尿病的评分系统可预测结直肠腺瘤、进展期腺瘤和结直肠癌的总体风险。上述每项阳性（年龄>50；男性；吸烟史；有家族史；BMI超标；糖尿病）得1分，超过3分可以定义为高危。

（3）粪便DNA检测 粪便DNA检测主要针对结直肠脱落细胞的基因突变和/或甲基化等特征，有单靶点和多靶点方案，也可与FIT联合检测，敏感性显著高于FIT法，对于提高肠镜转诊率和阳性检出率很有效。主要缺点在于价格相对偏高，筛查间期尚不确定。因此可以有条件时开展。

3. 结直肠癌高风险人群体检方案 提供两个可选择的路径，详见图62-1，图62-2。

4. 检测结果及健康管理 所有病变的诊断及转归判定以内镜检查和病理检查结果为依据。

（1）需临床处理者 腺瘤性息肉、炎症性肠病伴高级别上皮内肿瘤；伴高级别上皮内肿瘤的其他病变；结直肠癌等肿瘤患者。

（2）需随访者 肿瘤性息肉及炎性肠病，如增生性息肉、错构瘤性息肉、炎性息肉、炎症性肠病伴低级别上皮内肿瘤。

资料显示，腺瘤摘除后每年复发率约5%~10%。因此，对治疗后的良性腺瘤和癌前病变患者应继续随访。

①直径≥1cm的腺瘤，绒毛结构≥25%的腺瘤（即绒毛状腺瘤或混合性腺瘤），伴高级别上皮内肿瘤的其他病变：应在治疗后第1年内再次复查肠镜，如无异常发现，后续肠镜复查间隔可延长至3年。

②其他腺瘤：应在诊断治疗后第3年再次复查肠镜，如无异常发现，后续肠镜复查间隔可延长至5年。

③炎症性肠病（如溃疡性结肠炎、克罗恩病）：明确诊断后每两年复查肠镜。如防癌体检中发现高级别上皮内肿瘤，应在治疗后每年复查肠镜。

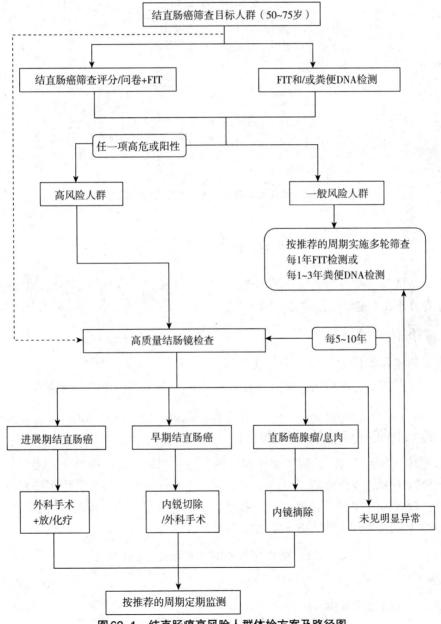

图62-1　结直肠癌高风险人群体检方案及路径图

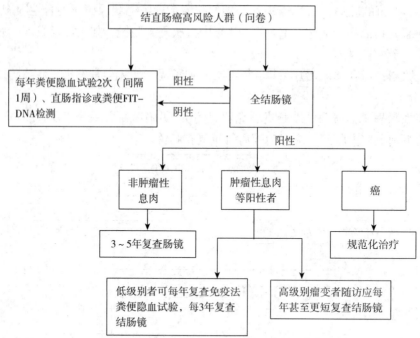

图62-2　结直肠癌高风险人群体检方案及路径图

第八节　宫颈癌

宫颈癌是最适合筛查的肿瘤，其筛查技术较为普及，在几乎所有基层医疗机构和体检中心都有能力开展，这里仅做简要介绍。

一、高风险人群

宫颈癌防癌体检的起始年龄一般为21岁，不管女性第一次性生活发生在什么年龄或有其他与危险因素相关的行为，除HIV感染女性外，小于21岁的女性不做防癌体检（A级证据）。

二、宫颈癌防癌体检技术及路径

目前，国内外常用的宫颈癌防癌体检方法包括：细胞学、醋酸染色肉眼法、HPV检测以及细胞学和HPV的联合检测。不建议阴道镜作为筛查方法。因为宫颈癌筛查各个体检中心都相对比较成熟，在此不再罗列具体技术方法，我们推荐了国际上较权威的组织ACS、ASCP、ASCCP联合建议的筛查方案供大家参考（表53）。

表53　ACS、ASCP、ASCCP 联合建议的防癌体检方案

人群	防癌体检方法的建议	说明
21岁以下女性	无 须防癌体检	
21~29岁女性	每3年一次细胞学	

人群	防癌体检方法的建议	说明
30~65岁女性	每5年一次细胞学和HPV联合检测	
	每3年一次细胞学	
65岁以上女性	此前防癌体检充分阴性，则无须防癌体检	既往有CIN2、CIN3或AIS，应继续常规的该年龄段的防癌体检，至少进行20年
全子宫切除术后女性	无须防癌体检	针对没有宫颈，且在既往20年中无CIN2、CIN3、AIS和宫颈癌病史者
接受HPV疫苗的女性	依照各年龄段的建议（与未接受免疫的妇女相同）	

"既往防癌体检结果充分阴性"定义为：在过去10年间，连续三次细胞学阴性，或两次联合防癌体检结果阴性，并且最近的一次检查在5年之内。

第九节　鼻咽癌与前列腺癌体检初筛（血清学初筛）

一、鼻咽癌

鼻咽癌是我国南方（广东、广西、香港地区）的高发肿瘤，男性发病为女性的2~3倍。据世界卫生组织粗略估计全世界约80%的鼻咽癌发生于中国，对我国的人群健康有着严重的威胁。

EB病毒（EBV）与鼻咽癌的相关性较为明确。台湾的队列研究结果表明，与EBV阴性男性人群相比，VCA-IgA滴度较高男性患鼻咽癌的风险增加了20倍。广东省的筛查队列发现EBV阳性人群的鼻咽癌发病风险明显高于EBV阴性人群，且发病风险随着人体VCA抗体的升高而增加。

因此鼻咽癌的EBV血清学的检测成为初筛鼻咽癌的有效手段。包括：ELISA、化学发光免疫和免疫荧光实验等检测血清中的EBV抗体（如VCA-IgM/G/A、EA等），FQ-PCR检测病毒DNA等实验。应用到筛查领域较多的是血清学检测，这其中ELISA较为经典。由于几乎100%的低分化型鼻咽癌有EBV感染，此时EBV的检测对于其鉴定尤为重要。

因此，在高发区可以在体检中开展鼻咽癌的血清学初筛，对于头颈部触诊淋巴结肿大并有鼻咽癌家族史和/或EB病毒抗体检测结果判定为高危/阳性者，转诊临床行纤维鼻咽镜检查。

二、前列腺癌

前列腺癌是指发生在前列腺的上皮性恶性肿瘤。我国肿瘤登记地区前列腺癌发病率为9.92/10万，列男性恶性肿瘤发病率的第6位。发病年龄在55岁前处于较低水平，55岁后逐渐升高，高峰年龄是70~80岁。

临床诊断前列腺癌主要依靠直肠指诊、血清PSA、经直肠前列腺超声和盆腔MRI检查。由于血清PSA的敏感性和特异性均较高，可以作为前列腺癌筛查的手段之一，但是由于美国PSA筛查前列腺癌存在过度诊断和过度治疗的问题，于2010年美国国家综合癌症网络

NCCN制定的《前列腺癌临床实践指南》中首次将严密观察而不是采取经前列腺穿刺活检确诊为前列腺癌患者的选项之一，要求PSA筛查要在医生跟患者充分交流的基础上做出决定。

编者认为，中国的情况不一样，在中国以体检为主的机会性筛查中，PSA是个有效的低成本无创伤筛查方法，原因如下：①中美前列腺癌早诊水平和预后差距很大，美国前列腺癌早诊水平很高，治愈率在95%以上；中国前列腺癌有40%是出现骨转移后才发现，预后较差，在泌尿系统肿瘤中是世界上很少见的前列腺癌生存率低于膀胱癌的国家；②中国前列腺癌发病年龄较美国年轻，预期寿命长，早诊意义较大，过度治疗少。

50岁以上男性，体检中肛门指诊（或超声）和血PSA出现以下异常需转诊临床行前列腺核磁和穿刺：①直肠指检/超声发现结节；②PSA>10ng/ml，任何fPSA/tPSA；③PSA4–10ng/ml，fPSA/tPSA<0.15。

第六篇
健康体检医疗风险与争议

根据卫医政发〔2009〕77号《卫生部关于印发〈健康体检管理暂行规定〉的通知》第一章第二条的规定："健康体检是指通过医学手段和方法对受检者进行身体检查，了解受检者健康状况、早期发现疾病线索和健康隐患的诊疗行为。"因此，体检行为就是一种诊疗行为，同时，在审批的时候所有体检机构都是医疗机构。医疗风险、错误和医疗侵权争议，都是客观存在于体检诊疗活动中的。它们与疾病发生、发展的特点、疾病发展过程的特殊性，与医疗技术的成熟程度及医疗技术的发展，与医护人员的熟练程度等因素都密切相关。

第二十七章　健康体检中各方的权利义务

第一节　体检活动中各方的地位

体检活动中的主要各方包括：体检医疗机构、医务人员、受检者、受检者单位。

体检医疗机构在行政管理上与普通医疗机构管理并无差别，体检仅为医疗机构执业的一个科目。比较特殊的是有一部分医疗机构仅仅进行体检，而不提供其他医疗服务。所有医疗机构应该承担的法律责任和义务，无论是隶属于医院的体检科室还是独立的体检医疗机构都应该承担。

受检者通常分为两种，一种是由本人选择体检医疗机构签订体检合同并接受体检服务的受检者，这种受检者既是被服务者又是合同的缔约人；另一种是由单位或其他个人选择体检医疗机构，而受检者接受体检服务的，这种情况下，受检者并不是合同缔约人，而仅仅是体检医疗服务的接受者，是缔约者的关系人。

受检者单位通常指负责选定体检医疗机构，与体检医疗机构签订合同并承担或者部分承担体检费用的机构。这里虽然也有个人出于各种原因赠送体检服务给其他个人，但是为了描述方便我们通常将这种情况的个人归类于受检者单位。受检者单位是体检服务合同的缔约人，是关于受检者法定义务以外的合同约定服务内容的确定者，大部分情况下也是体检活动的实际组织者。

受检者与组织受检者体检和确定其体检项目的受检者单位之间的关系大部分是由管理关系、劳动合同关系等等来确定的。体检医疗机构与受检者单位之间的关系，主要是根据体检合同和各种告知文件及授权文件所约定的权利义务决定。这些关系存在各种各样的情况，彼此之间差别很大。

虽然体检医疗机构与受检者之间的关系，普遍认同的是医疗服务内容范围内的法定权利义务关系，然而实际上与在一般医疗机构中，几乎完全由医师来决定进行什么检查不同，体检的检查项目几乎完全是由受检者单位或者受检者自行决定的。与在医院里面决定检查项目的原因是医师根据病情的需要和自己的判断来确定不同，体检医疗机构中检查项目的决定很大程度决定于受检者或者受检者单位的经济能力或感兴趣的问题。因此，任何由于检查未能覆盖导致的未发现疾病或不能确定疾病，不应该被认定为医疗机构及其医务人员的过失，但医疗机构和医务人员在工作中应该注意到这种高度的不确定性的存在，并对受检者提供必要的提示或者告知。

在实际的体检医疗机构执业活动中，还经常会遇到与受检者相关的保险公司、用人单位等其他机构，发生相关的法律关系。体检医疗机构应该尽量想办法避免与其直接发生关系，而是尽可能由受检者自行清理与其关联机构的关系。

第二节　体检医疗机构的注意义务

体检医疗机构的注意义务，其含义就是在现今的医疗技术水平条件下，发现和判断应该被发现和辨别判断出来的异常情况，通过早发现、早治疗，使受检者的健康免受损害或者减轻疾病对受检者身体健康的损害。同时,注意义务根据医疗机构的情况不同，可能还会包含一些医疗服务以外的基本的人身财产安全等方面的内容。注意义务是体检医疗机构及其医务人员的基本法定义务，反映了体检医疗机构的医疗技术质量水平；受医务人员的专业技术水平、沟通能力、责任心的影响，也受设备、设施条件的限制，受医疗机构管理水平的影响。

体检医疗机构的注意义务，以是否达到当时的平均医疗技术水平的检查结果和对检查结果的认定判断，为是否存在过失的标准。这个平均水平的标准主要是依赖医疗事故鉴定或者司法鉴定，对于完全不可预计的损害，或者检测精度以外的情况，不属于这个注意义务的范围。

有学者认为，体检医疗机构的注意义务同时还包括对不符合诊疗常规的检查项目或服务内容的拒绝。就是避免受检者受到不必要损害的义务，对于明知有害于受检者的检查项目，但是受检者要求的，体检医疗机构有权拒绝，同时要求其到医疗机构进行检查，比较典型的情况就是妊娠4周内的妇女进行X线项目的检查。

第三节　受检者的知情权与体检医疗机构的告知义务和受检者的选择权

把知情权和自由选择权放到一起讨论，是因为目前相当一部分学者认为，真正实现受检者（患者）的自由选择权，前提就是必须充分尊重受检者的知情权，而告知不足又恰恰是目前司法实践中认定体检医疗机构存在侵权责任的主要原因。通常情况下，体检医疗机构的告知义务源于受检者的知情权，所以某种意义上这两者是同一个内容，即受检者有权利知道的就是体检医疗机构有义务告知的。受检者的知情权根据相关法律规定基本认为包括以下几个方面。

第一，对体检项目价格的知情，这个价格包含单一项目的价格和一个系列检查的总共价格，又或者很多体检医疗机构称之为"套餐"的价格。

第二，对检查项目的临床价值和临床意义的知情，它包括：阴性或者阳性发现的临床价值即阳性率和准确性，必要时需要说明相对应的假阳性率和假阴性率，因为叙述不同，理解会很不一样；同时需要说明与该项目相关的可能提高诊断意义的组合推荐，可以替代的项目，项目的价格或者费用。

第三，检查项目的注意事项或者对受检者的要求，有没有禁忌证和潜在的危险。

第四，当体检医疗机构存在某项检查或者检验委托第三方服务时，应该将服务供应商的情况告知受检者。

第五，如果进行了检查，体检医疗机构就有义务告知受检者检查的结果，检查结果的临床意义和临床价值；就是说这种结果都有哪些可能，会有可能是什么情况，这个受检者最有可能的情况是什么。针对这种检查结果，受检者有哪些可以应对的选择，选择的利与弊是什么。

对于究竟采取何种告知形式，是否书面及进行签署文件或对沟通过程进行音频视频采集，则应由体检医疗机构根据情况自行决定。对于受检者知情选择权的侵害，通常是因为医师出于自身专业的特点和职业习惯，将一些不确定性有意无意地过滤掉，仅选择性地告知最有可能的情况并且直接替代受检者作出需要应对的决定，一旦判断出现偏差，则受检者会认为合法权益受到侵害。因此，在相当一部分学者认为，医师无权也不应该人为地过滤掉那些客观存在的不确定性的信息，而是应该将这些不确定性如实地告知受检者，所以，由于告知不足导致的受检者损害或者受检者决定失误造成的损害，应该由体检医疗机构负责并承担赔偿责任。

重要异常发现是一类在体检行业存在的特殊情况，它与临床检验规定的"危机值"相似，但有很多不同。重要异常发现的告知，之所以复杂的原因就是判断标准在原则上很容易划分，在实际操作中，由于存在很大的不确定性，所以，不能划定统一标准。造成这种局面的主要原因就是医疗本身特有的巨大不确定性，即使高度疑似或者近似确认的阳性体征，很多时候再进一步检查或观察之后也会被否定。因而在实际工作者中存在的情况是：相当一部分当时认为属于重要异常发现的情况，后来可能被确认没有价值，而也有一部分"非重要异常"的阳性发现，随着疾病的进展，有可能在回顾性的观察时成为重大疾病的线索。

自由选择权，是在受检者清楚知道了医疗机构告知的内容之后，自行决定采取何种应对方案的权利。临床医师要特别注意，不要替代受检者做出选择，而应该尊重由受检者自行作出的决定，医师的职责除了告知，就是在必要时留下受检者同意或者拒绝检查的证据。

第四节　受检者的隐私权

隐私权目前在国内并无明确的规定，一般都会套用公民个人信息的概念，其客体包括私人信息、私人活动（一切个人的与公共利益无关的活动）和私人领域（隐私部位、个人居所、书包口袋等），包括患者病情和检查结果。基本权利包括隐私隐瞒权、隐私利用权、隐私维护权、隐私支配权，任何通过披露等方式使之公开或者利用都构成侵害。这个定义可以理解为任何法律规定受到保护的隐私，都不能随意披露。有人认为所谓公开是公之于众，而仅仅告诉个别人不属于公开，这个理解有误差，所谓公开实际上就是指的使之在受检者同意知晓范围以外的人知道，可能是一个人，也可能是一批人。

概念中提到的公民个人信息，来源于2017年6月1日起施行的法释〔2017〕10号《最高人民法院、最高人民检察院关于办理侵犯公民个人信息刑事案件适用法律若干问题的解释》第一条规定："刑法第二百五十三条之一规定的'公民个人信息'，是指以电子或者其他方式记录的能够单独或者与其他信息结合识别特定自然人身份或者反映特定自然人活动情况的各种信息，包括姓名、身份证件号码、通信通讯联系方式、住址、账号密码、财产状况、行踪轨迹等。"第三条规定："向特定人提供公民个人信息，以及通过信息网络或者其他途径发布公民个人信息的，应当认定为刑法第二百五十三条之一规定的'提供公民个人信息'"。

由于个体的文化和认知的差异，每个人对于隐私权的理解并不完全相同，对于其是否受侵害的理解也不相同。体检过程中对于受检者私人领域的保护问题和争议都在逐年上升。

第五节　体检医疗机构的紧急救治义务

体检医疗机构的紧急救治义务在现实中比较特殊，主要因为我们实际工作中体检医疗机构的设置现状。目前的体检医疗机构大致可分为以下三种。

第一类普遍见于大中型医院，开展体检业务的科室仅仅是医院的一个部门或是医院工作的一部分。这类机构虽然自身不具备进行紧急救治的条件，但是其所属的医疗机构不仅都具备急诊急救条件和设施，而且与体检科室的空间距离很近，因此紧急救治义务在这类体检医疗机构不是问题。要注意的是及时地请相关科室会诊，将患者转入负责进行急救的科室救治。

第二类是独立开展体检业务的医疗机构。虽然证照上看属于医疗机构，但无论是其硬件设置还是人员配置，都不具备进行急诊急救能力或能力比较有限，仅能提供体检服务，基本不进行任何治疗。这类体检医疗机构公立、私立都有，但以私立占绝大多数。这类体检医疗机构的急救义务是根据有关首诊负责制的规定，其与患者之间存在强制缔约义务，必须对患者进行急救。通常这类医疗机构应该对急救进行必要的培训，并设置应急预案，以便一旦发生紧急情况工作人员有章可循，能够及时地识别真正的紧急情况，迅速地开展力所能及的急救并在必要时能够将患者转入有治疗条件的医疗机构。

第三类是其证照限制为"仅限体检"，此类情况几乎均为私立体检医疗机构，由于其行政许可范围不包含任何医疗项目，因此，大部分专家理解该类机构受到行政许可的限制，无法实现对患者的强制缔约义务，其急救范围仅限于规定的院前急救范围。

无论哪种体检医疗机构，对于体检医疗机构的院前急救培训都是必要的和最基本的，也应该是必须做到的。而由于主检医师往往是一家体检医疗机构里面资历最高、临床经验最丰富的医师，这类急救往往都需要主检医师主导，所以主检医师应该对此特别注意。

第六节　合同约定的义务

体检医疗机构除了基于受检者人身权利而产生的义务之外，就是根据体检合同约定的权利和义务。

在合同的履行过程中最有可能受到的抵触大多来源于临床医疗技术人员，特别是主检医师，因此应该提醒主检医师注意无论是讲座咨询还是分析报告，只要这些义务没有违反相关法律规定，那么就应该按照合同履行，至于这个合同是否合理则是另外应该讨论的问题，完全不影响义务的履行，否则就需要承担违约责任。

目前有一种倾向于将随访作为约定义务的趋势，如果约定了这个义务，那么对于重要的、可能会需要医疗干预的阳性发现，医疗机构就有义务进行随访告知。由于体检医疗行为的不确定性很大，某种程度上远远高于临床医疗，所以不建议将随访作为合同约定义务向受检者或者参检单位做出承诺，这一点需要主检医师向所在机构的负责人进行说明。

第二十八章　主检医师在体检医疗机构履约中的地位与作用

第一节　主检医师的注意义务

履约中对受检者尽到应有的注意义务，是体检医疗机构最主要的法定义务之一。除了检线的医务人员要对受检者尽到注意义务，使检查的精确度达到当时医疗技术水平之外，主检医师在体检医疗机构的注意义务的执行上，有着相当重要的作用。检线医务人员提供的检查结果信息要准确和达到相应的技术水平，因为主检医师是无法进行合理范围内的技术判断的。如一个成年人的身高，如果是110cm，主检医师可以怀疑其数值是否合理，但是如果实际受检者是175cm而检测结果是165cm，这10cm的误差主检医师是无法判断其准确性是否合理的。同样，如果一个检线的医务人员没有发现应该发现的肿瘤，主检医师是发现不了这个错误的，所以，主检医师的审核是受到工作流程限制的逻辑判断性审核，不是对检线医务人员工作质量的全面审核。

从整个体检的工作流程看，主检医师是以合同约定的体检项目作为体检判断的基本范围，以检线医务人员的检查结果和初步判断为基本依据，做出最终结果判定的。很大程度上主检医师应该是体检过程的监督者和体检报告的主导者，部分相当于临床首诊医师的位置和作用。主检医师能够在工作中发现检线医务人员由于各种原因导致的逻辑性错误，如外科医师描述的右侧乳腺包块，而超声扫描被描述到左侧。因此，主检医师是体检结果不出现逻辑性错误的保障，也是杜绝这些错误的最重要也是最后的屏障。

与临床医师不同的是由于体检流程是个完全开放的单向流程，因此检线医务人员的自主判断无法得到有效的验证和进一步的确认，唯一对于整个体检结果进行验证和审核的就只有主检医师。因此从整个体检工作流程的角度看，主检医师是唯一能够掌握全部检查结果的岗位。虽然主检医师的审核也受到开放的单向工作流程的很大限制，但这个岗位仍旧是体检医疗机构里能够得到复核和综合信息的岗位。因此，体检工作质量的高低，很大程度上与主检岗位的工作质量密不可分，主检虽然不是一个能够杜绝错误的岗位，但却可以有效降低差错的发生率。

在体检实践中，计算机体检管理系统已经得到了广泛应用，为了规避风险，计算机系统会设置默认的提示和建议意见。这些默认的提示和建议，大多经过专家反复论证和确认，就单一的阳性发现或者异常来讲，可以说足够专业和严谨，由此也导致了很多主检医师对于系统的过分依赖和出现向系统推卸责任的情况。然而迄今为止计算机不能代替医师进行诊断治疗的主要原因，是很多疾病和患者的情况十分复杂，单一的情况再严谨，一旦落实到某一个受检者身上发生，再经过与各种情况的组合之后，就可能出现各种问题。

主检医师的注意义务，很大程度上可以总结为对于体检发现的问题该不该进行提示的判断。从而使体检医疗机构出具的体检报告符合医学诊疗常规，既不放过重要的有意义的发现，又不使受检者受到不必要的困扰。因此，有专家认为主检医师的诊断水平更确切地说也许应该叫做临床判断能力，是体检医疗机构在履约过程中控制质量的最重要的一个环节。

第二节　主检医师的告知义务

对受检者的告知是体检医疗机构另一个最主要的法定义务，在体检后，主要是基于注意义务的，因为只有发现了该发现的，才会有基于发现的告知。它的履行，无论是对受检者个人还是对参与单位，很大一部分内容都是由主检医师做出的，因此主检医师是对于体检医疗机构的告知义务的履行中不可或缺的岗位。主检医师对告知义务的理解和对受检者知情权的认知，直接关系到体检医疗机构的告知是否能够达到法律和行业规范的要求，能够有效降低体检医疗机构的运营风险和提高工作质量。

通常情况下，体检医疗机构对于受检者的告知分为两种。一种是书面告知，形式主要表现为体检报告。这种告知形式，是完全依赖主检医师完成的，是最正式的告知形式，也是最主要的告知形式。其他的形式都是辅助的，是以体检报告为基础的。而且体检报告在相关法律规定里面已经明确是比照病历管理。另一种是口头讲解或咨询中回答问题，这种形式由于各个体检医疗机构的执行流程不同，可能由主检医师完成，也有可能由其他医师完成。

由于作为书面告知文件的体检报告篇幅有限，体检结果在工作流程中经由计算机管理系统进行模板化录入等原因，导致的体检结论或建议中可能有潜在的矛盾冲突。因而要求主检医师不仅要决定对哪些体检阳性发现进行提示或者解释，还要进一步确定提示或者解释的方式和内容。做出来的告知不仅要准确、全面、简练，还要兼顾不能自相矛盾，同时要注意让大多数受检者能够看懂。这对于主检医师的专业技术水平和沟通能力的要求很高，作为报告制作和审定人的主检医师不仅要有足够的专业技术知识，能够准确理解检线医务人员的记录和描述，同时还必须具备一定的科普能力和熟知自己应尽法定告知义务的内容和标准。

告知的时效性目前并没有一个法定的时间要求。理论上说不应该延误受检者对体检发现的疾病线索的诊断和治疗，或者至少不能因为告知的延时给受检者的健康造成损害。

第三节　主检医师的受检者隐私保护义务

主检医师的隐私保护义务主要是在保护其私人信息和检查结果不被非法披露。通常情况下主检医师应该是所有医疗护理团队中，具有最高信息知晓权限的岗位，因此，必须具有足够的保护意识。这一点对于主检医师来说十分重要，不要由于主检医师个人理解的原因使受检者的私人信息被披露。

需要提醒的是，并不是仅仅在报纸、杂志和网络上公布是披露。将受检者的公民信息告诉任何其他人，即使这个人是受检者的领导或者朋友，这种行为也是披露。因此，通常主检医师应该建立这种受检者私人信息披露的授权意识，不可以随意告诉他人或请其代为转达一些体检的结果。任何人要知道主检医师在工作中接触的受检者信息，都必须持有该受检者本人的授权。没有获得受检者的书面允许，主检医师也不能将需要告知受检者的信息告诉其他人，由其代为转达体检结果。如果受检者身故或者丧失民事行为能力，其监护人或近亲属才具备授权资格，否则就必须要求受检者本人授权。

第二十九章　体检医疗工作中的自身特点与所处的环境

第一节　体检医疗机构医疗行为的特点

通常情况下，医院门诊的就诊过程情况基本是如图63所示。

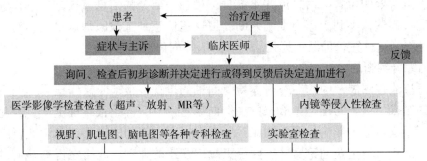

图63　医院门诊就诊过程图

　　一般在这个循环中，医师不仅能够得到"主诉"和症状的提示，还能够亲自根据需要检查患者、根据自己的判断来开具检查，再用检查结果来验证自己的判断并对患者给予治疗。当自己的判断出现问题时，无论是检查结果不支持自己的判断还是治疗效果不理想，医师还可以通过增补新的检查进行验证和进一步追加证据。这一切都是因为患者与受检者不同，他们有就诊动力，会不停地对医师的工作进行反馈，这个就诊动力就是为了消除"症状"。因此在临床工作中，整个的诊疗过程基本是一个闭环，只要症状没有被消除，患者就会不断就诊，不断来寻求医疗帮助。医师也就能不断修正自己的判断，不断追加检查及治疗，直至症状消除。

　　而我们通常看到的体检工作流程，与门诊就诊患者的流程很不相同，它并非是由一个闭环所构成，在大多数情况下，它是一个开放的单向通路。在这个通路上，主检医师大多见不到受检者，也不会亲自对受检者进行检查和诊疗，只是根据检线医务人员的检查结果进行综合的判断，然后得出相应的结论，给出健康建议。而一旦得到体检报告，受检者基本在第二次体检之前，就不会再来医疗机构与检线医务人员或主检医师交流（图64）。

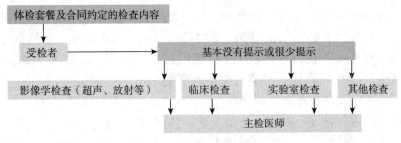

图64　体检工作流程图

所以，医师到了体检医疗机构以后，最强烈的感觉就是失去了主诉的提示，病史即使有所提供也相对简单。体检医师主要靠自己的物理检查，这个检查虽然也许能够得到其他科室的验证，但是检查医师自己却是看不到的，他只能把自己的结果进行录入。这个录入过程如果受到时间的催促，就有可能出现检线的医务人员，略去在其所掌握的资料条件下认为不重要的东西，而实际上这个被省略掉没有录入的东西，一旦与其他科室的结果配合却是会变成有意义的线索。

主检医师负责综合各个科室的资料进行判断，却没有实际检查患者，造成实际承担诊断层面主要工作的主检医师位置相对被动，而体检的现有工作流程是以方便受检者为前提的，但对于医师的判断不仅显然不利并且很难设置必要的校正机制。从这个意义上说，检线的医务人员所处的位置、信息流并不充分，相当一部分的信息流被割裂了，他们得到的信息相对比较零散，不利于作出准确判断。但这些信息到主检医师这里就相对完备了（说相对完备是因为这种完备仍旧远远无法与临床医师的信息主动性相比），所以主检医师是最有利于作出综合判断的。

无法通过流程图展示的，还有对体检时间轴的检视，很多时候体检看到的只是一个时间断面上的结果。这个结果是怎么来的、会向哪里发展，都是很难确定的。因此健康体检的判断受到不确定性的影响，要比临床医师要大得多。就如同麻省理工学院折中数学家兼气象学家爱德华·洛伦茨的论文《巴西一只蝴蝶翅膀的煽动，能否在得克萨斯掀起一场龙卷风？》。我们在体检中看到的是几乎所有的"蝴蝶"都在"煽动翅膀"，但我们却很难知道谁会掀起风暴。例如放射科医师经常遇到的，在体检常用的胸部 DR 平片中判断一个小的高密度影，就会很纠结，不报可能漏掉恶性肿瘤的线索，但报出来的话，更大的可能性是对绝大多数受检者而言，进一步检查的结果是没有什么临床意义。

缺乏有效的监督机制也使得体检的真实质量变得难以验证，在一般的临床工作中，可以通过三级查房制度、三次门诊不确诊转专家门诊这类制度来管控质量。这在一般医疗行为中是行之有效的质量监督流程，但在体检工作中却是基本行不通的。因为受检者不是患者，他们没有症状驱动的就诊动力，除非索赔或者投诉，一般的受检者在两次体检之间是不会来体检机构的，所以医师在体检的时候是如何做的，只有受检者知道；做得质量如何，只有检线医务人员自己知道。在体检医疗机构中，我们受检者的体检既是第一次门诊，也是最后一次门诊；我们的检线医务人员既是住院大夫，也是自己的主任医师。

第二节　全新的媒体环境

自媒体是普通大众经由互联网平台进行的一种普通大众提供与分享他们本身的经历和感受的形式，比较有代表性的就是博客、微博和微信。自媒体最根本的特点是平民化、个性化、门槛低。在所有提供自媒体的 APP 或者网站上，用户只需要通过简单的注册申请，就可以创建属于自己的"媒体"。网络自媒体的数量庞大，网络的隐匿性给了网民"随心所欲"的空间，使人们从"旁观者"转变成为"当事人"，人人都可以在自己的"媒体"上表达自己的观点。自媒体的交互性强、传播迅速：任何时间、任何地点，自媒体拥有者都可以通过自己的媒体发布信息。自媒体能够迅速地将信息传播到受众中，受众也可以迅速地对信息传播的效果进行反馈。

自媒体有别于由专业媒体机构主导的信息传播，它是由普通大众主导的信息传播活动，由传统的"点到面"的传播，转化为"点到点"的一种对等的传播概念。新型自媒体特有的即时性和感染性传播特点，使得其影响力之大、作用之强是传统媒体难以比拟的。现代自媒体的发布者有很多是经过身份认证的个人，所以其发布内容的真实性在理论上大幅度提高，事实上也正是因为这个原因，一旦有人在自媒体上发布片面的信息，其感染性极高，影响范围也极大。同时自媒体不仅用于浏览，而且大多进行转载，因此一旦某一条来自自媒体的信息被大量转载而引发网络围观，则即使首次发布者进行修改或删除已经对传播出去的信息影响有限了。而网络围观现象则是自媒体发布者的个人观察角度和个人情绪的放大器，通常围观者都是基于善意的支持、同情和愤慨，而无法真正地去判断事件的全面性和真实性。

体检报告登上自媒体的发布内容早已不是新闻，而且体检报告也是最有说服力的图文证据，所以才不仅作为证据经常出现在法庭，而且也屡屡见诸自媒体叙述的医疗侵权争议。因此一份经得住推敲、能够对公众说得清楚的体检报告，对于维护体检医疗机构的公信力，有着重要的作用。

第三节　全新的知识环境

在以往的世界里，医学知识都是在教科书上，以系统的方式，由专业人员一步一步地教授给具备相当基础的医学生。然而，现代社会，知识正变得越来越透明，但在透明的同时，却也越来越变得"碎片化"。这种新的知识普及类型，给我们的主检医师带来了新的挑战。

几百年来，传统医学都以医师为中心，那个时候没有任何人会怀疑医师的知识、怀疑他的判断是否正确，患者对于医师是信任的。这种信任主要源于医学知识的匮乏，患者即使怀疑眼前的医师，他也要从另外一个医师那里获得相应的知识来支持他的怀疑。

但是现在的情况开始变得不同，只要打开浏览器的搜索引擎，输入要检索的问题，就可以得到成千上万的各种各样的信息。这些知识类的信息有很多是准确的，但也有很多是相对比较片面的，但一般人是无法对它们进行辨别的。更关键的是，很多人往往更愿意相信自己喜欢的内容，因此这就在很大程度上提供了患者怀疑医师的依据。社交平台的发展和自媒体的普及，在更大程度上推动了这种形势的发展，"病友群"的存在，使得具备相同诊断和类似病情的人凑到了一起，他们根据自己的经验讨论用药，评价医师。

现在不仅仅是体检，在整个的临床诊疗中，几乎每一个患者都会怀疑并根据自己的臆想猜测医师的诊断，甚至连那些被医师通过艰苦努力救活的人也会这么做。很多病人已经习惯于上网搜索自己的病情，向与自己诊断相同或者症状类似的人寻求"经验"，并且有时候倾向于相信那些无法确定真假的信息。

这种知识环境的正向作用很明显，它们使得医师更加审慎地作出判断和结论，同时也要求医师更加关注患者的情况和疾病的动态。因为这种知识环境造成了一种来自患者的"监督"，这种监督有时候是有益的，它提高了医疗的安全性和可靠性，在增加了医师与患者之间交流的同时，也增进了医师之间的交流和互动。但同时，它的负面作用更加明显，它使得医师与患者之间正在逐步失去信任，取而代之的是防范心理。

在这种全新的知识环境中，就要求我们的主检医师在编制和书写体检报告时，必须时刻牢记得我们所有写的和说的都能经得住这些"掌握着网络新知识"的公众的审视和推敲。有些时候，我们不仅要符合诊疗规范，可能还要对存在的学术之争、不确定性都加以必要的说明。

第三十章　体检医疗工作中的风险与错误和医疗侵权争议

第一节　风险概述

风险是指某一特定危险情况发生的可能性和后果的组合。通俗地讲，风险就是发生不幸事件的概率，是指一个事件产生我们所不希望的后果的可能性。

医疗风险不同于医疗错误，它虽然可能会被医务人员的错误所加大，但根本上不是由于医务人员的错误所导致，也不能因为其被患者和患者家属所理解而降低或消除。

第二节　来自判断的风险

虽然体检医疗机构的医师都是来源于医院，而且具备相当的工作经验和很长的工作年限，但是医院的工作模式和工作流程与体检医疗机构差异很大，会在很大程度上影响其专业技术水平的发挥。这就要求在专业背景上，经验和知识的覆盖面一定要适合体检"低水平广覆盖"式的诊疗工作的特点，正常与异常的认定能力要够用，对线索的价值判断必须要尽量准确。要保持知识更新，但这种知识更新必须要注意是业内的共识和社会的普及常识。由于很多时候体检医疗活动的最终评判会体现在临床诊疗医师的工作中，所以主检医师的知识更新要与临床工作同步，不能过于前卫或落后。

由于项目的选择原因导致主检医师在综合判断时，依据的资料零散和不充分，很可能造成主检医师误判，主检医师在作出判断时，应该充分意识到这个问题的不利影响，切忌将因为项目问题无法发现的情况，默认为正常的结果来处理。

医务人员的个人行为习惯和知识结构的差异，是医疗实践中难以避免的问题，在体检医疗机构依然存在而且更加明显。体检医疗机构主要的一线工作人员大多来源于不同的医院，以离退休专家为主，对同一疾病、同一阳性体征的理解不同，甚至差异很大。由此造成对疾病和阳性体征的判断标准不一致，描述方式和描述方法不一致，导致主检医师对于一线工作人员的描述理解不准确，而且由于通常情况下双方都意识不到这种不准确，因此很容易导致主检医师在对发现的判断上出现问题。虽然目前普遍应用的计算机系统，对于规范描述和结论起到了很大的作用。但是其同时带来了由于规范化过死而导致描述僵化，在某些特殊情况下不能准确表述医师真实含义的问题，从而在某些时候危害了主检医师判断的准确性。

计算机系统还存在一个特有的现象，当某些受检者的阳性发现很多时，会导致在一个计算机页面无法完全显示这些阳性发现，从而引起我们所谓的翻页效应。就是指"两个互相紧密关联并指向同一判断结果的阳性发现，由于被分别放置在两个页面上而没有被综合判断，或两个完全相反建议的结果由于被分别放置在两个页面没有被综合后修改的现象"。

这种现象已经普遍成为造成针对体检报告质量投诉的主要原因，因此以避免"翻页效应"导致错误，是使用计算机系统的主检医师必须关注的问题。

高强度、工作量高度集中的情况，在体检中心司空见惯。由于绝大多数的受检者都是正常人，因此经过无数次的麻痹后，医师对于受检者异常的敏感度会明显降低，这不仅仅是疲劳的结果，也是正常的心理反应，主检医师最常遇到的这类问题有两个。一个最多的问题就是一些在孤立的检线岗位上可能被忽略的疾病早期表现，到了主检阶段进行综合的时候会被其他检查结果证实，原本不清晰的阳性体征性质就变化了，而一旦检线岗位的医务人员忽略了这个阳性表现，则主检医师就很难了解到相关改变而做了误判。另一个问题就是由于项目设置的关系，有些项目检查结果导致的建议会截然相反，主检医师只有做到真正的综合判断才能避免矛盾的建议出现。所以，对于检查结果进行必要的综合和合理的判断，最后根据实际情况出具检查报告，是主检医师日常工作必须注意做到的。

体检报告中另一个比较常见的风险，就是对阳性发现做出过度的诊断。这个过度的含义就是超越了判断所需的基本资料，作出了超越理性判断范围的诊断。根据《健康体检管理暂行规定》的描述和定义，健康体检的诊疗行为目的是为了发现"疾病线索"和"健康隐患"，因此体检医疗机构没有法定义务必须进行诊断，能够发现疾病线索和健康隐患，就已经尽到法定义务了。主检医师要注意在书写体检报告进行书面告知的时候，其结论要充分考虑不确定性的存在，留有必要的余地。体检工作中部分检线医务人员，特别是放射科、超声科医师，他们一旦作出明确的诊断，主检医师是无法推翻的，这个诊断将会被直接引用给受检者，连同根据这个诊断给出的建议一起作为医疗文件进行记录。因此，检线医务人员必须保持足够的谨慎，不要进行不必要的过度诊断，除非经过审慎的考虑，仍旧认为诊断特别明确不可能被推翻。

总之，无论是检线医务人员还是主检医师，都必须根据自己能够得到的全部资料做出恰如其分的判断，提出符合诊疗规范的建议，才能够最大可能地避免体检医疗风险，提高体检报告的质量。

第三节　来自告知的风险

通常所说的告知，主要是指体检医疗机构对于受检者的告知，指的是主检医师在做出准确的判断后，通过体检报告，以书面的形式向受检者进行合理的告知。告知问题是体检医疗机构出现医疗侵权争议的主要原因之一。由于在实际工作中，主检医师并不是阳性体征的发现者，而是阳性体征的甄别者。需要具体到某一个人的某一个阳性体征是否应该被提示，提示到什么程度。这对于受检者来说至关重要，实际上也是体检医疗侵权争议的焦点，被业内外普遍认为是体检质量的标志性问题之一。因此把握好告知的尺度和范围，是主检医师管理风险最关键的问题之一。

主检医师最常见的问题就是告知不足，通常意义上的理解为：首先是对主检医师认为没有临床意义的现象没有告知，如果这一现象后来被证实有问题，就极有可能产生争议，这主要是由于判断失误造成的。其次是对于一些复查或进一步检查的结果的可能性没有告知，导致受检者在进一步检查阴性的时候无法理解，这是由于对受检者的法定权利了解不足造成的。

在主检医师告知义务的履行中，最普遍的问题是以专业人员的角度看待问题，认为一些东西属于常识。但事实上对于很多资讯，包括对资讯的甄别能力，专业技术人员与普通人差距极大，因此专业技术人员的所谓常识，实际上并不为公众所知。所以是否尽到告知义务，在进行实际判定的时候是以公众的认知能力为标准的，而不是业内人士的认知能力。这需要主检医师时时提醒自己，我们所面对的不是专业技术人员，而是普通受检者，主检医师应该使用他们能够理解的语言进行交流，必须尽到社会公认水平的告知义务。

由于每位受检者的问题差异性很大，因此在这个人身上合适的告知内容在另一个人身上可能就会有问题，这就需要主检医师时时保持注意，根据不同情况做合适的告知。实际工作中，这一差异往往被计算机系统的标准化所淡化或者抹杀，这就要求主检医师必须正确对待系统，因为承担诊疗责任和义务的是主检医师而不是计算机管理系统。计算机系统仍旧只是诊疗行为的辅助，人依旧是诊疗行为的主体，承担着全部诊疗结果的法律责任。基于上述理由，当主检医师认为系统描述或结论建议不能准确表达自己的意见的时候，就应该修改其内容，以期达到准确。

不当建议有时候也会成为受检者进行投诉或者引发争议的焦点。我们提供给受检者的建议一定要注意客观，绝对不能脱离我们已经有的判断和能力。对于阳性发现，只要告诉受检者需要进一步检查就可以，至于具体需要什么进一步检查，是不建议书面说明的。同样对于需要治疗的情况，只要提示受检者需要诊治即可，具体是不是需要治疗、需要什么样的治疗，就不要在体检报告上说明了。因为这些都是由医院的大夫来定的，由于教育背景、工作经验和习惯的不同，医院的医师未必与主检医师的意见一致，因此以上这些内容，在体检报告的建议里面最好不要涉及。

第四节　公民个人信息引发的风险

通常情况下，无论是在理论上如何界定隐私权的范围，个人体格检查结果肯定是包括在隐私范围之内的，因此关于隐私权的纠纷在体检医疗机构也主要集中在体检结果上。

受检者公民个人信息和隐私所引发的风险，在体检医疗机构相对比较复杂，因为与到医院就诊的纯个人行为不同，体检所涉及的除了受检者之外还可能有受检者所在的单位参与其中。体检行业的最大特点是有超过三分之二的受检者，是被所在单位组织参加体检的，因此在这种情况下体检医疗服务的合同主体实际上并不是受检者本人。

参检单位的权利，大多来源于合同的约定，最常见的问题就是参检单位的合同约定要求大多为对团队健康状况的分析，而并不乏要求所有阳性体征明细的，当然，只要有受检者授权，参检单位应该是可以看到这类文件和数据的。主检医师在团队体检结果分析报告、咨询举例时，必须时刻记得在工作中接触的所有受检者个人信息都是有义务保密的，除非获得了受检者明确授权，否则是不能向任何人、以任何方式进行披露的。如果认定公民个人信息受到侵害，不仅会追究医疗机构法人和主要负责人的责任，同样也会追究披露者的责任，因此主检医师应该特别谨慎地对待这个问题。

第五节　体检医疗行为中的防错

只要是系统在运行，无论是人还是组织或者机器设备，错误都是一定会发生的。在医疗工作中，错误定义通常是指由于各种原因导致的医疗机构或其医务人员未能遵守相应的法律、法规、国家和卫生行业标准、诊疗规范所导致的，触及或者尚未触及患者，引起或者尚未引起患者实际损失的错误行为。

医疗工作中的错误分为四类，如下图所示：

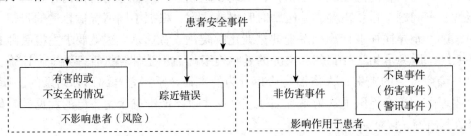

第一大类是不影响患者的风险情况，包括有害的或者不安全的情况和踪近错误。有害的或者不安全的情况，指的是这种情况对患者是有害的或者不安全的，但是由于影响没有作用到患者，因此没有发生损害后果。例如在医院的某些设施不符合标准和规定，防火楼梯过陡或者防火门锁闭，但因为并没有发生火灾也没有患者来到那里。又例如科室内有些一次性物品过期被发现，却没有单独存放，很容易被医师在忙碌的时候用错，单是医务人员并没有真的用错。踪近错误是一旦触及患者必将造成损害，但却被中间的防错机制阻断的情况。例如已经妊娠的女性，前台没有要求其确认末次月经，而错误的进入放射科准备进行盆腔CT扫描，在扫描前被技师发现而没有接受照射的情况；又如药房发错药物，在患者服药前被护士发现而制止的情况。

第二大类是影响作用于患者的错误，即错误已经发生，而且这个错误触及到患者，包括非伤害事件和不良事件。非伤害事件指的是错误发生而且触及患者，但没有造成损害。例如在静脉穿刺前没有进行卫生手清洁，但却并没有引起交叉感染的状况；又如由于警告标示不清楚，导致访客误入传染病区，但没有引起访客感染的情况。不良事件指的是非预期死亡（包括但不限于与疾病发展过程无关的死亡、足月产婴儿死亡、自杀），与疾病自然过程无关的主要功能永久性丧失；操作错误和患者错误手术；血液或者血液制品或移植受污染器官或组织而造成感染慢性或致命性的疾病或症状；婴儿诱拐或把婴儿交给错误的父母；职场暴力谋杀或袭击患者、员工、来访者等等。不良事件在体检医疗机构是各种原因导致的诊治延误，引起的损害扩大。

发生错误的原因也有很多，对于主检医师主要是：IT原因，医疗信息技术的界面和操作性（人机交互）；信息的准确性与可用性与容易辨识的程度。过程/任务因素，是否有足够的时间；无心之过（偶发的事件、极易出现偏差、忽略本应该注意的问题等），疲劳，沟通过程中其他因素干扰导致的注意力不集中，未能关注患者理解能力，信息的可用性与误读等。患者因素：理解障碍（文化、语言、知识背景），对于医疗决策的缺乏参与或者有的医师有意无意地排除患者参与。

　　不确定性不是错误，至少目前在医疗上不要试图杜绝不确定性。所谓不确定性是指事先不能准确地知道某个决策所导致的或某个事件的最后结果，另一种说法是只要一个决策所导致的或一件事的结果可能不止一种，就会产生不确定性，而这在医疗上是十分常见的。存在不确定性不是医师的错误，但忽略不确定性或者没有告诉患者不确定性则是医师的错误，它可以避免。对不确定性有足够的敬畏和认知，充分加以考虑和明确向患者告知并确定其正确理解就足够了。

　　主检医师在向上级和检线医务人员提出防错建议时，必须注意这些问题：首先，防错的措施要注意不能大幅度地降低工作效率，否则会被经营管理者排斥。因为对工作效率的大幅度降低一般来说是防错措施的通病。其次，需要注意防错的措施不能太繁琐，防错的步骤必须简单和便于执行。第三，一定不能是太多层次、太多人员参与同一个防错的措施，因为心理上的责任分担会导致的刺激程度降低，引起互相依赖导致的懒政和不作为，这种防错措施的弊病是一个人出错后面的所有人都会跟着出错。

　　主检医师岗位会经常与检线医务人员、汇总与辅助人员发生交互和对错误进行修正，一个未被修正而仅仅是阻断的错误，迟早会引发争议。因此，主检医师需要找到自己遇到的错误的原因，需要制定切实可行的防错机制，工作出现新问题是正常的，但同一种错误重复是不正常的，是工作人员未能履职的表现。

第六节　如何对待体检中的医疗侵权争议

　　医疗侵权争议是医疗机构对患者的承诺、患者自身的经历或知识以及患者周边人群对患者的影响等因素所导致的，患者或患者家属对诊疗效果的预期与实际医疗技术水平所导致的结果或由于医疗错误所导致的结果之间的差异。医疗侵权争议是可以通过降低和减少医疗错误，如实告知患者、解答相关问题、科学知识普及等办法有效减少的。

　　主检医师对于任何投诉和争议都必须引起足够的重视，这个重视不仅仅是安抚受检者，可能这并不需要主检医师亲自去做。主检医师需要关注分析关于主检工作投诉形成的过程、找到引起投诉的原因，避免错误的再次发生。

　　主检医师通常收到投诉的原因主要是因为体检报告的准确性和歧义与误读，准确性问题大多来源于检线医务人员，但歧义和误读的主要原因是主检医师自身。因此在编制和书写体检报告时，主检医师必须遵循病历书写规范的要求，对结果进行认真审核。要了解媒体和知识环境，目的是防止体检报告上的内容被误读，当出现可能被误读的情况或者在被投诉后发现这种误读是可能存在的时候，就必须对报告的表述方式进行完善和改进。有些误读是蓄意的，是不需要理会的个别现象，但更多的是源于专业人士与公众的知识差异，是需要对表述方式进行改进的。根本上，风险的本质就是心理预期与实际情况之间的差异，差异越大，风险也就越大。

第三十一章　主检医师实务

第一节　与检线医务人员的沟通和相互了解

由于在实际的体检工作中，往往作为最终报告的出具者和最后判断的做出者，主检医师通常在大多数情况下是看不到受检者的。作出体检报告中，各种判断需要的所有资料，都是检线中的各科室医师、护士和技术人员为主检医师提供的。因此，要确认自己手里的材料是否可靠，主检医师就必须对于体检工作流程、检线医务人员的专业技术水平和各科室专业特点有足够的了解和理解，因为这会直接影响到主检医师的判断，关系到体检报告的质量。

沟通有效性对双方最基本的要求是：检线医务人员应该注意让自己的话能够被主检医师准确理解；同时主检医师也要注意准确地理解检线医务人员描述和结论的真实含义，这在体检报告的制作中很重要。一般情况下检线的医务人员与主检医师的主要沟通形式都是书面的，这其中影响沟通效果的原因很多，包括了人员的流动性、字数与计算机版面的限制、检线医务人员的个人工作习惯和学术观点，特别是工作量等等，要做到精准无误确实难度很大。这也就要求主检医师对于自己所在单位的检线医务人员的描述习惯要很熟悉，甚至对医护的专业技术水平也要有一定的了解才行。

虽然由于计算机系统的普及，在一定程度上规范了对于阳性和重要阴性发现的描述、结论、建议的各种术语一致性。但并不代表这些统一一致的范本或者模板能够被检线的医务人员和主检医师以相同的含义准确地理解。同时如果为了追求描述特别是结论的精准，模板内就需要大量相似或者近似的选项，而选项越多，工作效率会降低，有些情况下，特别是工作量大、受检者多的时候，检线医师为了方便，可能就选择近似内容而不是准确内容进行记录。而如果为了查找方便，减少相应的描述、建议和结论，那么它的精确性就会变差。上述这两种情况，都会在不同程度上造成实际出现在主检医师眼前的描述，可能并不是检线医务人员的真实想法。有时候，一个乳腺包块，检线医务人员在做出结论时可能有很多情况，如高度怀疑恶性、倾向于恶性、需要进一步检查确认、倾向于良性、基本确认为良性等等，这需要检线医师与主检医师都不仅能进行有效的甚至是默契的沟通，而且还要熟练准确地使用记录系统才行。只有主检医师准确而且完全地了解了检线医护人员的水平和真实想法，体检报告的质量才有可能保证。

因此主检工作并不仅仅是了解检线的医务人员，同时还需要了解主检医师所使用的系统，了解所在单位的检线医务人员是如何使用系统的。熟悉检线医务人员在特定的系统环境里会如何传递文字信息，这些文字信息的真实含义是什么。只有能够熟悉了这一切，才能保证主检医师与检线医务人员沟通的准确性和可靠性。这种准确性有时候依赖于训练，更多的需要互相的了解和默契。

要降低由于沟通不准确引起的风险，还必须建立有效的沟通反馈机制，就是主检医师能意识到问题，不会毫无知觉地误读检线医务人员传递的文字信息。而且在意识到问题之后，能够及时将问题反馈给检线医务人员，并得到准确的回馈。并且通过沟通反馈，使得沟通中容易被误读的信息逐渐减少，这个机制是保障体检报告基本准确性的基础。

第二节　判断与综合

与普通的医师对疾病作出诊断的程序和情况不同，体检医师实际上是在寻找健康隐患和疾病线索，大多数检查结果缺乏短期跟踪和验证及复查，医师所作出的判断的不确定性很大。再加之在很多体检医疗机构的主检医师判断条件中，病史很不完全甚至完全缺失，又造成提示的严重不足。这两种因素的综合作用，导致不仅对于主检医师的综合判断能力要求非常强，同时还要求主检医师能够充分地认识到自己在判断过程中受到的不确定性的影响，并把它准确地告知受检者。

由于体检套餐内容的设定，有些检查项目分属不同的检查科室，但是其检查结果可能指向同一个疾病或者状态，而其检查结果由于检查的方法、内容和判断标准的不同，有可能互相佐证，也有可能互相矛盾，因此需要主检医师在制作体检报告的时候对检查结果进行综合，然后对受检者提出合理和最靠近事实的提示。乳腺肿块是最多检查集中的地方：外科的触诊、超声、钼靶、MRI和实验室的肿瘤标记物、性激素等等。尽可能准确地判断一个肿块的性质，需要综合多个检查结果进行思考，同时还要详细地询问病史才行。

有些情况在单一的检线科室看来并不是重要问题，但是综合的时候却发现很可能是很重要的问题，这种情况往往会导致主检医师出现失误。例如，一例右侧乳腺癌术后三年的患者，该患者在进行胸片检查时，放射科提示"右侧胸膜增厚、粘连、右侧肋膈角变钝。"给出的结论是"胸膜炎后改变"并未提出治疗或观察的建议；而外科医师则发现了手术切口，追问到乳腺癌手术史，但切口愈合良好，所以外科只是记录了病史，也没有建议复查或进一步检查。这个受检者到了主检这里，主检医师将这两个科室的发现孤立地作为两个问题进行了处理，所以直到六个月后患者发生胸闷，就诊发现右侧胸水，才回溯发现当时为乳腺癌胸膜转移。这个案例中虽然有我们上一节提到的检线医务人员使用结论的准确性问题，但同时也存在主检医师的警惕性不够高，没有进行必要的综合思考的情况。因此，强调主检医师对于同一个部位的阳性发现、病史和重要的阴性发现，还是要进行综合的思考。

由于体检工作中不确定性要远远大于一般临床诊疗工作，因此主检医师工作中，盲目追求一元化有时候会引发错误。因此综合的思考并不是一元化解释，而是把现有资料基础上完全能够进行一元化的问题合理地进行一元化解释。对于存在不确定性或无法进行一元化解释的问题，不能机械地一元化。

第三节　主检医师与受检者的沟通

通常情况下主检医师与受检者沟通有两种最常见的方式，一种是书面的沟通，就是体检报告；另一种是口头的沟通，也就是咨询，当然有些体检医疗机构可能还设有线上的咨询或者将咨询的职能赋予了其他岗位的医师。体检报告作为受检者进行健康体检后的书面告知文件，比照门诊病历管理，具有法律效力，因此，主检医师在制作报告时必须按照医疗机构书写病历的要求进行，其保存和提供也必须遵守相关规定。

虽然体检报告比照门诊病历管理，但事实上，体检报告并不是门诊病历，因为有个读者群的问题，通常情况下毫无疑问的是，门诊病历一定是写给后面的复诊医师看的，所以医师在书写门诊病历的时候，基本不会考虑患者是否看得懂。然而体检报告在没有重大问题也没有争议的绝大多数情况下，阅读者就是受检者本人。这就使得主检医师在书写和编制体检报告的时候，既要确保符合病历书写规范的要求，又必须尽量让受检者能够看懂，还要同时防止被个别受检者有意无意地误读。

在给受检者的体检报告中，首先是必须保证描述的用语符合医疗常识和规范，对于不符合规范的用语，主检医师有义务要求检线医务人员进行修改，并保证修改后的描述符合实际情况。其次是保证所有检查项目没有空缺、没有遗漏，对于有项目而没有结果的检查项目应该联系检线医务人员进行核实；对于受检者拒检的，应该给予确认，对于已经检查而没有记录的必须根据实际情况进行补录，以保证体检报告的完整性。报告的准确性和可靠性不仅仅依赖于检线医务人员的发现，同时依赖于主检医师的判断。

与非医疗专业的人沟通，需要照顾对方的关注点与理解能力。沟通的时候必须要注意受检者的理解能力与关注点，这个是很有挑战性的问题。在主检医师与受检者的沟通中，不推荐由医师主动发起对受检者的病因解释，因为有时候事情的成因太过复杂，不确定性太大，主检医师可能无法预测和说明。但一旦由于种种原因，需要进行成因解释，医师则必须全面地进行解释和说明，包括所有的个别现象、可能和不确定性、理论冲突等等。

现行体检报告的制作过程大多由计算机系统来统一提供，描述阳性或重要的阴性发现、结论和基本的建议模板。通常其规范性和严谨性应该是有所保障的，但是相对通俗性较差，在某些时候会有些晦涩难懂。为了解决这个矛盾，推荐首先强调体检报告是医疗文件，是比照门诊病历管理的，所以它首先必须是严谨的、专业的医疗文书。其次可以尽量地使其通俗易懂，但是如果通俗易懂与严谨和规范相冲突的时候，应该牺牲其科普性和易懂性，转而通过口头的报告解读或者咨询来弥补。

随着录音录像技术的不断进步，体检结果或者报告的咨询也成为一个风险逐渐增高的领域。通常，主检医师在书写报告的时候，对于文字有足够的审慎，而对于口头的讲解，则相对比较放松。目前对于医师解读报告或者咨询进行片段的录音并非个别，从录制的内容看，大部分的医师在口头交流时的严谨程度确实远不如对待文字。主检医师要做到咨询和解读是基于报告，不能与报告冲突或者偏离报告的内容，任何对报告的解读都需要与报告保持一致。主检医师可以持有与报告意见不同的学术观点，但仅限于与写报告的医师进行交流，而不是在受检者面前来进行暴露。因为受检者大多数没有能力区分是学术之争还是对错之争，贬低医疗同行的行为，决不会抬高自己。与受检者说话必须把握一个基本尺度："能写到病历上的才能说"。违反了这个原则，说出去的话不是变成了攻击同行的武器，就是成了打击自己的利器。

第四节　体检报告的管理

与一般的门诊病历不同，体检报告的用途也同样是对我们的主检工作产生深刻影响的因素，一般来说体检报告的用途除了常规的健康体检之外，还包括了：入职、入学、职业健康监护、核保等等。有些体检有明确的标准及操作规范，如职业健康监护体检、公务员的入职体检、中高招生体检等等，相对界线清楚。而有些则没有标准和操作规范，很容易衍生出争议，争议最多的是一般的入职体检和核保体检，它们通常没有一个固定的操作规范，而且一个是关乎人的工作，另一个是关乎保费的高低。

这些报告之所以特殊，是因为这些报告除了受检者本身在读，还有一个第三方在读，这个第三方对于入职体检报告是单位的人力资源部，在保险公司是核保部门的医师，在职业健康监护是用人单位的负责人等等。与普通健康体检不同，这个第三方如何看待我们的体检报告，会直接关联到受检者的切身利益，因此我们的主检医师在书写这些特殊用途的体检报告时，必须关注到这个第三方的理解能力和看待问题的角度。同时在检查和询问病史的时候，应该要求检线的医务人员留取必要的证据。

对于核保的受检者，希望体检医疗机构尽量不要在保险公司规定的项目以外增加额外的项目。主检医师特别要注意不要就增加的项目的阳性结果做出诊断性结论，给出相对留有余地的结论则被认为是比较稳妥的做法。

主检医师必须把握不要未经授权而由自己的岗位直接向保险公司披露受检者任何个人信息。

体检报告的质控应该是在报告发放之前完成的，因为我们刚刚所说的问题，实际上只有受检者手中的体检报告，才是真正的没有争议的"门诊病历"。因此，如果真的要保证报告质量，这个体检报告的质控，应该在报告发出之前完成，对于质控人员认为不合理的、错误的修改，应该是在报告到达受检者手里之前，而不是之后仅仅修改系统中的报告。

第五节　主检医师在其他工作中的作用

很多主检医师在医疗机构中承担着本单位的急诊急救工作，而主检医师在体检医疗机构内对受检者所有的处置，大到输液和吸氧、心肺复苏，小到口服降压药物、口服葡萄糖溶液等，这一切都是治疗，急诊急救记录，就是急诊病历。由于在体检医疗机构的日常工作中，真正的急诊所占的比例很小，大部分需要临时处置的都是晕针、晕血和低血糖，偶尔有血压偏高和心电图异常的受检者，会使得体检医疗机构的医务人员在思想上产生麻痹。要时刻警惕会有极少数人在体检过程中发生急性心梗、脑出血等等，在这些人中，有些人经过抢救恢复了，有的人则没有这么幸运。因此必须要求对每一个受检者进行的治疗，都需要有医师在，需要经过医师的检查、诊断，然后作出治疗决定。医师至少必须检查受检者全部的生命体征，因为曾经不止一次的有受检者因为在采血后突发不适，被想当然地认为是晕针，而延误了实际上是脑出血的处置时间。

在应急处置过程中，主检医师要正确对患者和家属进行沟通和解释。因为一般应急情况都发生于医务人员的思想准备和物质准备都不充分的时候，所以主检医师需要基本把握病情并对患者家属或者单位作出正确解释。同时还必须要根据情况决定是否需要寻求帮助，请其他专业科室或者院外如120等急救机构的帮助，进行必要的转诊和会诊。

与临床的医疗质量有"诊断符合率""确诊率"和"治愈率"不同，体检质量由于是限制在初期筛查和线索发现，所以比较难以用临床已有的评价体系对体检医疗质量进行表述，因此随访在实际的质量控制工作中就显得特别重要。相当一部分的主检医师在自己的医疗机构内承担着重要异常发现的随访工作。对于重要异常发现的随访，不仅关注到受检者身上发生的重要疾病线索和健康隐患，同时也关注着体检质量。是对"疾病线索"和"健康隐患"的精确发现，准确评价，并对受检者进行有效沟通与表达的一个考评。

在随访工作中，失访总会有，失访率太高则可能意味着不是随访态度有问题，就是随访技巧有问题。阳性发现线索意向与最终的诊断结果符合的比例反映了健康体检的质量，比例越高，理论上说明诊断水平越高。但是目前的情况下，它还不能作为一个考核指标，因为考核结果很可能将是：线索意向符合率太高，则可能意味着医师的报送把握过严，就肯定会有漏报。相反，线索意向符合率太低，意味着医师的报送把握过松，会导致卫生经济学差，有时候也会引来投诉。所以至少目前不提倡强调"率"的高低，而是关注"离群数据"，无论高低，离群的情况大多意味着问题。

还需要注意的是，对随访数据的搜集的合理性。因为一般在医疗中的公民个人信息搜集，应该是与实施的医疗活动相匹配的。而体检医疗机构的随访工作中的数据，主要是检查结果的搜集，在一般理解上已经超越了体检诊疗活动的必须，而主要是与受检者无关的，对自身工作效果的评判。因此在随访的时候要注意获取受检者的口头同意，要做必要的解释工作。

附录　健康体检工作常用文件

附录一　医疗行业常用法律、法规目录

一、法律

1.中华人民共和国职业病防治法（修订后）（2018-12-29 全国人大常委会）

2.中华人民共和国执业医师法（2009-08-27 全国人大常委会）

3.中华人民共和国药品管理法（2019-08-26 全国人大常委会）

4.中华人民共和国消费者权益保护法（2013-10-25 全国人大常委会）

5.中华人民共和国消防法（2019-04-23 全国人大常委会）

6.中华人民共和国侵权责任法（2009-12-26 全国人大常委会）

7.中华人民共和国民法通则（2009-08-27 全国人民代表大会）

8.中华人民共和国劳动合同法（2012-12-28 全国人大常委会）

9.中华人民共和国劳动法（2018-12-29 全国人大常委会）

10.中华人民共和国就业促进法（2015-04-24 全国人大常委会）

11.中华人民共和国计量法（2018-10-26 全国人大常委会）

12.中华人民共和国合同法（1999-03-15 全国人大常委会）

13.中华人民共和国广告法（2018-10-26 全国人大常委会）

14.中华人民共和国公司法（2018-10-26 全国人大常委会）

15.中华人民共和国电子签名法（2019-04-23 全国人大常委会）

16.中华人民共和国道路交通安全法（2011-04-22 全国人大常委会）

17.中华人民共和国传染病防治法（2013-06-29 全国人大常委会）

18.中华人民共和国安全生产法（2014-08-31 全国人大常委会）

19.基本医疗卫生与健康促进法（2019-12-28 全国人大常委会）

二、法规

1.最高人民法院关于审理医疗损害责任纠纷案件适用法律若干问题的解释（2017-12-13 最高人民法院）

2.最高人民法院关于审理人身损害赔偿案件适用法律若干问题的解释（2003-12-26 最高人民法院）

3.最高人民法院关于民事诉讼证据的若干规定效力级别司法解释（2008-12-16 最高人民法院）

4.专业技术资格考试暂行规定（2001-06-11 卫生部人事部）

5.中外合资、合作医疗机构管理暂行办法（2000-05-15 对外经济贸易部）

6.中华人民共和国药品管理法实施条例（2019-03-02国务院）

7.中华人民共和国强制检定的工作计量器具明细目录（1987-05-28国家计量局）

8.职业健康检查管理办法（2015-03-26国家卫生和计划生育委员会）

9.突发公共卫生事件与传染病疫情监测信息报告管理办法（2003-11-07卫生部）

10.关于进一步规范入学和就业体检项目　维护乙肝表面抗原携带者入学和就业权利的通知（2010-02-10人力资源和社会保障部,教育部,卫生部）

11.疫苗流通和预防接种管理条例（2016-04-23国务院）

12.医院投诉管理办法（试行）（2009-11-26卫生部）

13.医院实施优质护理服务工作标准（2010-12-22卫生部）

14.医院评审暂行办法（2011-09-21卫生部）

15.医院感染管理办法（2006-07-06卫生部）

16.医用X射线诊断放射卫生防护及影像质量保证管理规定（2003-04-10卫生部）

17.医学教育临床实践管理暂行规定（2008-08-18卫生部,教育部）

18.医师执业注册管理办法［2017］（2017-02-28国家卫生和计划生育委员会）

19.医师定期考核管理办法（2007-02-09卫生部）

20.医疗质量管理办法（2016-09-25国家卫生和计划生育委员会）

21.医疗质量安全时间报告暂行规定（2011-01-14卫生部）

22.医疗卫生机构医疗废物管理办法（2003-10-15卫生部）

23.医疗事故技术鉴定暂行办法（2002-07-19卫生部）

24.医疗事故处理条例（2002-04-04国务院）

25.医疗器械注册管理办法（2014-07-30国家食品药品监督管理总局）

26.医疗器械分类规则（2015-07-14国家食品药品监督管理总局）

27.医疗美容服务管理办法（2016-01-19国家卫生和计划生育委员会）

28.医疗纠纷预防和处理条例（2018-07-31国务院）

29.医疗技术临床应用管理办法（2018-08-13国家卫生健康委员会）

30.医疗机构药事管理暂行规定（2002-01-21卫生部,国家中医药管理局）

31.医疗机构临床检验项目目录（2013年版）（2013-08-05国家卫生和计划生育委员会）

32.医疗机构管理条例实施细则（2008-06-24卫生部）

33.医疗机构管理条例（2016-02-06国务院）

34.医疗机构从业人员行为规范（2012-02-26卫生部，国家食品药品监督管理局，国家中医药管理局）

35.医疗机构传染病预检分诊管理办法（2005-02-28卫生部）

36.医疗机构处方审核规范（2018-06-29国家卫生健康委员会,国家中医药管理局,中央军委后勤保障部）

37.医疗广告管理办法（2006-11-10国家工商行政管理总局,卫生部）

38.医疗废物目录（2013-06-05国家卫生健康委员会）

39.医疗废物管理条例（2011-01-08国务院）

40.药品管理法实施条例（2019-03-02国务院）

41.性病防治管理办法（2012-11-23卫生部）

42.消毒管理办法

43.关于印发造血干细胞移植技术管理规范（2017年版）等15个"限制临床应用"医疗技术管理规范和质量控制指标的通知（2017-02-14国家卫生和计划生育委员会）

44.卫生技术人员职务试行条例（1981-02-22卫生部）

卫生部政务公开办公室关于已核准的乙肝表面抗原携带者不得从事的职业的说明（2011-02-17卫生部）

45.卫生部关于X射线机等医用诊断设备不属于计量器具的批复（2002-04-30卫生部）

46.卫生部关于职业病防治技术机构资质管理有关问题的批复（2007-01-26卫生部）

47.卫生部关于印发《医院信息系统基本功能规范》的通知（2002-04-27卫生部）

48.关于印发《血站技术操作规程（2012版）》的通知（2012-02-24卫生部）

49.关于印发《全国艾滋病检测工作管理办法》的通知（2007-02-15卫生部）

50.关于通过全科医师岗位培训转岗培训或规范化培训的医师变更执业范围的通知（2010-10-28卫生部）

51.关于全科医疗科诊疗范围的批复（2006-12-26卫生部）

52.关于艾滋病病毒感染者从事食品生产经营工作的批复（2006-02-27卫生部）

53.关于确定社会资本举办医院级别的通知（2012-05-17卫生部）

54.关于进一步推进预约诊疗服务工作的通知（2011-08-18卫生部）

55.关于进一步规范乙肝项目检测的通知（2011-01-30卫生部）

56.关于加强医疗美容服务监管的通知（2010-12-23卫生部）

57.关于规范健康体检应用放射检查技术的通知（2012-12-12卫生部）

58.体外诊断试剂注册管理办法（2014-07-30国家食品药品监督管理总局）

59.首批允许临床应用的第三类医疗技术目录（2009-05-22卫生部）

60.市场监管总局关于发布餐饮服务食品安全操作规范的公告〔2018年第12号〕（2018-06-22国家市场监督管理总局）

61.射线装置分类管理办法（2017-12-5日环境保护部，国家卫生计生委）

62.人体损伤致残程度分级（2016-04-18最高人民法院，最高人民检察院，公安部，国家安全部，司法部）

63.关于调整卫生防疫津贴标准的通知（2004-03-25卫生部，财政部，人事部）

64.关于进一步规范招聘行为促进妇女就业的通知（2019-02-18人力资源和社会保障部，教育部，司法部，国务院国有资产监督管理委员会，中华全国总工会，中华全国妇女联合会，最高人民法院）

65.内镜诊疗技术临床应用管理暂行规定（2013-12-27国家卫生计生委办公厅）

66.麻醉药品和精神药品管理条例（2016-02-06国务院）

67.麻醉药品、精神药品品种目录［2007］（2007-10-11公安部，卫生部，国家食品药品监督管理局）

68.抗菌药物临床应用管理办法（2012-04-24卫生部）

69.进一步改善医疗服务行动计划（2018—2020年）考核指标（医疗机构）（2018-10-

16国家卫生健康委办公厅）

70.结核病防治管理办法（2013-02-20日卫生部）

71.健康体检管理暂行规定（2009-08-05卫生部）

72.护士职业注册管理办法（2008-05-06卫生部）

73.护士条例（2008-01-31国务院）

74.在全国推开"证照分离"改革的通知（2018-09-27国务院）

75.关于修改〈医疗器械监督管理条例〉的决定（2017-05-19日国务院）

76.关于进一步加强艾滋病防治工作的通知（2010-12-31国务院）

77.办公厅关于进一步加强疫苗流通和预防接种管理工作的意见（2017-01-15国务院办公厅）

78.关于印发国家口腔医学中心和国家口腔区域医疗中心设置标准的通知（2019-01-31国家卫生健康委办公厅）

79.关于开展"互联网+护理服务"试点工作的通知（2019-01-22国家卫生健康委员会）

80.关于印发医学检验实验室基本标准和管理规范（试行）的通知（2016-07-20国家卫生计生委）

81.关于印发《人口健康信息管理办法（试行）》的通知（2014-01-05国家卫生计生委）

82.关于推进医疗机构远程医疗服务的意见（2014-08-21国家卫生计生委）

83.关于取消第三类医疗技术临床应用准入审批有关工作的通知（2015-06-29国家卫生计生委）

84.关于开展医疗联合体建设试点工作的指导意见（2017-05-11国家卫生计生委）

85.关于印发远程医疗信息系统建设技术指南的通知（2014-12-10国家卫生计生委）

86.关于印发限制临床应用医疗技术管理规范和质量控制指标的通知（2017-02-17国家卫生计生委）

87.关于印发卫生计生经济管理队伍建设方案（2014-10-24国家卫生计生委）

88.关于印发麻醉等6个专业质控指标（2015年版）的通知—医院感染管理质量控制指标（2015-03-31国家卫生计生委）

89.关于印发麻醉等6个专业质控指标（2015年版）的通知—临床检验专业医疗质量控制指标（2015-03-31国家卫生计生委）

90.关于切实做好临床路径管理工作的通知（2013-09-06国家卫生计生委）

91.关于规范儿童微量元素临床检测的通知（2013-10-18国家卫生计生委）

92.国家突发公共卫生事件应急预案（2006-02-26国务院）

93.国家突发公共卫生事件相关信息报告管理工作规范（2005-12-27卫生部）

94.国家免费孕前优生健康检查项目试点工作技术服务规范（试行）（2010-05-14国家卫生计生委）

95.国家健康医疗大数据标准、安全和服务管理办法（2018-7-12国家卫生健康委员会）

96.关于印发肿瘤登记管理办法的通知（2015-01-27国家卫生和计划生育委员会,国家中医药管理局

97.关于印发医学影像诊断中心基本标准和管理规范（试行）的通知2016-07-20国家卫

生计生委）

98.关于印发医学检验实验室基本标准和管理规范（2016-07-20国家卫生计生委）

99.关于印发医疗消毒供应中心等三类医疗机构基本标准和管理规范（试行）的通知（2018-05-17国家卫生计生委）

100.关于印发医疗机构消防安全管理九项规定的通知（2015-10-10日国家卫生计生委、公安部、国家中医药管理局）

101.关于印发医疗机构从业人员行为规范的通知（2012年6月卫生部）

102.关于印发消毒产品卫生安全评价规定的通知（2014年6月27日国家卫生计生委）

103.关于印发消毒产品标签说明书管理规范的通知（2005年11月4日卫生部）

104.关于印发互联网诊疗管理办法（试行）等3个文件的通知（2018年7月17日国家卫生健康委）

105.关于印发冠状动脉粥样硬化性心脏病和脑血管疾病分级诊疗技术方案的通知（2016-12-22国家卫生计生委）

106.关于印发电子病历应用管理规范（试行）的通知（2017-02-15国家卫生计生委）

107.关于印发电子病历系统应用水平分级评价管理办法（试行）及评价标准（试行）的通知（2018-12-03国家卫生健康委）

108.关于印发《医疗机构病历管理规定（2013年版）》的通知（2013-11-20国家卫生计生委）

109.关于下发《关于医师执业注册中执业范围的暂行规定》的通知（2001-06-20卫生部）

110.关于推进和规范医师多点执业的若干意见（2014-11-05国家卫生计生委，国家发展改革委人力资源社会保障部，国家中医药管理局中国保监会）

111.关于批准尿素呼气试验药盒运输和临床使用豁免管理申请的复函（2003-05-20国家食品药品监督管理局）

112.关于尿素碳〔^{14}C〕呼气试验药盒有关管理问题的复函（2011-11-09国家食品药品监督管理局）

113.关于明确医疗废物分类有关问题的通知（2005-12-28卫生部）

114.关于加强乙肝项目检测管理工作的通知（2010-03-17卫生部）

115.关于加强碳〔^{14}C〕-尿素呼气试验药盒管理的通知（1999-07-23国家食品药品监督管理局）

116.关于加强临床使用基因测序相关产品和技术管理的通知（2014-02-09卫生部）

117.关于规范医疗机构临床使用便携式血糖检测仪采血笔的通知（2008-10-24卫生部）

118.关于规范健康体检应用放射检查技术的通知（2012-12-12卫生部）

119.关于贯彻就业体检中乙肝项目检测的通知（2011-03-09日卫生部，人力资源和社会保障部，教育部）

120.关于非公立医疗机构医疗服务实行市场调节价有关问题的通知（2014-03-25国家发展改革委，国家卫生计生委，人力资源和社会保障部）

121.关于对艾滋病病毒感染者和艾滋病病人的管理意见（1999-04-20卫生部）

122.关于调整尿素碳〔¹³C〕呼气试验药盒有关管理事宜的公告（2011-01-06国家食品药品监督管理局）

123.关于办理侵犯公民个人信息刑事案件适用法律若干问题的解释（2017-05-08最高人民法院，最高人民检察院）

124.放射诊疗建设项目卫生审查管理规定（2012-04-12卫生部）

125.放射诊疗管理规定（2006-01-24卫生部）

126.放射性同位素与射线装置放射防护条例（1989-10-24国务院）

127.放射工作人员职业健康管理办法（2007-06-03卫生部）

128.放射工作防护管理办法（2002-07-01卫生部）

129.处方管理办法（2007-02-14卫生部）

130.病历书写基本规范（2010-01-22卫生部）

131.艾滋病防治条例（2003-03-31国务院）

132.关于印发医疗机构废弃物综合治理工作方案的通知（2020-02-26国家卫健委）

附录二 国家标准与卫生行业标准目录

一、放射

GBZ-165-2002 X射线计算机断层摄影放射防护要求

GB-16348-1996 X线诊断中受检者放射卫生防护标准

GBZ-186-2007 乳腺X射线摄影质量控制检测规范

WS/T 389-2012 医学X线检查操作规程

WS/T76-1996 医用X射线诊断影像质量保证的一般要求

GBZ130-2013 医用X射线诊断放射防护要求

WS/T75-1996 医用X射线诊断的合理应用原则

GBZ（T）146-2002 医疗照射放射防护名词术语GBZ

GBZ 179-2006 医疗照射放射防护的基本要求

GB 4792-1984 放射卫生防护基本标准

GB18871-2002 电离辐射防护与安全基本标准

GB16349-1996 育龄妇女和孕妇的X线检查放射卫生防护标准

GBZ264-2015 车载式医用X射线诊断系统的放射防护要求

WS519-2019 X射线计算机体层摄影装置质量控制检测规范（国卫通〔2019〕3号）

二、检验

WS/T349-2011 α-淀粉酶催化活性浓度测定参考方法

WS/T352-2011 丙氨酸氨基转移酶催化活性浓度测定参考方法

WS/T225-2002 临床化学检验血液标本的收集与处理

WS/T408-2012 临床化学设备线性评价指南

WS/T442-2014 临床实验室生物安全指南

WS/T404.1–2012 临床常用生化检验项目参考值区间PART1

WS/T404.2–2012 临床常用生化检验项目参考值区间PART2

WS/T404.3–2012 临床常用生化检验项目参考值区间PART3

WS319–2010 冠状动脉粥样硬化性心脏病诊断

WS/T353–2011 天门冬氨酸氨基转移酶催化活性浓度测定参考方法

WS/T407–2012 定量检验结果的可比性验证指南

GB 19489—2004 实验室生物安全通用要求

GB20346–2004 生物安全实验室建筑技术规范

WS/T351–2011 碱性磷酸酶催化活性浓度测定参考方法

WS/T342–2011 红细胞比容测定参考方法

WS/T343–2011 红细胞沉降率测定参考方法

WS/T406–2012 血常规检查质量要求

WS/T345–2011 血清尿素测定参考方法

WS/T355–2011 血清甘油三酯的酶法测定

WS/T362–2011 血清胆固醇参考测量程序分光光度计法

WS/T350–2011 血清葡萄糖测定参考方法

WS/T358–2011 血清（浆）脂蛋白a的免疫测定

WS/T341–2011 血红蛋白测定参考方法

WS/T405–2012 血细胞参考值区间

WS/T406–2012 临床血液学检验常规项目分析质量要求

WS/T407–2012 医疗机构内定量检验结果的可比性验证指南

WS/T405–2012 血细胞分析参考区间

WST 460–2015 前列腺特异性抗原检测前列腺癌临床应用

WST 461–2015 糖化血红蛋白检测

WST 463–2015 血清低密度脂蛋白胆固醇检测

WST 514–2017 临床检验方法检出能力的确立和验证

WS/T 442–2014 临床实验室生物安全指南

WS/T 496–2017 临床实验室质量指标

WS/T 344–2011 血时间测定要求

三、影像

JJG 639–1998 医用超声诊断仪超声源检定规程

四、职业暴露

GBZ188–2014 职业健康监护技术规范［替代GBZ188–2007］

GBZ–128–2002 职业性外照射个人监测规范

GBZ/T213–2008 血源性病原体职业接触防护导则

GBZ_T 213–2008 血源性病原体职业接触防护导则

五、一次性使用医疗物品

GB15980–1995 一次性使用医疗用品卫生标准

六、临床

WS399–2011 下肢动脉硬化闭塞症诊断

WS338–2011 乳腺癌诊断

WS/T336–2011 前列腺癌诊断

WS317–2010 十二指肠溃疡诊断

WS323–2010 原发性肺癌诊断

WS334–2011 子宫颈癌诊断

WS235–2003 尖锐湿疣诊断标准及处理原则

WS318–2010 慢性阻塞性肺疾病诊断

WS320–2010 成人自发性脑出血诊断

WS383–2010 支气管哮喘诊断

GB15974–1995 梅毒诊断标准及处理原则

WS268–2007 淋病诊断标准

GB15975–1995 淋病诊断标准及处理原则

WS236–2003 生殖器疱疹诊断标准及处理原则

WS386–2012 直肠癌诊断

WS397–2012 糖尿病筛查和诊断

WS382–2012 肺炎诊断

WS361–2010 胃癌诊断

WS333–2011 胰腺癌诊断

WS337–2011 食管癌诊断

TY/T301–2006 中国青少年儿童手腕骨成熟度及评价方法

WS/T208–2011 氟斑牙诊断

WS/T352–2011 丙型病毒性肝炎筛查及管理

WS293–2008 艾滋病和艾滋病病毒感染诊断标

七、医疗机构标准要求

WS444.1–2014 医疗机构患者活动场所及坐卧设施安全要求第2部分：坐卧设施

WS444.2–2014 医疗机构患者活动场所及坐卧设施安全要求第2部分：活动场所

WST 527–2016 医疗机构内通用医疗服务场所的命名

八、院感

WS/T312–2009 医疗机构门急诊医院感染管理规范

GB9671–88 医院候诊室卫生标准

WS/T312–2009 医院感染监测规范

WS/T592-2018 医院感染预防与控制评价规范

GB15982-1995 医院消毒卫生标准

WS/T368-2012 医院空气净化管理规范

WS/T311-2009 医院隔离技术规范

WST 525-2016 医院感染管理专业人员培训指南

WST 592-2018 医院感染预防与控制评价规范

WST 591-2018 医疗机构门急诊医院感染管理规范

九、一般检查

GB11533-2011 标准对数视力表

十、电子病历

WST 500.1-2016 电子病历共享文档规范第1部分：病历概要

WST 500.2-2016 电子病历共享文档规范第2部分：门（急）诊病历

WST 500.27-2016 电子病历共享文档规范第27部分：麻醉知情同意书

WST 500.2-2016 电子病历共享文档规范第2部分：门（急）诊病历

WST 500.31-2016 电子病历共享文档规范第31部分：其他知情告知同意书

WST 500.4-2016 电子病历共享文档规范第4部分：西药处方

WST 500.5-2016 电子病历共享文档规范第5部分：中药处方

WST 500.6-2016 电子病历共享文档规范第6部分：检查报告

WST 500.7-2016 电子病历共享文档规范第7部分：检验报告

WST 500.8-2016 电子病历共享文档规范第8部分：治疗记录

十一、医院消毒与灭菌

WS/T367-2012 医疗机构消毒技术规范

GB15981-1995 消毒与灭菌的效果评价方法与标准

GB28235-2011 紫外线空气消毒器安全与卫生标准

WS 310.1-2016 医院消毒供应中心第1部分：管理规范（代替WS310.1—2009）

WS 310.2-2016 医院消毒供应中心第2部分：清洗消毒及灭菌技术操作规范（代替WS 310.2-2009）

WS 310.3-2016 医院消毒供应中心第3部分：清洗消毒及灭菌效果监测标准（代替WS 310.3-2009）

WS 506-2016 口腔器械消毒灭菌技术操作规范

WS 507-2016 软式内镜清洗消毒技术规范

WS/T 466-2014 消毒专业名词术语

WS/T 508-2016 医院医用织物洗涤消毒技术规范

WS/T 512-2016 医疗机构环境表面清洁与消毒管理规范

WS/T628-2018 关于发布强制性卫生行业标准《消毒产品卫生安全评价技术要求》的通告（国卫通〔2018〕18号）

十二、营养

WST 476–2015 营养名词术语

WS/T506–2017 高尿酸血症与痛风患者膳食指导

十三、健康管理技术规范

WST 479–2015　0~6 岁儿童健康管理技术规范

WST484–2015 老年人健康管理技术规范

十四、健康档案共享文档规范

WST 502–2016 电子健康档案与区域卫生信息平台标准符合性测试规范

WST 483.1–2016 健康档案共享文档规范第 1 部分：个人基本健康信息登记

WST 483.16–2016 健康档案共享文档规范第 16 部分：成人健康体检

十五、各年龄儿童青少年筛查界值

WST 580–2017 0~6 岁儿童发育行为评估量表

WST 586–2018 学龄儿童青少年超重与肥胖筛查

WST 610–2018 7~18 岁儿童青少年血压偏高筛查界值

WST 611–2018 7~18 岁儿童青少年高腰围筛查界值

WST 612–2018 7~18 岁儿童青少年身高发育等级评价

附录三　健康体检与健康管理指南与共识目录

一、国家级行业学协会

1. 中华医学会健康管理学分会《健康体检重要异常结果管理专家共识（试行版）》（2019）

2. 国家超声医学质量控制中心、中华医学会超声医学分会《超声医学专业质量管理控制指标专家共识》（2018 年版）

3. 中国高血压联盟、中华医学会心血管病分会等《中国高血压防治指南 2018 年修订版》

4. 中华医学会糖尿病学分会《中国 2 型糖尿病防治指南》（2017 版）

5. 中国营养学会《中国居民膳食指南》（2016）

6. 国家卫生计生委《中国居民补碘指南》（2018）

7. 中国抗癌协会《乳腺癌诊治指南与规范》（2013 版）

8. 中华医学会健康管理分会《新型冠状病毒肺炎疫情防控期间健康体检项目设置与流程重构专家共识》（2020–4）

9. 中国成人血脂异常防治指南修订联合委员会《中国成人血脂异常防治指南（2016 年修订版）》

10. 中华医学会呼吸病学分会慢阻肺学组《慢性阻塞性肺疾病基层诊疗指南》（2018 年）

11. 中华医学会心血管病分会《2018 中国稳定性冠心病诊断与治疗指南》

12.中华健康管理学杂志《脑血管健康管理与脑卒中早期预防专家共识》（2017）

二、地方级行业学协会

北京健康管理协会《防癌体检规范专家共识》（2018版）

北京健康管理协会《北京健康体检项目专家共识》（2017版）

北京健康管理协会《健康体检操作常规》（2014版）

北京健康管理协会《健康体检主检医师培训手册》（2012版）

附录四　北京市地方法规与健康体检管理文件目录

一、北京市地方法规

1.北京市医院感管理实施细则［试行］（2003年3月31日北京市卫生局）

2.北京市医师定期考核管理暂行办法（2010年4月21日北京市卫生局）

3.北京市医疗卫生机构医疗废物管理规定（2009年11月12日北京市卫生局）

4.北京市医疗卫生单位院务公开内容规范（试行）（2017年3月20日北京市卫生局）

5.北京市医疗机构校验管理规定（2009年6月15日北京市卫生局）

6.北京市医疗机构审批管理暂行办法（2010年4月21日北京市卫生局）

7.北京市医疗机构口腔诊疗器械消毒技术操作规范实施细则（2005年4月27日北京市卫生局）

8.北京市医疗机构环境清洁卫生技术与管理规范（2013年11月29日北京市卫生局）

9.北京市卫生局关于印发《北京市医师多点执业管理办法（试行）》的通知（2017年10月25日北京市卫生局）

10.北京市卫生局关于印发《北京市护士执业注册管理办法》的通知（2013年7月25日北京市卫生局）

11.北京市卫生局关于进一步加强医师出诊管理改善预约挂号服务工作的通知（2011年北京市卫生局）

12.北京市卫生和计划生育委员会北京市中医管理局关于印发《北京市医疗机构许可管理办法》的通知（2014年6月25日北京市卫生局）

13.北京市微博客发展管理若干规定（2011年12月16日北京市卫生局）

14.北京市临床实验室室内质量控制实时监控工作方案（2006年5月15日北京市卫生局）

15.北京市继续医学教育实施细则（2001年12月3日北京市卫生局，北京市中医管理局，北京市人事局）

16.北京市护士区域注册通知（2017年7月7日北京市卫生局）

17.北京市关于加强对医务人员在诊疗工作中使用通讯工具的管理的通知（2002年8月12日北京市卫生局）

18.北京市《大型医用设备配置与使用管理办法》实施细则（2006年8月30日北京市卫生局）

19.关于印发北京市新型冠状病毒感染的肺炎医务人员防护指南的通知（2020年2月3

日北京市卫生健康委员会）

二、健康体检管理的有关文件

1.关于印发《北京市体检工作管理办法》的通知（京卫医字［1999］43号）

2.北京市卫生局关于印发《北京市健康体检管理办法》的通知（京卫医字［2010］12号）

3.北京市卫生局转发卫生部办公厅关于加强乙肝项目检测管理工作的通知（京卫医字［2010］76号）

4.北京市卫生局关于北京市健康体检主检医师培训考核工作的通知（京卫医字［2010］99号）

5.北京市卫生局关于加强医疗机构体检统计工作的通知（京卫医字［2010］100号）

6.北京市卫生局转发卫生部办公厅关于进一步规范乙肝项目检目的通知（京卫医字［2011］36号）

7.北京市卫生局关于加强北京市体检信息平台应用和管理工作的通知（京卫医字［2011］217号）

8.北京市人民政府关于促进健康服务业发展的实施意见（京政发［2014］29号）

9.北京市卫生计生委关于印发《关于落实<北京市人民政府关于促进健康服务业发展的实施意见>的分工方案》的通知（京卫规划字［2014］24号）

10.北京市卫生和计划生育委员会关于进一步加强健康体检管理工作的通知（京卫医字［2014］67号）

11.北京市卫生和计划生育委员会关于印发《北京市医疗机构健康体检质量管理与控制指标（2015版）》的通知（京卫医［2015］208号）

12.北京市卫生和计划生育委员会关于印发《北京市健康体检报告基本规范（试行）》的通知（京卫医［2018］22号）

附录五　北京市健康体检项目专家共识（2017版）

为促进北京健康体检服务行业的发展，建立科学规范的健康体检服务标准体系，规范健康体检行为，提升民众健康水平，北京健康管理协会和北京医学会健康管理分会组织相关专家，对《北京健康体检项目专家共识》2014版进行了修订。共识以北京市健康体检行业的发展现状为基础，参考国内外相关的行业标准和专业指南，广泛征求北京市体检行业的意见，出台了《北京健康体检项目专家共识》（以下简称《共识》2017版）。旨在指导北京医疗机构的健康体检服务，为合理选择健康体检项目提供参考。

一、《共识》制定的原则

（一）明确健康体检服务的目的

健康体检是指通过医学手段和方法对受检者进行身体检查，了解受检者健康状况、早期发现健康隐患和疾病线索的诊疗行为。

（二）保证健康体检服务的质量

《共识》中的体检项目均为经卫生行政部门技术准入，并经临床证实、技术成熟的检查项目。

（三）保障受检者的医疗安全

体检项目的选择以无创、安全、有效并符合医学伦理为原则，对存在医疗安全风险的项目，必须经过临床评估和技术准入，并具备必要的医疗安全措施方能开展。

（四）防止出现过度健康体检

提高医疗卫生资源利用率，充分体现卫生经济学成本效益最优原则，引导健康体检行为科学、合理地进行。

二、《共识》的分类

《共识》分为健康体检基本项目和健康体检选择项目两部分内容。

（一）健康体检基本项目

为了解受检者（成人）的基本健康状况而设定，适用于大多数群体和个体的健康体检。

（二）健康体检选择项目

在健康体检基本项目的基础上，由专业医师根据受检者个人存在某些疾病风险或自身存在某些健康危险因素，有针对性地选择个性化健康体检检查项目。健康体检选择项目的开展，须在医疗机构诊疗执业许可范围之内，并由专业医师严格掌握健康体检检查项目的适应证和禁忌证。

三、《共识》推荐的健康体检项目的具体内容

（一）健康体检基本项目

项目编号	项目类别	项目	备注
1	问卷问诊	调查问卷应包括基本信息、个人疾病史、疾病家族史、吸烟、膳食、饮酒、运动、心理状况等内容	可参考《中华预防医学会健康风险评估与控制专业委员会–健康风险评估调查问卷（简化版/标准版）》《中华医学会健康管理学分会–健康体检基本项目专家共识–自测问卷（试行）》
2	一般检查	2.1 血压 mmHg	
		2.2 身高 cm	
		2.3 体重 Kg	
		2.4 体重指数（BMI）	
		2.5 腰围 cm	
		2.6 臀围 cm	
		2.7 腰臀比（WHR）	
项目编号	项目类别	项目	备注
3	内科	3.1 既往史	
		3.2 一般状况检查	
		3.3 心肺检查	
		3.4 腹部检查	

续表

项目编号	项目类别	项目	备注
4	外科	4.1 既往史、手术史	
		4.2 皮肤	
		4.3 浅表淋巴结	
		4.4 甲状腺	
		4.5 乳腺	
		4.6 脊柱四肢	
		4.7 肛诊	
		4.8 外生殖器（男性）	
5	眼科	5.1 既往史	
		5.2 视力	
		5.3 外眼	
		5.4 内眼	
		5.5 眼压	
		5.6 眼底	
6	耳鼻喉科	6.1 既往史	
		6.2 耳	
		6.3 听力	
		6.4 鼻	
		6.5 鼻窦	
		6.6 咽喉	
7	口腔科	7.1 既往史	
		7.2 口唇、口腔黏膜	
		7.3 牙体、牙周	
		7.4 舌	
		7.5 颞颌关节	
		7.6 颌面部及涎腺	
8	妇科	8.1 既往史（月经史、婚育史、手术史）	有性生活史女性
		8.2 外阴	
		8.3 内诊	
		8.4 宫颈细胞学检查	
9	实验室常规检查	9.1 血常规	
		9.2 尿常规	
		9.3 便常规	
		9.4 便潜血	

续表

项目编号	项目类别	项目	备注
10	实验室 生化检查	10.1肝功能检查	肝功至少应包括丙氨酸氨基转移酶（ALT）、门冬氨酸氨基转移酶（AST）
		10.2肾功能检查	肾功至少应包括尿素（Urea）、肌酐（Cr）
		10.3血脂检查	血脂至少应包括总胆固醇（TC）、甘油三酯（TG）、低密度脂蛋白胆固醇（LDL–C）、高密度脂蛋白胆固醇（HDL–C）
		10.4葡萄糖（GLU）	
		10.5尿酸（UA）	
11	肿瘤标志物 检查	11.1癌胚抗原（CEA）	
		11.2甲胎蛋白（AFP）	
		11.3前列腺特异抗原	建议40岁以上男性
12	常规 心电图	12.1静态心电图	
13	X线检修	13.1胸片	建议数字化摄影（DR）
14	超声检查	14.1肝、胆、胰、脾、肾	
		14.2前列腺	建议40岁以上男性
		14.3子宫、附件	女性
		14.4乳腺	女性
		14.5甲状腺	

（二）健康体检选择项目

1.心、脑血管病风险筛查

项目编号	项目类别	项目	备注
1	体格检查	神经系统检查	
2	实验室 检查	超敏C反应蛋白	适用于心、脑血管病高危人群
		同型半胱氨酸	
		电解质	
		尿微量白蛋白	
3	心电检查	动态心电图	
		动态血压	
		平板运动试验（需严格掌握适应证、禁忌证，并具备急救条件）	

续表

项目编号	项目类别	项目	备注
4	影像检查	超声心动图	适用于心、脑血管病高危人群
		颈动脉彩超	
		经颅多普勒	
		冠状动脉CT成像检查（适用于冠心病高危者）	
5	其他	眼底照相	
		动脉硬化检测	

2.糖尿病风险筛查

项目编号	项目类别	项目	备注
1	实验室检查	餐后2小时血糖	适用于糖尿病高危人群
		糖化血红蛋白A1c（HbA1c）	
		尿微量白蛋白	
2	其他	眼底照相	

3.肿瘤筛查

项目编号	项目类别	项目	备注
1	影像检查	低剂量胸部CT	适用于肺癌高危人群
		乳腺钼靶	适用于乳腺癌高危人群
2	内镜检查	电子胃镜	适用于胃癌、食道癌、结直肠癌高危人群
		电子肠镜	
3	妇科检查	液基薄片细胞学检测（TCT）	适用于宫颈癌高危人群
		人乳头状瘤病毒（HPV）	
4	实验室检测	糖类抗原19-9（CA199）	适用于肿瘤高危人群，须在专业医师指导下合理选择有关检测项目
		糖类抗原15-3（CA153）	
		糖类抗原72-4（CA724）	
		糖类抗原24-2（CA242）	
		糖类抗原12-5（CA125）	
		鳞状上皮细胞癌抗原（SCC）	
		细胞角质素片段19（Cyfra2-11）	
		神经元特异性烯醇化酶（NSE）胃泌素释放前体	

续表

项目编号	项目类别	项目	备注
4	实验室 检测	幽门螺旋杆菌	相关高危人群
		胃蛋白酶原I/II	
		胃泌素17	
		丙肝抗体	
		EB病毒	
		乙肝五项（HBsAg、HBsAb、HBeAg、HBeAb、HBcAb）	按国家有关规定执行

4.慢性阻塞性肺病早期筛查

项目编号	项目类别	项目	备注
1	仪器检查	肺功能	适用于慢性阻塞性肺病高危人群
		低剂量胸部螺旋CT	

5.甲状腺疾病早期筛查

项目编号	项目类别	项目	备注
1	实验室检查	甲状腺功能	
		甲状腺抗体	

6.其他项目

（1）心理健康自测检查

项目编号	项目类别	项目	备注
1	计算机	相关心理量表测量	
2	纸质版	相关心理量表测量	
3	咨询	心理健康咨询与心理健康促进	

（2）骨质疏松检查

项目编号	项目类别	项目	备注
1	仪器检查	骨密度检查	适用于40岁以上人群
2	实验室检查	维生素D、碱性磷酸酶、钙、磷、骨钙素	

（3）体适能检测

项目编号	项目类别	项目
1	心肺耐力	台阶试验
2	肺活量	最大呼气量（ml）
3	肌肉力量与耐力	握力（kg）、俯卧撑（个）、仰卧起坐（次/分）×分
4	柔韧性	坐位体前屈（cm）
5	身体成份	体重指数、体成分
6	平衡性	闭眼单脚站立（s）

续表

项目编号	项目类别	项目
7	爆发力	纵跳（s）
8	反应时	选择反应时（s）

（4）身体成分

项目编号	项目	备注
1	人体成分分析	
2	内脏脂肪检测	

（5）听力检查

项目编号	项目类别	项目	备注
1	病史	耳聋家族史、耳外伤、中耳炎病史、耳毒性药物使用、是否接触噪音职业、高血压、糖尿病、自身免疫性疾病、甲状腺功能低下、某些必须元素缺乏（碘、铁、锌、镁）	
2	体格检查	外耳道、鼓膜	
3	专项检查	便携式筛查仪听力筛查	
		纯音听力筛查	
4	其他	耳聋基因检测	

（6）青光眼早期筛查

项目编号	项目类别	项目	备注
1	病史	青光眼家族史、近视眼、高血压、糖尿病	
2	体格检查	视力、眼压、前房	
3	影像学检查	眼底照相	
		验光仪测量眼轴、角膜厚度、前房深度	
		眼 OCT 干相关断层扫描仪	
4	其他	视野	

（7）睡眠监测（鼾症筛查）

项目编号	项目类别	项目	备注
1	病史	打鼾家族史、血脂异常、肥胖	
2	体格检查	颈围、鼻咽喉	有无颈短粗、下颌短小、下颌后缩、鼻甲肥大、腺样体肥大、扁桃体肥大、舌体肥大
3	专项检查	多导睡眠描记仪 PSG	
4	实验室检查	甲状腺功能	

（8）中医体质辨识

北京健康管理协会

北京医学会健康管理分会

2017 年 12 月 6 日

参考文献

［1］《健康体检中心管理规范（试行）》（国卫医发〔2018〕11号）

［2］中华医学会健康管理学分会.健康体检基本项目专家共识［J］.中华健康管理学杂志，2014，8（2）：81-90.

［3］武留信，曾强.中华健康管理学［M］.北京：人民卫生出版社，2016.

［4］白书忠.健康管理师：健康体检分册［M］.北京：人民卫生出版社，2014.

［5］刘家琦.实用眼科学.3版.人民卫生出版社，2010.

［6］何守志.临床眼科学.3版.天津科技出版社，2002.

［7］徐亮，等.同仁眼科手册.2版.科学出版社，2011.

［8］中国肺癌低剂量螺旋CT筛查指南.中国肺癌杂志2018，21（2），67-75.

［9］乳腺X线摄影检查和诊断共识.中华医学会放射学分会乳腺学组，中华放射学杂志2014，48（9）：711-717.

［10］冠状动脉CT血管成像扫描与报告书写专家共识.国家心血管病专业质控中心专家委员会心血管影像质控专家工作组，协和医院杂志，2019，10（1）：23-30.

［11］心脏冠状动脉CT血管成像技术规范化应用.中国指南，中华医学会放射学分会心胸学组《中华放射学杂志》心脏冠状动脉多排CT临床应用指南写作专家组，中华放射学杂志，2017，Vol.51，No.10.

［12］中华医学会骨质疏松和骨矿盐疾病分会.原发性骨质疏松症诊疗指南（2017）［J］.中国骨质疏松杂志，2019，25（3）：281-309.

［13］程晓光，刘忠厚.国际临床骨密度学会共识文件（2005年版）［J］.中国骨质疏松杂志，2006，12（2）：205-209.

［14］王丽远，吴燕，王桂侠.骨密度定量超声与双能X线检测比较［J］.中国老年学杂志，2014（24）：7146-7147，7148.

［15］王渊恺，刘从进，高光琦，等.确定骨密度检测首次检查年龄与复查时间的研究［J］.中国骨质疏松杂志，2009，15（11）：830-832.

［16］黎康弟，张金山，姚云，等.DXA测量骨密度的精密度评估及其应用［J］.中国骨质疏松杂志，2019，25（5）：683-689.

［17］刘翔，熊明洁，黄静，等.双能X线骨密度测量和超声骨密度检测在社区居民骨质疏松症筛查中的应用研究［J］.中国骨质疏松杂志，2017，23（11）：1495-1499.

［18］李凯，陈捷，赵林芬，等.中国人群定量CT（QCT）脊柱骨密度正常参考值的建立和骨质疏松症QCT诊断标准的验证［J］.中国骨质疏松杂志，2019，25（9）：1257-1262，1272.

［19］陈伟.中国健康成人体成分评估方法的建立与应用研究［D］.北京协和医学院，2017.

［20］张薇，徐冬青，赵斐，陈家琦.皮褶厚度法间接测定中国人身体脂肪含量公式的

初步建立［J］.天津体育学院学报，1999（01）：50-51.

［21］乔永涛，刘惠双，刘杰.不同性别及年龄人群身体水分含量分析［J］.中国卫生工程学，2018，17（06）：871-874.

［22］苏本华，苏春英，孙仲轩，冯念伦.人体成分分析仪性能测试对比分析［J］.中国医学装备，2019，16（02）：15-20.

［23］肖晓明，何为，贺玉成.基于生物电阻抗原理人体成分分析仪的设计与研究［J］.中国医疗设备，2015，30（08）：9-13.

［24］陆大江，陈佩杰，李效凯.身体成分测定方法介绍［J］.中国运动医学杂志，2002（03）：332-336+313.

［25］李艳平，马冠生.BOD POD体成分测量仪的可靠性和有效性［J］.国外医学（卫生学分册），2003（02）：118-123.

［26］金婧，阮祥燕.体成分模型及测量方法研究进展［J］.中国骨质疏松杂志，2007（09）：670-674.

［27］Todd Miller.高炳宏，杨涛译.体能测试与评估指南［M］.北京：人民邮电出版社，2019（02）：15-40.

［28］中国医师协会睡眠医学专业委员会，成人阻塞性睡眠呼吸暂停多学科诊疗指南.中华医学杂志，2018，98（24）：1902-1914.

［29］卢迷，便携式监测设备在成人阻塞性睡眠呼吸暂停低通气综合征诊断中的临床应用.中华耳鼻咽喉头颈外科杂志，2019，54（6）：477-480.

［30］中华医学会呼吸病学分会睡眠呼吸障碍学组，阻塞性睡眠呼吸暂停低通气综合征诊治指南（2011年修订版）.中华结核和呼吸杂志，2012，35（1）：9-12.

［31］周生来，刘晓峰.全民健康管理.北京：清华大学出版社，2015.

［32］杨凤池.咨询心理学.北京：人民卫生出版社，2007.

［33］张日昇.箱庭疗法.北京：人民教育出版社，2006.

［34］ShelleyE.Taylor.健康心理学.北京：中国人民大学出版社，2012.

［35］郭念锋.国家职业资格培训教程心理咨询师（基础知识）.北京：民族出版社，2015.

［36］Brian Luke Seaward.许燕.等，译.压力管理策略.北京：中国轻工业出版社，2008.

［37］田向阳.健康传播理论与实用方法.北京：人民卫生出版社，2017.

［38］中国心理学会临床与咨询心理学专业机构与专业人员伦理守则制定工作组.中国心理学会临床与咨询工作伦理守则，2007.

［39］谢常旺，毕丽娜，赵彦.团体活动在高校心理健康中的应用［J］.教育与职业，2009，30（634）：72-75.

［40］宴莉.支持性心理治疗及行为干预在社区慢性病管理中的作用［J］.心理月刊，2019，4（14）：41.

［41］中华医学会健康管理学分会.中国城镇居民心理健康白皮书，2018.

［42］张枢贤.社区医学.北京：北京大学医学出版社，1994.

［43］Winawer S J, Zauber A G, Ho M N, et al. Prevention of colorectal cancer by colonoscopic polypectomy. The National Polyp Study Workgroup. N Engl J Med. 1993, 329（27）: 1977–81.

［44］Zauber A G, Winawer S J, O' brien M J, et al. Colonoscopic polypectomy and long–term prevention of colorectal–cancer deaths. N Engl J Med. 2012, 366（8）: 687–96.

［45］Zhao S, Wang S, Pan P, et al. Magnitude, Risk Factors, and Factors Associated With Adenoma Miss Rate of Tandem Colonoscopy: A Systematic Review and Meta–analysis. Gastroenterology. 2019, 156（6）: 1661–1674 e11.

［46］Chokshi R V, Hovis C E, Hollander T, et al. Prevalence of missed adenomas in patients with inadequate bowel preparation on screening colonoscopy. Gastrointest Endosc. 2012, 75（6）: 1197–203.

［47］Baxter N N, Sutradhar R, Forbes S S, et al. Analysis of administrative data finds endoscopist quality measures associated with postcolonoscopy colorectal cancer. Gastroenterology. 2011, 140（1）: 65–72.

［48］Barclay R L, Vicari J J, Doughty A S, et al. Colonoscopic withdrawal times and adenoma detection during screening colonoscopy. N Engl J Med. 2006, 355（24）: 2533–41.

［49］Corley D A, Jensen C D, Marks A R, et al. Adenoma detection rate and risk of colorectal cancer and death. N Engl J Med. 2014, 370（14）: 1298–306.

［50］Bai Y, Fang J, Zhao S B, et al. Impact of preprocedure simethicone on adenoma detection rate during colonoscopy: a multicenter, endoscopist–blinded randomized controlled trial. Endoscopy. 2018, 50（2）: 128–136.

［51］Zhang S, Zheng D, Wang J, et al. Simethicone improves bowel cleansing with low–volume polyethylene glycol: a multicenter randomized trial. Endoscopy. 2018, 50（4）: 412–422.

［52］Vlachopoulos C, AznaouridisK, StefanadisC.Prediction of cardiovascular events and all–cause morality with arterial stiffness: A systematic review and meta–analysis. J Am Coll Cardiol, 2010, 55（13）: 1318–1327.

［53］Fortier C, Agharazii M. Aterial stiffness gradient.Pulse（Ba–sel）, 2016, 3（3–4: 159–166.

［54］Kyle UG, Bosaeus I, De Lorenzo AD, et al. Bioelectrical impedance analysis–part I: review of principles and methods［J］. Clinical Nutrition, 2004, 23（5）.

［55］Ursula G. Kyle, Laurence Genton, Claude Pichard. Low phase angle determined by bioelectrical impedance analysis is associated with malnutrition and nutritional risk at hospital admission［J］. Clinical Nutrition, 2013, 32（2）.